Ernährung und Ernährungslehre im 19. Jahrhundert

Vorträge eines Symposiums am 5. und 6. Januar 1973
in Frankfurt am Main

Mit Beiträgen von

Walter Artelt, John Burnett, Hans-Heinz Eulner, Heinz Goerke, Edith Heischkel-Artelt, Werner Friedrich Kümmel, Nikolaus Mani, Hans Schadewaldt, Eberhard Schmauderer, Eduard Seidler, Berend Strahlmann, Hans J. Teuteberg, Wilhelm Treue, Günter Wiegelmann

Herausgegeben von
Edith Heischkel-Artelt

GÖTTINGEN · VANDENHOECK & RUPRECHT · 1976

CIP-Kurztitelaufnahme der Deutschen Bibliothek

Ernährung und Ernährungslehre im 19. (neunzehnten) Jahrhundert: Vorträge e. Symposiums am 5. u. 6. Jan. 1973 in Frankfurt am Main / mit Beitr. von Walter Artelt (u. a.). Red. von Edith Heischkel-Artelt.

(Studien zur Medizingeschichte des neunzehnten Jahrhunderts; Bd. 6)

ISBN 3-525- 45351-5

NE: Heischkel-Artelt, Edith (Red.); Artelt, Walter (Mitarb.)

 Satz: Carla Frohberg, Freigericht; Druck und Einband: Hubert & Co., Göttingen

Inhalt

Vorwort

Es war von vornherein vorgesehen, daß dem Symposium über Städte-, Wohnungs- und Kleidungshygiene im neunzehnten Jahrhundert, das im Jahre 1967 in Frankfurt am Main stattfand, weitere aus dem Gebiet der Geschichte der Hygiene folgen sollten. Gerade bei diesem Stoffkreis stellte es sich als ein besonderer Vorteil heraus, daß die Fritz Thyssen Stiftung die Möglichkeit bot, Wissenschaftler aus den verschiedenen Fachgebieten zu gemeinsamem Gespräch zu versammeln. So entschlossen wir uns, das zweite Symposium zur Geschichte der Hygiene, dessen Ergebnisse hier vorgelegt werden, der Ernährung und Ernährungslehre zu widmen. Es fand am 5. und 6. Januar 1973 in Frankfurt am Main statt.

Bei der Planung konnte die Unterzeichnete sich des ständigen Rates von Herrn Hans J. Teuteberg bedienen, mit dem sie seit dem Internationalen Ernährungskongreß in Hamburg 1966 in lebhaftem Gedankenaustausch stand. Er war unermüdlich, Themen und Referenten aus allen Spezialgebieten vorzuschlagen und ihr viele Wege zu ebnen. Dafür sei ihm auch an dieser Stelle herzlich gedankt. Die Attraktivität des Themas fand darin besonderen Ausdruck, daß nicht ein einziger der aufgeforderten Referenten absagte, und daß alle bereit waren, ihren Beitrag in diesen Band einzubringen.

Wir Herausgeber der Reihe hoffen sehr, daß alle Beteiligten aus dieser Art interdisziplinärer Zusammenarbeit soviel Nutzen ziehen werden, wie wir selbst. Wir glauben, daß sich jedem der Teilnehmer neue Perspektiven in Gebiete erschlossen haben, die seinem eigenen Fach ferner liegen.

So bleibt es den Herausgebern, der Fritz Thyssen Stiftung für ihre großzügige Unterstützung des Symposiums und für die Förderung der Drucklegung, sowie dem Verlage unseren besonderen Dank auszusprechen. Herrn Volker Rödel sei gedankt für das sorgfältige Mitlesen der Korrekturen.

Frankfurt am Main, im April 1975 — Edith Heischkel-Artelt

Einleitung

von Edith Heischkel-Artelt

Zwei Markierungspunkte mögen die Entwicklung der Ernährungslehre im neunzehnten Jahrhundert kennzeichnen: Kurz vor seinem Beginn schrieb ein Arzt, der auf der Höhe des medizinischen Wissens und Könnens seiner Zeit stand, Christoph Wilhelm Hufeland, ein berühmtes Buch: Die Kunst das menschliche Leben zu verlängern. Darin heißt es, dieses Leben sei ein unaufhörlich fortgesetztes Aufhören und Werden, ein beständiger Wechsel von Destruktion und Restauration, ein fortgesetzter Kampf chemischer zerlegender Kräfte und der alles bindenden und neuschaffenden Lebenskraft. Was in den Körper eingeht, müsse erst den Charakter des Lebens erhalten, es muß „animalisiert" werden, so zum Beispiel die Elektrizität, die neu entdeckten Stoffe, auch der Sauerstoff. Sie seien im menschlichen Körper etwas ganz anderes als im Luftapparat, sie wirken auch anders, denn sie befänden sich in einer ganz anderen Welt. Die völlig animalisierten Bestandteile werden dann „verkörpert" und in Organe verwandelt. Ebenso geschieht es mit der Nahrung, auch sie wird verkörpert, organisiert, mit Hilfe der Lebenskraft verwandelt und damit wirksam. Mit chemischen Untersuchungsmethoden erfaßbar sind nach Hufelands Ansicht diese Vorgänge nicht. Für ihn sind also Ernährung, Stoffwechsel und Aufbau des Körpers ein nur mit der verschwommenen Vorstellung von dem Wirken der Lebenskraft deutbarer Prozeß, der sich auf einem knappen Dutzend Seiten darstellen läßt.

Hier war kein Ansatzpunkt für eine Weiterentwicklung gegeben. Das neunzehnte Jahrhundert mußte von neuem beginnen. Was es erreicht hat, zeigt in imponierender Weise das von v. Noorden und Salomon im Rahmen der von Langstein herausgegebenen Enzyklopädie der klinischen Medizin verfaßte Handbuch der Ernährungslehre, erschienen 1920 und 1929 in zwei Bänden von nicht weniger als 1696 Seiten Umfang.

Die chemische Analyse und Charakterisierung der Nährstoffe, Fütterungs- und erste exakte Bilanzversuche stehen im Mittelpunkt der wissenschaftlichen Arbeit auf diesem Gebiet in der ersten Hälfte des Jahrhunderts, während später Stickstoffbilanz und -gleichgewicht, die Quelle der Muskelkraft, die gegenseitige Vertretbarkeit der organischen Nährstoffe in energetischer Hinsicht, die Ausgestaltung der organischen Chemie als Lehre von den Kohlenstoffverbindungen, Strukturanalyse und Synthese zahlreicher Körper helfen, die Ernährungslehre in Methode und Leistung zu einer wissenschaftlichen Disziplin auszugestalten, die auf experimenteller Basis aufbauen konnte. Die Aufstellung von Kostmaßen für

Menschen aller Altersklassen, Menschen mit verschieden schwerer Arbeit wurde wichtig für die Ernährung von denen, die ihre Nahrung nicht frei wählen konnten: Anstaltsinsassen, Seeleuten, Kindern. Bei der Beköstigung von Kindern und Seeleuten spielten althergebrachte Vorstellungen noch lange eine wesentliche Rolle. Die Aufstellung von Speiseplänen für Schiffsbesatzungen warf umso mehr Probleme der Lebensmittelkonservierung auf, je abwechslungsreicher die Kost gestaltet werden sollte.

Die wichtigen Resultate der medizinisch-naturwissenschaftlich fundierten Ernährungslehre wirkten sich zunächst nur in Teilbereichen aus. Die praktischen Konsequenzen aus den Ergebnissen der quantitativen Ernährungsforschung wurden in großem Ausmaße erst im zwanzigsten Jahrhundert gezogen, und zwar in Mangel- und Notzeiten bei allgemeiner Lebensmittelrationierung für die gesamte Bevölkerung.

Was Max Rubner in seinem Lehrbuch der Hygiene (4. Aufl. 1892) in düsteren Farben malte, daß durch Hunger, eine den Menschen unbewußt treibende Kraft, politische Umwälzungen herbeigeführt und Staaten zerrüttet werden könnten, trat im Deutschen Reich nicht ein. Gute Ernährung macht nach Rubners Überzeugung arbeitsfreudig, unzureichende schwach und arbeitsunlustig. Deshalb müsse die Frage der Ernährung stets der Angelpunkt sozialer Verbesserungen sein.

Im späten neunzehnten Jahrhundert war inzwischen die Lebensmittelversorgung der deutschen Bevölkerung, wie eine Untersuchung am Beispiel der Nahrung der sozialen Unterschichten zeigt, so weitgehend verbessert worden, daß der Hunger keine entscheidende Rolle mehr spielte. Der Jahresprokopfverbrauch hatte erheblich zugenommen, die Kalorienzufuhr sich erhöht, leichter verdauliche Nahrungsmittel waren vielfach an die Stelle der schwereren voluminösen getreten. Die Verbesserungen in einzelnen Regionen und Einkommensbereichen geschahen zwar zu verschiedenen Zeiten, aber die ansteigende Tendenz war nicht zu übersehen. Die Anpassung der täglichen Kost an die veränderten Wohn- und Nahrungsverhältnisse vollzog sich in Etappen, dabei zeigte sich häufig das Beharren auf traditionellen Gepflogenheiten in Mahlzeiten, Vorratshaltung und Haushaltsführung deutlicher auf dem Lande als in der Stadt.

Es sind vielerlei Faktoren, wirtschafts- und sozialhistorische, industriegeschichtliche, volkskundliche und noch mancherlei andere, die man berücksichtigen muß, um ein Bild von dem tatsächlichen Geschehen im vergangenen Jahrhundert zu gewinnen.

Die Reinheit der Nahrungsmittel zu kontrollieren und zu garantieren, wurde zu einer wichtigen Aufgabe der Lebensmittelchemie, bei der man in England energische und wirksame Maßnahmen ergriff. In Deutschland kamen die gesetzlichen Regelungen nur zögernd in Gang, zumal die Lebensmittelkontrolle in der Hand recht verschiedener Instanzen lag.

Tendenzen kulturellen Wandels in der Volksnahrung des 19. Jahrhunderts

von Günter Wiegelmann

Wenn man an den Wandel im 19. Jahrhundert denkt, drängen sich wirtschaftliche und technische Umwälzungen vor: das Entstehen der Lebensmittelindustrie, die Ausweitung zum Welthandel mit breitem Einströmen und Verbilligung der Kolonialwaren, die Industrialisierung und Verstädterung des Landes. Daher ist zu fragen: Kann man daneben überhaupt noch von eigenständigem kulturellen Wandel sprechen? Sind es nicht geradlinige Folgen des wirtschaftlichen und technischen Geschehens?

Bei einer Prüfung dieser Fragen erweist sich jedoch, daß kulturelle Strukturen und Prozesse eine beachtliche Eigengesetzlichkeit besitzen, daß es jedenfalls nicht möglich ist, vom Wandel der wirtschaftlichen Basis aus direkt auf die Folgen in den Speisen- und Mahlzeitenstrukturen zu schließen. Die Eigengesetzlichkeit zeigt sich z. B. in folgendem: Innovationsprozesse, die bereits vor dem ökonomischen Wandel des 19. Jahrhunderts anliefen – wie die Eingliederung der überseeischen Getränke Kaffee und Tee, des Kartoffelanbaus und der Kartoffelspeisen, der modernen Eßsitten –, wurden im 19. Jahrhundert zwar beschleunigt oder verlangsamt, ihnen wurde eine neue Nuance hinzugefügt, aber sie wurden dadurch weder unterbrochen noch in völlig neue Bahnen gelenkt[1].

Ein anderes Beispiel liefern die kulturellen Imitationsprozesse. Solche Imitationsprozesse, insbesondere die Nachahmung bürgerlichen Lebensstils durch Arbeiter durchkreuzten neue Ansätze der industriellen Lebenswelt so entscheidend, daß es zum Abstoppen, ja zur Umkehrung kam. Diese Wirkung war in der täglichen Mahlzeitenordnung erkennbar, da die Tendenz zur Verlegung der Hauptmahlzeit auf den Abend in der zweiten Hälfte des 19. Jahrhunderts wieder zurückgedrängt wurde (s. u.)

---

[1] Als Quellen- und Argumentationshintergrund für diese und die weiteren Thesen dienten vor allem die Publikationen: Günter Wiegelmann: Alltags- und Festspeisen. Wandel und gegenwärtige Stellung. (=Beih. 1 zum Atlas der deutschen Volkskunde, Neue Folge), Marburg 1967. – Hans J. Teuteberg und Günter Wiegelmann: Der Wandel der Nahrungsgewohnheiten unter dem Einfluß der Industrialisierung, Göttingen 1972 (=Studien zum Wandel von Gesellschaft und Bildung im 19. Jahrhundert, hrsg. v. Otto Neuloh und Walter Rüegg, Bd. 3). Auf Einzelnachweise wurde verzichtet.

I.

Welches waren im 19. Jahrhundert die entscheidenden *Dominanten des Wandels*? An erster Stelle ist zweifellos der Wechsel in der Versorgung zu nennen. Zwischen den alten bäuerlichen Betrieben, die sich im wesentlichen aus der eigenen Landwirtschaft versorgten, und den Haushalten des 20. Jahrhunderts, deren Mahlzeiten von Fertiggerichten und anderen industriellen Zubereitungen bestimmt werden, liegt eine enorme Spanne. Auf der einen Seite das Planen und Wirtschaften in Jahresfristen, von Ernte zu Ernte, von Schlachten zu Schlachten, auf der anderen die durch Löhnungsfolge bedingte kurzfristige Wochenplanung.

Der Jahresplanung des Bauern ordneten sich häufig die Einkäufe ein. Im Herbst nach der Ernte kaufte man für das ganze Jahr Zucker, Salz und Reis. Da jede Bauersfrau überfordert gewesen wäre, wenn sie für ein Jahr jeweils im voraus einen neuen Wirtschafts- und Speisenplan hätte entwickeln sollen, mußte sie sich auf überlieferte Maße und Erfahrungswerte stützen. In der Grundordnung *mußte* jene Kost konstant sein. Daher basierte der oft geschilderte Traditionalismus der bäuerlichen Kost auf der Selbstversorgung. Der Ehrgeiz einer Bauersfrau zielte darauf, trotz wechselnder Ernten und Schlachtresultate die Vorräte so einzuteilen, daß alle Hausbewohner das Jahr hindurch hinreichend verpflegt wurden. Eine stetig gute Jahreseinteilung gereichte ihr zum Ansehen, nicht – wie später – das Servieren immer neuer Speisen[2]. Um die auch früher gefürchtete Eintönigkeit zu vermeiden, hatte man die Abwechslung institutionalisiert, eingeplant in den üblichen Wochenrhythmus, in den Wechsel zwischen Alltag, Sonntag und der reichen Stufung der Feste, schließlich in den Wechsel der Jahreszeiten.

Die Art der Versorgung hält man vielfach für ausschlaggebend, den Charakter der Kost bestimmend. So urteilte Rudolf Braun, bei den Arbeiterbauern, bei jener „Symbiose zwischen bäuerlichem Betrieb und Heimindustrie (habe sich) die herkömmliche Ernährungsweise kaum verändert". Sie reiche in den traditionellen Formen bis ins 20. Jahrhundert hinein[3], weil die Selbstversorgung bei dieser Gruppe zum guten Teil bewahrt blieb. Wenn dieses Urteil zutrifft, müßten wir für große industrialisierte Gebiete während des gesamten 19. Jahrhunderts mit einer Konstanz der Kostformen rechnen, nämlich überall dort, wo Nebenerwerbsbetriebe – wie die Arbeiterbauern in der Statistik genannt werden –

---

[2] Vgl. Edit Fél u. Tomás Hofer; Bäuerliche Denkweise in Wirtschaft und Haushalt. Eine ethnographische Untersuchung über das ungarische Dorf Átány, Göttingen 1972 (= Veröffentlichungen des Instituts für mitteleuropäische Volksforschung Bd. 7).

[3] Rudolf Braun: Industrialisierung und Volksleben. Die Veränderungen der Lebensformen in einem ländlichen Industriegebiet vor 1800, Erlenbach–Zürich 1960, S. 92f.

das Bild prägten. Das gälte für Württemberg, den Einzugsbereich des Saarlandes, Teile von Hunsrück, Eifel sowie Hessens, das Siegerland, das Bergische und das Sauerland – um nur wichtige Regionen Westdeutschlands zu nennen. Lediglich die engeren Stadtbereiche, die Ballungen besitzloser Arbeiter besonders im Ruhrgebiet und in anderen Industriebezirken, blieben dann als Ansatzfelder für Innovationen, weil die dortigen Haushalte zumeist auf Fremdversorgung angewiesen waren.

Jedoch widersprechen dem offenbar die in den letzten Jahren vorgelegten Karten über die regionalen Schwerpunkte von Innovationen; denn gerade jene mittlere Zone, die vom Rheinland bis nach Sachsen und Thüringen reicht und Hauptregionen des Arbeiterbauerntums umfaßt, erwies sich als das wichtigste Novationsgebiet. Dort konnte der Kaffee früh mahlzeitenprägend werden, dort gab es früh hohen Zuckerkonsum, zahlreiche Kartoffelgerichte, bedeutenden Branntweinverbrauch und eine Modernisierung der Eßsitten[4].

Wenn wir der Argumentation von Rudolf Braun folgen, müßten dafür im wesentlichen die besitzlosen Arbeiter verantwortlich gewesen sein. Waren sie doch allein auf ihre Löhnung, damit auf Fremdversorgung und eine kurzatmige Planung von Woche zu Woche angewiesen. Durch den ständigen Einkauf kamen sie mit den Novationen des Angebots in Berührung. Auch die Struktur ihrer Mahlzeiten prädestinierte sie für die Aufnahme von Novationen; denn die reich und lang gestufte institutionalisierte Abwechslung der bäuerlichen Lebensordnung entfiel bei ihnen. Die vorgegebene Wochenplanung begünstigte eine andere Art von Abwechslung; als langfristige Tendenz jenes dauernde Eingliedern von neuen Speisen, das im 20. Jahrhundert so prägend werden sollte.

Trotz dieser allgemeinen Strukturmerkmale der Sozialgruppen bezweifele ich, daß die besitzlosen Arbeiter in dem genannten Novationsbereich die alleinigen oder die maßgebenden Innovatoren waren. Dabei halte ich zwei Gründe für ausschlaggebend:

1. Die Eigentumslosen hatten bis weit in die zweite Hälfte des 19. Jahrhunderts finanziell einen so engen Spielraum, daß sie nur einen geringen, nämlich den billigen Teil des im Handel verfügbaren Angebots kaufen konnten. Noch aus den Biographien der ungelernten Arbeiter vom Ende des 19. Jahrhunderts ist bekannt, wie kärglich ihre Einkaufsmöglichkeiten waren, und selbst in den zwanziger Jahren unseres Jahrhunderts bildete es für zahlreiche Arbeiter ein echtes Problem, im Herbst das Geld für die Einkellerung der Kartoffeln aufzubringen. – So blieben die besitzlosen

---

[4] Atlas der deutschen Volkskunde, Neue Folge, hrsg. von Matthias Zender, Karten NF 21–25, 43, 44, Marburg 1958ff.; Erläuterungen Bd. I, Marburg 1959–64, S. 420–559. – Ferner die Karten in den in Anm. 1 genannten Werken.

Arbeiter trotz des allmählich vielfältiger werdenden Angebots lange durch ihre geringen Geldmittel zur Eintönigkeit verurteilt.

2. Der andere Grund liegt im Sozialprestige. Es war bei den eigentumslosen Arbeitern, insbesondere auf den Dörfern, bis ins 20. Jahrhundert hinein sehr niedrig. Die Skala des Sozialprestiges begann dort noch um 1900 mit dem Landwirt, dann folgte der Arbeiterbauer, und erst am Ende standen die besitzlosen, zumeist ungelernten Arbeiter.

Daher hatte diese Gruppe vom wirtschaftlichen Spielraum her nicht die Möglichkeiten zur Aufnahme zahlreicher Novationen; von ihrer sozialen Stellung her hätten die Eigentumslosen zudem kaum als maßgebende Innovatoren fungieren können.

Dagegen muß man wohl dem Arbeiterbauern in diesen zwischen Stadt und Land spielenden Diffusionsprozessen eine wichtige Rolle zubilligen. Dafür spricht zunächst der regionale Strukturvergleich; denn in dem umrissenen Novationsgebiet gab es kaum Großbauern und Gutsbetriebe, jene ländlichen Schichten, die vielfach bei der Übernahme bürgerlichen Lebensstils eine Rolle spielten. Die agrarische Struktur war vielmehr von Mittelbauern und Arbeiterbauern geprägt. Die Mittelbauern – Familienbetriebe mit wenigen Hilfskräften – erweisen sich aber immer wieder als Sozialgruppen mit relativ traditionellem Zuschnitt. Daher dürften die Arbeiterbauern bei der Eingliederung der Novationen als Vermittler hervorgetreten sein.

Dafür sprechen auch Überlegungen zur Stellung ihrer Speisen- und Mahlzeitensysteme. Zwar diente ihre Landwirtschaft der Selbstversorgung, und durch die damit verbundene Jahresplanung waren die Arbeiterbauern durchaus der traditionellen Kost verpflichtet. Aber daneben stand eben doch das wöchentlich anfallende Geld aus der Lohnarbeit. Es ging zwar zum Teil in landwirtschaftliche Investitionen, aber bot doch in größerem Maße als bei den Besitzlosen die Möglichkeit zum Einkauf von „Luxusgütern" – und dazu gehörten damals Kaffee, Zucker, Frischfleisch und bürgerliches Tischgeschirr. Die eintönige Arbeit, denen die Männer Tag für Tag nachgingen, ließ ein spezielles Abwechslungsbedürfnis entstehen, jene Leckerhaftigkeit, die R. Braun für die Textilarbeiter so einprägsam schilderte[5].

Daher standen die Mahlzeiten der Arbeiterbauern in einer echten Spannung zwischen traditioneller, langfristiger Planung und den Möglichkeiten und Reizen rascheren Wechsels. Die Anstöße zur Übernahme von Novationen wurden durch das ihnen eigene Kontaktfeld vermehrt. Sie hatten täglichen Kontakt mit städtischen Arbeitskollegen, Besuchskontakte zu ihren städtischen Verwandten, andererseits hatten ihre Ehefrauen

[5] Wie Anm. 3.

vielfach durch das „Dienen“ in bürgerlichen Haushalten einen festen Begriff von der bürgerlichen Küche bekommen.

Eine Ausgleichsreaktion mag die Tendenz verstärkt haben: Da die Nebenerwerbsbetriebe den Bauern in der landwirtschaftlichen Wirtschaftsweise und technischen Ausstattung durchweg nachstanden – wie durch zahlreiche Beobachtungen bezeugt ist –, lag es nahe, in anderen Lebensbereichen, wie Wohnen, Speisen und Kleiden, zu kompensieren und betont höheren Lebensstil anzustreben.

Daher deuten sowohl der regionale Strukturvergleich wie Überlegungen zur sozialen und kulturellen Situation darauf hin, daß die Arbeiterbauern in West- und Mitteldeutschland maßgebende Innovatoren für die Kost in den Dörfern waren.

II.

Die vorgetragene Auffassung besteht zum Teil aus Arbeitshypothesen, die die Karten des frühen 20. Jahrhunderts zu deuten versuchen, Thesen, die durch Mikroanalysen aus verschieden strukturierten Gebieten geprüft werden müßten, möglichst durch Studien, die die Erfahrungen der modernen Adoptions- und Diffusionsforschung mit einbeziehen. Sollten sich die Thesen als nicht zutreffend erweisen, wären weiterführende Fragen aufzuwerfen.

Folgerichtig müßten dann andere Sozialgruppen in den mit Arbeiterschaft durchsetzten Dörfern innovationsleitend gewesen sein. Nach Lage der Dinge kämen für die Speisen wohl nur die eigentumslosen, ganz auf Fremdversorgung angewiesenen Arbeiter infrage. Dieses Ergebnis würde freilich die bisherigen Vorstellungen, die man von der Richtung der *Imitationsprozesse* hat, wesentlich revidieren. Bisher herrscht die Ansicht, auch im 19. Jahrhundert seien die bis zum Ende des 18. Jahrhunderts so allgemeinen, an den Kulturformen der Oberschichten orientierten Imitationsprozesse bestimmend geblieben, die man unter dem Schlagwort des „gesunkenen Kulturgutes“ kennt. Aber blieb diese Richtung der Imitationsprozesse tatsächlich in dieser Zeit und blieb sie speziell für die Speisen und Mahlzeiten bestimmend? Ich glaube nachweisen zu können, daß es so war. Wenn man aber diesen Nachweis führen kann, wird die vorgetragene These über die Rolle der Arbeiterbauern gestützt.

Bis gegen Ende des 18. Jahrhunderts war die Richtung der Imitationsprozesse durch die betont ständische Gliederung vorgezeichnet. Den Mittel- und Unterschichten war der oberschichtliche Lebensstil aus wirtschaftlichen Gründen und wegen der gesellschaftlichen Schranken unerreichbar. Zudem war es erklärtes und praktiziertes Ziel der Oberschichten, die Kennzeichen der ständischen Gliederung zu zementieren. Die ausgedehnte Luxusgesetzgebung zeugt davon. Im Bereich der Nahrung bildete die Kaffeeverbotswelle zwischen etwa 1750 und 1770 die letzte größere Aktion dieser Richtung. Die jeweils niederen Schichten ahmten repräsentative Kulturformen der oberen Schichten nach. Tempo und Umfang der Nachahmung waren durch Reglementierung und wirtschaftliche Enge gedrosselt, aber die Richtung tendierte generell auf ein Absinken von kulturellen Formen.

Mit dem Beginn des 19. Jahrhunderts entfiel die scharfe Ausprägung der ständischen Gliederung. Die darauf zielende Luxusgesetzgebung wurde nicht weitergeführt. Regulierend wirkten nur noch die finanziellen Möglichkeiten. Dadurch entfaltete sich damals eine breite Imitationssucht. Sie zielte im Bereich der Nahrung bevorzugt auf Genußmittel, auf Kaffee, Branntwein und den Tabak.

Da die wirtschaftliche Basis der Unterschichten noch jahrzehntelang eng blieb, bewirkte diese Imitationssucht des frühen 19. Jahrhunderts eine Hochkonjunktur der Surrogate. Die Fabrikation des Zichorienkaffees hatte bereits 1771 eingesetzt. Zichorienkaffee und andere Kaffeesurrogate boten den weniger bemittelten Schichten die Chance, die vornehme Sitte des Kaffeetrinkens auf billige Art nachzuahmen. Die Chance wurde bis zum Überdruß wahrgenommen. Eine ähnliche Funktion nahm der billige Kartoffelschnaps ein, der seit Beginn des 19. Jahrhunderts zur Verfügung stand. Damit konnten die unteren Schichten wiederum Trinksitten der Reichen nachahmen, die diese mit erlesenen Spirituosen pflegten. Wie ausgiebig man dieser Nachahmung nachging, ist aus den zahlreichen, gegen die „Branntweinpest" gerichteten Schriften der dreißiger Jahre bekannt. Freilich erhielt der Branntwein in den Unterschichten aufgrund seiner Qualitäten rasch eine neue Funktion: Die extreme Eintönigkeit der durch Kartoffeln, Brot und Kaffeebrühe nivellierten Mahlzeiten bewirkte einen Stau, einen Heißhunger nach Abwechslung, nach dem ganz anderen. Diesem Bedürfnis kam der periodische Branntweingenuß entgegen.

Damit sind nur zwei wichtige Surrogate angesprochen. Sie mögen für viele andere stehen, bis hin zum Buttersatz Margarine, der den Haushalten der Arbeiter gegen Ende des 19. Jahrhunderts Fett lieferte. Das 19. Jahrhundert war wie sonst keines eine Zeit der Surrogate. Und diese Tatsache zeigt eindringlich genug die Wirkung des Imitationsstrebens in den von obrigkeitlicher Gängelung freien Unterschichten. Die aufkommende Nahrungsmittelindustrie nutzte und unterstützte dieses Streben.

Seit der Mitte des 19. Jahrhunderts erhielten die Tendenzen eine neue Dimension. Während das Imitationsstreben vorher durch die drückende wirtschaftliche Enge der Unterschichten und die unentwickelte Versorgung zu einem Dominieren weniger Surrogate und der Notspeise Kartoffel führte, daher eine kaum vorstellbare Eintönigkeit die Kost prägte und es – trotz des Imitationsstrebens – zu einer weiteren Verschärfung des Gegensatzes zwischen unterschichtlicher und bürgerlicher Kost kam, tendierte die Imitation im späteren 19. Jahrhundert zu einer breiten Übernahme bürgerlichen Lebensstils.

Dafür gibt es einige sichere Indizien:

1. Kochbücher, die die Gerichte und Mahlzeiten der bürgerlichen Küche präzise beschrieben, wurden seit der Mitte des Jahrhunderts zu Bestsellern. Als berühmtestes aus dieser Gattung sei auf das Kochbuch der Henriette Davidis verwiesen, das seit 1846 fast Jahr für Jahr neu aufgelegt werden konnte. Anhand dieser detaillierten Anweisungen war es den Arbeiterfrauen möglich, die Speisen der Bürger zu bereiten und deren Eßkultur zu imitieren. Sie waren dazu – wie gesagt – durch das „In-Stellung-gehen" in Bürgerhaushalten ohnehin vorbereitet.

2. Durch den allmählichen Anstieg des Wohlstandes breiter Schichten erhöhte sich der Konsum an teureren Lebensmitteln, wie Fleisch, Fett, Brot, Teigwaren und Zucker, wie recht genau nachzuweisen ist. Dadurch wurde die Möglichkeit, aber auch das Bedürfnis nach Abwechslung der Speisenzubereitung erweitert. Man griff zu den in allgemeiner Achtung stehenden Gerichten der bürgerlichen Küche. Daher wurde damals eine Vielzahl von gebratenen Fleischgerichten bei Arbeitern und bei der Landbevölkerung eingegliedert, wie Schnitzel, Kotelett, Gulasch, der Sonntagsbraten und englische Zubereitungen.

3. Vor allem orientierte sich die zu Beginn des 19. Jahrhunderts in Bewegung geratene tägliche Mahlzeitenordnung seit der Mitte des Jahrhunderts wiederum an der Tagesordnung der Handwerker und Kleinbürger. Obwohl es bei der raschen Verstädterung und Industrialisierung jener Zeit nahegelegen hätte, ähnlich wie in England, den Niederlanden und Skandinavien den Erfordernissen der modernen Arbeitswelt zu folgen und die warme Hauptmahlzeit auf den Abend zu verlegen, kehrte sich in Deutschland die Tendenz wieder um. Trotz beachtlicher Ansätze zur Neuordnung setzte man gerade zu der Zeit, als die Hauptindustrialisierung und Verstädterung begann, die mittägliche Hauptmahlzeit wieder in ihr volles Recht ein.

Daher ist das paradoxe Ergebnis zu verzeichnen, daß Imitationsprozesse, die grundsätzlich in die gleiche Richtung zielten, nämlich auf Nachahmung oberschichtlichen Lebensstils, in der ersten und in der zweiten Hälfte des 19. Jahrhunderts zu sehr ungleichen Resultaten führten, zunächst durch die eintönige Not- und Surrogatkost der Unterschichten zu einer Vertiefung der sozialen Gegensätze, später dagegen durch die Übernahme zentralerer Kulturzüge zu einer Annäherung von Arbeiter- und Bürgerkost.

Maßgebend waren dafür offenbar beträchtliche Unterschiede im Wohlstandspegel der aufnehmenden Schichten.

III.

Die weiteren Thesen möchte ich lediglich skizzieren.

Schon mehrfach kam der Zusammenhang zwischen *Wirtschaftslage und kulturellem Verhalten* in den Blick. Damit sprechen wir ein Thema an, das in der Ethnologie Europas seit einiger Zeit unter dem Stichwort „Kulturfixierung" intensiv diskutiert wird[6]. Ein Handicap für die kulturanthropologische Fragestellung besteht darin, daß von der Sozial- und Wirtschaftsgeschichte nicht immer genügend präzise Daten über Wohlstand und Not der verschiedenen Sozialgruppen geboten werden können. Bisher wurde bei raschem Anstieg des Wohlstandes durchweg eine Häufung von Innovationen in der Prestigesphäre beobachtet, dann aber eine gewisse Fixierung des einmal erreichten Status in Zeiten reduzierter Wohlhabenheit.

Beim Wandel der Mahlzeiten im 19. Jahrhundert stellen sich die Fragen etwas anders. Grundsätzlich kommen nur einem geringen Teil der Mahlzeiten Prestigefunktionen zu, da die häufigsten, die täglichen Mahlzeiten im Rahmen der engeren Familie bleiben. Regelhafte Zusammenhänge zwischen Wohlstandspegel und kulturellem Verhalten sind aber wohl nur für jeweils ein kulturelles System zu ermitteln.

Wenn man den Wandel der unterschichtlichen Kost daraufhin befragt, ergibt sich, daß man neben Wohlstandsnovationen mit ausgesprochenen Notneuerungen rechnen muß. So wurde die als Viehfutter und Notnahrung eindringende Kartoffel rasch und allgemein akzeptiert. Auch die rasche Verbreitung des Kaffee-Ersatzes darf man in diesem Zusammenhang sehen. Die gleichbleibende, lange nahe am Existenzminimum angesiedelte Not der Unterschichten hielt ihre Kost zwar in der skizzierten Eintönigkeit konstant, aber das war keine Fixierung eines einmal errungenen Prestigeniveaus, sondern eine von der Not diktierte Konstanz. Diese Art von „Konstanz" war höchst unstabil; denn jeder äußere Anstoß – wie die plötzliche Verbilligung eines Nahrungsmittels, ein reicher Fischzustrom in Hamburg – veränderte die Mahlzeiten oft tiefgreifend. Der Grund lag darin, daß die Mahlzeitensysteme der Unterschichten wegen der extremen Eintönigkeit höchst spannungsvoll, alles andere als ausgewogen waren. Die Spannung entlud sich – wie gesagt – einerseits im

---

[6] Sigfrid Svensson: On the Concept of Cultural Fixation, in: Ethnologia Europaea *6*, 2 (1973), mit Diskussion.

periodischen Alkoholgenuß, sie bildete ferner eine stete Bereitschaft, rasch neue, billig verfügbare Speisen zu übernehmen.

Vor diesem Hintergrund wird verständlich, daß die Arbeiter beim allmählichen Anstieg des Wohlstandes so vehement zu bürgerlichen Kost- und Mahlzeitenformen griffen. Jene Übernahmen der zweiten Hälfte des 19. Jahrhunderts haben daher auch nur zum Teil etwas mit der Häufung von Prestige-Innovationen bei rasch steigendem, überschießendem Wohlstand zu tun; denn es handelte sich lediglich um einen ganz allmählichen Wohlstandsanstieg, und dieser erfolgte aus tiefer Not, nicht etwa von einem mittleren Niveau aus.

Generell müssen wir mit komplizierten Reaktionen innerhalb der kulturellen Systeme rechnen. So bewirkte die Verbilligung zahlreicher Lebensmittel, die damit verbundene leichtere Verfügbarkeit und Steigerung des Konsums charakteristische, regelhaft zu fassende Wirkungen der kulturellen Muster. Auf die bei steigenden Konsummengen meist zu beobachtende Vermehrung der Zubereitungen wurde bereits hingewiesen. Eine andere Seite ist die damit sich ändernde Stellung im Mahlzeitengefüge und in der sozialen Zuordnung: weil der Reiskonsum im 19. Jahrhundert rasch anstieg, weil der Reis zur gewöhnlichen Werktagsspeise der Arbeiter wurde, konnte er seine ehemalige Exklusivität an hohen Festen nicht mehr wahren. In den hochfestlichen Mahlzeiten wurden die Reisspeisen daher rasch aufgegeben. Aber das ist nur die eine Seite. Umgekehrt stieg die Wertschätzung vieler Nahrungsmittel, die durch die wirtschaftlichen Umstellungen des 19. Jahrhunderts plötzlich rar wurden. Diese Aufwertung ist etwa beim Honig gut zu fassen, der mit dem Seltenerwerden in der Bewertung stieg, während man den zum Massenartikel werdenden Zucker niedriger einstufte.

Derartige Aufwertungen sind auch sonst bezeugt. So berichtet O. Bähr für Kassel: „Manche Gerichte . . . die jetzt (1885) als Delikatessen teuer bezahlt werden (z. B. Schnepfen, Krammetsvögel, Forellen, Krebse etc.) kamen damals (1825) nicht selten auch noch auf der einfachen bürgerlichen Tafel vor, da sie noch niemand in die Welt entführte“[7]. – Damit ist präzise die gegenläufige Tendenz zu dem meist im Blick Stehenden bezeichnet. Durch Importe wurden zwar die „Kolonialwaren“ zu gewöhnlichen, alltäglichen Produkten, aber umgekehrt bewirkte das Aufbrechen der kleinen Wirtschaftsräume, daß zahlreiche einheimische Produkte zu seltenen Delikatessen avancierten oder wie Hirse, Buchweizen und anderes schließlich ganz aus dem Speisezettel verschwanden.

Die Wirkung der Nahrungsmittelfabrikation auf die Bewertung der Speisen wurde anscheinend noch nicht systematisch untersucht. Es war wohl nicht

[7] Otto Bähr: Eine deutsche Stadt vor hundert Jahren, 3. Aufl. Berlin 1926, S. 16ff.

selten, daß Speisen dadurch entscheidend aufgewertet wurden, wie U. Tolksdorf kürzlich für die Pilze nachwies und wie auch bei Fleischzubereitungen zu beobachten ist.

Zum Abschluß möchte ich auf die Beobachtung zurückkommen, daß die Speisen- und Mahlzeitensysteme im frühen 19. Jahrhundert in erstaunlicher Bewegung waren, sich in der zweiten Hälfte des Jahrhunderts dagegen vielfach verfestigten.

Die Instabilität des frühen 19. Jahrhunderts ist zwar zunächst überraschend, sie widerspricht der gängigen Vorstellung, aber sie zu erklären bereitet wenig Schwierigkeiten. Der Durchbruch der Innovationsprozesse zur Mehrheit der Akzeptanten brachte seit 1770 tiefgreifende Umstellungen in den Mahlzeitensystemen. Verstärkend wirkte eine gewisse Anfangsübertreibung, die erst allmählich abflachte. Die geschilderte Imitationssucht nach dem Fallen der Standesschranken trat hinzu. Ein aus der Agrarkonjunktur des späten 18. Jahrhunderts resultierender Wohlstand in bäuerlichen Gebieten erlaubte Übernahmen bürgerlicher Speisenelemente, andererseits machte die extreme Armut der Unterschichten deren Mahlzeitensystem höchst spannungsreich und unstabil. Insgesamt bewirkte die Übervölkerung der Dörfer seit dem späten 18. Jahrhundert einen enormen Konkurrenzdruck, der zur Mobilisierung der kulturellen Prozesse führte.

Schwerer verständlich bleibt dagegen die partielle Verfestigung in der zweiten Hälfte des Jahrhunderts. Wenn ich recht sehe, waren dafür vor allem zwei Gründe verantwortlich. Einmal die Angleichung der Arbeiter an die bürgerliche Küche. Dadurch kamen sie zu ausgeglicheneren Speisensystemen, zu einer Minderung der internen Spannungen und zu einer Konsolidierung. Ein anderer Grund liegt offenbar in der Abwanderung, die für die zweite Hälfte des Jahrhunderts so prägend war. Durch Abwanderung in die Städte und Auswanderung nach anderen Ländern wurde die Konkurrenzsituation in den Dörfern entspannt. Es kam zu einer gewissen „Verbauerung" der Dörfer, d. h. die soziale Spannweite wurde geringer. Dadurch entfiel ein mobilisierender, dynamisierender Impuls. In diesen Migrationsprozessen verließen aber in der Regel auch die aktiveren Personen, die potentiellen Innovatoren, die Dörfer. Zurück blieben passivere Schichten, jene, die eher geneigt waren, sich an vorgegebene Strukturen anzulehnen. Daher ist in vielen ländlichen Gebieten eine Verfestigung der Tradition in der zweiten Hälfte des 19. Jahrhunderts zu beobachten, eine Tendenz, die sich freilich nicht auf die Kost beschränkt, sondern mehrere Kulturbereiche betrifft[8].

---

[8] Aus der kulturanthropologischen Literatur sind vor allem folgende Werke zu nennen, die die neueren Nahrungsstudien erschließen: In der Zeitschrift „Ethnologia Euro-

paea" *5* Göttingen (1971) findet man Forschungsberichte aus den meisten europäischen Ländern. – Ferner: Ethnologia Scandinavica. A journal for nordic ethnology, Lund 1971. – Günter Wiegelmann: Neuere Beiträge zur historischen und ethnologischen Nahrungsforschung, in: Zschr. f. Volkskunde *68* (1972) S. 90–100.

Die wissenschaftliche Ernährungslehre im 19. Jahrhundert

von Nikolaus Mani

I. Allgemeine Übersicht[1]

Die vorliegende Arbeit versucht, einige wichtige Kerngebiete und die hauptsächlichsten Entwicklungslinien der Ernährungswissenschaft im 19. Jahrhundert herauszuschälen und zu verfolgen.

Die wissenschaftliche Ernährungslehre des 19. Jahrhunderts wird entscheidend charakterisiert durch die chemische Untersuchung und Betrachtung des Nutritionsprozesses. In der *Chemie* fand die Ernährungslehre das ihr adäquate naturwissenschaftliche Rüstzeug. Diese neue Orientierung der Ernährungswissenschaft wurde durch die Begründung und rasche Entwicklung der organischen, physiologischen und analytischen Chemie möglich.[2] Die Nahrungsmittel wurden chemisch analysiert und charakterisiert. Der Begriff des Nährstoffs wurde definiert, und man versuchte, die physiologische Bedeutung der Nährstoffe zu erkennen. Von grundlegender Wichtigkeit für die Entwicklung der Ernährungslehre war die Verschmelzung

---

[1] Die beste allgemeine Darstellung der Geschichte der wissenschaftlichen Ernährungslehre gibt E. V. McCollum: A history of nutrition, Boston, Cambridge, Mass. 1957. – F. Lieben: Geschichte der physiologischen Chemie, Leipzig u. Wien 1935. – M. Florkin: A history of biochemistry, Amsterdam 1972 (= Comprehensive biochemistry Vol. 30). – Einen guten Ueberblick und Bewertung der älteren Arbeiten finden sich bei C. Voit: Physiologie des allgemeinen Stoffwechsels und der Ernährung, in: Handbuch der Physiologie, hg. v. L. Hermann, 6. Bd. 1.T., Leipzig 1881; ders.: Ueber die Entwicklung der Lehre von der Quelle der Muskelkraft und einiger Theile der Ernährung seit 25 Jahren, in: Zschr. Biol. 6 (1870) S. 305–401; ders.: Über die Theorien der Ernährung der thierischen Organismen (Vortrag), München 1868. – Reiche Literaturangaben aus der 2. Hälfte des 19. Jahrhunderts ausser bei Voit auch bei J. Munk, J. Uffelmann: Die Ernährung des gesunden und kranken Menschen, 2. Aufl. Wien u. Leipzig 1891, sowie bei A. Magnus-Levy: Physiologie des Stoffwechsels, in: Handbuch der Pathologie des Stoffwechsels, hg. v. C. von Noorden, 1. Bd., 2. Aufl. Berlin 1906. – Eine wertvolle Darstellung mit reicher Literatur s. bei H. H. Teuteberg u. G. Wiegelmann: Der Wandel der Nahrungsgewohnheiten unter dem Einfluss der Industrialisierung, Göttingen 1972 (= Studien zum Wandel von Gesellschaft und Bildung im 19. Jahrhundert Bd. 3).

[2] Vgl. dazu Lieben (Anm. 1). – McCollum (Anm. 1). – J. R. Partington: A history of chemistry, Vol. 3 u. 4, London 1962–64. – P. Walden: Chronologische Uebersichtstabellen zur Geschichte der Chemie, Berlin 1952. – A. J. Ihde: The development of modern chemistry, New York 1964.

biochemischer Verfahren mit den neuen Methoden der exakten *physiologischen Experimentation.* Diese Verschmelzung bildete die hauptsächlichste Grundlage der großen Erfolge, die die Ernährungswissenschaft im 19. Jahrhundert erzielte. Von großer Bedeutung wurde auch die *thermochemische* und *physikalisch-energetische* Betrachtung der Ernährungs- und Stoffwechselprozesse. Diese Forschungsrichtung spannte sich im großen Bogen von Lavoisier zu Max Rubner. Rubners Charakterisierung der organischen Nährstoffe nach ihrem *Kaloriengehalt* ist der sinnfälligste Ausdruck und zugleich das abschließende Resultat dieser energetischen Untersuchungen.

Das Ideal einer naturwissenschaftlichen und kausal-analytischen Forschungsweise, der Glaube an einen strengen Determinismus in allem Naturgeschehen, die Lehren des philosophischen Positivismus und Materialismus und der weite Kreise ergreifende Szientismus mit seiner naturwissenschaftlichen Heilslehre bildete auch für die Ernährungswissenschaft einen mächtigen Ansporn zur Forschung.

In der ersten Hälfte des 19. Jahrhunderts wurden die Kenntnisse über Ernährung und Stoffwechsel durch einige hervorragende Einzelleistungen begründet und gefördert. Pioniere verschiedenster Forschungsrichtungen haben diese Erkenntnisse erarbeitet: 1. Physiologen, Biochemiker und Ärzte wie Fr. Magendie, Fr. Tiedemann, W. Prout, Th. Frerichs, G. J. Mulder u. a.; 2. Chemiker und Physiker wie C. M. Despretz, P. L. Dulong, H. V. Regnault, J. Reiset und vor allem J. Liebig; 3. Landwirte und Agrikulturchemiker wie A. D. Thaer und J. B. Boussingault.

Die wichtigsten Fragen, die in der ersten Jahrhunderthälfte untersucht wurden, betrafen folgende Gebiete:

1. Die chemische Erforschung und Charakterisierung der Nährstoffe
2. Die Fütterungsversuche mit reinen isolierten Nährstoffen
3. Erste, exaktere Bilanzversuche, in denen die Nahrungsaufnahme und die Exkretabgabe quantitativ verglichen wurden
4. Die Korrelierung des chemischen Stoffverbrauchs mit der tierischen Wärmeproduktion

Zu den hervorragendsten Erforschern des Stoffwechsels und der Ernährung in der ersten Hälfte des 19. Jahrhunderts gehören Fr. Magendie, W. Prout, Fr. Tiedemann, L. Gmelin, G. J. Mulder sowie vor allem J. B. Boussingault und Justus Liebig. Boussingault inaugurierte den exakten quantitativen Bilanzversuch, und Liebig hat die gesamte Ernährungsforschung wie ein mächtig wirkendes Ferment beeinflußt. Liebig war ebenso groß in positiven Leistungen wie fruchtbar in seinen Irrtümern.

Die zweite Hälfte des 19. Jahrhunderts brachte die Ernährungslehre in Methodik und Leistung zur Reife einer ausgebildeten wissenschaftlichen

Disziplin. Zahlreiche Ärzte, Physiologen, Biochemiker, Chemiker und Physiker nahmen an diesem Werk teil. Einige grundlegende Fragen, die in diesem Zeitraum untersucht wurden, betrafen folgende Gebiete:

1. Das Problem der Stickstoffbilanz und des Stickstoffgleichgewichts
2. Die Ausarbeitung einer exakten Methodik, die es erlaubte, den Stoffverbrauch der einzelnen Nährstoffe zu bestimmen
3. Die Quelle der Muskelkraft
4. Die gegenseitige Vertretbarkeit der organischen Nährstoffe gemäß ihrem Gehalt an potentieller Energie

Die geschlossene und monumentale Leistung auf dem Gebiete der Ernährungswissenschaft in der zweiten Hälfte des 19. Jahrhunderts bleibt mit dem Namen Carl Voits und seiner Schule verbunden.

II. Die Nährstoffe

Seit Ende des 18. Jahrhunderts war es den Chemikern gelungen, organische Stoffe in ihre chemischen Elemente zu zerlegen. Lavoisier stellte in seinem „Traité élémentaire de chimie" (1789) fest, daß die tierischen Substanzen ganz wesentlich durch ihren *Stickstoffgehalt* charakterisiert seien. Zu gleicher Zeit beschrieb der französische Chemiker A. F. Fourcroy[3] einen in Pflanzen und Tieren gemeinsam vorkommenden *Eiweißstoff*, der eine Annäherung der pflanzlichen und tierischen Lebewesen zu einem organischen Reich ermögliche.

Die Kenntnis der elementaren Zusammensetzung der organischen Stoffe erlaubte eine schärfere chemische Charakterisierung der Nahrungsmittel. L. J. Gay-Lussac und L. J. Thénard[4] zeigten im Jahre 1811, daß die zuckrigen Stoffe und die Stärke aus den Elementen des Kohlenstoffs und Wasserstoffs bestehen, wobei das H und O im Gewichtsverhältnis des Wassers auftreten. Damit war der ursprüngliche Begriff des „*Kohlenhydrates*" geprägt[5]. Der französische Physiologe F. Magendie[6] teilte die Nahrungsmittel in zwei Hauptgruppen ein: die *stickstoffhaltigen* einerseits und die *stickstofflosen* Nahrungsmittel anderseits. Diese Einteilung bildete eine wichtige Achse, an der sich die Ernährungsforschung des 19.

---

[3] Beyträge zur Erweiterung der Chemie, v. L. Crell, 4. Bd. 4. St. (1790) S. 472f.

[4] L. J. Gay-Lussac u. L. J. Thénard: Recherches physico-chimiques-T. 1.2, Paris 1811 (T. 2, S. 321f.).

[5] Der Terminus „Kohlehydrat" wurde von C. Schmidt geprägt: Ann. Chem. u. Pharm. 51 (1844) S. 30.

[6] F. Magendie: Handbuch der Physiologie, übers. v. C. F. Heusinger nach der 3. Ausg., 2. Bd., Eisenach, Wien 1836, S. 28f.

Jahrhunderts orientierte. Der französische Chemiker M. E. Chevreul[7] zerlegte die Fettkörper in *Glycerin* und *Fettsäuren* und zeigte, daß die letzteren die physiko-chemischen Eigenschaften der Fette bestimmen. Damit legte Chevreul die Grundlagen für die Untersuchung des Fettstoffwechsels. Im Jahre 1827 unterschied der englische Chemiker und Arzt W. Prout[8] drei Klassen von organischen Nährstoffen: *zuckrige*, *ölige* und *eiweissartige*. Prout umriss ein zukunftsweisendes Programm der Ernährungsforschung: Einmal die Analyse der chemischen Zusammensetzung der Nährstoffe, sodann die Untersuchung ihrer graduellen Veränderungen im Assimilations- und Dissimilationsprozess. Der holländische Chemiker G. J. Mulder[9] führte im Jahre 1838 auf Vorschlag von Berzelius den Namen „Protein" für eine Substanz ein, die den Kern sowohl des pflanzlichen wie auch des tierischen Eiweisses bilde.

Im Jahre 1833 isolierten A. Payen und J. Persoz[10] aus keimender Gerste eine Substanz, die Stärke in Zucker zu spalten vermochte und die sie „Diastase" nannten. Drei Jahre später vermutete der schwedische Chemiker J. J. Berzelius[11] (1836), daß in den lebenden Pflanzen und Tieren tausende von katalytischen Prozessen zwischen den Geweben und Flüssigkeiten vor sich gehen. Zu den ersten tierischen Katalysatoren, die näher beschrieben wurden, gehörten die Fermente der Verdauungssäfte.

In der ersten Hälfte des 19. Jahrhunderts gab die Elementaranalyse und die hydrolytische Spaltung der Nährstoffe wichtige Aufschlüsse über ihre chemischen Eigenschaften. Die Einteilung der Nährstoffe gründete sich auf den prozentischen Anteil von Kohlenstoff, Wasserstoff, Sauerstoff und Stickstoff sowie auf das Vorkommen oder das Fehlen von Stickstoff.

In der zweiten Hälfte des 19. Jahrhunderts wurde dann die organische Chemie als Lehre der Verbindungen des vierwertigen Kohlenstoffs ausgebaut. Das Skelett des Benzolringes wurde postuliert. Man unterschied zahlreiche aliphatische und aromatische Verbindungen. Die Chemiker beschäftigten sich nun mit der Strukturanalyse, mit der Systematik und

---

[7] M. E. Chevreul: Recherches chimiques sur les corps gras d'origine animale, Paris 1823.

[8] W. Prout: On the ultimate composition of simple alimentary substances in: Philos. Trans. Roy. Soc. (London 1827) S. 355–388. S. dazu M. Florkin (Anm. 1) S. 119–123: Prout's nutritional theories, und J. Müller: Handbuch der Physiologie des Menschen, 1. Band, 4. Aufl. Coblenz 1844, S. 397.

[9] G.J. Mulder: Versuch einer allgemeinen physiologischen Chemie, Braunschweig 1844–51, S. 300–303. Zum Terminus und Begriff „Protein" s. Florkin (Anm. 1) S. 125, und H. B. Vickery: The origin of the word protein in: Yale J. Biol. Med. 22 (1949/50) S. 387–393.

[10] A. Payen u. J. Persoz: Memoire sur la diastase in: Ann. chim. phys. 53 (1833) S. 73–92.

[11] J. J. Berzelius, 15. Jahresbericht über die Fortschritte der physischen Wissenschaften (1836) S. 237, 243, 245.

mit der Synthese zahlreicher organischer Körper. Dies befruchtete auch die Ernährungslehre.

1. *Die Kohlenhydrate*

In der ersten Hälfte des 19. Jahrhunderts wurde der Begriff und der Name „Kohlenhydrat" für diejenigen Stoffe geprägt, die neben Kohlenstoff den Sauerstoff und Wasserstoff im Verhältnis des H_2O enthielten.[12] Die Zucker wurden aufgrund ihrer Gärbarkeit, ihres Reduktionsvermögens und ihrer optischen Aktivität gekennzeichnet.[13]

Fr. Tiedemann und L. Gmelin[14] entdeckten 1826 die Verzuckerung der Stärke im Darmkanal, und A. Bouchardat und C. L. Sandras[15] isolierten 1845 aus dem Bauchspeichel eine Substanz, die Stärke in Zucker spaltete. In einer Reihe genial konzipierter Experimente untersuchte Claude Bernard[16] zwischen 1848 und 1857 den tierischen Zuckerhaushalt. Er stellte fest, daß die Leber Glukose produzierte, und er fand in der Leber eine zuckerbildende Substanz (matière glycogène, *Glykogen*), die durch ein *Ferment* in Zucker gespalten wird. Er isolierte das Glykogen, charakterisierte es als Polysaccharid und deutete es als tierische Stärke. Er kennzeichnete die Leber als vitales chemisches Laboratorium und als Zentralorgan des intermediären Stoffwechsels.

In der zweiten Hälfte des 19. Jahrhunderts erweiterten sich die Kenntnisse über die Chemie und Physiologie der Kohlenhydrate in ungeahnter Weise. Der große Chemiker Emil Fischer erforschte die Struktur der Zucker auf breitester Basis. Biochemiker und Physiologen erkannten, daß die Hauptmenge der im Körper verwendeten Kohlenhydrate freie Hexosen seien, die entweder in Form einfacher Zucker oder dann als Polysaccharide in der Nahrung vorkommen. Die Forscher stellten fest, daß die Kohlenhydrate als Monosaccharide ins Blut resorbiert würden.

Schon in den vierziger Jahren hatten Liebig und Boussingault die Theorie aufgestellt, daß der tierische Organismus imstande sei, Zucker in Fette

---

[12] S. Anm. 4 u. 5.

[13] N. Mani: Die historischen Grundlagen der Leberforschung, 2. Tl., Basel 1967, S. 341f.

[14] F. Tiedemann u. L. Gmelin: Die Verdauung nach Versuchen, Bd. 1.2, Heidelberg 1826–27 (1. Bd. S. 185). – N. Mani: Das Werk von Friedrich Tiedemann und Leopold Gmelin „Die Verdauung nach Versuchen", in: Gesnerus 13 (1956) S. 190–214.

[15] A. Bouchardat u. C. L. Sandras: Des fonctions du pancréas et de son influence dans la digestion des féculents, in: C. R. Acad. Sci. 20 (Paris 1845) S. 1085–1091.

[16] Mani (Anm. 13) S. 348–369.

umzuwandeln. Diese Theorie wurde in der zweiten Hälfte des 19. Jahrhunderts auf breiter Grundlage überprüft und von den meisten Forschern bestätigt. [17]

2. *Die Fette*

Chevreuls Entdeckung, daß die Fette aus Fettsäuren und Glyzerin zusammengesetzt seien, bildete die Grundlage für die Erforschung des Fettstoffwechsels. Man bestimmte die verschiedenen Glyzeride der Fettkörper. Claude Bernard [18] entdeckte im Jahre 1849, daß der normale Bauchspeichel die Fähigkeit habe, Neutralfette zu emulgieren und in Fettsäuren und Glycerin zu spalten. Umstritten blieb die Frage, in welcher Form Fette resorbiert würden. Als gewiß erschien die Resynthese der Fette im Innern der Darmwand. Von großer Bedeutung für die menschliche und tierische Ernährung war die Frage der Fettbildung aus Kohlenhydraten. Die letzteren wurden von einigen Forschern geradezu als „*Fettbildner*" bezeichnet.

3. *Das Eiweiß*

In der ersten Hälfte des 19. Jahrhunderts wurden die tierischen und pflanzlichen Eiweißkörper durch die Resultate der Elementaranalyse charakterisiert. Diese bestimmte den prozentischen Gehalt der Elemente N, C, H, O und S am Aufbau der Proteinsubstanzen. Die Eiweißkörper wurden auch durch ihre Löslichkeit in Wasser, Alkohol und Salzlösungen sowie durch bestimmte Farbreaktionen gekennzeichnet. [19]

Schon im frühen 19. Jahrhundert waren einige Aminosäuren als pathologische Produkte (Cystin) beobachtet oder durch Säurehydrolyse (Glykokoll,

---

[17] Diskussion und Literatur hierzu bei A. Magnus–Levy (Anm. 1) S. 165.

[18] Cl. Bernard: Du suc pancréatique et de son rôle dans les phénomènes de la digestion, in: Mémoir. Soc. Biol. (1849) S. 99–115. Deutsche Uebers. von N. Mani in Cl. Bernard: Ausgewählte physiologische Schriften, Bern 1966 (=Hubers Klassiker d. Medizin Bd. 6).

[19] Lieben (Anm. 1) Kp. VI: Das Eiweiß und seine Derivate. – Vgl. auch die älteren Gesamtdarstellungen: J. J. Berzelius: Lehrbuch der Thier-Chemie, in: Lehrbuch der Chemie, T. 4, Abt. 1, 1831. – J. F. Simon: Handbuch der angewandten medizinischen Chemie, T. 1.2, Berlin 1840–42. – C. G. Lehmann: Lehrbuch der physiologischen Chemie, Bd. 1 – 3, Leipzig 1842–1852. – G. J. Mulder (Anm. 9) S. 303–305. – J. Liebig: Die organische Chemie in ihrer Anwendung auf Physiologie und Pathologie, Braunschweig 1842, S. 42–53, 97–109, 123–128. – J. Moleschott: Physiologie der Nahrungsmittel, 2. Aufl. Giessen 1859, S. 26–35.

Leucin) gewonnen worden. Diese Aminosäuren wurden aber zuerst als Zerfallsprodukte betrachtet und galten keineswegs als die wesentlichen Bausteine der Eiweißkörper. Bis in die neunziger Jahre glaubte man, daß die Proteine in Form hochmolekularer Spaltprodukte des Nahrungseiweißes aus dem Darm resorbiert würden. Im allgemeinen waren Ärzte und Ernährungsforscher der Ansicht, daß das tierische Eiweiß von größerem Nährwert sei als das pflanzliche. Übereinstimmend wurde aufgrund tierexperimenteller Studien der *Leim* als das *unvollkommenste* Nahrungseiweiß bezeichnet. Er sei allein nicht imstande, den Zustand des Stickstoffgleichgewichtes zu erzielen und entbehre eines wichtigen Bestandteiles der vollwertigen Proteine, nämlich des Tyrosins.

Erst an der Schwelle des zwanzigsten Jahrhunderts erkannte man die physiologische Dignität der Aminosäuren als der Grundbaustoffe des Eiweißmoleküls, das man nun nach seiner Aminosäurezusammensetzung charakterisierte. [20]

III. Die frühen Fütterungsversuche

Die ersten bahnbrechenden Experimente wurden von Magendie [21] (1816) sowie von Tiedemann und Gmelin [22] in den zwanziger Jahren unternommen. Magendie ging von folgenden Ueberlegungen aus: Die tierischen Gewebe enthalten Stickstoff, und dieses Element kommt auch in gewissen Nahrungsmitteln vor. Nun stellte sich Magendie folgende Fragen: Stammt der Stickstoff der Gewebe aus der Luft oder ist die Nahrung die einzige Quelle des in tierischen Geweben vorkommenden Stickstoffs? Oder sollte der lebende Organismus gar in der Lage sein, den Stickstoff „durch den Lebensprocess" aus anderen Elementen zu erzeugen? Um diese Frage experimentell zu entscheiden, fütterte Magendie Hunde mit stickstofffreien Nährstoffen bekannter elementarer Zusammensetzung wie Zucker, Oel und Butter. Die Hunde frassen und verdauten die Nahrung; sie gingen aber nach 32 bis 36 Tagen unter extremer Abmagerung ein. Bei einigen

---

[20] Vgl. Diskussion und Literatur dazu: Magnus-Levy (Anm. 1) S. 5–25, 70–80, 92. – F. Hofmeister: Ueber den Bau und Gruppierung der Eiweißkörper, in: Ergebnisse d. Physiologie, 1. Jg. 1. Abt.: Biochemie (1902) S. 759–802. – Zur Geschichte der Entdeckung der Aminosäuren vgl. H. B. Vickery u. C. L. A. Schmidt: The history of the discovery of the amino acids, in: Chem. Rev. 9 (1931) S. 169–318. – E. Fischer: Untersuchungen über Aminosäuren, Polypeptide und Proteine, Berlin 1905.

[21] F. Magendie: Mémoire sur les propriétés nutritives des substances qui ne contiennent pas d'azote, in: Ann. Chim. Phys. 3 (1816) S. 66–77; vgl. auch F. Magendie (Anm. 6) S. 418–422.

[22] Tiedemann u. Gmelin (Anm. 14) Bd. 2, S. 183–237.

Versuchstieren trat ein Ulcus corneae auf. Die wichtigste Folgerung, die Magendie aus diesen Versuchsergebnissen zog, lautete: Der Stickstoff in den tierischen Geweben kann nur aus der Nahrung stammen.

In der dritten Auflage seines Lehrbuchs der Physiologie beschrieb Magendie[23] weitere Fütterungsexperimente. Ein mit schwarzem Soldatenbrot gefütterter Hund befand sich dauernd wohl. Ein Esel, der mit gekochtem Reis gefüttert wurde, lebte 14 Tage lang. Hunde, die nur mit Käse und andere, die ausschließlich mit Eiern ernährt wurden, lebten längere Zeit, magerten aber stark ab. Magendie folgerte daraus, daß die Mischung und Mannigfaltigkeit der Nahrungsmittel ihren Nährwert bestimme.

Die entscheidende Leistung Magendies lag weniger in den konkreten Resultaten als vielmehr in seiner Methodik. Magendie versuchte erstmals reine Nährstoffe bekannter chemischer Zusammensetzung isoliert zu verfüttern, um deren Nährwert zu bestimmen. Nach Magendie unternahmen Friedrich Tiedemann und Leopold Gmelin (in den zwanziger Jahren) weitere Versuche mit „einfachen Nahrungsstoffen"[24]. Sie beschrieben diese Versuche in ihrem berühmten Werk: Die Verdauung nach Versuchen, das 1826–27 in Heidelberg erschien. Als Versuchstiere wählten Tiedemann und Gmelin Gänse, da diese Tiere einerseits meist mit Vegetabilien ernährt wurden, andererseits aber auch animalische Nahrung nicht verschmähten. Ein Vorversuch zeigte, daß die etwa 8 Pfund wiegenden Gänse täglich mit 3 Unzen Gerste ihr Gewicht längere Zeit beibehielten. Nun wurden die Gänse ausschließlich mit Zucker, Stärke oder geronnenem Eiweiß sowie mit Wasser gefüttert. Die Änderung des Gewichtes der Versuchstiere, die Menge der aufgenommenen Nahrung und die chemische Beschaffenheit der Exkremente wurden von Tiedemann und Gmelin täglich registriert. Die gestorbenen und getöteten Tiere wurden exakt seziert. Der Darminhalt, das Blut und der Chylus wurden chemisch analysiert.

Bei ausschließlicher Ernährung mit Zucker und Stärke trat der Tod zwischen dem 22. und 27. Tag ein, bei Fütterung mit geronnenem Eiweiß nach 46 Tagen. Die Exkremente der mit gekochtem Eiweiß gefütterten Gans zeigte viel Harnsäure, die sich bei Erwärmen mit Kali auflöste und nach Zusatz von Salzsäure gefällt wurde. Das Hauptergebnis der Ernährungsversuche von Tiedemann und Gmelin lautete: die einfachen Nahrungsmittel – ob mit oder ohne Stickstoff – erhalten den Nutritionsprozess nicht über längere Zeit aufrecht. Werden Gänse mit gekochtem

---

[23] Magendie (Anm. 6) S. 422.

[24] Tiedemann u. Gmelin (Anm. 14) Bd. 2, S. 183–4, 188–190, 197–200, 232–237.

Hühnereiweiß gefüttert, so ist ihre Überlebenszeit doppelt solang wie bei der Ernährung mit Zucker oder Stärke.

IV. Die Knochenleim-Frage [25]

Ein interessantes Problem, das in mannigfacher Abwandlung während des ganzen 19. Jahrhunderts diskutiert wurde, war die Frage nach dem Nährwert des Knochenleims, der Gelatine.

Im 17. Jahrhundert hatte Denis Papin die Armen von Paris mit Knochenleimsuppe gespiesen. Nach der französischen Revolution suchte man mit philanthropischem Enthusiasmus nach einer guten und billigen Nahrung für das Volk und glaubte diese im Knochenleim gefunden zu haben. Ein Knochen, so hieß es, repräsentiere eine durch die Natur geformte Bouillon-Tafel. Öffentliche Institutionen und Spitäler führten die Leimsuppe als Nahrungsmittel ein. Der Widerwille der Leimkonsumenten und die Einwände ärztlicher und wissenschaftlicher Kreise führten dazu, daß die französische Akademie im Jahre 1831 erneut eine Kommission einsetzte, die sich mit der Gelatine-Frage befasste. Im Jahre 1841 wurde unter dem Vorsitz Magendies ein Bericht der Gelatine-Kommsission veröffentlicht. [26] Die Hauptergebnisse der im wesentlichen von Magendie geleiteten experimentellen Überprüfung des Gelatine-Problems an Hunden lauteten: [27]

1. Mit Leim allein vermochten sich die Tiere nicht am Leben zu erhalten, das heißt, die Hunde verschmähten diese Nahrung.
2. Blutfibrin allein oder Eiereiweiß erhielt die Hunde ebenfalls nicht am Leben.
3. Am längsten (126 Tage) lebten die Hunde, die mit Fibrin und Albumin gefüttert wurden.
4. Die mit Fibrin, Gelatine und Albumin gefütterten Tiere, die sich also sozusagen mit „künstlichem Muskel" ernährten, lebten 121 Tage.
5. Die mit frischem Muskelfleisch gefütterten Tiere erfreuten sich bester Gesundheit.

[25] Zur Geschichte der Knochenleimfrage s. McCollum (Anm. 1) S. 75–83. – C. Voit: Zschr. Biol. 8 (1872) S. 298–311; ders. (Anm. 1) S. 396–400. – Magendie (Anm. 26) S. 239–252.

[26] F. Magendie: Rapport fait à l'Académie des Sciences au nom de la commission dite de la gélatine. C. R. Ac. Sc. 13 (1841) 237–283; experimenteller Teil dieser Arbeit auch in: Ann. sc. nat., 2e sér. (zool.) 16 (1841) S. 73–109 unt. d. Titel: Recherches expérimentales sur l'alimentation.

[27] Zusammenfassung von Magendies Ergebnissen s. (Anm. 26) S. 282f. u. 108f.

Aufgrund der Resultate der beiden letzten Versuchsreihen fragte sich Magendie, ob aus frischem Muskel ein Stoff extrahierbar sei, der mit Fibrin zusammen eine vollwertige Nahrung ausmache.

Die Versuche Magendies gehören zu den besten und eingehendsten Ernährungsexperimenten, die in der ersten Hälfte des 19. Jahrhunderts angestellt wurden.

1. Das hauptsächlichste praktische Ergebnis bestand in der Feststellung der Kommission, daß der Knochenleim nicht als Volksnahrungsmittel gelten könne und aus den Spitalküchen zu verschwinden habe.
2. Von besonderer Bedeutung war die Tatsache, daß Magendie den qualitativen Nährwert verschiedener Nährstoffe, insbesondere eiweißartiger Substanzen, verglich.
3. Von großem Interesse ist auch Magendies Suche nach einem in frischem Muskelfleisch vorkommenden, aber in Fibrin und Albumin fehlenden, lebenserhaltenden Stoff. Die zeitbedingten Mängel der Methodik bestanden darin, daß Magendie selten genaue quantitative Angaben machte, wieviel von der angebotenen Nahrung auch wirklich verzehrt oder verdaut wurde. Er verwechselte auch die Verweigerung einer bestimmten Kost mit ihrem fehlenden Nährwert, und er unterschied nicht scharf zwischen Nährstoffen und Nahrungsmitteln.

V. Jean Baptiste Boussingault und die Ernährungsphysiologie

J. B. Boussingault, Bergbauingenieur, Agrikulturchemiker, Tierphysiologe und Landwirt gehört zu den hervorragendsten Ernährungsforschern des 19. Jahrhunderts. [28]

Boussingault bewies im quantitativen Versuch, daß Klee und Erbsen während des Wachstums in einem gänzlich von Dünger befreiten Boden (in geglühtem Kieselsand) eine nachweisliche Menge Stickstoff aus der Luft aufnahmen, während wachsender Weizen seinen vom Samenkorn erhaltenen Stickstoff nicht vermehrte. [29]

Boussingault verglich bei Haustieren die Ein- und Ausgaben an Kohlenstoff, stickstoffhaltigen Substanzen, Fetten und Phosphaten, wobei er

---

[28] McCollum (Anm. 1) S. 100–108. – R. P. Aulie, Art. Boussingault, in: Dictionary of scientific biography, 2 (New York 1970). S. 356f.

[29] J. B. Boussingault: Chemische Untersuchungen über die Vegetation, zur Entscheidung, ob die Pflanzen Stickstoff aus der Atmosphäre aufnehmen, in: J. prakt. Chem. 14 (1838) S. 193–204. – McCollum (Anm. 1) S. 101.

einerseits das Futter, andererseits die Milch und die Exkremente quantitativ analysierte.[30]

Boussingault studierte auch die Frage, ob der gesamte im Körper umgesetzte Stickstoff[31] mit dem Urin und Kot ausgeschieden werde. Sein Anliegen galt hier der Lösung eines physiologischen Problems von großer praktischer Tragweite. Er wollte die Frage entscheiden, ob ein Teil des umgesetzten Stickstoffs in elementarer Form mit der Atemluft ausgehaucht werde und damit für die Düngung verloren gehe. Die Versuchsanordnung war folgende: Eine Turteltaube wurde mit Hirse bekannter elementarer Zusammensetzung gefüttert; auch die Exkremente der Turteltaube wurden der Elementaranalyse unterworfen. Dabei zeigte sich, daß die Turteltaube mehr Stickstoff mit ihrer Nahrung aufnahm als in ihren Exkrementen abgab, obwohl sie an Gewicht leicht verlor. Boussingault folgerte daraus, daß ein Teil des Nahrungsstickstoffs durch die Atemluft ausgedünstet werde. Damit wurde die später viel diskutierte Frage der „negativen Stickstoffbilanz" erstmals zur Diskussion gestellt. Dieses Problem bildete einen wichtigen Ausgangspunkt der Stoffwechselversuche von Voit und Bischoff.

Im Jahre 1844 faßte Boussingault[32] die zu seiner Zeit verschwommenen Vorstellungen über die Nahrungsinsuffizienz in klare Begriffe. Eine gegebene Kostform, so stellte er fest, ist ungenügend, wenn
a) die Nahrung keine genügende Menge an stickstoffhaltigen Körpern besitzt, die den Stickstoffverlust decken,
b) die Nahrung nicht genügend Kohlenstoff enthält, um den CO_2-Verlust zu ersetzen,
c) die Nahrung nicht genügend Salze, insbesondere Phosphate, enthält, um die Salzverluste auszugleichen.

Von grundlegender Bedeutung war Boussingaults Methodik: die quantitative, elementare Bilanz der Stoffeinnahmen und Stoffausgaben im Tierversuch, das heißt die quantitative, chemische Analyse des Futters einerseits und des Urins, der Exkremente und der Atmungsgase andererseits. Mit diesen Methoden wandte sich Boussingault Kernfragen des pflanzlichen und tierischen Stoffwechsels zu, die er teilweise löste und teilweise zu fruchtbarer Diskussion stellte. Boussingault war der metho-

---

30 J. B. Boussingault: Expériences sur l'alimentation des vaches avec des betteraves et des pommes de terre in: Ann. Chim. Phys. 3e sér. 12 (1844) S. 153–167.

31 J. B. Boussingault: Analyses comparées de l'aliment consommé et des excréments rendus par une tourterelle entreprises pour rechercher s'il y a exhalation d'azote pendant la respiration des granivores in: Ann. Chim. Phys. 3e sér. 11 (1844) S. 433–456.

32 Boussingault (Anm. 30) S. 164.

disch exakteste Ernährungsforscher in der ersten Hälfte des 19. Jahrhunderts, und in der fruchtbaren Fragestellung wurde er wohl nur von Liebig übertroffen.

VI. Justus Liebig und die Ernährungslehre [33]

Der bedeutendste und einflußreichste Ernährungsforscher im 19. Jahrhundert war der Chemiker Justus Liebig. Die Hauptleistung Liebigs bestand darin, daß er die bisherigen Ergebnisse und Anschauungen, die durch Magendie, Prout, Dulong, Despretz, Boussingault und Mulder erarbeitet worden waren, mit der divinatorischen Kraft eines begnadeten Chemikers deutete und in ein neues, kohärentes System der Ernährungslehre integrierte. Liebig teilte die Nährstoffe in zwei Hauptgruppen ein, in

1. Die plastischen Nahrungsmittel und
2. Die Respirationsmittel, das heißt die wärmebildenden Nährstoffe [34].

Die plastischen Nahrungsmittel sind nach Liebig das Eieralbumin, das Fibrin des Blutes, das Casein der Milch, das Pflanzenalbumin u. s. w. Diese Stoffe besitzen alle eine eiweißartige Kernsubstanz, die Mulder nach einem Vorschlag von Berzelius „Protein" nannte (von proteuo = ich bin der erste) [35]. Wechselnde Kombinationen von Schwefel und Phosphor mit dem Grundkörper Protein sollten die verschiedenartigen Eiweißstoffe hervorbringen, wie etwa Albumin, Fibrin, Casein u. s. w.

Die Funktion der *plastischen* Nährstoffe ist nach Liebig eine doppelte. [36] Sie bauen einmal die organisierte Substanz der Gewebe und Körperorgane auf und liefern sodann die mechanische Kraft für die Muskelarbeit. Der Stoffwechsel im eigentlichen Sinne besteht nach Liebig im Abbau der lebenden organisierten Materie und liefert Harnstoff und Harnsäure. Liebig führte aus: [36a] „Es ist augenscheinlich, die plastischen Bestandtheile der Nahrung sind die nächsten Bedingungen der Krafterzeugung im Organismus und aller seiner sinnlichen und geistigen Thätigkeiten."

Die *Respirationsmittel* [37] werden durch die Fette und Kohlenhydrate repräsentiert. Der durch die Respiration absorbierte Sauerstoff oxydiert

---

[33] Zu Liebigs Ernährungslehre vgl. McCollum (Anm 1) S. 92–98. – Lieben (Anm. 1) S. 99–115. – J. Ranke: Die Ernährung des Menschen, München 1876, S. 44–96.

[34] J. Liebig: Die organische Chemie in ihrer Anwendung auf Physiologie und Pathologie, Braunschweig 1842, S. 97f.

[35] S. Anm. 9.

[36] Liebig (Anm. 34) S. 97, 251–254.

[36a] Über die Beziehungen der verbrennlichen Bestandteile der Nahrung zu dem Lebensprozeß in: Ann. Chem. Pharm. 79 (1851) S. 205–221, 358–369 (S. 215).

diese Substanzen im Blute und erzeugt Wärme. Die Respirationsmittel gewährleisten eine zureichende Körpertemperatur.

Liebig glaubte, daß die Kohlenhydrate im tierischen Körper in Fette umgewandelt werden. Dies geschehe etwa bei der Gänselebermast in eindrücklicher Weise.

Mulder [37a] hatte im Jahre 1838 darauf hingewiesen, daß sowohl die Pflanzen- wie die Fleischfresser eine ähnliche Nahrung genossen. Beide, so sagte er, nehmen Eiweißstoffe auf, die Pflanzenfresser aus der vegetabilischen Nahrung, die Fleischfresser aus ihren Beutetieren. Liebig entwirft folgendes Bild des Ernährungsprozesses. [38] Der Pflanzenfresser bezieht sein Eiweiß aus der vegetabilischen Nahrung und resorbiert es ins Blut. Die Pflanze ist imstande, Eiweißkörper zu synthetisieren, die mit dem Fibrin und Albumin des Blutes beinahe identisch sind. Der Pflanzenfresser bezieht sein Blutfibrin aus dem resorbierten „Pflanzenfibrin" und sein Blutalbumin aus dem „Pflanzenalbumin". Blutfibrin und -albumin haben die gleiche elementare Zusammensetzung. Das Fibrin und Albumin des Blutes bilden die Muskelfaser und diese zersetzt sich in einem oxydativen Prozess zu Harnstoff und Harnsäure. Der Fleischfresser bezieht sein Albumin und Fibrin unmittelbar aus dem Blut und Fleisch der Beutetiere. Die Pflanzen- und Fleischfresser bekommen ihr Eiweiß letztlich von den Pflanzen.

Der Harnstoff ist das Mass des eigentlichen Stoffwechsels: „Die Quantität der in einer gegebenen Zeit umgesetzten Gebilde ist meßbar durch den Stickstoffgehalt des Harns." [39]

Ein besonderes Verdienst Liebigs besteht darin, daß er die Salze als unerlässliche Nährstoffe erkannte. Sie beteiligten sich am Aufbau der organisierten Materie, die ohne Salze leblos wie ein Stein wäre. [39a] Liebig charakterisierte die Nährstoffe nach der Menge des Sauerstoffs, die bei ihrer Verbrennung verbraucht werde. Er berechnete den Sauerstoffverbrauch aus der Menge der brennbaren Elemente C und H, die in den Nährstoffen vorhanden seien. Dabei glaubte Liebig, daß der „Wärmeerzeugungswert" der Nährstoffe der Menge des aufgenommenen Sauerstoffs entspreche. Liebig berechnete nach diesen Überlegungen die kalorischen Äquivalente der verschiedenen Nährstoffe. Seine Berechnungen ergaben, daß 100g Fett bei der Verbrennung die gleiche Menge O_2 absorbierten und

---

[37] Liebig (Anm. 34) S. 97–98, 278; ders.: Ann. Chem. Pharm. 79 (1851) S. 367f.

[37a] J. Moleschott: Physiologie der Nahrungsmittel, 2. Aufl. Gießen 1859, S. 27.

[38] Liebig (Anm. 34) S. 41–51; ders.: Die Ernährung, Blut- und Fettbildung im Thierkörper, in: Ann. Chem. Pharm. 41 (1842) S. 241–285 (S. 242–244).

[39] Liebig (Anm. 34) S. 251.

[39a] Liebig: Chemische Briefe. 2. Bd., 3. Aufl., Leipzig 1859, S. 907.

dieselbe Wärme freisetzten wie 240 g Stärke, 249 g Rohrzucker, 263 g Traubenzucker, 770 g frisches Muskelfleisch ohne Fett.[40]

Diese Angaben Liebigs stehen am Beginn der Bemühungen, die gegenseitige kalorische Vertretung der Nahrungsmittel zahlenmäßig festzulegen, ihren „isodynamen" Betrag, wie es Rubner später nannte, zu bestimmen.

Liebigs Betrachtungen über die im Stoffwechsel freiwerdenden mechanischen Kräfte bildeten den Ausgangspunkt der späteren Untersuchungen über die Energiebilanz im tierischen Organismus.[41] Liebig glaubte, daß im Tierkörper vitale Energien oder der „Zustand des Lebens" in meßbare mechanische Effekte umgewandelt werden können. Er stellt fest:

„Die Menge des belebten Stoffs, welcher in dem Thierkörper seinen Zustand des Lebens verliert, steht bei gleichen Temperaturen in geradem Verhältnis zu den in der gegebenen Zeit hervorgebrachten mechanischen Effecten."[41a]

Im Schlafe wird durch die „Lebenskraft" ein Bildungseffekt hervorgebracht. Beim Zerfall dieser durch den Bildungseffekt erzeugten organischen Stoffe wird mechanische Kraft frei. Hier schafft also die „Lebenskraft" organisierte Substanzen.

Die Menge an „Lebenskraft", die in mechanische Effekte transformiert wird, geht von der Kraftmenge ab, die für den Aufbau organischer Stoffe freisteht.

„Die Lebenskraft, welche zu mechanischen Effecten verwendet wird, geht von der Summe an Kraft ab, welche zur Zunahme verwendbar ist."[42]

Der Begriff der Lebenskraft wird hier von Liebig nicht mit letzter Klarheit definiert. Einmal mißt Liebig den Verbrauch an Lebenskraft durch den Verlust der organisierten Materie, etwa der abgebauten Muskelsubstanz. Ein andermal bewirkt die Lebenskraft nach Liebig mechanische Effekte, die in MKg ausgedrückt werden. Schließlich soll die Lebenskraft organisierte vitale Gewebe erzeugen. Eine gegebene Menge an Lebenskraft ist also nach Liebig befähigt, sowohl plastische wie mechanische Wirkungen auszuüben. Die Summe der plastischen und mechanischen Effekte bleibt sich dabei gleich. Worin aber diese Lebenskraft besteht, wie sie „Bildungseffekte" bewirkt, und woraus die Lebenskraft geschöpft wird, all das bleibt unklar.

---

40 Liebig (Anm. 36[a]) S. 367f.

41 Die Untersuchungen von H. Helmholtz über die chemischen Veränderungen und die Wärmeentwicklung im arbeitenden Muskel (Müller's Arch. Anat., Physiol. u. wiss. Med. (1845) S. 72–83 und ibid. (1848) S. 144–164 sowie J. R. Mayers Untersuchungen über die energetischen Umwandlungen im tierischen Organismus (Anm. 43) knüpfen unmittelbar hier an.

41a Liebig (Anm. 34) S. 251

42 A. a. O. S. 252.

Hier schuf Julius Robert Mayer, der große theoretische Physiker und Arzt, Klarheit. In seinem Buche „Die organische Bewegung in ihrem Zusammenhang mit dem Stoffwechsel“[43] klärte er in scharfsinniger Kritik der Liebigschen Kraftlehre die Frage nach der Quelle der mechanischen und tierischen Energien. Mayer stellte fest[44]: „Die chemische Kraft, welche in den eingeführten Nahrungsmitteln und in dem eingeathmeten Sauerstoffe enthalten ist, ist also die Quelle *zweier* Kraftäußerungen, der Bewegung und der Wärme, und die *Summe* der von einem Thiere producirten physischen Kräfte ist gleich der Größe des gleichzeitig erfolgenden chemischen Processes.“

Hier wird zum ersten Male das Gesetz der Erhaltung der Energie mit voller Klarheit auf den lebenden Organismus angewendet. Mayer lehnte auch die Hypothese Liebigs ab, die besagte, daß Muskelkraft durch den Zerfall von Muskeleiweiß erzeugt wird. Wenn die chemische Energie der Muskelsubstanz in die mechanische Kraft der Herzarbeit sich umsetzen würde, dann müßte der Herzmuskel innerhalb weniger Tage aufgezehrt sein. Das Blatt der Pflanze, so stellte Mayer fest, verwandelt Licht in chemische Differenz. Auf gleiche Weise erzeugt der Muskel auf Kosten der in seinen Kapillargefäßen zirkulierenden chemischen Differenz den mechanischen Effekt.

„Der Muskel ist nur das Werkzeug, mittels dessen die Umwandlung der Kraft erzielt wird, aber er ist nicht der zur Hervorbringung der Leistung umgesetzte Stoff.“[45]

Die klare Anwendung des Gesetzes von der Erhaltung der Energie auf den lebenden Organismus, die hier Mayer formulierte, fand in den nächsten 20 Jahren wenig Resonanz.

Vom Werke Liebigs gehen für die Ernährungsforschung zwei große Entwicklungslinien aus:

1. Die *stoffliche* Seite der Ernährung. Sie gilt der Untersuchung des Liebigschen Satzes „Der Stickstoff ist das Maß des Stoffwechsels“ und mündet in die große Leistung Voits ein.
2. Die *energetische* Seite. Sie regt Helmholtz zu seinen energetischen Studien auf dem Gebiete der Muskelphysiologie an. Sie führt zur Kritik durch Julius Robert Mayer und zu dessen erster voller Anwendung des Gesetzes von der Erhaltung der Energie. Diese energetische Linie führt schließlich zu den Untersuchungen von Fick und Wislicenus über die Quelle der Muskelkraft, sowie zu den Studien Franklins und Rubners über die tierische Wärmebildung.

---

[43] J. R. Mayer: Die organische Bewegung in ihrem Zusammenhange mit dem Stoffwechsel, Heilbronn 1845.

[44] A. a. O. S. 45f.

[45] A. a. O. S. 54.

VII. Die Epoche nach Liebig (1840–1860). Der Primat des Proteins

Liebigs epochemachendes Werk „Die organische Chemie in ihrer Anwendung auf die Physiologie und Pathologie" erschien im Jahre 1842. Die Ernährungslehre der nächsten 20 Jahre steht eindeutig unter dem dominierenden Einfluß von Liebig. Sie ist ohne seine bahnbrechende Leistung undenkbar. In der Zeit zwischen 1840 und 1860 wurden folgende Grundthesen für die Ernährungswissenschaft wegleitend.

Der Organismus der Pflanzen- und Fleischfresser braucht zu seiner Erhaltung Salze, Eiweiß, Fette und Kohlenhydrate. Fette und Kohlenhydrate können sich dabei in weiten Grenzen gegenseitig ersetzen. Die organischen Nährstoffe können in zwei Hauptklassen eingeteilt werden: die plastischen und die kalorischen Nährstoffe.

Die plastischen Nährstoffe sind die Eiweißkörper. Sie ersetzen, wie der Name sagt, die verbrauchten Körpergewebe, und sie sind zudem die einzigen Energielieferanten für die innere und äußere Arbeit des Organismus.

Die Respirationsmittel oder die kalorischen Mittel bestehen aus den Kohlenhydraten und Fetten. Sie liefern die Körperwärme, sind aber für die Erzeugung mechanischer Arbeit ungeeignet. Fette und Kohlenhydrate – die letzteren wurden auch als „Fettbildner" bezeichnet – können sich als Wärmeerzeuger weitgehend vertreten. Auch das Eiweiß liefert bei der oxydativen Zersetzung Wärme. Die Fette und Kohlenhydrate können aber niemals die plastischen und energetischen Funktionen des Eiweißes ersetzen. Die Eiweißkörper sind daher die wichtigsten und durch keine anderen Substanzen ersetzbaren Nährstoffe. Der „eigentliche Stoffwechsel" besteht in Eiweißumsatz. Die Frage, wie man den Eiweißbedarf der Menschheit decken solle, wurde zur Kernfrage der Ernährungslehre. Zahlreiche ökonomische, landwirtschaftliche, hygienische und soziale Probleme waren damit verknüpft.

Die Nahrungsmittel wurden in diesem Zeitraum auf ihren Gehalt an Eiweiß, an Fetten, an Kohlenhydraten und Salzen untersucht. In der Ernährungsliteratur erschienen immer häufiger tabellarische Übersichten über die verschiedenen in den Nahrungsmitteln enthaltenen Nährstoffe. Andere Tabellen gaben an, wie groß die Menge eines bestimmten Nahrungsmittels sein müsse, um 100 g Eiweiß zu liefern, deren der arbeitende Erwachsene auf die Dauer zum Leben bedürfe. Mit diesen Tabellen versuchte man, Kostformen aufzustellen, das heißt eine Zusammenstellung von Nahrungsmitteln, die den Nährstoffbedarf des Menschen decken sollten. Größte Aufmerksamkeit wurde dem Eiweißgehalt der verschiedenen Nahrungsmittel geschenkt. Dabei stellte sich heraus, daß

Fleisch, Eier und Hülsenfrüchte mit ihrem reichen Eiweißgehalt bei vorwiegender Kartoffel- oder Reisnahrung für die Deckung des Eiweißbedarfes unerläßlich waren.

Die zwei wichtigsten Werke, die zwischen 1840 und 1860 über die Ernährung erschienen, sind zweifellos G. J. Mulders Buch „Die Ernährung in ihrem Zusammenhang mit dem Volksgeist" (1847) und J. Moleschotts Handbuch „Die Physiologie der Nahrungsmittel" (1859). Beide Werke verkörpern neben den physiologisch-hygienischen auch die sozialen Anliegen der 48er Generation.

Mulder unterschied anorganische und organische Nahrungsmittel. Die Salze, so stellte er fest, sind ebenso unentbehrlich für das Leben wie die organischen Nährstoffe, aber der tägliche Bedarf an Salzen ist noch unbekannt. Mulder stellte fest, „um den Gegenstand unter einen einfachen Gesichtspunkt zu bringen, beschränke ich mich jetzt auf drei Klassen der Nahrungsmittel: eiweißartige, stärkemehlartige und fettige Körper, und erinnere daran, daß durch diese drei Arten von Stoffen, wenn sie in dem richtigen Verhältnisse in den Körper eingeführt werden, und die Salze, die täglich den Körper verlassen – als phosphorsaure, schwefelsaure Salze, Chlorverbindungen von Kalk, Magnesia, Natron, Kali, Eisen – hinzukommen, das Leben erhalten werden kann."[46]

Schon im Jahre 1838 hatte Mulder auf die fundamentale Bedeutung des in der vegetabilischen und tierischen Nahrung vorkommenden „Proteins" hingewiesen[47]. Der Eiweißstoff, so stellte er 1847 fest, ist der Hauptstoff der Nahrung. Der Organismus zeigt nun bei wechselnder Eiweißzufuhr eine „erstaunliche Duldsamkeit". Er vermag ohne Nachteile ein Übermaß an Eiweiß zu verarbeiten, und er ist imstande, wenig Eiweiß maximal auszuwerten. Mulder unterstrich die Unentbehrlichkeit der Eiweißkörper: „Bei jedem Gedanken, bei jeder Muskelbewegung wird eiweißartige Substanz von unserem Gehirn, von unseren Muskeln verbraucht; diese muß also von außen in demselben Verhältnisse ersetzt werden. Sie kann durch gar keinen anderen Stoff vertreten werden: kein Zucker, kein Fett, kein Stärkemehl können irgendwie die Stelle des Eiweißes einnehmen."[47a]

Die für einen Erwachsenen bei mittlerer Arbeit nötige Eiweißmenge bestimmte Mulder empirisch.[48] Er berechnete sie aus dem Kostmaß der im Festungsdienst tätigen niederländischen Soldaten. Die tägliche Nahrungs-

---

[46] G. J. Mulder: Die Ernährung in ihrem Zusammenhange mit dem Volksgeist (nach dem Holländischen von J. Moleschott), Utrecht u. Düsseldorf 1847, S. 35f.

[47] S. Anm. 9.

[47a] Mulder (Anm. 46) S. 48f.

[48] A. a. O. S. 55, 58f.

menge betrug zum Beispiel Weizenmehl 500 g (= 85 g Eiweiß), frisches Fleisch 250 g (= 28,75 g Eiweiß), Reis 60 g (= 2,2 g Eiweiß). Die Summe der Eiweißmenge ergab 115,95 g Eiweiß.

Den mittleren täglichen Eiweißbedarf für den erwachsenen Menschen gab Mulder mit etwa 100 g an. Diesen Bedarf könne man durch folgende Speisemengen decken: 370 g Eier, 500 g gebratenes Fleisch, 900 g Weizenbrot, 10 kg Kartoffeln undsoweiter.[48a] Kartoffeln als alleinige Speise seien also zur Deckung des Eiweißbedarfes ein äußerst ungünstiges Nahrungsmittel.

Die Fette und Kohlenhydrate werden im Organismus zu Kohlensäure und Wasser oxydiert. Ein erwachsener Mensch haucht täglich etwa 800 g Kohlensäure oder 218 g Kohlenstoff aus.[49] Um diesen Kohlenstoff zu ersetzen, müssen zum Beispiel 490 g Stärkemehl zugeführt werden. (Das Stärkemehl enthält 44,5 % Kohlenstoff). Stärke kann auch in Fett umgewandelt werden, was sich etwa bei der Schweinemast deutlich zeigt. Die Kohlenhydrate und Fette können sich weitgehend vertreten. Mulder unterstrich aber, daß die kalorische Äquivalenz eines Nahrungsmittels für den Nährwert nicht allein maßgebend sei. Es gebe z. B. für die Fette noch spezifische Effekte, die nicht alle durch ihren Kohlenstoffgehalt bedingt seien. Das Fett, so unterstrich Mulder, habe „seinen eigenen Nutzen"; und diese spezifische Wirkung könne nicht durch Stärke oder Zucker ersetzt werden. Weder die Wissenschaft noch die Erfahrung könne etwas über die Menge etwa der Butter angeben, die man unbedingt brauche, um gesund zu bleiben.[50] Diese Feststellung Mulders war eine seltene und warnende Stimme im Chor der quantitativ-kalorischen Euphorie der damaligen Nahrungsforscher.

Einen ausgezeichneten Überblick über die Ernährungslehre zwischen Liebig und Voit (1840–1860) finden wir in Moleschotts Werk „Physiologie der Nahrungsmittel, 2. Aufl. 1859". Dieses Werk bringt eine Fülle an Fakten, an tabellarischem Material und zudem eine kritische Sichtung der Ernährungstheorien innerhalb dieser fruchtbaren Forschungsepoche. Mit großer Klarheit unterscheidet Moleschott die Begriffe Nahrungsmittel und Nährstoff.[51] Ein Nährstoff ist jeder Bestandteil der Speisen und Getränke, der durch die Verdauung in einen wesentlichen Blutbestandteil umgewandelt wird. Nahrungsmittel ihrerseits enthalten meist mehrere solcher Nährstoffe. Nur wenige einzelne Nahrungsmittel vereinen die verschiedenen Nährstoffe in einer für die Ernährung vollkommen zureichenden und geeigneten Mischung. Aus diesem Grund muß jede Nahrung aus verschiedenen Nahrungsmitteln zusammengesetzt werden. Erst dann wird die Nahrung qualitativ und quantitativ optimal.

48a A. a. O. S. 53.

49 A. a. O. S. 41.

50 A. a. O. S. 46f.

51 Moleschott (Anm. 37[a]) S. 37.

Moleschott unterzog die von Magendie und Tiedemann und Gmelin sowie anderen Forschern unternommenen Fütterungsversuche einer neuen Interpretation. Die Tatsache, daß die Versuchstiere mit Knochenleim allein auf die Dauer nicht leben können, beweist noch nicht, daß der Leim keinen Nährwert besitze. Mit dieser Feststellung unterschied Moleschott klar den Begriff des Nährstoffs von dem einer Vollnahrung. Moleschott überlegte sich folgendes: man sollte meinen, daß der tierische Organismus mit Eiweiß und Salzen auskommen sollte. Denn Eiweiß besitzt alle den organischen Stoffen zukommenden Elemente und ist wahrscheinlich auch ein Fettbildner, denn aus Leuzin, einem Eiweißbestandteil, entstehen durch Oxydation flüchtige Fettsäuren. Die Erfahrung aber zeigt, daß Tauben, die mit Hühnereiweiß und anorganischen Stoffen gefüttert wurden, nicht viel länger am Leben blieben als hungernde Tiere. [52]

Die Salze sind ebenso unerläßlich wie die organischen Nährstoffe. Die anorganischen Stoffe sind mit den organischen Substanzen der tierischen Gewebe in ganz spezifischer Weise verbunden. Im Blut befindet sich viel Kochsalz, in den Muskeln kommt dagegen viel Chlorkalium vor. Während die Knochen reich an Kalziumphosphaten sind, enthält die Muskelasche viel Magnesium.

Um das Kostmaß festzusetzen, sind zwei Methoden gangbar: [52a]

1. Einmal kann empirisch bestimmt werden, wieviel eiweißartige Stoffe, Fettbildner, Salze und Wasser ein Mensch in 24 Std. zu sich nimmt, um sein Nahrungsbedürfnis zu befriedigen.
2. Die andere Methode besteht darin, aus den Exkrementen des Harns, des Kots und der Lunge die Mutterkörper der Auswurfstoffe zu rekonstruieren.

Die erste Methode, so gab Moleschott an, sei zuverlässiger, aber eine Kontrolle durch die zweite Methode sei nützlich. Der Nachteil der zweiten Methode bestehe darin, daß nicht alle Abgänge erfaßt werden könnten. Nicht aller Stickstoff erscheine nämlich im Harn, und die Abgänge im Darmkanal, der Hauttalg und der Schweiß seien schwer zu bestimmen. Aus den Angaben verschiedener Forscher berechnete Moleschott folgenden Mittelwert für einen arbeitenden Mann [53] : Eiweiß 104 g, stickstoffreie organische Nährstoffe 384 g, Salze 12 g. Eine vollkommene Nahrung soll nach Moleschott [54] in tausend Teilen folgende Substanzen enthalten: Eiweiß 37,70; Fett 24,36; Fettbildner 117,17; Salze 8,70; Wasser 812,07. Von besonderer Wichtigkeit erschien Moleschott das Verhältnis zwischen dem Eiweiß einerseits und den Fetten und Kohlenhydraten andererseits.

---

52 A. a. O. S. 38, 213.

52a A. a. O. S. 217.

53 A. a. O. S. 219.

54 A. a. O. S. 475.

Um ideale Mischungsverhältnisse zu erreichen, müsse man mehrere Nahrungsmittel kombinieren.

Soziale Ernährungslehre

Der soziale und hygienische Aspekt der Ernährungslehre wurde von den Forschern der 48er Generation intensiv empfunden und kraftvoll vertreten. Mulder[55] stellte fest, daß breite Bevölkerungsschichten der Arbeiter, Bauern, Handwerker und Dienstboten zu wenig Eiweiß erhielten. Er geißelte den Kartoffelabusus, der zu einem Überangebot an Kohlenhydraten und zu einer ungenügenden Deckung des Eiweißbedarfs führe. Der mit Kartoffeln vollgepfropfte Arbeiter ißt zuviel und zu wenig, d. h. zuviel an Kohlenhydraten, zu wenig an Eiweiß.[56] Er ist sozusagen ein unterernährter Polyphage mit ungenügender körperlicher und geistiger Kraft. Mulder verglich die trägen, aufgeschwemmten Kartoffel- und Reisesser mit den dynamischen Fleischessern: Etwa die Irländer und Inder mit den englischen Arbeitern, die auf ihrer Fleischration bestehen. Längst habe man eingesehen, so stellte Moleschott fest, daß ein kräftig arbeitendes Pferd Hafer (Eiweiß) bekommen muß. Nur den Arbeitern, Handwerkern und Dienstboten hat man diesen wichtigen Nährstoff vorenthalten. Mulder forderte, daß das Volk über die gesunde Ernährungsweise aufgeklärt werden müsse. Ärzte, Politiker, Schulmänner und Lehrer sollten vereint die Forderung nach einer zureichenden Ernährung propagieren. Insbesondere müßten in der Volksschule neben der Gymnastik auch die Diätetik unterrichtet werden.[57] Das teure Eiweiß des Fleisches könne durch das billigere Protein der Hülsenfrüchte ersetzt werden. Die Landbevölkerung, die auch zuviel Kartoffeln esse, decke den Eiweißbedarf teilweise durch Milch. Auch Brot ist ein besserer Eiweißlieferant als etwa Kartoffeln.

Die Dorpater Forscher F. Bidder und C. Schmidt wiesen auf die große nationalökonomische Bedeutung der Ernährungslehre hin. Sie forderten[58]: Die Staatswirtschaft muß dafür sorgen, daß eine maximale Menge unassimilierbarer C, H, N und O-Verbindungen der Atmosphäre und des Bodens in komplexe organische Substanzen umgewandelt werden, die dem tierischen und menschlichen Organismus als Nahrung dienen können. Dies geschieht durch den Apparat der Pflanze. Die von der

[55] Mulder (Anm. 46) S. 37, 56–63.
[56] A. a. O. S. 61.
[57] A. a. O. S. 60–78.
[58] F. Bidder u. C. Schmidt: Die Verdauungssäfte und der Stoffwechsel, Mitau u. Leipzig 1852, S. 354f.

Pflanze synthetisierten organischen Nährstoffe müssen zur „Erhaltung der größtmöglichen Zahl von Individuen als zeitweiligen Trägern des intellectuellen Bewußtseins und Fortschritts“ rationell verteilt werden. Hier treffen sich die Ernährungslehre und wissenschaftlicher Fortschrittsglaube in inniger Verschmelzung. Bidder und Schmidt verlangten auch, daß die Albuminate im wesentlichen nur als plastische Ersatzstoffe gebraucht werden müssen, während Fette und Kohlenhydrate als Wärmebildner dienen sollten.

VIII. Untersuchung der Stickstoffbilanz bis zu Carl Voits Werk

Die frühen Untersuchungen über den Stoffwechsel der stickstoffhaltigen Substanzen bilden den Ausgangspunkt der modernen Ernährungslehre. Der französische Chemiker H. M. Rouelle [59] entdeckte im Jahre 1773 den Harnstoff und beschrieb ihn als seifige, alkohollösliche und kristallisierbare Materie, die bei der Zersetzung viel Ammoniak liefere. Fourcroy und Vauquelin gaben zu Anfang des 19. Jahrhunderts eine umfassende Beschreibung der chemischen und physikalischen Eigenschaften dieser Substanz, die sie „urée“ (Harnstoff) nannten. Im Jahre 1821 zeigten der junge Genfer Arzt J. L. Prevost [60] und der mit ihm zusammenarbeitende französische Apothekerschüler und spätere berühmte Chemiker Jean Baptiste Dumas im Tierversuch, daß der Harnstoff nicht in den Nieren gebildet werde. Sie stellten fest: Wenn beide Nieren bei Katzen exstirpiert werden, so akkumuliert sich der Harnstoff im Blut und führt zu einer tödlichen Vergiftung im Koma. W. Prout und N. T. de Saussure gaben die genaue elementare Zusammensetzung des Harnstoffs an. [61]

Der reichliche Stickstoffgehalt des Harnstoffes legte die Vermutung nahe, daß er aus den Eiweißkörpern der Nahrung stamme. Im Jahre 1825 stellte Charles Chossat [62] folgende Überlegungen an. Der mit der Nahrung in den Körper eingeführte Stickstoff wird im Urin ausgeschieden. Der gesamte Stickstoff des umgesetzten Albumins erscheint im Harnstoff des Urins, wobei ein Gewichtsteil Harnstoff die gleiche Stickstoffmenge wie 2,7 Teile Albumin enthält. Der überschüssige Kohlenstoff des Albumins, der nicht

---

[59] H. M. Rouelle: Observations sur l'urine humaine in: J. méd. chir. pharm. 40 (1773) S. 451–468).

[60] N. Mani: La découverte de l'urémie expérimentale par Jean-Louis Prevost et Jean-Baptiste Dumas, Genève 1821 in: Méd. et Hyg. 21 (1963) S. 408f.

[61] S. Anm. 60. – Partington (Anm. 2) Vol. 3, S. 798. – Mani (Anm. 13) S. 263f.

[62] Ch. Chossat: Mémoire sur l'analyse des fonctions urinaires, in: J. de physiologie expérimentale (de Magendie) 5 (1825) S. 65–221 (S. 149f.).

in Form von Harnstoff entleert wird, verbrennt in der Lunge zu CO_2 und wird ausgeatmet.

Damit drang Chossat erstmals zu einem Zentralproblem des Stoffwechsels vor. Nach seinen Berechnungen ließ sich die Quantität des umgesetzten Eiweißes aus der Menge des ausgeschiedenen Harnstoffes bestimmen. Der Stickstoff erschien somit als *Leitelement* der Eiweißbilanz.

Der große Physiologe Johannes Müller[63] stellte 1835 in seinem „Handbuch der Physiologie" ein anderes Grundproblem des Eiweißstoffwechsels zur Diskussion: Ist der Harnstoff ein Abbauprodukt vitaler Gewebe oder bloß ein Exkret des Verdauungsprozesses? „Es wäre sehr wichtig zu wissen, ob der Harnstoff nur aus zersetztem, schon vorher ausgebildetem Thierstoffe entsteht, und sich also auch bei hungernden Thieren erzeugt, oder ob er sich aus den Nahrungsstoffen als ein unbrauchbares Product des Verdauungsprocesses erzeugt." Damit war das Problem klar formuliert und auch die Methode es zu lösen, nämlich der Hungerversuch, angedeutet.

R. F. Marchand[64] suchte nun die von Müller gestellte Frage experimentell zu prüfen. Er fütterte einen Hund reichlich mit Milch. Innerhalb von elf Tagen stieg der im Urin ausgeschiedene Harnstoff von 2,6 % auf 3 % und hielt sich dann konstant auf diesem Niveau. Nun wurde an diesem Tier der Hungerversuch begonnen: Marchand fütterte den Hund mit reinem Zucker und Wasser, also ohne Eiweiß. Innerhalb von 16 Tagen sank der Prozentgehalt an Harnstoff von 3 % auf 1,8 % und hielt sich bis zum 20. Tage auf diesem Betrag. Marchand folgerte aus diesem Eiweiß-Hungerversuch, daß der Harnstoff „aus der schon gebildeten, lebenden thierischen Substanz" entstehe.

Die weltweite Resonanz der Liebigschen Ernährungslehre mit ihrem Primat des Proteins als Quelle der plastischen und mechanischen Kraft lenkte die Aufmerksamkeit vieler Forscher auf die Prozesse des Eiweißstoffwechsels. Der Internist und Stoffwechselforscher Theodor Frerichs[65] versuchte im Jahre 1848 „die Größe des reinen Stoffwechsels" zu bestimmen. Um dieses Ziel zu erreichen, müsse man die minimale Menge des umgesetzten Stickstoffes im Hungerversuch messen. Diese Stickstoffmenge könne dann mit dem Stickstoffumsatz bei reichlicher Fleischkost verglichen werden. Daraus ergebe sich die Spannweite zwischen mini-

---

[63] J. Müller: Handbuch der Physiologie, Bd. 1, Coblenz 1834, S. 568.

[64] R. F. Marchand: Fortgesetzte Versuche über die Bildung des Harnstoffes im thierischen Körper, in: (Erdmann's) J. prakt. Chem. 14 (1838) S. 490–497.

[65] F. Th. Frerichs: Ueber das Maass des Stoffwechsels sowie über die Verwendung der stickstoffhaltigen und stickstoffreien Nahrungsstoffe in: (Müller's) Arch. Anat. Physiol. u. wiss. Med. (1848) S. 469–491.

malem Stickstoffbedarf und überschüssigem Stickstoffumsatz. Bei reichlicher animalischer Kost schied ein Hund etwa 29 g Harnstoff pro Tag aus, bei gemischter Kost zwischen 23 g und 12 g und bei Nahrungsentzug zwischen 4 g und 2 g. Diesen letzteren Betrag betrachtete Frerichs als den minimalen, lebenserhaltenden und eigentlichen Stickstoffwechsel. Er folgerte aus diesem Versuche: Bei überschüssiger Eiweißnahrung wird nur ein Bruchteil des Proteins in organisierte Gebilde umgeformt und darauf zu Harnstoff abgebaut. Der größte Teil des überschüssigen zugeführten Eiweißes wird schon im Blute zu CO_2, H_2O und Harnstoff oxydiert. C. Schmidt[66] gab dann im Jahre 1852 diesem Sachverhalt den Namen „Luxuskonsumtion“. Frerichs fragte sich nun, warum beim Fasten das immer noch reichlich vorhandene Bluteiweiß nicht angegriffen werde, und er erklärte diesen Umstand mit der Hypothese, daß der Eiweißgehalt des Blutes auf einen bestimmten „Concentrationsgrad“ eingestellt sei. Das Werk der beiden Dorpater Forscher C. Schmidt und F. Bidder: „Die Verdauungssäfte und der Stoffwechsel“ (1852) leitet die Epoche der exakten Bilanzversuche in der zweiten Hälfte des 19. Jahrhunderts ein. Zum ersten Male erstellten Bidder und Schmidt eine exakte Bilanz[67] aller mit der Nahrung und Atmung aufgenommenen Substanzen und sämtlicher durch die Respiration, den Urin und den Kot abgehender Exkrete. An ein und demselben Tier wurden die Nahrung und das Wasser exakt gewogen. Der Eiweiß-, Fett- und Kohlenhydratgehalt der Nahrung wurde genau bestimmt und auch elementar analysiert. Auch die Ausgaben wurden gemessen und elementar bestimmt. Dazu gehörten der Harnstoff, die Harnsalze, der Kot, das CO_2 der ausgeatmeten Luft. Die Ernährungsbilanz ermittelte die Größe des assimilierten und abgebauten Eiweißes, Fettes, die Sauerstoffaufnahme sowie den respiratorischen Quotienten. Bidder und Schmidt fanden mit 2 % bis 3 % Genauigkeit die gleiche Menge Stickstoff in der Nahrung wie im ausgeschiedenen Harn. Der Stickstoff wurde zum größten Teil im Harn, ein kleiner Rest mit dem Kot ausgeschieden. Diese Befunde führten zum fundamentalen Ergebnis, daß der Eiweißumsatz (bei der Katze z. B.) sich mit ziemlicher Genauigkeit aus dem Harnstoffgehalt des Urins berechnen ließ.[68] Wenn z. B. 34,5 g Harnstoff mit 16 g Stickstoff im Harn ausgeschieden wird, entspricht dies ca. 100 g umgesetztem Eiweiß. 100 g Eiweiß enthalten aber 53 g Kohlenstoff. Im Harnstoff werden nur etwa 6,9 g dieses Kohlenstoffes entfernt. Der Rest des Eiweißkohlenstoffes, also ca. 46 g, muß in Form von CO_2 ausgeatmet werden. Wird nun mehr Kohlenstoff ausgeschieden als diesen 46 g entspricht, so müssen Fette oder Kohlenhydrate oxydiert

---

[66] Bidder, Schmidt (Anm. 58) S. 292.
[67] A. a. O. S. 292–308.
[68] A. a. O. S. 303, 333, 339.

worden sein. Deren Menge läßt sich dann aus ihrem bekannten Kohlenstoffgehalt berechnen.

Die negative Stickstoffbilanz

In Gießen untersuchte der Physiologe Th. L. W. Bischoff[69] die von Liebig aufgestellte These, daß der Harnstoff als Maß des Stoffwechsels zu betrachten sei. Die Resultate von Bischoffs zahlreichen Versuchsreihen mit Hunden lauteten: 1. Der Harnstoff ist beim Fleischfresser das Hauptprodukt des Eiweißstoffwechsels. 2. Er entsteht aus organisierten Gebilden und nicht aus einer „direkten Metamorphose" der ins Blut resorbierten Eiweißkörper. 3. Wenn die Nahrung viel Stickstoff enthält, steigt die Harnstoffmenge im Urin steil an. 4. Nicht die gesamte Menge des umgesetzten Harnstoffes wird im Urin ausgeschieden. Ein Teil wird wahrscheinlich weiter zersetzt und als Stickstoff oder Ammoniak durch Haut und Lungen ausgehaucht.

IX. Die Stoffwechsellehre von Carl Voit

1. Die Stickstoffbilanz. Das Stickstoffgleichgewicht

Die Ergebnisse der Stoffwechselversuche von Bischoff wurden zum unmittelbaren Ausgangspunkt des großen, dem Stoffwechsel und der Ernährung gewidmeten Lebenswerkes des Münchner Physiologen Carl Voit.[70] Als Assistent von Bischoff am Physiologischen Institut der Universität München veröffentlichte Voit im Jahre 1857 seine Inauguraldissertation, die sich mit dem Kreislauf des Stickstoffs befaßte.[71] Diese Arbeit erschien auch als erster Teil von Voits Monographie „Physiologisch-chemische Untersuchungen", die im gleichen Jahr veröffentlicht wurde.[72] Voit stellte sich folgende Frage: Wie ist das von Bischoff und anderen Forschern gefundene Stickstoffdefizit zu erklären? Wohin entweicht der mit der Nahrung aufgenommene und nicht im Harnstoff ausgeschiedene Stickstoff? Um dieses Problem zu lösen, verglich Voit bei Hunden

---

[69] Th. L. W. Bischoff: Der Harnstoff als Maass des Stoffwechsels, Giessen 1853.

[70] E. Heischkel-Artelt: Carl von Voit als Begründer der modernen Ernährungslehre in: Ernährungsumschau, Zschr. f. d. Ernährung d. Gesunden und Kranken 10 (1963) S. 232–234.

[71] C. Voit: Beiträge zum Kreislauf des Stickstoffs im thierischen Organismus, Med. Inaug.-Diss. Augsburg 1857.

[72] C. Voit: Physiologisch-chemische Untersuchungen, Augsburg 1857.

genauestens die Menge des mit der Nahrung aufgenommenen Stickstoffs mit der Quantität des in Harn und Kot ausgeschiedenen Stickstoffs. Er bestimmte zunächst exakt den Stickstoffgehalt des Nahrungsfleisches. Sodann fing er sämtlichen Harn und Kot, der auf die Versuchszeit fiel, auf und bestimmte deren Stickstoffgehalt. Dabei ergab sich das überraschende Resultat, daß bei einigen Versuchstieren die gesamte Menge des mit der Nahrung zugeführten Stickstoffs in Harn und Kot erschien.

Dieses Ergebnis war fundamental: Unter bestimmten Bedingungen, z. B. bei reichlicher Fleischkost, befanden sich die Hunde im *Stickstoffgleichgewicht*. Der im Körper umgesetzte Stickstoff ließ sich also hier genau durch die in Harn und Kot ausgeschiedene Stickstoffmenge bestimmen. [73] Diese erste Arbeit von Voit bildete die Grundlage und den Angelpunkt für sein kommendes Lebenswerk, das der Erforschung des Stoffwechsels und der Ernährung galt. Zunächst war es nötig, durch zahlreiche Versuche die Tatsache des Stickstoffgleichgewichtes zu bestätigen und die Bedingungen des früher als „Stickstoffdefizit" bezeichneten Ernährungszustandes durch exakte Experimente zu untersuchen und zu klären. Dies geschah in einer großen gemeinsam mit Bischoff durchgeführten Untersuchung über die Ernährung des Fleischfressers. Dieses Werk wurde im Jahre 1860 veröffentlicht. [74] Bischoff und Voit bestimmten den Eiweißumsatz durch die Menge des im Harnstoff ausgeschiedenen Stickstoffes. Sie wiesen darauf hin, daß die früheren Forscher die Tatsache des „Stickstoffdefizits" im Harn falsch gedeutet hätten. Wenn z. B. 1 Pfund Fleisch verfüttert wurde und das Gewicht des Versuchstieres gleich blieb, so interpretierten die früheren Forscher dieses Ergebnis folgendermaßen: Es wurde gerade 1 Pfund Fleisch umgesetzt. Erhielten sie dann im Harn weniger Stickstoff als in der Nahrung, so sprach man von einem Stickstoffdefizit. Man glaubte, daß in diesem Falle ein Teil des zersetzten Stickstoffs durch die Atemluft ausgehaucht worden sei. Diese Interpretation lehnten Voit und Bischoff ab. Ein Gleichbleiben des Gewichtes bei 1 Pfund Fleischnahrung kann auf verschiedene Weise erklärt werden: 1. Es wird gerade 1 Pfund Fleisch umgesetzt. 2. Es wird ein halbes Pfund Fleisch umgesetzt und ein halbes Pfund Fleisch am Körper deponiert. In diesem Falle muß ein halbes Pfund Wasser abgegeben oder ein halbes Pfund Fett verbrannt worden sein. Im Falle 2 erscheint nur die Hälfte der erwarteten Stickstoffmenge im Harn, es tritt also ein 50 %iges Stickstoffdefizit auf. Der Stickstoff wird hier als Körperfleisch gespeichert und nicht, wie es die frühere Theorie des Stickstoffdefizits postuliert hatte, durch die Atemluft eliminiert. [75]

---

[73] Voit (Anm. 71) S. 25–26; ders.: Zschr. Biol. 2 (1866) S. 21–24.

[74] Th. L. W. Bischoff u. C. Voit: Die Gesetze der Ernährung des Fleischfressers durch neue Untersuchungen festgestellt, Leipzig u. Heidelberg 1860.

[75] A. a. O. S. 30–32.

Voit und Bischoff unterstrichen die wichtige Tatsache, daß die Gewichtsverhältnisse des mit Fleisch gefütterten Versuchstieres nicht nur durch den Fleischumsatz bedingt werden, sondern auch durch den Verlust oder Ansatz von Wasser und die Verbrennung von Körperfett. [76]

In seiner ersten Untersuchung über den Stickstoffkreislauf beschrieb Voit folgenden Stoffwechselversuch. [77] Ein Hund wurde drei Tage lang ausschließlich mit Fleisch (ohne Wasser) ernährt. Das Tier vermehrte sein Gewicht um 91 Gramm.

Im Nahrungsfleisch nimmt der Hund auf		180,52 g N
im Harnstoff gibt er ab	174,47 g N	
im Kot gibt er ab	3,40 g N	
im Körperfleisch deponiert der Hund	3,09 g N	
das ergibt	180,96 g N	180,52 g N

Die Gewichtszunahme des ausschließlich mit Fleisch gefütterten Hundes kann nur durch Fleisch erfolgt sein. 91 g Fleisch entsprechen aber 3,09 g Stickstoff. Die Rechnung geht also mit ziemlicher Genauigkeit auf: Die Aufnahmen betragen nämlich 180,52 g Stickstoff, die Abgaben 180,96 g Stickstoff. Es gibt also kein Stickstoffdefizit.

Die Untersuchungen Voits über den Kreislauf des Stickstoffs (1857) und die große gemeinsam mit Bischoff unternommene Studie über die Ernährung des Fleischfressers (1860), deren experimenteller Teil von Voit geleistet wurde[78], bilden die Basis und die Voraussetzung des gesamten Voitschen Werkes. Das fundamentale Ergebnis, das Voit durch zahlreiche weitere Versuche erhärtete[79], lautete: Aus der Stickstoffausscheidung in Harn und Kot läßt sich der Eiweiß- und Fleischumsatz des tierischen Organismus bestimmen. Die gesamte im Eiweißstoffwechsel umgesetzte Stickstoffmenge erscheint in Harn und Kot. Aus dem Stickstoffgehalt des Harns und Kots läßt sich der Proteinstoffwechsel exakt bestimmen. Wird in Harn und Kot weniger Stickstoff ausgeschieden, als in der Nahrung aufgenommen wurde, so bedeutet dies einen Eiweißansatz im Körperge-

---

[76] A. a. O. S. 30ff.

[77] Voit (Anm. 71) S. 22, 25f.

[78] C. Voit: Zschr. Biol. 1 (1865) S. 84.

[79] C. Voit: Ueber den Stickstoff-Kreislauf im thierischen Organismus in: Ann. Chem. Pharm., II. Suppl.-Bd. (1862/63) S. 238–241; ders.: Die Gesetze der Zersetzung der stickstoffhaltigen Stoffe im Thierkörper, in: Zschr. Biol. 1 (1865) S. 69–168, 283f; ders.: Untersuchungen über die Ausscheidungswege der stickstoffhaltigen Zersetzungs-Produkte aus dem thierischen Organismus, in: Zschr. Biol. 2 (1866) S. 6–77, 189–243.

webe. Wird in Harn und Kot gleich viel Stickstoff abgegeben wie mit der Nahrung zugeführt wurde, so besteht Stickstoffgleichgewicht. Wird in Harn und Kot mehr Stickstoff eliminiert als mit der Nahrung aufgenommen wurde, so entspricht dies einem Stickstoff- bzw. einem Eiweißverlust des Organismus. Die Widerlegung der Theorie eines Stickstoffdefizits im Harn als Folge einer respiratorischen Stickstoffausscheidung war die eherne Bedingung für die von Voit eingeleitete exakte moderne Stoffwechsellehre. Voit stellte fest[80]: „Ich stehe daher nicht an, es als ein allgemein gültiges Gesetz hinzustellen, daß unter gewöhnlichen Verhältnissen aller Stickstoff der im Körper zersetzten stickstoffhaltigen Stoffe denselben durch Harn und Koth verläßt. Die von Boussingault für die Taube, das Schwein und die Kuh; von Barral und Anderen für den Menschen und früher von Bischoff und Hoppe für den Hund gemachten Angaben [eines Stickstoffdefizits] haben sich als völlig unrichtig erwiesen.“ Voit umriß die Bedingungen des Stickstoffgleichgewichts mit folgenden Worten[81]: „Wir haben zuerst entschieden betont, daß nur dann, wenn der Organismus mit dem Stickstoff der Nahrung sich im Gleichgewichte befindet, der Stickstoff derselben im Harn und Koth erwartet werden kann. Dieser Zustand tritt bei verschiedener Kost in sehr verschiedener Zeit ein.“ Voit hielt abschließend fest[82]: „Aus der Beobachtung des Stickstoffs im Harn und Koth kann man die Größen des Stickstoffverbrauchs und der Zersetzung der stickstoffhaltigen Materien oder des Fleisches vollkommen feststellen.“

Damit war die feste Grundlage und die unerläßliche Voraussetzung der weiteren Arbeit Voits formuliert: *Der Stickstoff wurde als Leitelement und Indikator des Eiweißstoffwechsels erkannt.* Der in Harn und Kot abgegebene Stickstoff bildet das Maß des Proteinumsatzes. Die Bestimmung des Harn- und Kotstickstoffs erlaubte eine direkte Messung des Eiweißumsatzes.

2. *Der Pettenkofersche Respirationsapparat*

In seinen ersten Untersuchungen hatte Voit nur die Stickstoffausscheidung und damit den Eiweißumsatz bestimmt. Für eine differenzierte und vollständige Stoffwechselbilanz, die auch den Umsatz der Fette und Kohlenhydrate berücksichtigte, war eine direkte Bestimmung der ausge-

---

[80] Zschr. Biol. 2 (1866) S. 76.
[81] A. a. O. S. 192.
[82] A. a. O. S. 243.

schiedenen Kohlensäure und des Wasserdampfes nötig. Diese methodischen Forderungen wurden durch den vom großen Hygieniker Max Pettenkofer entwickelten „Respirationsapparat" erfüllt.[83] Maximilian II., König von Bayern, steuerte aus seiner Privatkasse 8 000 Gulden bei, die es Pettenkofer ermöglichten, seinen Respirationsapparat zu bauen. Dieser Apparat war so geräumig, daß an Mensch und Tier bequem fortlaufende Stoffwechselversuche durchgeführt werden konnten. Im Pettenkoferschen Apparat wurden direkt gemessen: 1. die totale Kohlensäureabgabe während des gesamten Versuches, 2. die gesamte Wasserdampfausscheidung. Die in den Organismus aufgenommene Sauerstoffmenge wurde indirekt bestimmt. Sie ergab sich aus der Differenz zwischen dem Endgewicht plus allen Ausgaben einerseits und dem Anfangsgewicht plus Speise und Trank andererseits.[84]

Anfangsgewicht des Hundes	29 944 g
gefüttertes Fleisch	500 g
gefütterte Stärke	200 g
gefüttertes Fett	6,5 g
gefüttertes Wasser	144,5 g
	30 795,0 g

Endgewicht des Hundes	29 873 g
ausgeschieden im Harn	438,8 g
ausgeschieden im Kot	1,1 g
ausgeschiedene Kohlensäure	416,0 g
ausgehauchtes Wasser	359,9 g
	31 088,8 g

Differenz: 31 088,8 – 30 795,0 = 293,8 = entspricht dem in den Organismus aufgenommenen Sauerstoff.

Um den Proteinstoffwechsel zu messen, wurde der Stickstoffgehalt in Harn und Kot bestimmt.

Der Pettenkofersche Apparat wurde zum wichtigen methodischen Instrument für die Stoffwechsel- und Ernährungsversuche der Voitschen Schule.

---

[83] M. Pettenkofer: Ueber die Respiration, in: Ann. Chem. Pharm. II. Suppl.-Bd. (1862/63) S. 1–52.

[84] M. Pettenkofer u. C. Voit: Untersuchungen über die Respiration, in: Ann. Chem. u. Pharm. II. Suppl.-Bd. (1862/63) S. 52–70 (S. 59).

3. *Voits Methodik*[85]

In den zwanzig Jahren zwischen 1860 und 1880 hatte Voit die Grundlagen der modernen experimentell und biochemisch ausgerichteten wissenschaftlichen Ernährungslehre gelegt. Dies war nur möglich durch die Erarbeitung einer exakten, umsichtigen und kritischen Methodik. Einige wichtige methodische Leistungen Voits bestehen in folgenden Punkten:

a) die Zubereitung einer chemisch genau definierten und doch eßbaren Nahrung für Mensch und Tier. Dies bildete die Voraussetzung einer exakten Bestimmung der Nahrungseinnahmen.

b) die exakte Bestimmung der tatsächlichen Aufnahme und Verwertung der Nahrung.

c) zahlreiche Vorversuche über die Dauer der Verdauung und der Resorption sowie die Bestimmung der Ausnutzung der verschiedenen Nahrungsmittel.

d) die exakte quantitative Analyse der Exkrete in Harn, Kot und in den Atmungsgasen.

e) das vollständige Auffangen von Harn und Kot und die Abgrenzung der Harn- und Kotmenge, die auf eine gegebene Stoffwechselzeit fallen.

f) die anatomische, histologische und chemische Untersuchung der tierischen Gewebe in verschiedenen Ernährungszuständen (Hunger, mittlere und reichliche Fütterung).

g) eine kritische Interpretation der Versuche, wobei zahlreiche Faktoren des Stoffwechsels und der Ernährung berücksichtigt werden.

Voit realisierte diese eben angeführten methodischen Forderungen in einer gewaltigen Anstrengung und legte damit die Basis für seine großen konkreten Forschungsleistungen.

4. *Voits Untersuchung des Eiweiß-, Kohlenhydrat- und Fettstoffwechsels*

In der Zeit zwischen 1860 und 1880 untersuchte Voit an einem erdrückenden Material den Stoffumsatz des tierischen und menschlichen Organismus unter den verschiedensten inneren und äußeren Bedingungen

---

[85] Zur Methodik Voits s. C. Voit: Physiologie (1881) (Anm. 1) S. 6–81; Physiol.-chem. Unters. (Anm. 72); Zschr. Biol. 1 (1865) S. 69–107, 109–168, 283–314; Zschr. Biol. 3 (1867) S. 1–85; Zschr. Biol. 4 (1868) S. 297–363; Zschr. Biol. 5 (1869) S. 329–368. – Zusammen mit Pettenkofer in Zschr. Biol. 2 (1866) S. 459–573; Zschr. Biol. 7 (1871) S. 433–497; Ann. Chem. u. Pharm. 2. Suppl.-Bd. (1862/63) S. 52–70, 361–377. – Bischoff, Voit (Anm. 74).

und gab eine vollständige stoffliche und elementare Bilanz der Einnahmen und Ausgaben des Organismus. Damit wurde Voit zum Santorio des 19. Jahrhunderts. Das hauptsächlichste Versuchstier war der Hund, der als Typus des Fleischfressers gewählt wurde. Aber auch am Menschen unternahm Voit – z. T. zusammen mit Pettenkofer – zahlreiche Bilanz- und Ernährungsversuche.[86] Die von Voit mitbegründete „Zeitschrift für Biologie", deren erster Band 1865 erschien, wurde zum Sprachrohr der neuen Ernährungswissenschaft.

a) *Eiweißstoffwechsel*

Bei ausschließlicher Zufuhr von Eiweiß fand Voit folgende Verhältnisse:

1. Steigert man die Eiweißzufuhr, dann nimmt auch die Zersetzung von Eiweiß gleichmäßig zu. Selbst die kleinste Vermehrung des Nahrungseiweißes steigert die Eiweißzersetzung im Körper.[87]
2. Nach einer gewissen Zeitspanne, die von inneren und äußeren Bedingungen abhängt, stellt sich der Zustand des „Stickstoffgleichgewichts" ein. Voit stellte fest: „Wenn ebensoviel Stickstoff in den Exkreten sich vorfindet, als in dem verzehrten Eiweiß oder Fleisch eingeführt worden war, dann erhält sich der Körper auf seinem Eiweißstande: Es ist das Stickstoffgleichgewicht vorhanden."[88]

Weiterhin hielt Voit fest: „Mit den verschiedensten Eiweissmengen der Nahrung ist Stickstoffgleichgewicht möglich."[89] Voit fand, daß es für jeden Organismus eine obere und untere Grenze der Eiweißzufuhr gebe, bei welcher der Zustand des Stickstoffgleichgewichts eintrat. Für einen Hund von 35 kg Gewicht z. B. betrug die obere Grenze 2 500 g Fleisch pro Tag, die untere Grenze wurde bei 480 g Fleischnahrung erreicht.[90]

Die geringste Eiweißmenge, die noch den Zustand des Stickstoffgleichgewichts ermöglicht, ist einmal abhängig vom Eiweißgehalt des Körpers, dann auch von der Menge des Körperfettes. Ein fettreicher Organismus braucht weniger Nahrungseiweiß, um ins Stickstoffgleichgewicht zu kommen.[91] Bei reiner Eiweißnahrung kann der Fleischfresser sowohl seinen Eiweiß- wie auch Fettgehalt bewahren. Aber dazu bedarf er einer großen Menge an Eiweiß.[92]

---

[86] Literatur s. Anm. 85.
[87] Voit: Physiologie (1881) (Anm. 1) S. 105f.
[88] A. a. O. S. 111.
[89] A. a. O. S. 111.
[90] A. a. O. S. 112f.
[91] A. a. O. S. 113.
[92] A. a. O. S. 117.

b) Fettstoffwechsel und Eiweißstoffwechsel

Wird ein Hund ausschließlich mit Fett gefüttert, so vermögen auch die größten Gaben von Fett den Eiweißverlust des Organismus nicht zu verhindern. Es tritt kaum eine Verminderung des Eiweißzerfalls ein.[93] Wird nach einer Periode gleichmäßiger Fleischfütterung Fett zugeführt, so sinkt der Eiweißverbrauch. Um eine maximale Speicherung von Eiweiß zu erzielen, muß im Verhältnis zum Eiweiß viel Fett dargeboten werden. Das Fett hat eine „eiweißsparende" Wirkung.[94]

c) Kohlenhydratstoffwechsel und Eiweißstoffwechsel[95]

Auch bei Zufuhr von Kohlenhydraten ist weniger Eiweiß nötig, um den Proteingehalt des Organismus zu erhalten, als bei ausschließlicher Eiweißfütterung. Die Kohlenhydrate begünstigen den Eiweißansatz in noch stärkerem Maße als das Fett.

5. Die Ernährung

Die Ernährung Voits steht auf experimenteller Basis. Sie fußt im wesentlichen auf äußerst sorgfältig geplanten und durchgeführten Stoffwechselversuchen beim Menschen und beim Hund. Im Jahre 1865 stellte Voit fest[96]: „Die Wirkungen der einzelnen Nahrungsmittel erkennt man aus den unter ihrem Einfluss vor sich gehenden Zersetzungen und man schließt daraus, welche Qualität und Quantität von Nahrung man reichen muß, um einen gewissen Körperzustand mit gewissen Leistungen hervorzurufen; die Lehre von der Ernährung, Abmagerung, Mästung, ist zum größten Theil nur ein Zweig der Lehre von den Zersetzungen im Körper."

Die Ernährung, so stellte Voit fest, erhält den stofflichen Bestand des Organismus durch Zufuhr von Eiweiß, Fett, Wasser und den nötigen Salzen. Den Begriff des Nährstoffs (Nahrungsstoff) definiert Voit so:[97] „Alle diejenigen Stoffe, welche einen für die Zusammensetzung des Körpers nothwendigen Stoff zum Ansatz bringen, oder dessen Abgabe verhüten und vermindern, nennt man Nahrungsstoffe."

Die Nährstoffe besitzen zwei Hauptwirkungen.

1. Sie ersetzen Substanzen, die im Stoffwechselprozess abgebaut wurden oder verloren gingen (Eiweiß, Fett, Kohlenhydrate, Wasser, Salze)

---

93 A. a. O. S. 127
94 A. a. O. S. 129–134.
95 A. a. O. S. 141–143.
96 Zschr. Biol. 1 (1865) S. 71.
97 Voit: Physiologie (Anm. 1) S. 330.

2. Sie vermindern oder verhüten den Verlust eines Körperstoffes. Fette, Kohlenhydrate oder Leim verhindern zum Beispiel den Eiweißverbrauch, Eiweißkörper verringern den Abbau von Körperfetten.

Die Nährstoffe werden in zwei große Gruppen eingeteilt: [98]

1. Die Anorganischen Nährstoffe
2. Die organischen Nährstoffe

Die letzteren werden unterteilt in

a) stickstoffhaltige, organische Nährstoffe
b) stickstofflose, organische Nährstoffe.

Den Nährwert einer Substanz kann man nicht durch die chemische Analyse sondern nur durch das Ernährungsexperiment an Tier und Mensch feststellen. [99]

Durch *einen* Nährstoff allein läßt sich ein Organismus nicht am Leben erhalten. Aber ein Nährstoff kann mehrere Substanzen ersetzen oder einsparen. Eiweiß z. B. ersetzt Eiweiß und Fett, Fette und Kohlenhydrate ersparen die Fettabgabe und vermindern die Eiweißzersetzung. [100]

Die anorganischen Nährstoffe [101]

Die anorganischen Nährstoffe sind zur Erhaltung des Organismus ebenso unerlässlich wie die organischen. Bei salzarmer Nahrung gehen Tiere mit der Zeit zugrunde. Die gewöhnliche Nahrung von Mensch und Tier enthält bei genügender Zufuhr von Eiweiß und Fett auch die lebensnotwendigen Salze. [102]

Kochsalz [103]

Der Fleischfresser lebt auf die Dauer mit reiner Fleisch- und Fettnahrung. Ein Hund von 30 kg Gewicht vermag sich mit 500 g Fleisch und 200 g Fett dauernd zu ernähren. Er scheidet dabei im Harn sehr wenig Kochsalz aus. Der Kochsalzbedarf des Menschen ist nicht genau bekannt. Beim Hungern sinkt die NaCl-Ausscheidung beträchtlich.

Kalksalze

Wenn junge, im Wachstum begriffene Hunde ausschließlich mit Fleisch und Fett gefüttert werden, so entsteht Rachitis[104] mit Gelenkschwellungen, verkrümmten Gliedmaßen, mit breiter Brust und schmalem Becken

---

[98] A. a. O. S. 342. [99] A. a. O. S. 343. [100] A. a. O. S. 344.
[101] A. a. O. S. 345–387. [102] A. a. O. S. 358. [103] A. a. O. S. 363–370.
[104] A. a. O. S. 376.

und kleinen Zähnen. Der Knochen ist mürbe und die normale Verknöcherung gestört. Der Kalkbedarf bei ausgewachsenen Tieren ist sehr gering. Enthält die Kost eine ausreichende Menge der gewöhnlichen organischen Nahrungsmittel, so wird damit auch der Kalkbedarf gedeckt. Nach längerem Entzug von Kalk entwickelt das ausgewachsene Tier nicht rachitische Erscheinungen, sondern osteoporotische Prozesse ohne eigentliche pathologische Veränderungen des Knochens. [105]

Das Eiweiß

Voit glaubte, daß die verschiedenen Eiweißkörper wahrscheinlich den gleichen physiologischen Nährwert besitzen; er unterstrich aber, daß darüber noch keine gesicherten Daten vorlägen[106]. Die Bedeutung des Eiweißes als Nährstoff sei eine doppelte: in erster Linie verhütet es den „Eiweißverlust vom Körper", dann vermindert oder verhindert es die „Fettabgabe vom Körper".[107] Wachstum und Gewebeersatz kann nur durch Eiweißzufuhr geschehen. Die organoplastische Funktion des Eiweißes kann durch keinen anderen Nährstoff ersetzt werden. „Ohne Eiweiß in der Nahrung vermag der Organismus, wenigstens der höheren Thiere, auf die Dauer nicht zu bestehen: es geht in ihm stets Eiweiß zu Grunde, zum Theil gelöstes, cirkulirendes, zum Theil in abgestoßenen organisirten Theilen enthaltenes." [108]

Mit reinem Eiweiß allein vermag aber das Tier ebenfalls nicht zu leben, es fehlen dann die notwendigen Nährsalze. [109]

Zur alten Streitfrage über den Nährwert des Leims stellte Voit fest, daß der Leim ein Nährstoff sei, aber nicht eine Vollnahrung darstelle. Er vermöge zwar Eiweiß zu sparen, könne es aber nicht gänzlich ersetzen. [110]

Die Fette

Voit hielt fest: „Das Fett ist ein integrirender Bestandtheil des Körpers, wenigstens der höheren Thiere, nur in den untersten Thierklassen vermißt man es fast gänzlich."

Die Fettkörper finden sich in den Fettreservoiren des Körpers sowie in feinverteiltem Zustande in den Organen und Körpersäften. [111]

Die hohe physiologische Bedeutung des Fetts[112] ergibt sich schon daraus, daß der hungernde Organismus an Fett einbüßt. Deshalb muß man Fett, Kohlenhydrate oder Eiweiß zuführen, um den Fettverlust zu verhindern. Bei schwerer Körperarbeit muß ebenfalls Fett zugeführt werden. Die

---

[105] A. a. O. S. 379. [106] A. a. O. S. 389. [107] A. a. O. S. 389.
[108] A. a. O. S. 391. [109] A. a. O. S. 390. [110] A. a. O. S. 400.
[111] A. a. O. S. 403. [112] A. a. O. S. 405–409.

Gebirgsbewohner der Alpen nehmen bei anstrengenden Touren viel Schmalz zu sich. Ein mit Fett in mittlerem Grade versehener Körper ist dauernden Anstrengungen besser gewachsen als ein fettarmer Organismus. Auch den Hunger erträgt er besser. Beim mageren Individuum steigt nämlich die Eiweißzersetzung nach Verbrauch des Körperfettes rasch an.

Auch der Fettgehalt der Milch – dieser ersten Nahrung des Säugetieres – weist auf die physiologische Bedeutung des Fettes hin.

Das Fett wird in großen Mengen resorbiert. Der Mensch vermag bis zu 300 g Fett aus dem Darm aufzusaugen.

Die Kohlenhydrate

Der Pflanzenfresser verzehrt die Kohlenhydrate in großen Mengen. Im Gegensatz zum Fett speichert der tierische Organismus die Kohlenhydrate nicht in größerer Quantität:[113] „Im Thierkörper sind die Kohlenhydrate nur in geringer Menge abgelagert, wenn sie auch darin bei dem Stoffzerfall in bedeutenden Quantitäten erzeugt werden. Sie lassen sich bekanntlich nachweisen in der Leber (Glycogen, Traubenzucker), im Muskel (Innosit, Glycogen), im Blut, der Lymphe, in der Milch (Milchzucker), im Mantel der Tunicaten (Cellulose) usw."

Die Kohlenhydrate verringern den Zerfall des Eiweißes und verhüten die Fettabgabe im Körper. In diesen beiden Beziehungen ersetzen sie Fett. Voit hielt fest:[114] „Die Kohlehydrate sind daher höchst wichtige Nahrungsstoffe, welche die Rolle des Fettes zu übernehmen im Stande sind; . . . im Darmkanal verhalten sich aber die Kohlehydrate, zum Theil ihrer großen Masse halber, anders als das Fett, weshalb es nicht gut ist, dieselben in der Nahrung neben dem Eiweiß ausschließlich und ohne Fette zu reichen."

Die Nähräquivalente

Voit wandte sich entschieden gegen die von neueren Autoren (insbesondere von Frankland) vertretene Auffassung, daß der Nährwert eines gegebenen Nährstoffes seiner Verbrennungswärme entspreche. Dazu sagte er:[115] „In vollständiger Verkennung der Vorgänge bei der Ernährung hat man auch aus der Verbrennungswärme der Nahrungsmittel die Äquivalentwerthe abgeleitet. Dies ist aber selbstverständlich nicht möglich, da den Nahrungsstoffen nur eine stoffliche Wirkung im Körper zukommt und es dafür völlig gleichgültig ist, welche Menge von Wärme sie bei ihrer Verbrennung entwickeln. Es sind nicht, wie Frankland meinte, 100 Grm.

---

[113] A. a. O. S. 414. [114] A. a. O. S. 414f. [115] A. a. O. S. 419.

Butter, 1150 Grm. Äpfel und 524 Grm. mageres Rindfleisch als Nahrungsstoffe äquivalent, weil sie die gleiche Verbrennungswärme liefern, denn diese Substanzen haben die verschiedenste stoffliche Bedeutung: das Fett der Butter vermag den Fettverlust vom Körper zu vermindern, ebenso der Zucker der Äpfel, das Eiweiß des Fleisches verhütet dagegen die Eiweißabgabe ... Nahrungsmittel oder Nahrungsgemische können nur dann äquivalent sein oder für den stofflichen Bestand im Körper den gleichen Effekt haben, wenn sie äquivalente Mengen der Nahrungsstoffe enthalten."

Voit unterstrich mit Nachdruck die *stoffliche* Bedeutung der Nahrung gegenüber ihrem *kalorischen* Wert.

Es blieb dann Voits Schüler Max Rubner vorbehalten, das Problem des kalorischen Äquivalents schärfer zu fassen und zu klären.

Der Fleischextrakt

Die seit Liebig oft diskutierte Frage über die Nährkraft des Fleischextraktes bearbeitete Voit ebenso wie alle anderen Ernährungsprobleme mit experimenteller Methode[116]. Er stellte fest: „Bei Aufnahme von Fleischextrakt wird im Körper nicht weniger Stoff zersetzt, und es ist dabei die nämliche Quantität von Nahrungsstoffen zur Erhaltung nöthig; der Stickstoff des Extrakts wird im Harn wieder ausgeschieden." [117]
Trotz der geringen Nährkraft besitzt die Fleischbrühe einen vortrefflichen würzenden und appetitanregenden Effekt.

Vegetabilische Nahrungsmittel

Die vegetabilischen Nahrungsmittel[118] sind ungeheuer wichtig, da der größte Teil der Menschheit sich von pflanzlicher Kost ernährt. Die pflanzlichen Nahrungsmittel enthalten mehr Kohlenhydrate und weniger Eiweiß als die aus dem Tierreich bezogene Nahrung. Aber auch mit pflanzlicher Kost kann der Eiweißbedarf gedeckt werden. Voit stellte dazu fest: „Man ist jedoch im Stande aus Vegetabilien absolut ebensoviel Eiweiß zur Resorption zu bringen wie aus animalischen Substanzen, z. B. durch Zusatz von Leguminosen zur Pflanzenkost des Menschen oder von Hafer zum Futter des Pferdes."[119]

Das Eiweiß wird aus der tierischen Nahrung schneller resorbiert als aus den pflanzlichen Nahrungsmitteln.

---

[116] A. a. O. S. 449–453. [117] A. a. O. S. 452. [118] A. a. O. S. 461.
[119] A. a. O. S. 488.

Anforderungen an die Nahrung

Voit definierte die Nahrung mit folgenden Worten:[120] „Eine Nahrung ist ein Gemisch von Nahrungsstoffen und Nahrungsmitteln mit den nöthigen Genußmitteln, welches den thierischen Organismus für einen bestimmten Fall auf seinem stofflichen Bestande erhält oder ihn in einen gewünschten stofflichen Zustand versetzt."

Ein Gemisch von Nahrungsstoffen und Nahrungsmitteln stellt dann eine Nahrung dar, wenn der Organismus damit seinen Bestand an Eiweiß, Fetten, Salzen und Wasser erhalten kann.[121] Eine Vollnahrung muß die einzelnen Nährstoffe in genügender Menge und in geeigneter Mischung enthalten.[122]

Die Erfahrung hat gezeigt, daß ein kräftiger Mann bei mittlerer Arbeit täglich 18,3 g Stickstoff (118 g Eiweiß) und 328 g Kohlenstoff braucht. In den 118 g Eiweiß sind 63 g Kohlenstoff enthalten, also müssen 328 – 63 = 265 g Kohlenstoff in Form von stickstoffloser Nahrung (Fette und Kohlenhydrate) gereicht werden. Die 18,3 g Stickstoff sind z. B. in 520 g Erbsen vorhanden, aber für die 328 g Kohlenstoff müßten 919 g Erbsen gegessen werden, was einem Überangebot an Eiweiß entsprechen würde.[123] Am ehesten enthalten Mehl und Brot den nötigen Stickstoff und Kohlenstoff im richtigen Nährverhältnis[124]. Fettarmes Fleisch allein ist eine ungünstige Nahrung. 538 g davon decken zwar schon den Eiweißbedarf, aber, um die 328 g Kohlenstoff zuzuführen, müßten 2620 g Fleisch gegessen werden. Dies bedeutet eine Überbürdung der Verdauungsorgane und eine weit über dem Bedarf liegende Eiweißeinnahme. Man ergänzt hier die Fleischnahrung am besten mit Fetten und Kohlenhydraten.[125] Aus diesem Grunde sind die von der Jagd lebenden Völkerstämme so gierig auf Fett, sie schlagen die Knochen auf, um das fettreiche Mark zu gewinnen, und die fette Bärentatze wird als Leckerbissen betrachtet.[126]

Fette und Kohlenhydrate verhüten Fettverluste des Körpers. Dabei sind 100 g Fett 175 g Kohlenhydraten äquivalent.[127] Eine zureichende Kost muß zunächst das Eiweißgleichgewicht gewährleisten. Dazu müssen Fett und Kohlenhydrate in einer Menge zugeführt werden, die den Fettverlust des Körpers ausgleicht.[128] Die Nahrungsmittel müssen die richtigen Mengen der Nährstoffe enthalten und ohne zu große Verluste ausgenutzt, d. h. ins Blut aufgesaugt werden. Die rein vegetabilische Kost ist voluminöser als die gemischte Kost. Die Vegetabilien werden nur zum Teil

---

[120] A. a. O. S. 491f.
[121] A. a. O. S. 492.
[122] A. a. O. S. 495–501.
[123] A. a. O. S. 497.
[124] A. a. O. S. 497.
[125] A. a. O. S. 498.
[126] A. a. O. S. 498.
[127] A. a. O. S. 318, 499.
[128] A. a. O. S. 501.

ausgenutzt und steigern die Darmarbeit mehr als die Fleischkost.[129] Bei vorwiegender Kartoffelkost tritt eine „kolossale Verschwendung an Nahrungsstoffen durch die schlechte Ausnützung" ein.[130] Voit stellte fest: „Die größtentheils von Kartoffeln sich nährenden Irländer oder die arme Bevölkerung mancher Gegenden Norddeutschlands bleiben nichts desto weniger schlecht genährt, haben Hängebäuche (Kartoffelbäuche), sind zu keiner strengen Arbeit befähigt und widerstehen krankmachenden Einflüssen nur wenig."[131]

„Nach allen diesen Auseinandersetzungen ist es am besten und einfachsten, die Kost des Menschen aus animalischen und vegetabilischen Substanzen zu mischen. Rein animalische Kost ist nicht günstig, da man entweder übermäßig Fleisch oder übermäßig Fett braucht."[132]

Bei ausschließlich vegetabilischer Kost, die aus Brot, Reis, Mais und Kartoffeln besteht, wird zur Deckung des Eiweißbedarfes ein großes Nahrungsvolumen gebraucht. Mischung von Leguminosen mit dem Mehl der Getreidearten und etwas Fett deckt den Bedarf an Eiweiß und stickstofflosen Nährstoffen in geeigneter Weise.[133]

Aus der Bilanz der Nahrungseinnahmen und der Exkretabgaben erkennt man, ob eine gegebene Nahrung den Körper erhält oder ob Eiweiß und Fett abgegeben oder angesetzt werden. Die vornehmste Aufgabe der Ernährungswissenschaft besteht nun darin, das Gleichgewicht der Stoffeinnahmen und Stoffausgaben mit den geringsten Substanzmengen zu erreichen.[134] Die Größe der Stoffzersetzung im Organismus ist von vielerlei Faktoren abhängig: von der Masse der stoffzersetzenden Teile des Körpers, vom Reichtum an Fett, von der Menge des den Zellen zugeführten zerstörbaren Materials, von der Außentemperatur, der Arbeitsleistung u. s. w.[135]

Die Kostformen

Die Nahrung eines „mittleren Arbeiters" berechneten Pettenkofer und Voit aus der Nahrungsaufnahme eines 28jährigen Arbeiters von 70 kg Gewicht im Zustand der Ruhe und bei der Arbeit. Die Nahrungsaufnahme betrug[136]

---

[129] A. a. O. S. 502.
[130] A. a. O. S. 503.
[131] A. a. O. S. 503.
[132] A. a. O. S. 504.
[133] A. a. O. S. 504.
[134] A. a. O. S. 508.
[135] A. a. O. S. 508f.
[136] A. a. O. S. 518.

	bei Ruhe	bei der Arbeit
Eiweiß	137	137
Fett	72	173
Kohlenhydrate	352	352

Als Durchschnittswert der Nahrung für einen „mittleren Arbeiter" gab Voit aus einer großen Anzahl von eigenen Beobachtungen und Angaben anderer Autoren folgende Zahlen an: 118 g Eiweiß, 500 g Kohlenhydrate, 56 g Fett.[137]

Die Gefangenenkost soll sich nach Voit danach richten, ob der Häftling arbeitet oder nicht. Auf jeden Fall muß man dafür sorgen, daß der Gefangene auf einem gewissen, wenn auch niedrigen Eiweißbestand erhalten bleibt. Der arbeitende Häftling braucht mehr Eiweiß, um seinen Muskelapparat zu erhalten. Bei allen Gefangenen muß dafür gesorgt werden, daß eine minimale und unerläßliche Eiweißzufuhr stattfindet, mit der er im Stickstoffgleichgewicht steht. Bei chronischem Eiweißverlust treten nämlich schwere Gesundheitsschäden auf.[138]

X. Die Quelle der Muskelkraft

Liebig hatte 1842 in seinem berühmten Werk „Die organische Chemie in ihrer Anwendung auf Physiologie und Pathologie" die Kraftleistungen des tierischen Organismus auf einen oxydativen Abbau des Muskeleiweißes zurückgeführt. Diese Theorie blieb während rund 20 Jahren dominierend. Der Einwand von J. R. Mayer, daß der Muskel nur den Apparat für die Umwandlung chemischer Energie in mechanische Arbeit darstelle und nicht selbst zersetzt werde, verhallte meist ungehört. Noch im Jahre 1860 stellen Bischoff und Voit fest:[139] „Es wird und muß für alle Zeiten richtig bleiben, daß nur die stickstoffhaltigen Substanzen Krafterzeuger sind, d. h. daß sie allein bei ihrer Umsetzung in dem thierischen Körper Krafteffecte, Bewegungsphänomene, bedingen."

Voit untersuchte diese Frage auf experimenteller Grundlage. Er bestimmte den Eiweißumsatz des Hundes bei Ruhe und Arbeit, sowie im Hungerzustand und bei Stickstoffgleichgewicht. Die vom Hunde geleistete Arbeit wurde am Tretrade gemessen. Das Ergebnis der Versuche war überra-

---

[137] A. a. O. S. 519–525.
[138] A. a. O. S. 528f.
[139] Bischoff, Voit (Anm. 74) S. 258.

schend. Voit stellte fest:[140] „Es wird nach starker Arbeit in 24 Stunden nicht mehr Eiweiß zum Zustandekommen der Arbeit zersetzt wie in der Ruhe."

Diese Feststellung schien der Liebigschen These, die das Muskeleiweiß als Quelle der vom tierischen Organismus geleisteten mechanischen Arbeit betrachtete, direkt zu widersprechen. Voit versuchte, sein klares experimentelles Ergebnis in den Rahmen der Liebigschen Theorie einzufügen. Er führte aus: wird eine bestimmte Menge Eiweiß frei, so wird neben Wärme elektrische und mechanische Kraft entwickelt. Die Wärmeenergie kann dabei nicht in mechanische Arbeit umgesetzt werden, da hierzu im Muskel keine Einrichtungen bestehen. Hingegen könnte der Organismus die Beträge der elektrischen und mechanischen Energie beliebig gegeneinander austauschen. Muß viel mechanische Arbeit verrichtet werden, so erzeugt der Muskel auf Kosten elektrischer Energie mehr mechanische Kraft, wobei die Summe elektrischer und mechanischer Energie natürlich gleichbleibt.

Der englische Arzt Edwin Smith[141] untersuchte in langen Versuchsreihen die Ausscheidung von Harnstoff unter den verschiedensten äußeren und inneren Bedingungen. Dabei fand er, daß die Harnstoffausscheidung in erster Linie von der Nahrungszufuhr abhing und nur unwesentlich von der mechanischen Arbeitsleistung beeinflusst wurde. Bei Erhöhung der Muskeltätigkeit am Tretrade stieg dagegen die Kohlensäureausscheidung steil an. Smith stellte fest, daß die Erzeugung von Kohlensäure das beste Maß für die geleistete Muskelarbeit darstelle.

In einem aufsehenerregenden Experiment suchten zwei in Zürich wirkende Forscher, der Physiologe A. Fick und der Chemiker J. Wislicenus[142] dieses Problem zu klären. Sie stellten fest, daß zu Anfang der 40er Jahre Liebig mit „genialem Blick" die Kohlenhydrate und Fette als Brennmaterialien des Körpers erkannt habe. Kurz darauf sei dann das Gesetz der Erhaltung der Energie formuliert worden. Unter diesem energetischen Aspekt sei nun das von Liebig zuerst aufgeworfene Problem erneut zu untersuchen. Fick und Wislicenus stellten fest:[143] „Für den heutigen Standpunkt der

---

[140] C. Voit: Untersuchungen über den Einfluss des Kochsalzes, des Kaffee's und der Muskelbewegungen auf den Stoffwechsel. Ein Beitrag zur Feststellung des Princips der Erhaltung der Kraft in den Organismen, München 1860. S. 188.

[141] E. Smith: On the elimination of urea and urinary water, in relation to the period of the day, season, exertion, food, prison discipline, weight of body etc. in: Philos. Trans. Roy. Soc. London 151, 1 (1861) S. 747–834.

[142] A. Fick u. J. Wislicenus: Ueber die Entstehung der Mukelkraft, in: Vierteljahrsschrift d. naturforschd. Ges. in Zürich 10 (1865) S. 317–348; auch abgedruckt in A. Fick, Ges. Schriften, 2. Bd., 1903, S. 85–104.

[143] A. a. O. S. 319f.

Wissenschaft aber liegt es nahe, wenn einmal eine gewisse Gruppe von Nahrungsstoffen als Heizmaterial bezeichnet wird, von der Verbrennung dieser Stoffe nicht bloß die Wärme, sondern auch die mechanischen Leistungen des Organismus herzuleiten, da eben für den heutigen Standpunkt der Wissenschaft Wärme und mechanische Arbeit nur zweierlei Erscheinungsformen desselben Wesens sind ... Wären die stickstofffreien Verbindungen ausschließlich Heizmaterial im engeren Sinne, dagegen die eiweissartigen Körper das kraftgebende Brennmaterial, dann hätte die Natur im Thierkörper so unökonomisch verfahren, wie ein Fabrikant, welcher neben eine Dampfmaschine auch noch einen Ofen stellte, obwohl von der Dampfmaschine selbst schon eine bedeutende Wärmemenge geliefert wird."

E. Smith, so führten sie aus, habe gezeigt, daß bei äußerer Arbeit die Kohlensäureausscheidung des Organismus enorm zunehme, während die Harnstoffbildung nicht wesentlich vergrößert werde. Auch Bischoff und Voit hätten nachgewiesen, daß die Stickstoffausscheidung bei äußerer Arbeit gegenüber dem Zustand der Ruhe nicht wesentlich gesteigert werde. Fick und Wislicenus suchten nun die vieldiskutierte Frage nach der Quelle der Muskelkraft aufgrund der neuentdeckten Energiegesetze zu beantworten. Sie schlugen folgende Methode vor. Man muß die genau in MKg gemessene Arbeit mit der aus dem verbrauchten Eiweiß berechneten Energiemenge vergleichen. Reicht nun die aus dem umgesetzten Eiweiß berechnete Energiemenge nicht aus, um die äußere Arbeit zu verrichten, so ist mit Sicherheit entschieden, daß der Eiweißstoffwechsel allein nicht genügt, um die äußere Arbeit zu leisten. Dann muß notwendigerweise auch aus Fetten und Kohlenhydraten mechanische Energie gewonnen werden.

Fick und Wislicenus führten folgenden Selbstversuch durch. Sie bestiegen das im Berner Oberland gelegene Faulhorn vom Brienzersee aus. Die Multiplikation des Körpergewichtes mit der Steighöhe ergab äußere Arbeit in MKg. Sie bestimmten die während des Versuchs in den Harn ausgeschiedene Stickstoffmenge; daraus berechneten sie die Menge des während der Besteigung umgesetzten Eiweißes. Die kalorische Energie dieser zersetzten Eiweißmenge wurde nun in mechanische Energie (MKg) umgerechnet und dann mit der äußeren Steigarbeit verglichen. Der einzige Unsicherheitsfaktor der Versuchsanlage bestand darin, daß keine empirisch-bestimmten Werte für die Verbrennungswärme von Eiweiß vorlagen. Fick und Wislicenus behalfen sich damit, daß sie den Brennwert des Proteins theoretisch bestimmten. Aus den prozentualen Anteilen von C und H am Protein und aus den bekannten Verbrennungswerten von C und H zu CO_2 und H_2O berechneten sie die kalorische Energie eines Gramms Protein auf 6,73 Kalorien. Dabei waren sie sich bewußt, daß der so errechnete Verbrennungswert zu hoch ausfiel und daß außerdem die im

Harnstoff enthaltene restliche Energie des abgebauten Proteins nicht abgezogen worden war. Die Versuchsergebnisse lauteten für Wislicenus: [144]

1. Körpergewicht plus Ausrüstung gleich 76 kg. Höhe des Faulhorngipfels über dem Brienzersee: 1956 m. Besteigungsarbeit gleich 76 x 1956 = 148 656 MKg

2. Arbeits- und Nacharbeitsharn (morgens 5 Uhr – 19 Uhr abends) gleich 5,55 g Stickstoff. Bei 15 % N-Gehalt des Proteins ergibt dies 37 g Eiweiß. Diese 37 g Eiweiß besitzen eine potentielle chemische Energie von 37 x 6,73 Kalorien gleich 249 Kalorien. Diese letzteren sind äquivalent 105 825 MKg.

3. Vergleicht man die Steigarbeit mit der maximalen aus dem Eiweiß überhaupt ableitbaren Energie, so ergibt sich: Steigarbeit = 148 656 MKg; potentielle Energie des Eiweißes = 105 825 MKg. Zu der äußeren Steigarbeit mußte aber noch die innere Herz- und Respirationsarbeit dazugerechnet werden. Dies ergab eine Gesamtarbeit von 184 287 MKg, also beinahe doppelt soviel wie die maximale vom Eiweiß produzierbare Energiemenge. Darüber hinaus mußte noch berücksichtigt werden, daß höchstens die Hälfte der aus dem Eiweiß freigesetzten Energie in mechanische Muskelarbeit umgesetzt werden konnte. Um also 184 287 MKg an Muskelenergie zu gewinnen, mußte mindestens die doppelte Energiemenge aus dem Eiweiß freigesetzt werden, was etwa 368 574 MKg ausmachte. Dies war aber mehr als der dreifache Betrag, den der Eiweißumsatz von Wislicenus (105 825 Mkg) zu liefern vermochte. Das Hauptergebnis lautete[145]: „Die Verbrennung von Proteinstoffen kann nicht die ausschliessliche Kraftquelle des Muskels sein, denn es liegen zwei Beobachtungen vor (bei Fick und Wislicenus), in welchen von Menschen mehr meßbare Arbeit geleistet wurde als das Äquivalent der Wärmemenge, welches sich unter geradezu lächerlich hoch gegriffenen Annahmen aus der Eiweißverbrennung berechnen läßt."

Der Selbstversuch von Fick und Wislicenus bildete den Ausgangspunkt einer grundlegenden Arbeit des englischen Physikers E. Frankland über die Quelle der Muskelkraft.[146] Die Hauptleistung Franklands bestand darin, daß er die Verbrennungswärme einiger wichtiger Nährstoffe, insbesondere des Muskelfleisches, des Albumins, des tierischen Fetts und des Harnstoffs

---

[144] A. a. O. S. 328f., 336f., 342–344.

[145] A. a. O. S. 337.

[146] E. Frankland: On the origin of muscular power, in: Philosophical Magazine and J. of Sc. (4th) ser. 32 (1866) S. 182–199. Derselbe Aufsatz auch in: The American J. of Sc. and Arts, sec. ser. 42 (1866) S. 393–416.

experimentell im Thompsonschen Kalorimeter bestimmte. Er fand dabei folgende Verbrennungswerte[147]:

1 g Rindermuskel getrocknet	= 5,103 Kalorien
1 g Albumin	= 4,998 Kalorien
1 g Rinderfett	= 9,069 Kalorien
1 g Harnstoff	= 2,206 Kalorien

Beim Abbau von Eiweiß oder Muskel im Innern des tierischen Organismus liegen die energetischen Verhältnisse wie folgt:

1. Im Kalorimeter verbrennt 1 g trockenes Muskeleiweiß mit 5,103 Kalorien.
2. Im tierischen Organismus liefert 1 g trockene Muskelsubstanz etwa 1/3 g Harnstoff. Dieser enthält aber 2,206 Kalorien : 3 = 0,735 Kalorien.
3. Zieht man diese 0,735 Kalorien von den 5,103 Kalorien des gesamten kalorischen Betrages vom Muskeleiweiß ab, so erhält man 4,368 Kalorien pro Gramm verbrannten Muskels.

Der von Fick und Wislicenus berechnete Brennwert für Protein war also um etwa 2,4 Kalorien zu hoch angesetzt. Bei Einsetzung des neuen Kalorienäquivalents von 4,368 Kalorien pro Gramm Eiweiß ergab sich für 37 g umgesetztes Eiweiß von Wislicenus 68 376 Mkg, also fast dreimal weniger mechanische Energie als die effektiv geleistete Steigarbeit von 184 287 Mkg. Wenn man einen mechanischen Nutzeffekt von 50 % annahm, so hätte Wislicenus fünfmal mehr Eiweiß umsetzen müssen, um die Arbeit von 184 287 Mkg für die Besteigung des Faulhorns zu leisten.[148]
Frankland hielt abschließend fest:[148a]

1. Der Muskel ist eine Maschine, um potentielle Energie in mechanische Kraft umzuwandeln.
2. Die mechanische Kraft des Muskels wird hauptsächlich von chemischem Material, das im Blut zirkuliert, bezogen und stammt nicht aus der oxydativen Zersetzung von Muskelsubstanz.
3. Beim Menschen liefern die stickstofflosen Substanzen das Hauptmaterial für die Muskelkraft; aber auch stickstoffhaltige Substanzen können Energie liefern.
4. Bei Fleischdiät vermehrt sich die Stickstoffausscheidung unabhängig von der Muskeltätigkeit.

---

[147] A. a. O. S. 187f. [148] A. a. O. S. 188f. [148a] A. a. O. S. 199.

5. Sobald einmal der Stickstoffbedarf zur Erneuerung der Gewebe gedeckt ist, sind die stickstoffreien Nährstoffe wie Öl, Fett, Zucker und Stärke die geeignetsten Energielieferanten.
6. Die stickstofflosen Nährstoffe wandeln bei ihrer Oxydation im Innern des Organismus ihre gesamte potentielle Energie in aktuelle Energie um, während die Eiweißkörper nur etwa 6/7 ihrer potentiellen Energie in aktuelle Energie freisetzen.

Die Theorie von Fick, Wislicenus und Frankland setzte sich rasch durch, und die These Liebigs wurde bald aufgegeben. Voit sperrte sich längere Zeit gegen die Anerkennung der neuen Theorie über die Quelle der Muskelkraft. Er führte an, daß die chemische Energie des Proteins größer sein könne als der von Frankland gefundene Wert. Auch sei es möglich, daß der Muskel aus zersetztem Eiweiß Spannkräfte für spätere Arbeit speichern könne. In diesem Falle entspreche die während der Arbeit ausgeschiedene Stickstoffmenge nur einem Teil des für die Arbeit genutzten Eiweißes. Die reservierte Haltung Voits hatte aber auch einen psychologischen Grund. Voit hatte die Ernährungswissenschaft nach strengen Kriterien als vollwertige Disziplin begründet. Fick und Wislicenus hatten nun als Außenseiter und aufgrund eines einzigen Experimentes einen Eckstein aus der bisher gültigen Ernährungslehre herausgelöst. Voit war verärgert, daß Fick und Wislicenus seine eigenen und grundlegenden Beiträge nicht genügend hervorgehoben hatten. Das Faulhorn-Experiment und die Interpretation desselben durch Fick und Wislicenus beruhe auf zwei Tatsachen und Voraussetzungen, die er, Voit, erst geschaffen habe, nämlich:

1. Der Eiweißumsatz wird durch erhöhte mechanische Arbeit nicht wesentlich vergrößert.
2. Der Proteinstoffwechsel wird durch die Stickstoffausscheidung im Urin gemessen.[149]

XI. Isodynamie

In der ersten Hälfte des 19. Jahrhunderts versuchten Landwirte, Physiologen, Ärzte und Chemiker aufgrund praktischer Erfahrungen, physiologischer Experimente und chemischer Analysen Nahrungsäquivalente, d. h. die gegenseitigen Vertretungswerte der verschiedenen Nährstoffe festzustellen.

---

[149] Stellungnahme von Voit zu den Versuchen von Fick und Wislicenus in: Zschr. Biol. 2 (1866) S. 340–342, 566–573; s. a. ausführlichen Artikel von Voit: Ueber die Entwicklung der Lehre von der Quelle der Muskelkraft und einiger Theile der Ernährung seit 25 Jahren, in: Zschr. Biol. 6 (1870) S. 305–401 (S. 315–320).

Der Landwirt A. Thaer[150] definierte im Jahre 1809 als Heuwert diejenige Menge eines Futters, das imstande sei, eine bestimmte Quantität Heu zu ersetzen. Der Heuwert wurde nach der Menge der „nahrhaften“ Bestandteile eines Futters und mit Hilfe von Fütterungsversuchen ermittelt. 100 Pfund Heu hatten nach Thaer den gleichen Wert wie 200 Pfund Kartoffeln, 525 Pfund Wasserrüben oder 90 Pfund Klee- oder Wickenheu. Andere Nähräquivalente basierten auf den Mengen derjenigen Substanzen, die durch Wasser, Säuren, Alkalien und Alkohol aus den Nahrungsmitteln extrahiert werden konnten.

Später wurde der Stickstoffgehalt der Nahrungsmittel als Maß des Nährwertes herangezogen. J. B. Boussingault[151] gab an, daß der Nährwert des Tierfutters seinem Stickstoffgehalt und damit auch seinem Eiweißgehalt proportional sei.

Einen neuen Weg zur Bestimmung der kalorischen Äquivalenz verschiedener Nährstoffe schlug Liebig ein. Er machte folgende Überlegung.[152] Der Wärmeeffekt der organischen Nährstoffe ist proportional ihrem Gehalt an den brennbaren Elementen C und H. Je mehr Sauerstoff zur Oxydation des gleichen Gewichts verschiedener Nährstoffe verbraucht wird, desto mehr Wärme wird entwickelt. 100 g Fett verbrennen gleichviel O_2 wie 240 g Stärke und erzeugen deshalb auch die gleiche Wärmemenge. Liebig errechnete folgende Respirationswerte, d. h. kalorische Äquivalente: 100 g Fett binden bei der Verbrennung die gleiche Menge Sauerstoff und haben daher den gleichen Wärmewert wie 240 g Stärke, 249 g Rohrzucker, 266 g Branntwein zu 50 % und 770 g frisches, fettloses Muskelfleisch.

Mit Hilfe exakter Bilanzversuche zeigten Pettenkofer und Voit, daß sich die verschiedenen organischen Nährstoffe in weitem Maße gegenseitig vertreten konnten. Ein Hund zersetzte bei Fütterung mit 500 g Fleisch 110 g Eiweiß und 52 g Körperfett. Bei gleichbleibender Eiweißzufuhr konnte sein Verlust an Körperfett durch die Fütterung mit 200 g Fett, 200 g Traubenzucker oder mit zusätzlichen 1000 g Fleisch vollkommen aufgehoben werden. Zucker und Eiweiß waren also imstande, Fett zu ersetzen.

Diese experimentellen Resultate bildeten den Ausgangspunkt einer wichtigen Studie von Max Rubner. Auf Anregung seines Lehrers Voit studierte

---

150 A. Thaer: Grundsätze der rationellen Landwirthschaft, 1. Bd., Berlin 1809, S. 261–263.

151 J. B. Boussingault: Considérations sur l'alimentation des animaux, in: Ann. d. sc. natur. 3e sér. (zool.) 1 (1844) S. 229–244 (S. 234); ders.: Economie rurale, T. 1, Paris 1843, S. 438–439 (Tabelle der Nähräquivalente).

152 J. Liebig: Ueber die Beziehungen der verbrennlichen Bestandtheile der Nahrung zu dem Lebensprozeß in: Ann. Chem. u. Pharm. 79 (1851) S. 205–221, 358–369 (S. 367f.).

er zwischen 1878 und 1881 das Problem der gegenseitigen Vertretung der organischen Nährstoffe zum Zwecke der stofflichen Erhaltung.[153] Diejenigen Mengen der verschiedenen organischen Nährstoffe, die einen gleichartigen Stoffersatz im Organismus hervorbrachten, nannte er isodynam.[154] Das Ziel der Versuche Rubners bestand darin, festzustellen, in welchem Verhältnis die Kohlenhydrate, Proteine und Fette den Stoffverbrauch eines vorher hungernden Organismus aufzuheben oder zu verringern vermochten. Die unerläßliche Voraussetzung für diese Experimente war ein Zustand konstanter Stoffzersetzung des Organismus. Rubner stellte fest[155]: „Wir müssen z. B. gewiss sein, daß ein Thier an dem Tage, an dem wir z. B. die Wirkung eines Kohlehydrates untersuchen, ohne letzteres eine genau bekannte Menge und Art von anderen Stoffen zersetzt hätte, und daß die Änderung der Zersetzung allein auf Rechnung des zugeführten Kohlehydrates zu setzen ist."

In Vorversuchen mit Hungerdiät oder leichter Nahrungszufuhr überzeugte sich Rubner, daß Versuchstiere über längere Zeit in einem Zustand konstanter Stoffzersetzung eingestellt blieben. Nun führte Rubner folgendes wichtige Experiment durch:[156] Ein hungernder Hund mit gleichbleibendem Stoffumsatz wurde mit Fleisch gefüttert. Nun stieg die Stickstoffausscheidung in Harn und Kot an, während das vom Organismus abgebaute Fett zurückging. Das zusätzlich umgesetzte Eiweiß mußte hier der eingesparten Fettmenge äquivalent oder *isodynam* sein.

Ernährung	Ausscheidung von N in Kot und Harn	zersetztes Körperfett
Hungern	3,15 g N	78,31 g
Eiweißfütterung	20,63 g N	33,76 g
Differenz	+ 17,48 g	– 44,55 g

17,48 g ausgeschiedener Stickstoff = 93 g umgesetztes Eiweiß ersetzte hier 44,5 g Fett. 44,5 g Fett ist isodynam 93 g Eiweiß, 100 g Fett ist isodynam 209 g Eiweiß.

Mit der gleichen Methode fand Rubner, daß sich Fett und Rohrzucker im Verhältnis von 100 zu 234 vertraten. Das Ergebnis war: Im physiologischen Versuch sind 100 g Fett 234 g Rohrzucker isodynam.[157] Die nächste Frage lautete: Entspricht die *physiologische Isodynamie* der Nährstoffe auch ihrer *potentiellen Energie*, d. h. ihrem *Brennwert*? Die

---

[153] M. Rubner: Die Vertretungswerthe der hauptsächlichsten organischen Nahrungsstoffe im Thierkörper, in: Zschr. Biol. 19 (1883) S. 313–396.
[154] A. a. O. S. 314. [155] A. a. O. S. 321f. [156] A. a. O. S. 341–345.
[157] A. a. O. S. 352–361.

Versuche Rubners beantworteten diese Frage in positivem Sinne. Im Tierversuch vertraten sich Fett und Rohrzucker im Verhältnis 100 zu 234 oder 1:2,3. In der kalorischen Bombe gaben 100 g Fett die gleiche Verbrennungswärme ab wie 234 g Rohrzucker, also wieder 1:2,3.[158] Damit hatte Rubner bewiesen, daß der Organismus die verschiedenen Nährstoffe nach ihrer potentiellen oder kalorischen Energie benutzte und gegenseitig ersetzte. Rubner umriss die Bedeutung dieser Entdeckung mit folgenden Worten:[159] „Durch die Kenntniss der isodynamen Werthe läßt sich nun für jede beliebige Art der Stoffzersetzung ein Maass finden und indem man die calorischen Werthe der zersetzten Stoffe summirt, ein numerischer Ausdruck für den Gesammtstoffwechsel gewinnen ... Ich halte es aber für zweckmäßiger, an Stelle eines Stoffes den Kraftinhalt desselben durch Calorien auszudrücken, da dies dem Wesen des Vorganges am besten entspricht."

Rubner fand weiterhin, daß der Kraftstoffwechsel einen sehr hohen Betrag des Gesamtstoffwechsels ausmachen konnte. Im Bilanzversuch mit einer Gans, die nur mit Stärke und Fett ernährt wurde, zeigte es sich, daß der kalorische Betrag des Eiweißstoffwechsels nur etwa 5 % des gesamten Stoffwechsels betrug.[160] Rubner unterschied den organoplastischen Stoffwechsel vom Kraftstoffwechsel. Der organoplastische Stoffwechsel ist an Eiweiß gebunden, eine minimale Eiweißzufuhr ist für ihn unerlässlich, während der Kraftstoffwechsel von allen 3 organischen Nährstoffen im Verhältnis ihrer kalorischen Energie unterhalten wird.[161] Die Kohlenhydrate bilden z. B. die wichtigste „Spannkraftquelle der Arbeiter".

In einer großangelegten neuen Arbeit bestimmte Rubner[162] die Verbrennungswärmen der 3 organischen Nährstoffe und fand erstmals die immer noch gültigen Durchschnittswerte für ihren Kaloriengehalt. Er stellte fest:[163] „Ich komme also nach Abwägung aller einschlägigen Verhältnisse dazu, für jene Fälle, in denen die sog. gemischte Kost von den Menschen aufgenommen wird, pro 1 g Eiweiß 4,1 g Calorien, pro 1 g Fett 9,3 Calorien, pro 1 g Kohlehydrate 4,1 Calorien als Wärmewerth zu setzen."

Der Ausdruck einer bestimmten Kost durch ihren Kaloriengehalt erfasste unmittelbar ihren energetischen Betrag. Der Kaloriengehalt verschiedener Kostformen erlaubte nun, einen sofortigen, bequemen Vergleich ihres Beitrages zum Kraftstoffwechsel. Die „mittlere Kost" eines Mannes betrug z. B. nach Moleschott: Eiweiß 130 g, Fett 40 g, Kohlenhydrate 550 g, in

158 A. a. S. 360f. 159 A. a. O. S. 387. 160 A. a. O. S. 391f.

161 A. a. O. S. 392 f.

162 M. Rubner: Calorimetrische Untersuchungen, in: Zschr. Biol. 21 (1885) S. 250–410.

163 A. a. O. S. 377.

Kalorien übertragen bedeutet dies: Eiweiß 533 Kalorien, Fett 372 Kalorien, Kohlenhydrate 2255 Kalorien, zusammen 3160 Kalorien. Die Kost eines „mittleren Arbeiters“ betrug nach Voit: Eiweiß 118 g, Fett 56 g, Kohlenhydrate 500 g, in Kalorien übertragen ergab dies Eiweiß 484 Kal., Fett 521 Kal. und Kohlenhydrate 2050 Kal., zusammen 3055 Kalorien.

XII. Die tierische Wärme

Lavoisier hatte erstmals die effektive Wärmeabgabe des tierischen Organismus im Eiskalorimeter gemessen und diesen Wert mit der Wärmemenge verglichen, die sich aus dem verbrauchten Kohlenstoff und Wasserstoff berechnen liessen[164]. Die quantitative Korrelierung des Stoffverbrauchs mit der Wärmebildung des tierischen Organismus wurde für die Physiologen, Chemiker und Ernährungsforscher zum grossen Problem der tierischen Wärmeökonomie, das mit stetig verbesserten Methoden und neuen theoretischen Anschauungen untersucht wurde. Anfang der zwanziger Jahre stellte die Pariser Akademie der Wissenschaften eine Preisfrage, die der tierischen Wärme gewidmet war. Die von Lavoisier und Laplace formulierte Theorie, die die tierische Wärmebildung auf einen Oxydationsprozess zurückführte, sollte erneut geprüft werden. C. M. Despretz[165] und P. L. Dulong[166] bearbeiteten diese Frage unabhängig voneinander. Despretz erhielt dafür den prix de physique für das Jahr 1823. Beide Forscher bestimmten gleichzeitig und am gleichen Versuchstier einerseits die effektive Wärmeabgabe, anderseits die Sauerstoffabsorption und die Kohlensäureausscheidung.

Despretz bestimmte die Wärmeabgabe mit dem Wasserkalorimeter, die ausgeschiedene Kohlensäure durch ihre Absorption in Laugen und den Sauerstoffgehalt der Atemluft durch die Verbrennung mit Wasserstoffgas. Die Ergebnisse von Despretz lauteten:

1. Die Atmung ist die Hauptursache der tierischen Wärme. Die restliche im tierischen Organismus gebildete Wärme wird durch Reibungsprozesse und durch die Blutbewegung verursacht.

---

164 Zu Lavoisier vgl. J. R. Partington: A history of chemistry, Vol 3 (1962) S. 363–495 (S. 418, 429–431, S. 472–478). – D. McKie: Antoine Lavoisier. Scientist, economist, social reformer, London 1952.

165 C. M. Despretz: Recherches expérimentales sur les causes de la chaleur animale, in: Ann. chim. et de phys. 26 (1824) S. 337–364.

166 P. L. Dulong: Mémoire sur la chaleur animale (lu à l'Académie des Sciences le 2 déc. 1822), in: Ann. chim. phys. 3e sér. 1 (1841) S. 440–455.

2. Die Versuchstiere absorbieren mehr Sauerstoff als sie Kohlensäure abgeben. Der nicht zur Oxydation des Kohlenstoffs verbrauchte Sauerstoff wird wahrscheinlich zur Verbrennung des Wasserstoffelements im Tierkörper verbraucht.
3. Die Wärmemenge, die aus der Oxydation des absorbierten Sauerstoffs zu CO_2 und H_2O berechnet wurde, erreichte nie mehr als 90 % der mit dem Kalorimeter effektiv gemessenen Wärmeabgabe.

P. L. Dulong[166] kam zu ähnlichen Ergebnissen. Die aus der Oxydation von C und H zu CO_2 und H_2O berechnete Wärmemenge betrug etwa 70–83 % der effektiv vom Versuchstier abgebenen direkt gemessenen Wärmequantität.

Im Jahre 1845 befasste sich J. Liebig[167] erneut mit dem Problem der tierischen Wärme und besprach in diesem Zusammenhang die wichtigen Versuche von Despretz und Dulong. Liebig glaubte, daß sich bei Einsetzung der richtigen Verbrennungswerte für C zu CO_2, und H zu H_2O aus den Daten von Dulong und Despretz eine Übereinstimmung der gemessenen und berechneten Wärmemenge ergebe, oder mit anderen Worten, daß die tierische Wärme ganz und gar der Oxydation von C und H entspringe[168].

Die Fortschritte der Thermochemie und die empirische Bestimmung der Brennwerte von verschiedenen organischen Nährstoffen erlaubten dann Rubner eine Klärung dieser seit Lavoisier erörterten Frage. Rubner hielt fest: Die Verbrennungswerte der organischen Substanzen stimmen nicht überein mit der Summe der Verbrennungswärmen ihrer C und H Anteile gemäß ihrem elementaren Verbrennungswert. Berechnet man z. B. die Verbrennungswärme von Rohrzucker aus der Wärmemenge, die sein elementarer C-Anteil bei der Oxydation zu CO_2 ergeben würde, so erhält man 3,4 Kalorien. Die direkte empirische Bestimmung des Brennwertes ergibt aber 4 Kalorien.[169] Um die aus dem Stoffumsatz des Organismus resultierende Wärmemenge zu berechnen, muß man zuerst die Anteile der oxydierten Nährstoffe bestimmen. Aus dem kalorischen Gehalt der oxydierten Nährstoffe läßt sich dann erst die Wärmeabgabe des tierischen Organismus berechnen. Auch der Sauerstoffkonsum des Organismus allein ist kein exaktes Maß für die dabei entwickelte Wärmemenge. Man muß wissen, welche Nährstoffe im Körper verbrannt wurden, um aus dem Sauerstoffverbrauch die entwickelte Wärme berechnen zu können.

---

[167] J. Liebig: Über die thierische Wärme, in: Ann. Chem. u. Pharm. 53 (1845) S. 63–77.

[168] A. a. O. S. 76.

[169] M. Rubner, in: Zschr. Biol. 21 (1885) S. 358–361.

1 g Sauerstoff liefert z. B. bei der Verbrennung von Fett, von Kohlenhydraten oder Proteinen verschiedene Wärmequantitäten: für Fleisch 3,0 Kal., für Fett 3,27 Kal., und für Rohrzucker 3,56 Kal.[170]

In einer klassischen Untersuchung über die Quelle der tierischen Wärme befasste sich Rubner[171] erneut mit der Frage, ob die tierische Wärme gänzlich auf den chemischen Stoffumsatz zurückgeführt werden könne. Das Problem stellt sich so:[172] „Es sollte verglichen werden, ob die in einem Tiere verbrannten Stoffe ebensoviel Wärmeinhalt besitzen, als von Seiten des Tieres Wärme nach außen abgegeben wird."

Als Versuchstier diente der ruhende und keine äußere Arbeit leistende Hund. Zur gleichen Zeit wurden die Stoffwechselexkrete im Urin, Kot und in der Atemluft sodann der ausgedünstete Wasserdampf sowie die abgegebene Wärmemenge direkt gemessen. Die Analyse der Exkrete im Kot, im Urin und in der Atemluft gestattete es, die oxydierten Nährstoffe zu bestimmen und daraus die abgegebene Wärme zu berechnen. Diese berechnete Wärme verglich Rubner mit der unmittelbar durch das Kalorimeter gemessenen Wärmemenge und der dazugerechneten Verdunstungswärme und Ventilationsverluste. Er fand dabei für den Hund:[173] „Im Gesamtdurchschnitt aller Versuche von 45 Tagen sind nach der calorimetrischen Methode nur 0,47 % weniger an Wärme gefunden als nach der Berechnung der Verbrennungswärme der zersetzten Körper- und Nahrungsstoffe."

Damit war das Gesetz von der Erhaltung der Energie auch für den lebenden Organismus empirisch nachgewiesen. W. O. Atwater und F. G. Benedict[174] bestätigten Rubners Ergebnisse. Mit ihrem großen, an der Wesleyan Universität in Middletown, Conn., eingerichteten „Respirations-Kalorimeter" führten sie lange Versuchsreihen am Menschen durch. Diese Versuche, die mit bisher unerreichter methodischer Exaktheit und apparativer Perfektion durchgeführt wurden, zeigten die größte Übereinstimmung zwischen der direkt gemessenen Wärmeabgabe und der Arbeit einerseits und der aus dem Stoffumsatz errechneten Wärme andererseits.

---

[170] A. a. O. S. 363f.

[171] M. Rubner: Die Quelle der thierischen Wärme, in: Zschr. Biol. 30 (1894) S. 73–142; ders.: Geschichte der Entwicklung des Energieverbrauches bei den Wirbeltieren, in: Sitzungsberichte d. Preuß. Akad. d. Wiss., Phys. Math. Kl., Jg. 1931, S. 272–316 (S. 272–280: Historisches über die tierische Wärme).

[172] Rubner, in: Zschr. Biol. 30 (1894) S. 112.

[173] A. a. O. S. 136.

[174] W. O. Atwater u. F. G. Benedict: A respiration calorimeter with appliance for the direct determination of oxygen, Washington 1905 (= Carnegie Institution of Washington, Publ. No. 42).

XIII. Qualitative Ernährungslehre

Die großen und bleibenden Leistungen der wissenschaftlichen Ernährungslehre im 19. Jahrhundert bestanden in der Bestimmung der stofflichen Bilanz, des Stoffumsatzes und der energetischen Äquivalente der drei großen organischen Nährstoffgruppen (Proteine, Fette, Kohlenhydrate). Die Untersuchung der spezifisch-qualitativen Wirkung der Proteine, der Fette oder anderer noch unbekannter Nährstoffe trat dabei ganz in den Hintergrund.

1. Die Proteine

Zu Beginn der 80er Jahre stellte Voit fest: [175] „Die verschiedenen Eiweißstoffe haben wahrscheinlich annähernd den gleichen Werth für die Ernährung, d. h. für die Verhütung der Eiweißabgabe und den Eiweißumsatz. Jedoch hat man hierüber noch keine genügenden Erfahrungen."

Der Stickstoffgehalt der Proteine wurde von manchen Forschern als Indikator ihres Nährwerts betrachtet. H. Ritthausen[176] gab an, daß der Nähreffekt der Proteine vom Verhältnis ihres Stickstoff- und Kohlenstoffgehaltes abhänge. Der Nährwert sei umso größer, je mehr C und je weniger N in den Proteinen enthalten sei. J. Munk[177] glaubte noch im Jahre 1891 an einen gleichwertigen Nähreffekt der chemisch verschiedenen Eiweißstoffe.

Nach Meinung der meisten Autoren sollte das Eiweiß in Form von hochmolekularen Spaltprodukten (Albumosen und Peptone) resorbiert werden. A. Adamkiewicz[178] betrachtete das im Darmtrakt auftretende Leucin und Tyrosin als Fäulnis- und nicht als physiologisches Verdauungsprodukt. Die Proteine sollten als „peptonisiertes Eiweiß" aus dem Darm resorbiert werden. S. Pollitzer[179] gab für Pepton und Hemialbumosen einen dem Fleisch äquivalenten Nährwert an. R. Maly[180] charakterisierte das Pepton als „ein zu Eiweiß reconstruirbares organisationsfähiges

---

175 C. Voit: Physiologie (1881) (Anm. 1) S. 389.

176 Zit. nach Voit a. a. O. S. 389.

177 Munk, Uffelmann (Anm. 1) S. 98.

178 A. Adamkiewicz: Ist die Resorption des verdauten Albumins von seiner Diffusibilität abhängig und kann ein Mensch durch Pepton ernährt werden, in: Virchows Arch. pathol. Anat. 75 (1879) S. 144–161.

179 S. Pollitzer: Ueber den Nährwerth einiger Verdauungsproducte des Eiweisses, in: Arch. ges. Physiol. 37 (1885) S. 301–313.

180 R. Maly: Ueber die chemische Zusammensetzung und physiologische Bedeutung der Peptone, in: Arch. ges. Physiol. 9 (1874) S. 585–619.

Verdauungsproduct" und R. Heidenhain[181] glaubte, „daß die Peptone nach ihrer Resorption innerhalb der Darmschleimhaut eine Rückverwandlung in Eiweißkörper erfahren müssen".

Der früheste Ansatz zu einer qualitativen Differenzierung des Nährwertes der Proteine begann mit der Untersuchung der ernährenden Eigenschaften des Knochenleims (vgl. Kap. IV). Voit[182] bezeichnete dann den Leim als besten „Eiweißsparer". Der Leim sei aber nicht imstande, die Proteine zu ersetzen, er stelle also keinen echten Eiweißkörper dar.

Th. Escher, ein Schüler von L. Hermann, gab der Diskussion über den Knochenleim eine neue Wendung[183]. Er ging von folgender Überlegung aus: Eiweiß und Tyrosin geben beide eine positive Millonsche Reaktion, während diese Reaktion für den Leim negativ ausfällt. Der mangelnde Nährwert vom Leim ist vielleicht auf das Fehlen des Eiweißspaltproduktes Tyrosin zurückzuführen. Escher fütterte Hühner und Schweine mit einem Gemisch von Tyrosin und Leim. Dieses Nahrungsgemisch erhielt die Tiere auf ihrem Körperbestand, während Leim allein dazu nicht genügte.

Diese Arbeit gehört zu den frühen qualitativen Nährexperimenten mit dem Zusatz einer einzelnen Aminosäure als Versuchsvariable.

Um die Jahrhundertwende wurden die Auffassungen über die physiologische Bedeutung der Eiweißkörper auf eine neue Basis gestellt. Dies war durch die Fortschritte der Eiweißchemie möglich geworden. E. Fischer[184] und F. Hofmeister[185] charakterisierten die Eiweißkörper als komplexe Moleküle, die sich aus Aminosäuren aufbauten. Die letzteren seien durch eine Peptidbindung miteinander verkettet. *Der Nährwert und der Stoffwechsel der Eiweißkörper wurde nun unter dem neuen Aspekt des Aminosäurengehaltes betrachtet. Eiweißchemie und Eiweißphysiologie wurden zur Biochemie der Aminosäuren, die als Bausteine des Proteinmoleküls erkannt worden waren.* A. Magnus-Levy umriß im Jahre 1906 den neuen Weg der Eiweißforschung mit folgenden Worten[186]: „In früheren Zeiten, wo es galt, zunächst einmal die Generalbilanz der Stoffwechselvorgänge aufzustellen, durfte man sich mit der Kenntnis des

---

181 R. Heidenhain: Beiträge zur Histologie und Physiologie der Dünndarmschleimhaut, in: Arch. ges. Physiol. 43, Suppl. H. (1888) S. 1–103 (S. 72).

182 C. Voit: Ueber die Bedeutung des Leimes bei der Ernährung, in: Zschr. Biol. 8 (1872) S. 297–387.

183 Th. Escher: Ueber den Ersatz des Eiweisses in der Nahrung durch Leim und Tyrosin, in: Vierteljahrsschrift d. naturforschenden Ges. in Zürich 21 (1876) S. 36–50. – Bericht über diese Versuche auch in Maly's Jahresberichte ü. d. Fortschr. d. Thierchemie 9 (1879) S. 2–4 durch O. Nasse.

184 Fischer (Anm. 20).

185 Hofmeister (Anm. 20).

186 Magnus-Levy (Anm. 1) S. 2.

Gesamtbedarfs an stickstoffhaltigen Substanzen begnügen. Nunmehr, wo die Kenntnis des *Bruttostoffwechsels* im wesentlichen abgeschlossen ist, hat sich die Forschung in erhöhtem Masse mit den feineren Stoffwechselvorgängen zu beschäftigen."

2. *Die Avitaminosen und die wissenschaftliche Ernährungslehre*

Die ärztliche Beobachtung und Erfahrung hatte seit der Antike avitaminotische Zustandsbilder beschrieben. Die auf Vitamin A-Mangel beruhende Nachtblindheit wurde seit dem griechisch-römischen Altertum klar erkannt und mit Leber behandelt.

Der schottische Schiffsarzt J. Lind hatte in seinem klassischen Buch über den Skorbut im Jahre 1753 als Prophylaxe und Therapie dieser Krankheit Zitronen- und Orangensaft verschrieben. Der englische Marinearzt Th. Trotter schrieb in seiner Medicina nautica zu Beginn des 19. Jahrhunderts, „frisches Gemüse führt dem Körper ein gewisses Etwas zu, das ihn gegen den Skorbut stärkt"[187].

Die Ernährungslehre des 19. Jahrhunderts konzentrierte ihre Aufmerksamkeit auf die drei großen organischen Nährstoffgruppen und auf die Salze der Nahrung. Sie versuchte, die Avitaminosen in diesem Rahmen zu erklären. Moleschott fragte sich, wie die Wirkung der Antiscorbutica erklärt werden könne. Handelte es sich um eine Heilwirkung der organischen Säuren, die in frischen Vegetabilien, im Limonensaft und Zitronensaft vorkamen oder war es der Kaligehalt der Antiscorbutica, der den geringen Kaliumgehalt des Blutes von Skorbutkranken behob? [188]

Essigsäure als organische Säure besserte den Skorbut nicht, während A. B. Garrod eine Besserung des Skorbuts durch Zufuhr von Kalisalzen beobachtet hatte.

Auch in den 90er Jahren wurde diese These Garrods immer noch diskutiert[189] Neben Kalimangel wurde auch eine erhöhte Kochsalzzufuhr als Ursache des Skorbuts angegeben. Die gesteigerte Aufnahme von Kochsalz führte zu einer vermehrten Ausscheidung von Kalisalzen. In der „Anleitung zur Gesundheitspflege an Bord von Kauffahrteischiffen" (1888) wird der Skorbut auf einen Mangel an frischer Pflanzenkost und auf eine andauernde Zufuhr von Salzfleisch zurückgeführt.[190]

---

[187] Th. Trotter: Medicina nautica 1–3, 1797–1803 (Vol. 3, S. 5; zit. nach: Medicine and the navy, Vol. 3, by C. Lloyd and J. L. S. Coulter, Edinburgh, London 1961, S. 325).

[188] Moleschott (Anm. 37a) S. 562.

[189] Munk, Uffelmann (Anm. 1) S. 557.

[190] Ebenda.

Der Skorbut wurde also mit der mangelnden Zufuhr oder der ungeeigneten Mischung der bekannten anorganischen und organischen Stoffe zu erklären versucht.

Die experimentelle Untersuchung der physiologischen Bedeutung der Nährsalze liess einige Forscher vermuten, dass es neben den organischen Nährstoffen und den Salzen noch weitere, bis dahin unbekannte Substanzen mit spezifischer Nährwirkung gebe. J. Forster[191] fütterte Hunde und Tauben mit Stärkemehl, Fett und mit einem Fleischpulver, das durch Auskochen mit Wasser salzarm geworden war. Die Ausscheidung des Stickstoffs ging parallel mit der Stickstoffzufuhr in der Nahrung, während die Salzausscheidung bei salzarmer Kost stark vermindert wurde. Ein Hund ging bei dieser Kost nach 26 Tagen ein. Er wurde teilnahmslos, litt an Muskelschwäche, zitterte und entwickelte eine Parese der hinteren Extremitäten. Nach der dritten Woche traten schwere Verdauungsstörungen und Erbrechen auf. Forster folgerte aus diesen Versuchen: Auch der im organischen Stoffgleichgewicht befindliche Hund bedarf zu seiner Ernährung einer genügenden Salzzufuhr, ohne die er rasch zugrunde geht. Der Dorpater Physiologe G. Bunge beauftragte seinen Schüler N. Lunin mit der Untersuchung folgender Frage. Unter physiologischen Bedingungen wird die im Organismus gebildete Schwefelsäure durch die basischen Salze der Nahrung neutralisiert. Fehlen diese, so ist der Organismus gezwungen, basische Salze aus seinen Geweben zu entziehen. Dieser Salzverlust könnte den raschen Tod der Versuchstiere Forsters erklären.

Um die Wirkung von einzelnen anorganischen Nährstoffen zu bestimmen, stellte Lunin[192] eine salzlose organische Grundkost her, zu der einzelne Salze oder Salzgemische als Variablen beliebig zugefügt werden konnten. Als eine solche Grundnahrung wählte er eine salzlose künstliche Milch, die nur etwa 0,05–0,08 % Aschenbestandteile enthielt, und die er durch Fällung verdünnter Milch mit Essigsäure und Zusatz von Rohrzucker erhielt. Der essigsaure Niederschlag enthielt das Kasein und das Fett der Milch, der Milchzucker wurde durch Rohrzucker ersetzt.

Diese salzarme künstliche Milch erhielt 5 Mäuse zwischen 11 und 21 Tagen am Leben. Nach Zugabe von kohlensaurem Natron in einer Menge, die dem Schwefel des Kaseins äquivalent war, lebten 6 Mäuse zwischen 16 und 30 Tagen, also länger als die nur mit salzarmer Milch ernährten Versuchstiere. Als nun Lunin der salzarmen Milch sämtliche anorganischen Bestandteile der Milch künstlich zufügte, lebten 6 Mäuse zwischen 20 und 31 Tagen. Diese mit künstlicher Milch ernährten Mäuse erhielten also die

---

[191] J. Forster, in: Zschr. Biol. 9 (1873) S. 297.

[192] N. Lunin: Ueber die Bedeutung der anorganischen Salze für die Ernährung des Thieres, Med. Diss. Dorpat 1880.

Fette, die Proteine und die Kohlenhydrate sowie die Salze der Milch und lebten dennoch nicht länger als die Versuchstiere, die neben den organischen Bestandteilen der Milch nur kohlensaures Natron erhielten. Wurden aber Mäuse mit eingedickter natürlicher Milch ernährt, blieben sie ohne Schaden mehrere Monate am Leben und nahmen noch an Gewicht zu. Lunin stellte fest:[193]

„Die Mäuse konnten also unter diesen Lebensbedingungen bei geeigneter Nahrung (d. h. im Käfig mit natürlicher Milch) sehr wohl bestehen; da sie nun aber, wie die obigen Versuche lehren, mit Albuminaten, Fett, Zucker, Salzen und Wasser nicht zu leben vermochten, so folgt daraus, dass in der Milch ausser dem Casein, Fett, Milchzucker und den Salzen noch andere Stoffe vorhanden sein müssen, welche für die Ernährung unentbehrlich sind. Diese Stoffe zu erforschen wäre eine Untersuchung von hohem Interesse."

Mit diesen Worten umriss Lunin in prophetischer Weise die erst im nächsten Jahrhundert einsetzende Aera der Vitaminforschung.

---

[193] A. a. O. S. 15.

Die Lehre von der Ernährung im Universitätsunterricht

von Hans-Heinz Eulner

Im Herbst 1831 bedrohte die Cholera auch das Königreich Hannover. Vier Wochen vor der Meldung des ersten Falles im Lande veröffentlichte die „Königliche ärztliche Prüfungsbehörde" unter dem Datum des 24. September 1831 ausführliche „Vorschriften zur Verhütung der asiatischen Cholera", in denen man – unter anderem – lesen kann:

„Nach dem Ausspruche der bewährtesten und umfassendsten Erfahrung in allen Ländern, die bis jetzt von der asiatischen Cholera befallen wurden, ward das Menschengeschlecht noch nie von einer Krankheit heimgesucht, in der es so entscheidend wohlthätig ist, sich in Allem den Regeln der Gesundheit und eines vernünftigen, vorsichtigen Lebenswandels zu unterwerfen, und in keinem, auch dem kleinsten Puncte von ihnen abzuweichen. Irgend etwas, was Verdauungsbeschwerde veranlassen, eine Erkältung verursachen oder Erhitzung erregen, den Körper zu sehr ermüden, den Geist zu sehr angreifen oder das Gemüth durch die Affecte des Zorns, der Trauer, zu sehr erschüttern kann, ist im Stande, während des Verlaufs dieser Seuche an einem Orte, schnell ein Erkranken zu erzeugen, das für die Ansteckung eine große Empfänglichkeit giebt und häufig die Entwickelung der asiatischen Cholera zur Folge hat. Was Magen und Gedärme belästigen und die Hautausdünstung stören kann, erfordert besonders Beachtung und ist daher näher zu bestimmen.

5. Vorschriften über Speisen und Getränke

Das gewohnte Maß der Nahrungsmittel ist, so lange man sich vollkommen wohl fühlt, nicht beträchtlich zu verringern. Man weiche überhaupt nicht viel von der Diät ab, die man aus Erfahrung als seinem Körper zuträglich kennt. Man esse jedoch etwas weniger als sonst, und halte sich an wenige, gut gewählte, einfach und sorgfältig bereitete Speisen, ohne auf ihre Abwechselung viel Werth zu legen. Im Allgemeinen ist alles zu vermeiden, was fett und schwer zu verdauen ist und den Magen belästigen kann, was zu sauer ist oder viel Gährungsstoff enthält. Die nähern Bestimmungen, welche unter a bis i nunmehr folgen, sind größten Theils für die Zeit nur geltend, in welcher ein Ort von der Krankheit befallen oder sie ihm nahe gerückt ist.

a) Alle warmen Fleischsuppen mit einem Zusatz von Reis, Gries und Gersten-Graupen, so wie aus gutem Bier bereiteten, allenfalls mit etwas Ingwer und dem Gelben vom Ei versetzten Suppen, Sago-Suppen mit einem mäßigen Zusatz von Wein, desgleichen Hafergrütz-Suppen, sind zuträglich. Zumischungen von Kohlarten müssen nicht Statt finden.

b) Kalb- Rind- und Hammel-Fleisch ist zu empfehlen; so wie Wildpret, Hühner, Tauben. Der Genuß des Schweinefleisches, der Gänse, Enten und Puter ist während der Dauer dieser Epidemie an einem Orte, nicht rathsam.

c) Die Hauptnahrung muß nie in Fischen bestehen, aber frische Barsche, Karauschen, Hechte, Sandarten, zumal wenn sie lebend zu erhalten sind, in Wasser mit Salz gekocht und mit etwas Meerrettig und nicht zu vieler geschmolzener Butter gegessen, sind ein gutes Nahrungsmittel; Saucen mit vielem Rahm sind nicht rathsam. Lachs, Aal, Neunaugen sind zu vermeiden; so wie alle geräucherten und eingesalzene Fische. Wenige Stücke eines guten, gesalzenen Herings und Sardellen sind erlaubt.

d) Gemüse müssen nicht den Hauptbestandtheil der Mahlzeit ausmachen, und sind nur die leicht verdaulichen, frischen zu wählen, als z. B. Spinat, Spargel, Sellerie, gelbe Rüben, Rüben überhaupt, Vitsbohnen und Erbsen, besonders mit Boullion, nicht mit Rahm bereitet. Gute Kartoffeln in nicht zu reichem Maße genossen, sind zu gestatten. Man meide aber trockne Erbsen, weiße Bohnen, Schweinebohnen, alle Kohlarten, namentlich Sauerkohl.

e) Alle mit Essig und saurem Rahm bereitete Salate, als Gurken, Rettig, Radieschen, rohe Zwiebeln sind schädlich; desgleichen Champignons, Pilze Morcheln und Trüffeln.

f) Alles Obst ist zu vermeiden, mit Ausnahme der gekochten Heidelbeeren (Bickbeeren).

g) Frische Eier, weich gekocht, sind zu empfehlen; hart gekocht sind sie zu meiden; so wie auch fette Mehlspeisen, Pasteten, fettes Backwerk, und harte Klöße nicht zu genießen sind.

h) Krebse, Wurst, Schinken, Käse, so wie geräuchertes und eingesalzenes Fleisch sind untersagt.

i) Kaffee und Thee, auch mit Rahm, so wie Chocolade können von denen genossen werden, die daran gewöhnt sind. Saures, nicht gehörig gegohrnes, viel Kohlensäure enthaltendes und daher viel Schaum entwickelndes Bier ist sehr nachtheilig; so wie auch das sogenannte Dünnebier zu widerrathen ist; Personen, welche an täglichen Genuß des Biers gewöhnt sind, können auf eine mäßige Weise zu trinken fortfahren, wenn dasselbe gut ausgegohren und bitter ist; nur sei es nicht zu kalt und man lasse den Schaum abstehen. Etwas geriebene Muscatnuß hinzuzusetzen und eine Scheibe gerösteten Weißbrodes hinzuzufügen, ist heilsam. Wer zu Durchfällen geneigt oder von denselben, selbst nur im geringsten Grade befallen ist, muß Bier meiden. Kalteschale ist untersagt.

Ein guter Wein, mäßig genossen, ist gewiß sehr dienlich, nur übertreibe man das Trinken desselben nicht, da Übermaß im Genuß geistiger Getränke ganz vorzüglich für die Cholera empfänglich macht. Die feurigen Weine, Portwein, Madeira, Xeres, Malaga sind in kleinen Quantitäten, besonders Morgens vor dem Ausgehen, dienlich. Noch zu junge, saure französische und Rheinweine sind schädlich.

Frauenzimmern, die an Wein nicht gewöhnt sind, ist Vorsicht in dessen Genuß vorzüglich zu empfehlen. Sie werden von demselben zu leicht erhitzt.

Weniger zuträglich als der Wein, besonders für zartere Constitutionen, ist der Branntewein, und mehr noch gegen sich haben die süßen Liqueure; allein erwachsene Personen, die ihn täglich zu trinken pflegen, oder denen die besseren Weine zu theuer sind, dürfen seinen höchst mäßigen Genuß nicht unterlassen und mögen 1 bis 2mal in 24 Stunden ein Gläschen Wacholder-, Anis-, Kümmel-, Pomeranzen-, Wermuth- oder Kalmus-Branntewein zu sich nehmen.

Säuerliche Getränke, besonders Limonade mit Citronensaft bereitet, sind schädlich.

Das Wasser trinke man nicht zu kalt. Zusätze von etwas Wein, Rum oder Branntewein sind nützlich. Brodwasser, mit Weißbrod bereitet, sei das gewöhnliche Getränk für Kinder und Frauenzimmer.

Viele der untersagten Speisen kann und darf der vollkommen wohl sich Befindende, noch keine Unterleibsleiden Fühlende, wenn er ihrer gewohnt ist und weiß, daß er sie gut verträgt, zu genießen fortfahren und die arbeitende, nicht verzärtelte Classe der Einwohner hat weniger das Saure, Fette, Schwerverdauliche zu fürchten und zu scheuen, wenn es in mäßiger Menge, worauf immer das mehrste ankömmt, nur genossen wird; zumal wenn ihr die bessere Nahrung nicht reichlich genug zu Gebote steht."

Nach weiteren Ratschlägen über Kleidung, Lüftung und Reinlichkeit heißt es dann:

„Bei vollem Wohlsein widme sich jeder seinen gewohnten Geschäften und verharre in seiner ihm obliegenden Thätigkeit, ohne sich jedoch zu sehr anzustrengen, zu ermüden und zu erschöpfen oder zu erhitzen. Man suche in müssigen Stunden erheiternde und zerstreuende Unterhaltung und erfülle sich und andere mit Muth, Hoffnung und Ergebung in höhere Verfügungen. Traurige, trübe Gemüthsstimmung wirkt nachtheilig. Ärger, Zank, Streit sind sehr verderblich.

Man unterlasse nicht, bei guter Witterung sich in freier Luft zu bewegen, durch Gehen, Reiten und Fahren, wie man es gewohnt ist, nicht in den Straßen des Ortes, sondern auf großen Plätzen und in den vor den Orten liegenden Gegenden. . . . Die, welche nach Möglichkeit Ansteckung meiden, selbst sehr viele, welche sich ihr aussetzen müssen, können hoffen, verschont zu werden, wenn sie ihre Lebensart und ihr ganzes Verhalten gehörig ordnen und unterlassen oder thun, was Erfahrung und Vernunft vorschreiben."[1]

Was die königlich hannoversche ärztliche Prüfungsbehörde hier – in ihrer Eigenschaft als Cholera-Kommission – empfiehlt, dürfte sie auch bei ihren Examenskandidaten und damit bei den Ärzten des Landes als bewährtes ärztliches Wissen vorausgesetzt haben. Es ist die alte *Diätetik*, lehrhaft und konkret, mit einem sicheren Urteil über jedes Nahrungsmittel und einem genauen Programm für jede Situation. Wir erkennen die alten sechs „res non naturales" wieder, also Luft, Speisen und Getränke, Ruhe und

---

[1] Vorschriften zur Verhütung der asiatischen Cholera so wie zur Behandlung derselben bis zur Ankunft des Arztes. Mitgetheilt von der Königl. ärztlichen Prüfungsbehörde, Hannover 1831 (Zitate S. 6–8; 9f.). – Unterzeichnet haben die ausführlichen Vorschriften, in denen u. a. als Desinfektionsverfahren Waschungen mit „Chlorkalk-solution" empfohlen werden, die Herren von der Decken, von Dachenhausen, Stieglitz, Öhlrich und Lodemann als „Königl. Immediat-Commission gegen die Cholera" (S. 35). Diese Sonderbehörde arbeitete vom 19. Juli 1831 bis zum 11. Januar 1832; den Vorsitz führte der Generalfeldzeugmeister Johann Friedrich von der Decken (1769–1840), die staatliche Verwaltung war außerdem durch den Landdrosten von Dachenhausen und den Regierungsrat Öhlrich (bei Deichert: „v. Oelbrich") vertreten. Die medizinischen Autoritäten waren die beiden Leibärzte Hofrat Johann Stieglitz (1767–1840), der „hannoversche Hufeland", und Johann Georg Lodemann (1762–1846), Herausgeber der Pharmacopoea Hannoverana von 1819 und entscheidend beteiligt an der Medizinalgesetzgebung des Landes. – Vgl. hierzu Heinrich Deichert: Geschichte des Medizinalwesens im Gebiet des ehemaligen Königreichs Hannover. Ein Beitrag zur vaterländischen Kulturgeschichte, Hannover u. Leipzig 1908 (= Quellen und Darstellungen zur Geschichte Niedersachsens Bd. 26), bes. S. 263.

Bewegung, Schlafen und Wachen, Absonderungen und Ausscheidungen – und die „Leidenschaften" oder Gemütsbewegungen. Galen, die klassischen Qualitäten und die Säfte sind noch ebenso gegenwärtig wie die Aufklärung, „Erfahrung und Vernunft" werden wörtlich beschworen. Ein Vergleich ist reizvoll mit dem, was Johann Christian Reil (1759–1813) als Vertreter der Generation der ärztlichen Lehrer von Stieglitz und Lodemann fast 50 Jahre zuvor in seinem „diaetetischen Hausarzt" dem breiten Publikum auseinandergesetzt hatte[2]. In Hufelands „Makrobiotik" wird man das damals verbreitetste Standardwerk zum Thema sehen dürfen[3].

Aus dem Text der zitierten „Vorschriften" von 1831 wird erkennbar, für wen sie offenbar hauptsächlich entworfen sind. Da wird „Wildpret" empfohlen und Portwein morgens „vor dem Ausgehen", „zartere Constitutionen" sollen sich vor süßen Likören hüten. Dagegen braucht sich die „arbeitende, nicht verzärtelte Classe der Einwohner" weniger Sorgen zu machen – ihrem nicht so verwöhnten und empfindlichen Darm wird gleichsam athletische Robustheit zugetraut . . .

Zu bemerken wäre noch, daß die Kommission in Hannover durchaus überzeugt sein konnte, einen vollen Erfolg erzielt zu haben: Es erkrankten insgesamt nur 95 Personen im Königreich Hannover, von denen 59 starben. Seit dem 6. Dezember 1831 wurden keine neuen Erkrankungen mehr festgestellt[4].

Nun haben wir heute andere Vorstellungen – nicht nur über die Kausalzusammenhänge um die Cholera, die in diesem Fall ja nur den äußeren Anlaß zu diätetischer Belehrung bot. Imponierend bleibt das in Jahrhunderten gewachsene und bewahrte Lehrgebäude, das dem biedermeierlichen Arzt und seinen Schutzbefohlenen eine auf „Vernunft und

---

[2] Johann Christian Reil: Diaetetischer Hausarzt für meine Landsleute, 2 Bände, Aurich 1785, 1787; neue Aufl. Frankfurt a. M. u. Leipzig 1791.

[3] Christoph Wilhelm Hufeland: Makrobiotik oder die Kunst, das menschliche Leben zu verlängern, 3. Aufl. Berlin 1805, 4. Aufl. 1806, 5. Aufl. 1824, 8. Aufl. 1860. Die erste Ausgabe erschien 1796 in Jena unter dem Titel „Die Kunst, das menschliche Leben zu verlängern" (2. Aufl. 1798). – Hufeland hatte als Professor in Jena (1793–1801) mit seinen Vorlesungen über Diätetik und Lebensverlängerung einen heute kaum noch vorstellbaren Erfolg gehabt und war dadurch zu seinem Buch ermuntert worden: „Meine Vorlesungen fanden mehr Beifall, als ich erwartet hatte und verdiente, besonders die Makrobiotik, die ich in dem großen Auditorium vor bis 500 Zuhörern öffentlich vortrug, und die, wegen ihrer moralischen Tendenz, die sie auf die Jugend haben mußte, mir viel Freude machte und Segen brachte." (Zitiert nach Erich Ebstein: Ärzte-Memoiren aus vier Jahrhunderten, Berlin 1923, S. 137.)

[4] Vgl. hierzu Deichert (s. Anm. 1) S. 265f.: Der erste Cholerakranke war am 22. Oktober 1831 ein Seemann auf der Insel Krautsand; am 28. Oktober folgte der Ausbruch einer Epidemie in Lüneburg, wo 57 Kranke starben. Außerdem gab es nur noch 6 Cholerakranke in Buxtehude.

Erfahrung" gegründete feste Anleitung in jedem konkreten Einzelfall bot und damit die vermeintliche Sicherheit, richtig zu handeln. Man wußte es immer ganz genau – so fragwürdig heute auch die Begründung erscheinen mag.

Vergleichen wir damit die Erlebnisse unserer eigenen Studentenjahre, so möchten wir die Alten manchmal um ihre trügerische Selbstsicherheit beneiden. Physiologische Chemie, Klinik, Pharmakologie und Bakteriologie haben uns Kenntnisse über Stoffwechselvorgänge und Fermentsysteme, Vitamine, Leberfunktion, Harnbildung und Nahrungsmittelhygiene vermittelt, von denen vor 140 Jahren kaum jemand träumen konnte. Wir wußten das Grundsätzliche über Aminosäuren, Triglyceride und Hexosen. Fragte uns aber ein Patient, ob er Pflaumen essen dürfe, so waren wir hilflos. Es wurde weitgehend darauf verzichtet, die Ergebnisse der Grundlagenforschung systematisch in die schlichte Alltagssprache des Speisezettels zu übertragen. Salmonellen im Speiseeis, Botulismus und Vergiftungen durch Pflanzenschutzmittel waren uns geläufig, aber nicht etwa die Unterschiede verschiedener Fleisch- oder Käsesorten. Konkrete, formelhaft gelehrte Anweisungen gab es eigentlich nur in der Säuglingsernährung, und der Säugling war dabei Objekt, nicht Gesprächspartner. Bei der Diabetikereinstellung, beim „Voitschen Kostmaß" und der Lebensmittelrationierung wurde abstrahiert, es gab Eiweiß, Fett und Kohlenhydrate, Kalorientafeln und die Sorge um die Vitamine. Über das Kochbuch wurde kaum gesprochen. Wir haben als Studenten überhaupt nicht erfahren, daß es einmal eine Diätetik mit dem umfassenden Programm eines angemessenen Umgangs mit den „res non naturales" gegeben hat. Ernährungslehre erschien uns als angewandte physiologische Chemie, allenfalls ergänzt durch beiläufige klinische Erfahrung wie etwa bei der Gicht oder der Xerophthalmie.

Allein aus persönlicher Erfahrung läßt sich demnach schließen, daß ein einst wichtiges Lehrfach aus dem medizinischen Unterrichtsprogramm verschwunden ist oder doch in Form und Inhalt so stark verändert wurde, daß es als Einheit nicht mehr erkennbar ist. Die entscheidenden Phasen dieser Veränderung wird man im 19. Jahrhundert suchen.

Die klassische Diätetik war seit alters ein Teil der praktischen Medizin, an den Universitäten gelehrt von den erfahrenen Senioren der Fakultäten. Diese wurden nach der Einrichtung von Kliniken (in den Jahrzehnten um 1800) allmählich zu „Klinikern" im modernen Sinn, die klinische Forschung (später auch im Laboratorium) sollte bald das typische, etwas behäbige Bild des einstigen „Professoris Praxeos" gründlich verändern. Reil und Hufeland waren Kliniker dieser Übergangszeit, beiden war Diätetik ein selbstverständliches und wichtiges Thema. Als weiteres Beispiel läßt sich der Kliniker Harleß anführen, der in Bonn im

Sommersemester 1819 „Gesunderhaltungskunde" anzeigte und im Wintersemester 1820/21 über die „vorzüglichern Abschnitte der Diätetik und Hygieine" zu lesen versprach.

Aber — und gerade dies möchte man für repräsentativ halten — im Jahre 1820 war Harleß schon nicht mehr „Kliniker", wie er es seit 1814 in Erlangen und dann in seinem ersten Bonner Jahr gewesen war: Er hatte sich auf die theoretische Medizin zurückgezogen. Dies scheint charakteristisch für das Schicksal der alten Diätetik in der ersten Hälfte des 19. Jahrhunderts. Von den Klinikern übernahmen sie die von der eigentlichen Praxis und der Lehre am Krankenbett zunehmend ausgeschlossenen Professoren der theoretischen Medizin; bald geriet das traditionelle Lehrfach auch in diesem Bereich in die Hände der „zweiten Garnitur" der nun zahlreicher werdenden außerordentlichen Professoren und Privatdozenten, und um die Jahrhundertmitte ist es aus dem Lehrangebot verschwunden. Im selben Maße, wie die Diätetik offenbar als „altmodisch" empfunden wird, rücken die naturwissenschaftlichen Methoden und Kenntnisse in den Vordergrund; Physiologie und Chemie, schließlich physiologische Chemie übernehmen die Zuständigkeit auch im Unterricht, soweit die Ernährung betroffen ist.

Diese Entwicklung läßt sich in den Vorlesungsverzeichnissen ablesen, wie an einigen Beispielen gezeigt werden soll. In *Halle* war der letzte Ordinarius für „theoretische Medizin" (seit 1852) Friedrich Ludwig Krahmer (1810—1893); er hat nur im WS 1840/41, noch als Privatdozent, eine besondere Vorlesung über „Diätetik" angezeigt und im übrigen von 1838 bis zu seinem Tod 1893 meist stereotyp Arzneimittellehre, Staatsarzneikunde bzw. gerichtliche Medizin und Hygiene angekündigt[5]. Vor ihm

---

[5] Krahmer gehörte zu einer Generation, die mehrere Phasen der Entwicklung zur modernen naturwissenschaftlichen Medizin miterlebte; nach vielversprechenden Anfängen scheint ihm das Schritthalten zunehmend schwerer gefallen zu sein, bis er im Alter resignierte. Vgl. Hans-Heinz Eulner: Aus der Geschichte des Pharmakologischen Institutes zu Halle, in: Arzneimittelforsch. 5 (1955) S. 553—557. — Vor allem nach der Ernennung zum a. o. Professor (1845) waren Krahmers Vorlesungsangebote recht vielseitig und griffen auch auf klinische Themen über: „Praktische Übungen in der Auscultation und Percussion" (SS 1846, zuletzt WS 1848/49), „Mikrochemische Untersuchungen des Urins, als Hilfsmittel für die Diagnose der Krankheiten der Harnorgane" (SS 1846 — SS 1847), „Krankheiten der Lungen, des Herzens, der Nieren, durch praktische Übungen und Experimente erläutert" (WS 1846/47), „Spezielle Pathologie und Therapie" (SS 1847, zuletzt WS 1849/50) hätten für ihn als Schüler Krukenbergs auch der Anfang einer klinischen Karriere sein können. „Allgemeine Pathologie und Therapie" (SS 1847, 1848, 1849, 1850) dagegen gehörte in dieser Übergangszeit durchaus zum Stoff des Professors der theoretischen Medizin; später kam dann die allgemeine Pathologie zur pathologischen Anatomie, die allgemeine Therapie zur Klinik. Krahmer, dessen Bestallung zum Ordinarius auf „Heilmittellehre" lautete, las hin und wieder auch über Balneologie.

hatte Christian Heinrich Theodor Schreger (1768–1833) von 1821 bis 1833 noch regelmäßig „Diätetik" gelesen neben „Pharmakologie", also der herkömmlichen Arzneimittellehre, „Hygiastik" und „Hippiatrik" – es war die Zeit, als Veterinärmedizin in medizinischen Fakultäten kein ungewöhnlicher Lehrstoff war[6]. Auch Chemie und lateinische Übungen gehörten zu Schregers Programm. „Diätetik" war in Halle seit Friedrich Hoffmann (1660–1742), dem ersten „Professor Praxeos", als besondere Vorlesung geläufig gewesen; Andreas Elias Büchner (1701–1769), Johann Peter Eberhard (1727–1779) und die „Kliniker" Goldhagen, Reil und Nolde haben sie selbst gelesen[7]; in den Ankündigungen einiger Privatdozenten kommen auch Kombinationen von Diätetik mit Hygiene und Volksmedizin vor[8]. Diese alte Diätetik verschwindet als Terminus technicus mit Krahmers Anzeige vom WS 1840/41 aus den Vorlesungsverzeichnissen von Halle. Sie hatte den selbstverständlichen, geradezu obligatorischen Rahmen geboten für die Behandlung der Ernährungslehre im akademischen Unterricht; wieviel daneben noch etwa die „Physiologie"-Vorlesungen dieser Zeit an einschlägiger wissenschaftlicher Information für die Studenten beisteuerten, ist jedenfalls aus den Vorlesungsanzeigen allein nicht zu entnehmen.

Nach mehr als 40 Jahren begegnet uns das Wort „Diätetik" dann wieder im halleschen Vorlesungsverzeichnis, offenbar in einer gründlich veränder-

---

[6] Schreger war 1810 in Wittenberg Ordinarius der Chemie und Arzneimittellehre geworden und bei der „Vereinigung" der beiden Universitäten 1817 nach Halle übernommen worden. Als Arzt in Erlangen hatte er u. a. eine „Operationslehre für Thierärzte" (Erlangen 1803) geschrieben. Vom SS 1830 an wurden seine veterinärmedizinischen Vorlesungen nicht mehr bei der Medizin, sondern unter „Staats- und Cameralwissenschaften" angezeigt. – Im SS 1824 kündigte er „psychische Diätetik" an, im folgenden Semester „psychische Hygiastik"; auch „Pastoralmedizin für Theologen" hat er wiederholt angeboten (SS 1826, 1828, 1829).

[7] Halle hatte seit 1786 eine stationäre Klinik, deren erster Direktor Johann Friedrich Gottlieb Goldhagen (1742–1788) war; ihm folgte Johann Christian Reil (1759–1813) bis zu seinem Weggang nach Berlin 1810; von 1810 bis 1813 leitete Adolph Friedrich Nolde (1764–1813) die Klinik. Die späteren Kliniker Christian Friedrich Nasse (1778–1851, Direktor in Halle 1816–1819) und Peter Krukenberg (1787–1865, Direktor 1819–1855) haben „Diätetik" nicht angezeigt.

[8] So bei August Gottlieb Weber (1762–1807, seit 1782 (!) Privatdozent in Halle, 1788 a. o. Prof.; 1789 Ordinarius in Rostock) im SS 1788 und bei Johann Christian Wilhelm Juncker (1761–1800, Dozent seit 1784, a. o. Prof. 1788, Ord. 1791) vom WS 1785/86 bis WS 1793/94; Juncker schrieb „Grundsätze der Volksarzneikunde" (Halle 1787), auf die er sich in den Vorlesungsanzeigen bezog. Auch Kurt Sprengel (1766–1833, Ordinarius seit 1795), der Medizinhistoriker und Botaniker, hat als a. o. Prof. im WS 1793/94 „Diaetetik" angezeigt; im WS 1797/98 las er „Allgemeine Therapie und Diaetetik" neben Semiotik, Pathologie und Botanik. – Übrigens hat auch Sprengel als Privatdozent Veterinärmedizin gelesen im WS 1788/89 und SS 1789, vgl. Anm. 6.

ten Situation und in einem andern Sinn – die Ergebnisse der exakten Laboratoriumsforschung seit Liebig werden nun vorgetragen. 1880 hatte man Erich Harnack (1852–1915) nach Halle berufen, nicht zuletzt, um den „altmodisch" gewordenen, 70 Jahre alten Krahmer wenigstens teilweise zu ersetzen[9]. Nun kündigte ein moderner „Theoretiker" an: „Allgemeine Tierchemie und Biologie" (SS 1881), „Die Genußmittel des Menschen" (WS 1881/82, am Sonnabend von 3–4 Uhr!), „*Diätetik* der Nahrungsmittel und Ernährung" (SS 1882 und wieder im SS 1885), „Die Genußmittel des Menschen (Kaffee, Alkohol etc.) für Studierende aller Fakultäten" (WS 1883/84), „Über die menschlichen Nahrungsmittel" (SS 1888, am Sonnabend von 6–7 Uhr!), „Die Nahrungsmittel des Menschen" (SS 1889), „Physiologie der Verdauung" (WS 1891/92), „Physiologie des Stoffwechsels" (SS 1892) und nochmals „Diätetik der Nahrungsmittel" (WS 1892/93). Dann verschwindet diese Thematik aus Harnacks Repertoire. Sein eigentlicher „Beruf" war die experimentelle Pharmakologie, äußerer Anlaß für seine Berufung nach Halle war jedoch eine Vakanz in der Vertretung der physiologischen (bzw. „pathologischen") Chemie gewesen; auch die Hygiene hat er zeitweise (1884–1888) übernommen.

Harnacks Vorgänger in Halle als Lehrer der physiologischen Chemie war von 1866 bis zu seinem Weggang nach Rostock 1880 Otto Nasse (1839–1903)[10] gewesen, auch er bereits ein moderner Laboratoriumsspezialist, in dessen Vorlesungsankündigungen der Ausdruck „Diätetik" nicht vorkommt. Er vermittelte die naturwissenschaftliche Methodik der neuen Zeit und wählte nüchterne Bezeichnungen wie „Über die Nahrungsmittel des Menschen" (SS 1866, SS 1867 und alle WS von 1868/69 bis 1879/80), „Physiologie der Ernährung (mit Experimenten)" (WS 1866/67) und „Physiologie des Stoffwechsels" (SS 1870), „Experimentalphysiologie des Stoffwechsels" (SS 1871, 1872). Im WS 1873/74 begegnet uns zuerst das Stichwort „Experimentalphysiologie der *vegetativen* Prozesse", seitdem kommen immer wieder die „vegetativen Funktionen" vor

---

[9] Harnack war Schüler des Pharmakologen Oswald Schmiedeberg (1838–1921) in Straßburg und gehörte damit zur führenden Schule – entsprechend selbstbewußt trat er Krahmer gegenüber auf. Nach Halle kam er 1880 als a. o. Prof. der physiologischen Chemie und Pharmakologie, 1889 wurde er – noch zu Lebzeiten Krahmers – Ordinarius (vgl. Anm. 5).

[10] Otto Nasse war der Sohn des Marburger Physiologen Hermann Nasse (1807–1892) und Enkel des Klinikers Christian Friedrich Nasse (1778–1851, seit 1819 in Bonn). Er habilitierte sich 1866 in Halle, wurde 1872 a. o. Prof. und folgte 1880 einem Ruf nach Rostock als Ordinarius für physiologische Chemie und Pharmakologie. Ihm gelang 1869 der Nachweis, daß Glykogen ein konstanter Bestandteil des Muskels ist, der bei Muskelarbeit abnimmt. – Vgl. Karl E. Rothschuh: Entwicklungsgeschichte physiologischer Probleme in Tabellenform, München und Berlin 1952, S. 67.

und weisen uns darauf hin, daß selbstverständlich alle modernen Physiologen die grundsätzlichen Fragen der Ernährungswissenschaft in ihrem Unterricht behandeln, ohne daß dieses Wort ausdrücklich genannt werden muß.

Zehn Jahre nach der ersten Ankündigung des Theoretikers Nasse zeigte in Halle einer der nun häufiger auftretenden klinischen Spezialisten ein Kolleg über Ernährungslehre an, der Pädiater Richard Pott (1844–1903) [11] : „Über Ernährung der Kinder" (WS 1876/77). Pott hatte sich gerade habilitiert, er hat nur dieses eine Mal dieses „enge" Thema angegeben und in den folgenden 25 Jahren meist „Krankheiten der Neugeborenen", „Kinderkrankheiten" oder einfach „Kinderklinik" angekündigt. Erst im SS 1902 überrascht er uns mit dem Terminus „Diätetik des Kindesalters" – es ist, als habe er ebenso wie vorher Harnack den Ausdruck nun wieder passend gefunden. Potts Nachfolger Ferdinand Siegert (1865–1946) war nur kurz in Halle, im SS 1904 versprach er ein einstündiges Kolleg über „Des Säuglings Ernährung, Ernährungsstörungen und Ernährungstherapie" (neben „Poliklinik der Kinderkrankheiten" und „Impfkurs"). Wilhelm Stoeltzner (1872–1954), der noch 1904 auf Siegert folgte, hat selbstverständlich auch die Säuglingsernährung gelehrt, aber nie (bis zu seinem Weggang 1925) dieses Wort in einer Vorlesungsanzeige verwendet. Was hier am Sonderfall der Ernährungslehre des Säuglings deutlich wird, läßt sich für die Ernährungslehre des Erwachsenen auf den zuständigen Kliniker übertragen: „Medizinische Klinik" als Unterrichtsveranstaltung bedeutet doch immer auch Einbeziehung der Ernährung und des Stoffwechsels in die Erörterungen über allgemeine und spezielle Pathologie und Therapie. Inzwischen war die Reglementierung des Lehrplans so weit fortgeschritten, daß die Bezeichnungen von scheinpflichtigen Lehrveranstaltungen und Pflichtvorlesungen auch im Wortlaut von der Prüfungsordnung festgelegt waren. Was darin expressis verbis vorgeschrieben wurde, mußte künftig auch im Vorlesungskatalog so genannt werden; nur die Ankündigung zusätzlicher Programme blieb noch dem Einzelnen überlassen. Aus dem Fehlen eines „Stichworts" im Vorlesungsverzeichnis darf – seit jeher! – allenfalls auch geschlossen werden, daß der betreffende Stoff durch einen Oberbegriff bereits „abgedeckt" war. Im Falle der „diätetischen Behandlung" traf dies zu, die Prüfungsordnung von 1901 setzte deren Berücksichtigung in der Medizinischen Klinik voraus[12].

---

[11] Richard Pott war der erste Kinderspezialist in der halleschen Fakultät; er war anfangs Assistent in der Medizinischen Klinik und habilitierte sich 1876 mit einer Arbeit über die tuberkulöse Meningitis bei Kindern. 1883 wurde er a. o. Prof. und Leiter der von ihm begründeten Poliklinik für Kinderkrankheiten.

[12] Freilich geschah dies ziemlich diskret nur in einem Nebensatz der Erläuterungen. Die Ordnung selbst verfügte in § 32 (betreffend den „ersten Teil der medizinischen Prüfung"): „Gelegentlich der Krankenbesuche . . . hat der Kandidat noch an sonstigen

Neben der Suche nach Hinweisen in Vorlesungstiteln kann noch ein anderer Weg helfen, ein Urteil über das Interesse von Universitätslehrern und Studenten an bestimmten Fragen zu gewinnen: Dissertationen setzen eigene intensive Beschäftigung mit einem Thema voraus, in der Regel bei beiden Partnern. Sieht man die Titel der in Halle zwischen 1817 und 1885 [13] entstandenen medizinischen Dissertationen auf unser Thema hin einmal durch, so ist die Ausbeute mager: In diesen fast 70 Jahren verzeichnet Suchier 1367 medizinische Promotionen und 51 Habilitationsschriften. Nur sechs Dissertationen bzw. Thesen betreffen die Ernährung, eine Habilitationsschrift handelt vom Körpergewicht bei Typhus und gehört kaum hierher.

Als erster Doktorand begegnet uns Heinrich Wilhelm Kulenkampff, am 3. 11. 1838 auf Thesen promoviert: „Theses, loco dissertationis de elementis nutrimentorum hominum mox edendae." Die versprochene Dissertation ist nie erschienen . . . Es folgt am 11. Juli 1845 Johann Heinrich Meckel von Hemsbach, der spätere Charité-Prosektor und Vorgänger Virchows als Pathologe in Berlin (1852–1856), mit einer Dissertation „De genesi adipis in animalibus." Am 4. November 1845 wird August Rudolf Bremer promoviert: „De communicatione chemica inter plantas et animalia per aerem athmosphaericum nutritione ac respiratione effecta" ist der Titel der Arbeit. Sieht man von einer Dissertation im Jahre 1860 (Hugo August von Haxthausen: „Acidum phosphoricum urinae et excrementorum") ab, die nur unter Vorbehalt hier einzuordnen wäre, so bleibt danach eine Lücke bis 1872. Nicht nur der seit 1867 zugelassene Gebrauch der deutschen Sprache vermittelt uns dann den Eindruck eines förmlichen Neubeginns: „Ueber die künstliche Ernährung der Neugeborenen" (Wilhelm Lange, 8. August 1872), „Die Milch und ihre Verwendung in der Diätetik" [sic !] (Paul Freygang, 16. November 1872), „Die Kinderernährung im Säuglingsalter" (Wilhelm Gericke, 2. Mai 1882) – das ist alles.

Kranken seine Fähigkeit in der Diagnose und Prognose der inneren Krankheiten, namentlich mit Einschluss der Kinderkrankheiten, und seine Vertrautheit mit der gesamten Heilmittellehre, soweit sie nicht Gegenstand der Prüfung zu § 33 ist, nachzuweisen. . . ." (§ 33 betraf Pharmakologie, Toxikologie und Arzneiverordnung.) Kirchner erläuterte das „Amtsdeutsch" des letzten Satzteiles so: „Diese Bestimmung hat darin ihren Grund, daß neuerdings mehr und mehr neben den Arzneimitteln im engeren Sinne andere Heilmethoden, namentlich das Wasserheilverfahren, die Elektrizität, die diätetische Behandlung, die Lichttherapie usw. an Bedeutung für den Arzt gewonnen haben, deren frühere Vernachlässigung nach Ansicht erfahrener Aerzte und Kliniker mit ein Grund für das bedauerliche Emporwuchern und die unbegreifliche Blüte der Kurpfuscherei gewesen ist." – Vgl. Martin Kirchner: Die wesentlichen Bestimmungen der Deutschen „Prüfungsordnung für Aerzte" vom 28. Mai 1901, in: Klin. Jb. 8 (1902) S. 201–296. (Zitate S. 285 und S. 252.) – In diesem Zusammenhang ist daran zu erinnern, daß 1898 der erste Band der „Zeitschrift für diätetische und physikalische Therapie" erschien, herausgegeben von den Berliner Klinikern Ernst von Leyden und Alfred Goldscheider; die mit dem 9. Jahrgang (1906) vorgenommene Änderung des Titels in „Zeitschrift für physikalische und diätetische Therapie" deutet die tatsächliche Verteilung der „Gewichte" an.

[13] Wolfram Suchier: Bibliographie der Universitätsschriften von Halle-Wittenberg 1817–1885, Berlin 1953 (= Arbeiten aus der Universitäts- und Landesbibliothek Sachsen-Anhalt in Halle a. d. Saale Bd. 3).

Kann Halle als Beispiel dienen für eine durchschnittliche preußische Provinzuniversität im 19. Jahrhundert, so werden wir in *Gießen* nach etwaigen Spuren der Tätigkeit Justus Liebigs im Unterrichtsangebot zur Ernährungslehre suchen. Ein in die Literaturgeschichte eingegangenes Zeugnis über ernährungsphysiologische Arbeiten in Gießen hat zudem Georg Büchner in seinem „Woyzeck" überliefert: Fütterungsversuche am Menschen mit einseitiger Kost (Erbsen) und gewisse Eigenheiten des Gießener Anatomen und Physiologen Johann Bernhard Wilbrand (1779–1846)[14].

Auch im Gießener Vorlesungsverzeichnis begegnet uns zunächst die klassische Diätetik. Im WS 1813/14 kündigt sie der eben ernannte Prosektor Vogt[15] an: „Diätetik für Ärzte und Laien, viermal wöchentlich." Nach ihm hat seit dem WS 1828/29 der Privatdozent Wilhelm Rau[16] bis zu seinem Abgang 1834 „Diätetik" nach Klose[17] angekündigt, gelegentlich (SS 1830) ausdrücklich „mit Rücksicht auf Nichtmediciner", im SS 1833 „für Gesunde und Kranke." Mit dem WS 1837/38 beginnt das bis zum SS 1856 zu verfolgende Angebot des Privatdozenten Eduard Stammler – er war zunächst Assistenzarzt, dann Kreisphysikus und las neben „Diätetik" auch über allgemeine Therapie; sein Rezeptierkurs lief noch bis 1863. Zeitweise kündigen nun zwei, ja drei Dozenten „Diätetik" an: Im WS 1839/40 verspricht erstmals der Privatdozent Wetter[18] eine „Pädiatrik . . . nebst . . . Diätetik für Kinder", zehn Jahre später setzt er – nunmehr als Professor – voll ein: „Diätetik" (WS 1849/50, 1850/51, 1851/52, 1853/54, 1854/55); „Hygieine, mit Rücksicht auf Staats-Diätetik" (WS 1855/56), „Krankendiätetik, mit Einschluß der Krankenwartung" (SS 1856) und weiter in jedem Winter bis 1859/60 „Diätetik". Vom WS

---

[14] Vgl. hierzu u. a. Gernot Rath: Georg Büchner, in: Ciba-Symposium 7 (1959) S. 34–37. – Otto Döhner: Georg Büchners Naturauffassung, Phil. Diss. Marburg 1967 (bes. S. 37–44).

[15] Philipp Friedrich Wilhelm Vogt (1786–1861), der Vater des späteren „Materialisten" Karl Vogt (1817–1895) in Genf, wurde in Gießen 1813 anatomischer Prosektor (bis 1821), 1814 a. o. Prof. und 1817 Ordinarius; er hat auch über Arzneimittellehre, allgemeine Therapie u. ä. gelesen und ging 1834 als Kliniker nach Bern.

[16] Wilhelm Rau (1804–1861) habilitierte sich 1827 in Gießen, las seit SS 1828 auch über Kinder- und Augenheilkunde und wurde 1834 als Extraordinarius für diese beiden Fächer nach Bern berufen.

[17] Karl Ludwig Klose: Grundsätze der allgemeinen Diätetik. Zu academischen Vorlesungen entworfen. Leipzig 1825; – Klose (1791–1863) wurde in Breslau 1816 Privatdozent, 1818 a. o. Prof. und 1829 Ordinarius mit dem charakteristischen Repertoire des Professors der theoretischen Medizin: Allgemeine Pathologie, Enzyklopädie und Geschichte der Medizin, gerichtliche Medizin (bzw. Staatsarzneikunde). 1833–1839 war er in Königsberg tätig, wo er u. a. auch über „Gemüthskrankheiten" las. 1839 kehrte er nach Breslau zurück und lehrte als Honorarprofessor noch bis 1853.

[18] Johann Baptist Wetter (1812–1883), seit 1838 Privatdozent, 1844–1870 a. o. Prof. in Gießen.

1860/61 bis zum WS 1863/64 kündigt Wetter dann „Hygieine, mit Berücksichtigung der Diätetik des Staates“ an; in den folgenden Wintersemestern bis zum WS 1869/70 spricht er nur noch über „Hygieine“, in seiner letzten Ankündigung (WS 1870/71) aber gebraucht er wieder den alten Ausdruck „Diätetik“. Wetter las sonst noch über allgemeine Pathologie, Enzyklopädie und Methodologie, Geschichte der Medizin. Neben Stammler tritt noch der Pharmakologe Phoebus [19] mit der Ankündigung einer zweistündigen „Diätetik“ (WS 1843/44, 1845/46, SS 1846), aber nur für kurze Zeit. Auch den Veterinärmedizinern ist der Ausdruck vertraut: Karl Wilhelm Vix [20] kündigt (z. B. SS 1850, 1854) „Zoo-Diätetik“ an und wenig später (SS 1857) „Diätetik der Haustiere“.

Der Terminus „Diätetik“ im alten Sinne hat sich demnach in Gießen länger im Vorlesungsverzeichnis erhalten als in Halle, zuletzt noch als Synonym für „Hygieine“. Wo aber finden wir die beginnende Grundlagenforschung? Liebig selbst [21] hat von 1824 bis zu seinem Weggang nach München 1852 immer nur rein chemische Kollegtitel ohne sichtbare Beziehung zur Ernährungslehre gewählt: Pharmazeutische Chemie, allgemeine Experimentalchemie, Agriculturchemie, Forstchemie, technische sowie analytische Chemie. Früh und nur einmal hat vor Liebigs Zeit Wilhelm Ludwig Zimmermann in der Philosophischen Fakultät „Zoochemie und Phytochemie“ angezeigt [22]. 1843 beginnen dann die Ankündigungen des Privatdozenten Hoffmann [23]: „Ueber die Physiologie der Verdauung“

[19] Philipp Phoebus (1804–1880), gerade 1843 als Ordinarius berufen und Direktor des von ihm 1844 eingerichteten „Institutes“, vgl. u. a. Edith Heischkel-Artelt: Die Frühzeit des Gießener Pharmakologischen Institutes, in: Nachr. d. Gießener Hochschulges. 32(1963) S. 213–224.

[20] Karl Wilhelm Vix (1802–1866), seit 1827 als Kreistierarzt mit einem Lehrauftrag versehen, seit 1830 Assessor der Medizinischen Fakultät, 1835 a. o. Prof. der Tierheilkunde, 1847 ord. Honorarprofessor.

[21] Justus Liebig (1803–1873) hatte sich selbst bei der Regierung beworben und wurde 1824 zum a. o. Professor in Gießen ernannt, die Philosophische Fakultät war zuvor nicht gefragt worden. Eigentlich „zuständiger“ Fachvertreter war der Ordinarius Zimmermann (s. Anm. 22), nach dessen Tod Liebig 1825 das freigewordene Ordinariat übertragen wurde. – Über Liebigs Unterricht und Einzelheiten des Laboratoriumsbetriebes vgl. u. a. Jakob Volhard: Justus von Liebig, 2 Bde., Leipzig 1909.

[22] Wilhelm Ludwig Zimmermann (1782–1825) war 1818 a. o. Professor, 1819 Ordinarius für Chemie und Mineralogie in Gießen geworden; er endete, wie es heißt, „durch Selbstmord, da infolge Liebigs Berufung nach Gießen 1825 seine Existenz vernichtet war“. Vgl. Fritz Ferchl: Chemisch-Pharmazeutisches Bio- und Bibliographikon, Mittenwald 1937 (Zitat S. 596). – Zimmermann ertrank in der Lahn; vgl. hierzu auch Lothar Hock: Beitrag zur Geschichte der Chemie in Gießen, in: Ludwigs-Universität – Justus-Liebig-Hochschule 1607–1957. Festschrift zur 350-Jahrfeier, Gießen 1957, S. 288–307 (bes. 289–291).

[23] Nicht etwa Liebigs berühmter Schüler August Wilhelm (von) Hofmann (1818–1892), der sich 1845 in Bonn habilitiert hat, sondern der spätere Direktor des

(SS 1843), „Chemischer Theil der Physiologie" (SS 1844, WS 1844/45) und „Die Lehre von der Verdauung" (SS 1844); vom WS 1845/46 an verwendet er den Ausdruck „Physiologische Chemie". In der Philosophischen Fakultät kündigte daneben der Privatdozent Fresenius[24] an: „Chemie angewandt auf Agricultur und Physiologie" (WS 1843/44), „Oekonomische und polizeiliche Chemie (Chemie der Lebensbedürfnisse)" (SS 1845). Das Stichwort „Ernährung" suchen wir vergebens, und in den folgenden Jahrzehnten tritt auch die physiologische Chemie wieder zurück. In den 70er Jahren etwa darf man wohl feststellen, daß die alte Diätetik verschwunden ist, die physiologisch-chemische Unterrichtsroutine aber noch nicht – oder noch nicht wieder – begonnen hat[25].

Liebig verließ Gießen 1852 – er folgte dem Ruf nach *München*. In München lehrte Pettenkofer, und vor allem mit Voit[26] und seinen Schülern entstand hier ein neues Forschungszentrum der Ernährungswissenschaft. In den Münchener Vorlesungsverzeichnissen werden wir nach dem Wirksamwerden dieser Forschungsarbeit auch in der Lehre suchen.

Noch viel stärker als in Gießen wird in den ersten Jahrzehnten der 1826 etablierten Münchener Fakultät der Einfluß der romantischen Naturphilosophie aus den Vorlesungsanzeigen der Mediziner spürbar. Wie wir erwarten, ist auch die klassische Diätetik angemessen vertreten: Der a. o. Professor Breslau[27] hat sie vom WS 1826/27 bis zum WS 1827/28 angekündigt (neben Arzneimittellehre, auch allgemeine Therapie hat er gelesen); nur im SS 1828 bot sie der Privatdozent Waltenberg[28] an. Nach einer Lücke von drei Semestern (SS 1829 – SS 1830) übernahm der Privatdozent Roth[29] vom WS 1830/31 an den Unterricht – neben der Homöopathie, die er seit SS 1831 vortrug – bis zum WS 1840/41. Im selben Semester verwendete

Gießener Botanischen Gartens Heinrich Karl Hermann Hoffmann (1819–1891), seit 1842 praktischer Arzt und Privatdozent, 1848 a. o. Prof. der Botanik, 1851 Direktor des Botanischen Gartens, 1853 Ordinarius.

[24] Karl Remigius Fresenius (1818–1897) war Liebigs Vorlesungsassistent und habilitierte sich 1843; 1848 gründete er in Wiesbaden das Laboratorium, das seinen Namen bis heute so bekannt macht.

[25] Zur Situation der physiologischen Chemie im 19. Jahrhundert (und zur Rolle Liebigs) vgl. Hans-Heinz Eulner: Die Entwicklung der medizinischen Spezialfächer an den Universitäten des deutschen Sprachgebietes, Stuttgart 1970 (=Studien zur Medizingeschichte des 19. Jahrhunderts, hrsg. v. W. Artelt u. W. Rüegg, Bd. 4), hierzu S. 66–92.

[26] Vgl. Edith Heischkel-Artelt: Carl von Voit als Begründer der modernen Ernährungslehre, in: Ernährungs-Umschau 10 (1963), S. 232–234.

[27] Heinrich (von) Breslau (1784–1851), a. o. Prof. 1826, seit 1828 Ordinarius für Arzneimittellehre; königlicher Leibarzt.

[28] Franz Joseph Maria Waltenberg, Dozent in München 1827–1829, begleitete 1832/33 als bayerischer Militärarzt König Otto I. nach Griechenland.

[29] Johann Joseph Roth (1804–1859), Privatdozent in München 1829–1841.

der Geburtshelfer Weissbrod[30] den Ausdruck: „Über den diätetischen, nosologischen und therapeutischen Theil der Geburtslehre“ (während der a. o. Professor Johann Nepomuk Berger den „physiologisch-hygiastischen Theil“ anzeigte). Zum WS 1848/49 finden wir dann noch einmal „Diätetik und öffentliche Gesundheitspflege“ angeboten von Seitz[31], damit erscheint für München der traditionelle Lehrinhalt wohl zum letzten Mal. Seit 1847 war Max Pettenkofer[32] als Professor der medizinischen Chemie in der Münchener Fakultät, und seine „Vorträge über diätetisch-physikalische Chemie“ (SS 1853) lassen uns an Laboratoriumshygiene eher denken als an die „res non naturales“. Bei der „diätetisch-physikalischen Chemie“ bleibt es auch im SS 1854 und SS 1855, im SS 1856 heißt es „Ueber die physikalischen und chemischen Grundsätze der Diätetik und der öffentlichen Gesundheitspflege“; für das WS 1856/57 kündigte Pettenkofer, zusammen mit Hofmann[33], „Physikalische und chemische Grundsätze der Diätetik, als Theil der Medicinalpolizei“ an. Fortan verwendete er nur noch Ausdrücke wie „Gesundheitslehre“, „öffentliche Gesundheitspflege“, „Medicinalpolizei“ und – seit SS 1865 – „Hygiene“. Der Begriff „Ernährung“ kommt zunächst noch nicht vor, allenfalls könnten wir aufmerken bei Pettenkofers Ankündigung „Organische Chemie mit besonderer Berücksichtigung des physiologischen Theils“ (SS 1850) oder schon vorher (seit SS 1843) bei den „Vorträgen und Demonstrationen über physiologische und pathologische Chemie“ des Privatdozenten Buchner[34].

Als „Neuheit“ erscheint seit dem SS 1856 die wiederholte Anzeige des eigentlich als Ohrenarzt hervorgetretenen Privatdozenten, Gerichts- und Polizeiarztes Martell Frank[35]: „Ueber Medicinalpolizei mit practischen

---

[30] Johann Baptist (von) Weissbrod (1778–1865), Ordinarius seit 1826 und bis 1858 Direktor der geburtshilflichen Klinik.

[31] Franz Seitz (1811–1892), 1848 Dozent, 1850 a. o. Prof., 1852 Ordinarius und seit 1850 Vorstand der (medizinischen) Poliklinik in München.

[32] Max (1882: von) Pettenkofer (1818–1901), Schüler und Freund Liebigs, wurde 1847 a. o. Prof., 1852 Ordinarius für medizinische Chemie in München, 1865 erster ordentlicher Professor der von ihm geforderten modernen Hygiene. Über ihn vgl. u. a. Carl von Voit: Max von Pettenkofer zum Gedächtnis. Rede in der Bayerischen Akademie der Wissenschaften zu München am 16. November 1901. München 1902. – Friedrich Erismann: Max von Pettenkofer, Leipzig 1901. – Otto Neustätter: Max Pettenkofer, Wien 1925 (Meister der Heilkunde, hrsg. v. Max Neuburger, Bd. 7). – Karl Kisskalt: Max von Pettenkofer, Stuttgart 1948 (Große Naturforscher, hrsg. v. H. W. Frickhinger, Bd. 4).

[33] Joseph Hofmann (1815–1874), seit 1853 Ordinarius in München, Geburtshelfer, Gerichtsarzt und Lehrer der Staatsarzneikunde.

[34] Ludwig Andreas Buchner (1813–1897), Schüler Liebigs, 1842 in München habilitiert, 1847 a. o. Prof. der physiologischen und pathologischen Chemie, 1852 Ordinarius für Pharmazie und Toxikologie.

[35] Martell Frank (1810–1886) habilitierte sich 1849 in München für Ohrenheilkunde, die er bis 1873 lehrte.

Uebungen in Untersuchung von Viktualien, wöchentlich zweimal"; später (WS 1859/60 u. f.) treten „Genussmittel" an die Stelle der „Viktualien". Mit dem SS 1863 begegnet uns dann die erste einschlägige Vorlesungsankündigung von Voit[36]: „Physiologie mit Experimenten und Demonstrationen, Theil I Ernährung" (täglich von 8–9 Uhr). Der erläuternde Zusatz und damit unser Stichwort fällt künftig wieder weg, wir haben die Ernährungslehre also fortan als selbstverständlichen Inhalt des ersten Teils der Physiologievorlesung vorauszusetzen – auch wenn dies nur noch gelegentlich (WS 1873/74 u. ö.) ausdrücklich bestätigt wird.

Voits Assistent Forster[37] führte mit dem SS 1874 eine neue Vorlesung ein: „Ueber Kost des Menschen", dann (WS 1874/75) „Ueber Lebensmittel und deren Fälschungen", „Ueber Ernährung und Kost des Menschen" (SS 1876), „Ueber Nahrungs- und Genussmittel" (SS 1877, WS 1878/79). Vom SS 1875 bis zum WS 1876/77 hat Forster auch „Physiologische Chemie (Charakteristik der im Thierkörper vorkommenden Stoffe)" angezeigt; mit dem SS 1879 ist er aus dem Vorlesungsverzeichnis verschwunden. Vorher schon hat sich gleichsam die neue Schule vorgestellt mit dem Angebot von Bollinger[38], im WS 1876/77 für „Aspiranten des Physikats-Examens" gemeinsam mit Pettenkofer und Forster einen Kurs abzuhalten: „Hygienischer Cursus (Sanitätspolizei der menschlichen Fleischnahrung und der auf den Menschen übertragbaren Zoonosen)".

Immer wieder wird nun das Thema „Ernährung" aufgegriffen von Privatdozenten mit später berühmten Namen, deren Kommen und Gehen im

---

[36] Carl (von) Voit (1831–1908) hatte sich 1857 in München für Physiologie habilitiert, war 1860 a. o. Prof. und nun 1863 erster selbständiger Ordinarius des Faches geworden. Bis dahin hatte Theodor Ludwig Wilhelm (von) Bischoff (1807–1882, Ordinarius in München seit 1854, vorher in Gießen) noch die Physiologie neben der Anatomie vertreten; auch er gehört in den Kreis der an der Ernährungsphysiologie interessierten „exakten" Forscher, die die Münchener Schule vorbereiteten. Bischoff war eng verbunden mit Liebig, der die Berufungen des Freundes nach Gießen und dann nach München betrieben hat. Vgl. auch Theodor Ludwig Wilhelm von Bischoff: Ueber den Einfluss des Freiherrn Justus von Liebig auf die Entwicklung der Physiologie, München 1874.

[37] Josef Forster (1844–1910) war Assistent am Münchener *Physiologischen* Institut unter Voit, habilitierte sich 1874 für *Hygiene* und wurde 1877 Professor der *Physiologie* an der Tierarzneischule in München; 1878 schon folgte er einem Ruf nach Amsterdam als *Hygieniker* und war zuletzt (seit 1896) Ordinarius für *Hygiene* in Straßburg.

[38] Otto (von) Bollinger (1843–1909) war seit 1874 a. o. Professor an der Münchener Tierarzneischule und wurde 1880 Ordinarius für allgemeine Pathologie und pathologische Anatomie an der Universität. Er beschrieb 1877 den Actinomyces-Pilz als Ursache der Aktinomykose des Rindes; seine Untersuchungen über Rindertuberkulose, Milzbrand und Trichinose führen in ein wesentliches Grenzgebiet zwischen menschlicher und tierischer Pathologie und Nahrungsmittelhygiene. – Vgl. u. a. Annelise Robby: Otto von Bollinger, Med. Diss. Göttingen 1945.

Vorlesungskatalog als Beweis für die Wirksamkeit der um Pettenkofer und Voit entstandenen Münchener Schule recht eindrucksvoll ist: Mit dem WS 1879/80 beginnen die Angebote des Privatdozenten Friedrich Renk[39]: „Ueber Nahrungsmittel und Ernährung verschiedener Alters- und Berufsklassen“; „Ueber Nahrungsmittel“ (WS 1880/81, SS 1881); „Ueber Nahrungsmittel und Volksernährung“ (WS 1881/82, WS 1882/83); daneben hielt Renk gemeinsam mit Pettenkofer ein hygienisches Praktikum. Im WS 1883/84 beteiligte sich erstmals auch Max Rubner[40] am Unterricht in der Physiologie, im SS 1885 übernahm er die medizinische Chemie. Mit dem WS 1885/86 trat der Privatdozent Emmerich[41] dazu: „Kursus der Nahrungsmittel-Untersuchung“ (im Hygienischen Institut); Pfeiffer[42] kündigte im WS 1890/91 zuerst Gewerbehygiene an, dann „Ueber Nahrungs- und Genussmittel und über die Nahrung des Menschen im Allgemeinen und unter bestimmten Verhältnissen“ (SS 1891, SS 1892) und „Übungen in der Untersuchung der Nahrungs- und Genussmittel und Gebrauchsgegenstände“ (z. B. WS 1891/92, viermal wöchentlich 8–12 und 2–6 Uhr, also ein ganztägiges Praktikum!).

Man kann sich kaum vorstellen, daß diese vielfältige Betriebsamkeit auch im Unterricht ihren Eindruck auf Studenten und Kollegen verfehlt haben könnte. Merkwürdig zurückhaltend lesen sich in allen diesen Jahren die Ankündigungen der Pädiater. Hauner[43] selbst hat anfangs immer nur „Klinik der Kinderkrankheiten“ oder ähnliche Pauschaltitel angezeigt; einmalig blieb seine Vorlesung „Ueber Erziehung der Kinder (Diätetik und allgemeine Therapie)“ im SS 1866, im WS 1869/70 hieß es nochmals

---

[39] Friedrich Renk (1850–1928), Assistent bei Pettenkofer, habilitierte sich 1879 für Hygiene und ging 1887 als Regierungsrat ans Kaiserliche Gesundheitsamt nach Berlin. 1889 wurde er (erster) Ordinarius für Hygiene in Halle, von wo er 1894 nach Dresden berufen wurde als Leiter der Zentralstelle für öffentliche Gesundheitspflege und Ordinarius für Hygiene an der Technischen Hochschule.

[40] Max Rubner (1854–1932) habilitierte sich als Schüler Voits 1883 in München für *Physiologie*, wurde 1885 a. o. Prof. der *Hygiene* in Marburg (1887 Ordinarius) und 1891 als Nachfolger Robert Kochs nach Berlin berufen. 1909 vertauschte er in Berlin seinen Lehrstuhl mit dem für *Physiologie*.

[41] Rudolf Emmerich (1852–1914) hatte in München studiert und sich dann 1880 in Leipzig für Hygiene habilitiert; 1881 kam er als Assistent zu Pettenkofer nach München zurück, wurde 1888 a. o. Professor und nahm 1892 an Pettenkofers Cholera-Selbstversuch teil.

[42] Ludwig Pfeiffer (geb. 1861), seit 1887 Assistent bei Pettenkofer und 1890 für Hygiene habilitiert, wurde 1894 nach Rostock berufen (zunächst als a. o. Prof., das Ordinariat folgte 1899) und verließ die Universität 1916, um als Direktor des mecklenburgischen Landesgesundheitsamts und Vortragender Rat im Ministerium für Medizinalangelegenheiten nach Schwerin zu gehen.

[43] August (von) Hauner (1811–1884), 1850 Privatdozent, seit 1853 Honorar-Professor in München, hatte 1846 sein privates Kinderspital eröffnet und damit die Anfänge der Münchener Kinderklinik geschaffen.

„Vorlesungen über Kinderkrankheiten (Diätetik und allgemeine Therapie)". Eine neue Phase markiert offensichtlich das Auftreten des Privatdozenten Escherich[44], der im WS 1886/87 erstmals „Diätetik des Säuglings" ankündigte und im SS 1887 die „spezielle Pathologie und Therapie der Kinderkrankheiten (Verdauungs- und Respirationskrankheiten, allgemeine Ernährungsstörungen)" folgen ließ; „Hygiene und Diätetik des Säuglingsalters" las er im WS 1887/88, „Diätetik des Säuglingsalters" im WS 1888/89. – Die physiologische Chemie las seit SS 1882 Tappeiner[45], im SS 1883 außer ihm auch der a. o. Prof. Ranke[46] in der Philosophischen Fakultät. Zum SS 1887 zeigte außerdem Privatdozent Erwin Voit[47] physiologische Chemie an.

Es wäre sehr umständlich und ermüdend, wollte man die Übersicht über die Vorlesungsangebote der Universitäten in aller Vollständigkeit hier weiter ausbreiten, so nützlich und notwendig für ein abschließendes Urteil eine solche Aufstellung auch wäre. Begnügen wir uns mit einigen frühen Stichproben, um mit dem für Halle, Gießen und München Gefundenen vergleichen zu können:

In Berlin finden wir vom SS 1866 an die Anzeigen des Privatdozenten Hermann[48]: „Chemie und Physiologie der Nahrungsmittel" und im WS 1868/69 die des Privatdozenten Liebreich[49]: „Chemie der Verdauung".

---

[44] Theodor Escherich (1857–1911), I. Assistent des Haunerschen Kinderspitals seit 1885, habilitierte sich 1886 und ging 1890 als a. o. Prof. und Vorstand der Kinderklinik nach Graz, wo er 1894 Ordinarius wurde. 1902 folgte er einem Ruf nach Wien. Seine Entdeckung des Bacterium coli fällt in die Münchener Zeit: „Die Darmbakterien des Säuglings" (Stuttgart 1886).

[45] Hermann (von) Tappeiner (1847–1927) habilitierte sich 1877 in München als Assistent am *Pathologischen* Institut und blieb in dieser Stellung auch als „Professor der *Physiologie und Diätetik* der Haustiere" an der Tierarzneischule (1879–1887); 1884 erhielt er den Titel eines a. o. Professors und wurde 1887 als Extraordinarius für *medizinische Chemie und Pharmakologie* Direktor des Münchener *Pharmakologischen* Instituts (1893 Ordinarius).

[46] Johannes Ranke (1836–1916), in München 1863 für Physiologie habilitiert und seit 1869 a. o. Prof. für Anthropologie und allgemeine Naturgeschichte in der Philosophischen Fakultät, wurde 1886 – als erster in Deutschland – Ordinarius für Anthropologie.

[47] Erwin Voit (1852–1932) war der jüngere Stiefbruder des Physiologen, als dessen Assistent er sich 1886 für Physiologie habilitierte. 1888 wurde er Professor der Physiologie an der Münchener Tierarzneischule (als Nachfolger Tappeiners, s. o.), die 1890 zur Tierärztlichen Hochschule „erhoben" wurde; Voit erhielt an ihr zunächst (1892) den Rang eines Extraordinarius, 1896 wurde er Ordinarius. (Die Hochschule wurde 1914 der Universität München als Tierärztliche Fakultät eingegliedert.)

[48] Ludimar Hermann (1838–1914), in Berlin 1865 für Physiologie habilitiert, 1868–1884 Ordinarius des Faches in Zürich, dann (1884–1913) in Königsberg.

[49] Oskar Liebreich (1839–1908), als Chemiker ausgebildet bei Liebigs Schüler Fresenius in Wiesbaden (s. Anm. 24), 1865 Dr. med., seit 1867 „chemischer Assistent"

In Breslau las der Extraordinarius für physiologische Chemie und Hygiene, Gscheidlen [50], im WS 1883/84 „Über Nahrung, Nahrungsmittel und deren Verfälschungen." In Greifswald findet sich die frühe Ankündigung der zweistündigen „Zoochemie" des Privatdozenten Hoppe [51] im WS 1855/56; im SS 1864 bot dort der Privatdozent Otto [52] in der Philosophischen Fakultät „Chemie der Nahrungsmittel" an, im WS 1877/78 Privatdozent Baumstark [53] – ebenfalls in der Philosophischen Fakultät – eine „Chemie des Stoffwechsels für Studierende der Medicin", später nannte er sein Kolleg „physiologische Chemie". – Daß derselbe Hoppe-Seyler als Straßburger Ordinarius gleich im SS 1872 „Über Nahrungsmittel und Ernährung" zu lesen versprach, wundert uns nicht. (Anzumerken wären aus dem Straßburger Vorlesungsverzeichnis die Vorlesungen über soziale Hygiene und Ernährung des a. o. Prof. Ernst Levy [54] im SS 1912 und WS 1912/13.) – In Leipzig begann der a. o. Prof. Franz Hofmann [55] im SS 1873 ein Kolleg „Über die Nahrungsmittel und die Ernährung" (neben physiologischer und pathologischer Chemie), im folgenden Winter las er „Hygiene".

Faßt man die bisher gewonnenen Eindrücke zusammen, so muß man zunächst feststellen, daß bei einem so allgemeinen, inzwischen vielfältig integrierten Thema wie der Ernährungslehre – anders als etwa im Falle der Laryngoskopie oder der Röntgentechnik – die Vorlesungsverzeichnisse

---

am Berliner Pathologischen Institut unter Rudolf Virchow, 1868 habilitiert und 1871 a. o. Prof., wurde 1872 Ordinarius für Pharmakologie in Berlin.

[50] Richard Gscheidlen (1842–1889), 1871 in Breslau für Physiologie habilitiert, war dort der erste Dozent der physiologischen Chemie und wurde 1875 a. o. Prof. – daneben war er seit 1881 Leiter des Breslauer Gesundheitsamtes, bis zu seinem Tod hat er immer auch über Hygiene gelesen.

[51] Felix Hoppe-Seyler (1825–1895), seit 1854 Prosektor in Greifswald und dort 1855 habilitiert, war 1856–1864 „chemischer Assistent" am Pathologischen Institut in Berlin unter Rudolf Virchow (wie nach ihm Liebreich s. o. Anm. 49) und wurde 1860 a. o. Prof.; 1861–1872 war er Ordinarius der physiologischen Chemie in Tübingen als Nachfolger von Julius Eugen Schloßberger (1819–1860) auf dem ältesten deutschen Lehrstuhl des Faches. 1872 wurde er nach Straßburg berufen als Ordinarius für physiologische Chemie zugleich mit dem Lehrauftrag für Hygiene, die er bis 1895 lehrte.

[52] Robert Otto, Assistent am Chemischen Institut.

[53] Eduard Baumstark, als Ottos Nachfolger seit 1870 am Chemischen Institut und 1875 a. o. Prof., bis 1889 Vertreter der gerichtlichen und physiologischen Chemie.

[54] Ernst Levy (geb. 1864), 1891 habilitiert und seit 1897 a. o. Prof., Bakteriologe, am Straßburger Hygiene-Institut tätig.

[55] Franz Hofmann (1843–1920) war Schüler von Voit, habilitierte sich 1872 als Assistent des Münchener Physiologischen Instituts und ging noch im selben Jahr als a. o. Prof. und Leiter des chemischen Laboratoriums des Pathologischen Instituts nach Leipzig, wo er bis 1878 die physiologische Chemie lehrte. 1878 wurde er in Leipzig erster Ordinarius für Hygiene.

sicher nur bedingt als Hilfsmittel zur Rekonstruktion der tatsächlichen Verhältnisse im Universitätsunterricht brauchbar sind. Sie geben allenfalls einen Anhalt über die jeweilige Aktualität des Stoffes, die Geläufigkeit von Begriffen und die Aktivität einzelner Schulen. Zur Qualität des Lehrinhalts sagen sie wenig aus, auch Quantitäten können trügerisch sein: „Seinerzeit war ‚Stoffwechsel und Ernährung, zweistündig' das bevorzugte Kolleg des jungen Privatdozenten, meist wenig besucht, da es ja keine Pflichtvorlesung war" – so hat Ackermann als einer der noch Beteiligten über die Unterrichtssituation in den letzten drei Jahrzehnten des vorigen und noch zu Anfang unseres Jahrhunderts, in der Zeit von Pettenkofer, Voit, Pflüger[56] und Rubner, berichtet[57].

Ein eindrucksvoller Befund ist sicher die vielseitige Entfaltungsmöglichkeit des Nachwuchses: Wenn in den 70er und 80er Jahren Privatdozenten etwa mit „Stoffwechsel und Ernährung" ihre akademische Lehrtätigkeit beginnen, so ist damit noch nicht präjudiziert, ob einmal Physiologie, physiologische Chemie, organische Chemie, Hygiene oder Pharmakologie ihr endgültiges Nominalfach sein wird – es sei denn, sie sind Pädiater! Verbindend ist die exakte, chemische und experimentelle Methodik, die nun theoretischen und klinischen Disziplinen gemeinsam ist. Naheliegend und kräftesparend mußte demnach auch die institutionelle oder wenigstens durch Personalunion bewirkte Kombination mehrerer solcher neuen Fächer wenigstens für eine Übergangs- oder Anlaufzeit erscheinen, wie im Falle von „medizinischer Chemie" und Hygiene in München, Würzburg, Erlangen, Breslau, Göttingen, Leipzig und Straßburg, oder für physiologische Chemie und Pharmakologie in Halle, Königsberg, Rostock und Gießen[58].

Andererseits ist es verständlich, daß die Physiologen an ihrer so vielfach begründeten, im Zweifelsfall immer vorauszusetzenden „übergeordneten" Zuständigkeit in Ernährungsfragen festhielten und sich lange und manchmal heftig der Emanzipation der physiologischen Chemiker widersetzten. Dabei erkannte man bald, daß die Physiologen allein die Fülle der ihnen zuwachsenden Aufgaben kaum bewältigen konnten. 1890 klagte Rechen-

---

[56] Eduard Friedrich Wilhelm Pflüger (1829–1910), seit 1859 Ordinarius für Physiologie in Bonn und Herausgeber des 1868 von ihm begründeten „Archivs für die gesamte Physiologie".

[57] Dankwart Ackermann: Über die Entwicklung der Physiologischen Chemie bis zum Anfang dieses Jahrhunderts, in: Medizinische 1959, S. 303–307 (Zitat S. 304). – Dankwart Ackermann (1878–1965) hat sich 1908 in Würzburg als Assistent des Physiologischen Instituts für physiologische Chemie habilitiert und repräsentiert an der dortigen Universität den Weg des Faches über den selbständigen Lehrauftrag (1914) und das planmäßige Extraordinariat (1922) bis hin wenigstens zum persönlichen Ordinariat (1929).

[58] Vgl. hierzu Eulner (s. Anm. 25).

berg[59]: „Tatsächlich sind wir bis jetzt besser darüber unterrichtet, wie das Rind und Schwein je nach dem erstrebten Zweck gefüttert werden muß, als wie der Mensch zu ernähren ist. Das, was wir bisher von der Ernährung des Menschen wissen, verdanken wir im wesentlichen den physiologischen Universitätsinstituten. Aber diese Institute, in deren Lehrbereich die Ernährungslehre des Menschen mit fällt, haben weder Zeit noch Mittel, sich in eingehender Weise dem Studium der menschlichen Ernährung zu widmen. Der Lehrzweck absorbiert alle Kräfte. Die Kenntnis der menschlichen Ernährung besitzt doch wohl einen höheren praktischen Wert, als die unserer Haustiere; sie ist zugleich eine soziale Frage von höchster Tragweite. Soll sie wirksam gefördert werden, so gibt es kein anderes Mittel als die Errichtung eines hinreichend ausgestatteten Institutes, welches ohne jeden Lehrzweck ausschließlich dazu bestimmt ist, die Ernährung des Menschen zu studieren. Ein Staat, der dies unternimmt, würde sich ein Denkmal für alle Zeiten setzen und dabei doch nur seinen eigenen praktischen Nutzen wahren."[60]

Hier wird aus dem politischen Raum die Ungeduld spürbar, daß trotz aller bisherigen Arbeit noch so wenig Konkretes „herausgekommen" ist – und das lange vor den entscheidenden Fortschritten von Eiweiß- und Enzymchemie, Vitaminforschung und Endokrinologie, die erst in unserem Jahrhundert folgen sollten. Damit wird eine wesentliche Begleiterscheinung oder vielmehr Folge der neuen Orientierung der gesamten biologisch-medizinischen Wissenschaft treffend bezeichnet, gleichsam der „Preis für den Fortschritt": Die Geborgenheit in alten Systemen war dahin, und was die Vorromantiker des ausgehenden 18. Jahrhunderts für die Medizin gefordert hatten, war Wirklichkeit geworden. Die exakten Naturwissenschaften hatten endlich die Methoden beigesteuert, mit deren Hilfe man nun vor dem Hintergrund der neuen Zellenlehre noch einmal von vorn anfangen konnte – und mußte. Alles Alte war unglaubwürdig geworden, es war eine ähnliche Aufbruchsstimmung wie in der Morphologie des 16. Jahrhunderts. Aber nur selten waren in kurzer Zeit dramatische Veränderungen erreichbar wie in der Bakteriologie und der Chirurgie. Meist war mühsamste Kleinarbeit notwendig, deren Ergebnissen immer der Vorbehalt der Vorläufigkeit anhaften mußte, bis endlich und immer nur auf Teilgebieten die Grundlagenforschung exakte und wirksame Anweisungen für die Praxis liefern konnte. Resignation und Unsicherheit in der Therapie haben so zu dem bekannten Schlagwort vom „therapeutischen Nihilismus" geführt, die gleichzeitige Ungeduld und Verlassenheit der Kranken bot indessen Kur-

[59] Wohl Albrecht Frh. von Rechenberg (1861–1935), später (1906–1912) Gouverneur von Deutsch-Ostafrika und 1913-1918 Reichstagsabgeordneter (Lichtenfelt hat sein Zitat nicht belegt!).

[60] [Alfred] Lichtenfelt: Die Geschichte der Ernährung, Berlin 1913 (Zitat S. 363).

pfuschern und Sektierern ein ungestörtes Betätigungsfeld bis hin zu der noch heute blühenden „Biochemie" des Dr. Schüßler[61]. Und selbst die neuen synthetischen Arzneimittel als Ergebnisse pharmakologischer Laboratoriumsarbeit waren fast alle nur symptomatisch wirksam . . .

Was für die Therapie gesagt wurde, ist auf die Ernährungslehre ebenso anwendbar. Die alte und in sich geschlossene, auf „Vernunft und Erfahrung" gegründete und scheinbar in Jahrhunderten bewährte Diätetik mit ihren sechs „res non naturales" war noch zur Cholerazeit 1831 unangefochtenes Lehrfach, wenn auch schon im Unterricht von der Praxis gelöst. Die Cholera demonstrierte nicht nur die Hilflosigkeit der zeitgenössischen Therapie, sondern auch die der Prophylaxe und damit der Diätetik, die in den Karikaturen der angeblichen „Cholera-Präservativmänner" ja eigentlich verspottet wurde. Man möchte für die Zeit, in der dann die alte Diätetik aus den Vorlesungsverzeichnissen verschwindet, geradezu von einem „diätetischen Nihilismus" sprechen. Auf einmal schien alles hinfällig, was man eben noch so genau zu wissen geglaubt hatte. Liebigs Chemie und Virchows Zellularpathologie zwangen zum Umdenken, die 40er und 50er Jahre markieren die Wende. Wer sollte künftig den Studenten gesicherte Forschungsergebnisse aus dem Gebiet der alten Diätetik vortragen? Ihr Programm umfaßte – auch abgesehen von der Ernährungslehre ! – Bereiche, die nun von verschiedenen Spezialisten neu zu bearbeiten waren und auch heute noch Fakultätsgrenzen übergreifen, man denke etwa an Rhythmusforschung oder Psychologie. Was für die Ausbildung naturwissenschaftlich geschulter Ärzte fortan notwendig erschien aus den Resten des zerfallenen Faches, vor allem die Ernährungslehre, mußten (auch in der Forschung) Chemiker, Physiologen und Hygieniker übernehmen oder vielmehr neu aufbauen. Fast verschämt wirkt es, wenn dabei gelegentlich das alte Wort „Diätetik" noch als Synonym für Hygiene gebraucht wird. Im übrigen wandelte es seinen Inhalt, der schließlich auf die „Kostordnung" allein beschränkt erschien.

Ein fertiges Lehrsystem könnten wohl nur naive Optimisten innerhalb kurzer Zeit von den neuen Ernährungsphysiologen erwartet haben. Auch diese konnten naturgemäß immer nur mit vorläufigen Mitteilungen aufwarten, die Zweifel und Auseinandersetzungen um Arbeitshypothesen und weitreichende Konsequenzen aus irrtümlicher Deutung von Befunden hörten nicht auf – wie es ja auch der neuen Forschungsmethodik allein angemessen war. Einen unmittelbaren Eindruck vermittelt Friedrich von Müller[62], aber auch Lieben[63] oder etwa Loebischs Artikel „Ernährung"

---

[61] Vgl. u. a. Yorck Winter: Die Biochemie des Oldenburger Arztes Wilhelm Heinrich Schüßler (1821–1898), Med. Diss. Göttingen 1971.

[62] Friedrich (von) Müller: Die Entwicklung der Stoffwechsellehre und die Münchener Schule, in: Münch. med. Wschr. 80 (1933) S. 1656–1665.

in Eulenburgs Realenzyklopädie [64] lassen uns verstehen, mit welcher Ungeduld man „draußen" gewartet haben mag. Wen wundert es, wenn Diätapostel und Reformer ihre Chance nutzten, wie es Kirchner [65] angedeutet hat?

Die Frage nach der Ernährungslehre im akademischen Unterricht schließt auch einen Blick auf die für Studenten bestimmten Lehrbücher ein. Konnte Plenck [66] um 1785 noch erwarten, daß seine „Bromatologie" auch von Studenten benutzt werden würde, so geschah dies im Rahmen eben der alten Diätetik. Monographien und Nachschlagewerke zur Ernährungslehre wird man heute eher in den Bücherschränken der „Laien" erwarten als bei Medizinstudenten. Was für die Vorlesungsverzeichnisse festzustellen war, gilt auch hier: Die Einzelheiten sind im Stoff der verschiedenen Prüfungsfächer integriert. So kann es oberflächlichen Betrachtern scheinen, als höre der Student überhaupt nichts über Ernährungslehre, weil diese nicht als gesondertes Pflicht- und Prüfungsfach mit eigener Vorbereitungsliteratur imponiert. Hierin besteht wohl der augenfälligste Unterschied zur einstigen Behandlung der alten Diätetik. Physiologische Chemie und Physiologie, aber auch die Klinik informieren seit 100 Jahren über die jeweils zeitgemäßen Anschauungen über Ernährungsprobleme, die Hand- und Lehrbücher enthalten entsprechende Kapitel. Rasch folgende Auflagen und aktuelle Zeitschriftenbeiträge besorgen die nötigen Korrekturen und Ergänzungen. Aufgabe des Studenten ist es geworden, die inzwischen auf so viele verschiedene Instanzen verteilten Einzelinformationen aus der scheinbar fachspezifischen Bindung zu lösen und zu einem Gesamtbild zusammenzufügen. Das erfordert freilich einige Mühe (und Interesse am Stoff !), gelingt sicher auch meist nur lückenhaft. Zudem erscheint die normale menschliche Ernährung möglicherweise als relativ „blande" gegenüber den wesentlich dramatischeren Vorgängen in der Klinik.

Wie eine Illustration hierzu wirkt das „Verzeichnis der Büchersammlung der Kaiser Wilhelms-Akademie für das militärärztliche Bildungswesen" [67] in Berlin, also der Katalog einer Bibliothek, die seit den Zeiten der alten

---

[63] Fritz Lieben: Geschichte der Physiologischen Chemie (Nachdruck der Ausgabe Leipzig und Wien 1935), mit einem Vorwort von Edith Heischkel-Artelt, Hildesheim 1970.

[64] [Wilhelm Franz] Loebisch: Ernährung, in: Real-Encyclopädie der gesammten Heilkunde, hrsg. v. Albert Eulenburg, Bd. 7 (3. Aufl. Wien und Leipzig 1895) S. 268–310. – Wilhelm Franz Loebisch (1839–1912) war u. a. Schüler Hoppe-Seylers, habilitierte sich 1877 in Wien für medizinische Chemie und vertrat das Fach in Innsbruck (seit 1878 als a. o. Prof., seit 1882 als Ordinarius).

[65] Martin Kirchner, vgl. das Zitat Anm. 12.

[66] Joseph Jakob (von) Plenck: Bromatologia sive doctrina de esculentis et potulentis, Wien 1784.

[67] 3. Ausgabe Berlin 1906.

Diätetik alles zugewiesen bekommen haben dürfte, was für den Unterrichtszweck wesentlich erschien. Allein der Abschnitt „Hand- und Lehrbücher" der Physiologie umfaßt 151 Titel, freilich bis 1618 zurückreichend. Unter „Physiologische Physik und Chemie" sind 103 Titel verzeichnet, alle bekannten Autoren sind vertreten, Hünefeld[68] ebenso wie Liebig[69], Lehmann[70], Marchand[71], Kühne[72] und Hoppe-Seyler[73]. Es sind eben die Lehrbücher der physiologischen Chemie, bis etwa 1860 in der Regel von Chemikern verfaßt und erst dann von Medizinern, in allen wird von Ernährung geschrieben – nur nicht im Titel natürlich. „Physiologie der Verdauung und Ernährung" ist ein eigenes Kapitel im Katalog, dort finden wir weitere 78 Titel. „Diätetische Behandlung. Krankenkost, Trauben- und Molkenkuren" umfaßt ein weiterer Abschnitt, „Hygiene der Nahrungs- und Genußmittel" ein anderer; die „innere Medizin" enthält auch einschlägige Unterabteilungen. Wer nach der Ernährungslehre suchte, mußte schon damals an vielen Stellen nachsehen. Zugleich ist dieser Katalog eine Dokumentation der zunehmenden Kurzlebigkeit gültiger Lehrmeinungen, bedingt durch ständig neue Befunde.

Heute erleben wir eine Wiederbelebung der alten Diätetik mit. Reckstangen an der Autobahn, Trimm dich-Pfade und Volkslauf gehören dahin und die leichte Kost für Kraftfahrer im Rasthaus. Es ist, als habe jetzt eine Konsolidierung des erreichten und erreichbaren Wissens aus der Grundlagenforschung das Bedürfnis nach Synthese geweckt, unterstützt durch die Mahnungen durch die Krankheits- und Todesursachenstatistik. Nicht „Erfahrung und Vernunft", sondern exakte Forschungsergebnisse liefern heute die Begründung für öffentliche Aufklärungsaktionen.

---

[68] Friedrich Hünefeld (1799–1882) war Chemiker in Greifswald; seine „Physiologische Chemie des menschlichen Organismus" erschien 1826/27 in Breslau.

[69] Justus Liebig: Die Chemie in ihrer Anwendung auf Agrikultur und Physiologie, Braunschweig 1840. – Die Thierchemie oder organische Chemie in ihrer Anwendung auf Physiologie und Pathologie, Braunschweig 1842.

[70] Karl Gotthelf Lehmann: Lehrbuch der physiologischen Chemie, 3 Bde., Leipzig 1842–1852. – Karl Gotthelf Lehmann (1812–1863) war zwar Mediziner und seit 1843 a. o. Prof. der physiologischen Chemie in Leipzig, ging aber 1857 als Ordinarius für Chemie nach Jena.

[71] Richard Felix Marchand: Lehrbuch der physiologischen Chemie, Berlin 1844. – Marchand (1813–1850) war Chemiker in Halle.

[72] Willy Kühne: Lehrbuch der physiologischen Chemie, Leipzig 1868. – Kühne (1837–1900) war Ordinarius der Physiologie in Amsterdam (1868–1871) und dann in Heidelberg.

[73] Felix Hoppe-Seyler: Physiologische Chemie, 4 Bde., Berlin 1877–1879.

Das Aufkommen der Ernährungsindustrie

von Wilhelm Treue

Als ich das Programm dieses Symposions las, bekam ich den Eindruck, daß Sie statt 12 nur 11 Vorträge zu hören bräuchten, zumal die Fritz Thyssen Stiftung uns ja ohnehin mit dem interessanten und inhaltsreichen Band der Herren Teuteberg und Wiegelmann versorgt hat, die obendrein beide unter uns sind. Dann habe ich insbesondere Herrn Teutebergs Teil dieses Bandes und da wieder besonders das Kapitel III. 5 über den Anbruch des Konservenzeitalters gelesen – und dann habe ich mir gedacht, daß ich vielleicht doch die eine oder andere Anregung für die zweite Auflage dieses Buches geben kann. Aber ich werde mich kurz fassen, und bitte außerdem von vornherein um Verzeihung dafür, daß ich hier und da aus meiner eigenen Erinnerung schöpfen werde. Ich weiß, daß das nicht die reine Wissenschaft ist – obwohl ich nicht so recht einsehe, warum gedruckte Memoiren zuverlässigere Quellen sein sollen als ungedruckte. Wir sind doch alle glücklich über jeden Memoirenband – und das mit gutem Grund. Warum nicht wenigstens bereit sein, meine Erinnerungen als Landkind anzuhören?

Erlauben Sie mir noch eine weitere primitive Vorbemerkung. Wir alle wissen und werden heute und morgen wohl noch mehrmals hören, was die Konservierung von Lebensmitteln ist. Sie umfaßt ohne Anspruch auf Vollständigkeit: Trocknen, Salzen, Einlegen, z. B. in Honig oder Marinade oder Wasserglas, Einwecken oder Einglasen, Einmieten bzw., was z. T. das gleiche ist, Einkellern (was immer vergessen wird und doch den Hauptteil der Konservierung ausgemacht haben dürfte), Einfrieren, in Fett Einschmelzen und schließlich auch in Metall, wohl auch bald in Kunststoff, Eindosen.

Das alles nennen wir *Konservierung von Lebensmitteln*. Aber wir nennen die so konservierten Lebensmittel durchaus nicht alle Konserven.

Ich glaube, das muß zur Vermeidung von Irrtümern und zugleich zur Abgrenzung meines Themas ganz einfach festgehalten werden, oder: Wenn Herr Teuteberg zunächst ganz allgemein vom „Anbruch des Konservenzeitalters“ spricht, dann meint er eben weder den getrockneten und gesalzenen Fisch des Mittelalters, noch die Kartoffel- und Rübenmiete, noch die Pflaumen, Birnen, Äpfel, Kirschen, die im abgekühlten bäuerlichen Ofen getrocknet wurden, nachdem das Brot darin gebacken worden war, noch die eingelegten Eier, noch das Schweinefleisch im eigenen Schmalz im Steintopf, noch die kalt oder warmgeräucherten Fische und so weiter. Sondern er meint im Grunde, Herr Teuteberg, bitte berichtigen Sie mich, das Zeitalter der Konserven*dose* oder *-büchse*; Konserven im Sinne dieses Konservenzeitalters sind also eingedoste Konserven im Konserven*dosen*zeitalter. Das heißt, wir müssten uns eigentlich eher oder doch ebensosehr mit der Konservendose wie mit den konservierten Lebensmitteln beschäftigen – falls wir irgendwo im 19. Jahrhundert einen Einschnitt machen und das Konservenzeitalter von den früheren Zeiten ohne Konservierungsmethoden moderner Art abgrenzen wollen. Ob wir das tun können und sollen, ist mir ohnehin zweifelhaft. Wir können vom Konservendosen-Zeitalter sprechen (falls uns dieses neue Konservierungs*mittel*, denn um mehr handelt es sich nicht, wichtig genug ist, ein *Zeitalter* der Konservendose neben das Zeitalter Napoleons, das Zeitalter des Imperialismus und andere Zeitalter zu setzen.

Weiter – Herr Teuteberg, nehmen Sie es mir bitte nicht übel, wenn ich mich an ihrem Kapitel III.5 entlangranke --, Sie beginnen dieses Kapitel mit dem Satz: „Der Beginn des Konservenzeitalters, d. h. genauer gesprochen, der verstärkten Nachfrage nach vorpräparierten Nahrungsmitteln in konzentrierter Form, die sich ohne wesentliche Geschmacks- und Nährwertveränderung längere Zeit aufbewahren und bei Bedarf schnell und ohne große Kochkunst zubereiten lassen, fällt nicht zufällig mit dem *Anfang der Industrialisierung* zusammen.

„Nachfrage" – Wieso? Das ist ein Marktproblem. „Vorpräparierte Nahrungsmittel" – wieso? Konserviertes Gemüse und Fleisch sind nicht vorpräpariert. „Konzentriert" – wieso? Es ist ja in keiner Weise verändert; und schließlich: Mit dem „Anfang der Industrialisierung" fällt es ganz und gar nicht zusammen.

Aber ich glaube, wir alle wissen, was gemeint ist: Kurz gesagt, seitdem es Industrie bzw. Gaslicht gab, mußte der Genosse nicht nur schneller schlafen, sondern auch schneller und damit anders essen. Ich glaube aber, das ist nicht ganz richtig. Ich möchte Sie bitten, zwei Bemerkungen zu bedenken.

Herr Teuteberg hat natürlich viel mehr Untersuchungen über Arbeiter- und Beamtenhaushalte gelesen als ich. Ich kenne einigermaßen genau nur die sorgfältigen Enquêten des Vereins für Sozialpolitik und einige Einzeldarstellungen. Mir scheint, daß in keiner dieser Haushaltsrechnungen um 1890--1914 ein Posten für Konserven vorkommt, neben den vielen anderen Posten von Kleidung und Heizung bis zu Lebensmitteln und Medikamenten.

Zweitens: Ich bin 1909 geboren als Sohn eines Berufsunteroffiziers, der im Kriege Feldwebelleutnant und danach mittlerer Beamter geworden ist. Unsere Verwandtschaft waren Arbeiter und Kleinbauern. Wir haben natürlich konservierte Lebensmittel gegessen: Eingelegten Kohl, eingelegte Gurken, Speck und Schinken, Wurst und Pökelfleisch, eingelagerte, eingemietete Kartoffeln, Mohrrüben, die in einem Haufen Erde in der Kellerecke saftig gehalten wurden, Trockengemüse, Backobst, im Kriege in Wasserglas eingelegte Eier, später eingewecktes Obst, Gemüse, Rollmöpse, Salzheringe in relativ großen Mengen zu Pellkartoffeln, geschnitzelte und gesalzene grüne Bohnen – doch auch massenweise Erbsen, Linsen, weiße Bohnen mit Speck – aber an Konserven kann ich mich erst als „Kornettbeff" und als „Evaporated-Milch", also als importierte Hilfsgabe nach 1918, als Quäkerspeisung erinnern. Im Kriege und in der Inflationszeit bis 1924 waren wir, waren die Berliner Arbeiter, Angestellten und Beamten bis etwa zum Regierungsrat viel zu arm für einen Konservenverbrauch in bemerkenswerter Menge.

Andererseits erinnere ich mich an eine mehrwöchige Ferienwanderung unseres Turnvereins im Sommer 1923 in Thüringen. Wir hatten wegen der Inflation unsere Lebensmittel mitnehmen müssen. Unsere Aufsichtspersonen wollten uns zwingen, eingedoste Blutwurst zu essen: aber sie stank so sehr, daß wir beim Wandern durch die Felder immer einen Löffel voll nach rechts und einen nach links schleuderten. Das war immerhin erst 1923, und es war in einer besonderen, gewissermaßen währungserschwerten und obendrein – heute sagt man –: paramilitärischen Situation.

Herr Teuteberg meint, man könne oder solle das allgemeine „Konservenzeitalter" schon vor 1830 beginnen lassen. Ich komme noch auf den eigentlichen Grund dafür zurück. Abgesehen also davon, daß man meines Erachtens besser vom Konserven*dosen*zeitalter sprechen sollte, scheint mir auch die Tatsache, daß englische Ostindienfahrer irische Fleischkonserven in Blechbüchsen als Proviant gehabt haben, sowenig auszureichen, wie man vom Zeitalter der Dampfmaschine ab 1720 oder 1730 sprechen kann, weil es in dieser Zeit bereits Dampfmaschinen gegeben hat – mindestens nicht für Deutschland. Bei uns kam die Konservendose offenbar wie die Dampfmaschine erheblich später auf als in England.

Ich beschränke mich also weiter auf die in Blechbüchsen konservierten Lebensmittel und habe dabei natürlich zwei Fragen: Um welche Lebensmittel handelte es sich, seit wann gab es Konservendosen und -büchsen?

Untersucht man die Geschichte der Konserven*industrie* in Deutschland, dann stößt man sofort auf die übliche verwirrend ungenaue Verwendung der Begriffe Industrie und Fabrik. Reduziert man diese auf das Zutreffende, dann ergibt sich etwa folgendes:

Die erste Konservierung in Blechdosen zum Verkauf betraf *Spargel* – also ganz ohne Zweifel bis auf den heutigen Tag kein Volks- oder Massennahrungsmittel, sondern eine Luxusspeise für die Begüterten, die ihren Spargel auch vor und nach den Spargelmonaten Mai und Juni haben wollten. Sehen wir ab von zwei sagenhaften Betrieben in Frankfurt und Lübeck um 1845, über die wir praktisch nichts wissen, dann sind folgende Betriebe nachgewiesen:

Der des Klempnermeisters J. H. Pillmann in Braunschweig anfangs der 40er Jahre, veranlaßt durch einen Braunschweiger Professor, der das Einmachen von Gemüse in Blechdosen in Frankreich gesehen hatte. Jahrelang arbeitete Pillmann ausschließlich für diesen Professor namens Varrentrap und dessen Bekanntenkreis. Dann erst lieferte er durch Varrentraps Vermittlung nach Berlin und Frankfurt – immer blieb das Ganze ein Nebenbetrieb der Klempnerei. Pillmann stellte die Dosen selbst her und kaufte den Spargel beim Gärtner. Er war „wohl zehn Jahre lang als Einziger in Braunschweig tätig".

Der Braunschweiger Klempner P. W. Daubert folgte Pillmann „in den 50iger Jahren". Bis zum Jahre 1860 wurde der Anbau von Spargel in Braunschweig in ganz geringen Mengen durch einige Gärtner meist zum direkten Verkauf an Konsumenten betrieben. Im Jahre 1861 begann Gustav Grahe in Braunschweig, Spargel feldmäßig anzubauen; im Jahre 1863 stellte er selbst konservierten Spargel her und fand reichen Absatz, vergrößerte seine Anlage und kaufte von Gärtnern und Landwirten Spargel auf.

Einige Jahre später folgte A. W. Querna, ein Spargelplantagenbesitzer.

Zu Beginn der 70er Jahre gab es zwei oder drei weitere Spargelkonservierer.

Nun begann man auch mit Erbsen, Bohnen und anderen Gemüsen. Curt Wagner schrieb 1907 in seinem Buch über „Konserven und Konservenindustrie in Deutschland": „Von einer Fabrikation im Großen war damals freilich noch keine Rede. Allerdings war die Zeit vorbei, in der die Fabrikation *ausschließlich* Nebenbetrieb der Klempnerei war. In den 60er Jahren hatte man für die Konservierung eigene Küchen eingerichtet, wenn auch in einfachster Weise. Die ganze Einrichtung bestand aus einem Herd mit Öffnungen für große und kleine Kessel, die jeder eine eigene Feuerung hatten."

1873, beachten Sie bitte: auf der Höhe des Gründerreichtums, baute dann Grahe das „erste größere Etablissement" und bezog gleichzeitig aus Paris einen sogenannten Autoclav, den ersten, der in Braunschweig aufgestellt wurde: 1874 begann der Bau von Autoclaven in Braunschweig selbst. 1875 vergrößerte Grahe sein Etablissement mit Dampfanlagen. 1876 begann eine Fabrik Karges den Bau von *Maschinen* für Konservenfabriken. In der zweiten Hälfte der 70er Jahre haben, Wagner zufolge, in Braunschweig „fast alle Klempnereien und sehr viele Private" Gemüse eingekocht und sich durch den Verkauf der Erzeugnisse einen „einträglichen Nebenerwerb" verschafft.

Im Herzogtum Braunschweig, dem Hauptgebiet der Gemüse-, in erster Linie der Spargelkonservierung in Blechdosen, wurden bis 1870 sechs sogenannte Fabriken gegründet, 1872 führte die Gewerbestatistik 29 Betriebe auf, 1907 38 Haupt- und vier Nebenbetriebe, von denen bis 1880 12 gegründet worden waren, 1881–1890 18, 1890–1905 12. Ihre ungefähre Jahresproduktion betrug 15 Millionen Dosen. Davon produzierten zwei Fabriken mehr als eine Million Dosen pro Jahr, sieben 0,5 bis 1 Million, 12 200 000 bis 500 000, immerhin noch fünf unter 50 000 Dosen, d. h. pro Tag etwa 175 Dosen. Der Gesamtwert der Erzeugung wurde auf 7 bis 8 Millionen Mark geschätzt. Stellt man die 15 Millionen Dosen, von denen ein Sechstel exportiert wurde, zu denen aber ein vielleicht ähnlich großer Import kam, etwa 60 Millionen Einwohnern des Deutschen Reiches gegenüber (vielleicht waren es nur 55 Millionen), dann ergibt sich auf je vier Einwohner pro Jahr eine Büchse Spargel, also gewiß keine Zahl, die es erlaubt, von einem Konserven*zeitalter* zu sprechen, nicht einmal für die Wohlhabenden.

Zur Topographie der Gemüsekonservenfabriken ist kurz folgendes zu sagen: um 1905 lagen von 188 Dosengemüsefabriken 42 Fabriken im Raume Braunschweig, 19 in Sachsen, 15 in Hannover, je 14 in Bayern und in Elsaß-Lothringen – d. h. rund 50 % in Mitteldeutschland; es waren 139 von ihnen Einzelunternehmungen, 31 GmbH und neun Aktiengesellschaften sowie fünf Genossenschaften. Zu dieser Zeit standen bei der Verarbeitung Erbsen, Bohnen und Spargel entschieden an der Spitze: also das Leipziger Allerlei zur Sonntagskarbonade der gut verdienenden Städter. Eine 1914 durchgeführte Zählung scheint niemals veröffentlicht worden zu sein.

Ich komme zweitens zu den Fleischkonserven in Blechdosen – also nicht zur Erweiterung von Räuchereien, zu Pökelfleischerzeugern usw., auch nicht zur Erzeugung von Fleischextrakt seit 1830 und zu Liebigs Fleischextrakt seit 1857.

Die Erzeugung von Fleisch- und Wurstkonserven in Büchsen begann in Deutschland wesentlich später als die von Spargelkonserven – und zwar bei den größeren Dosengemüseerzeugern anfangs, wie es scheint, im Anschluß an die Gemüsekonserven-Kampagne. Aber offenbar haben die Gemüsekonservenerzeuger, als ihre Betriebe zu Fabriken heranwuchsen, diese zweite Produktionsseite aufgegeben: Jedenfalls habe ich unter einigen 30 Firmengeschichten keine gefunden, die eine solche Entwicklung erwähnt. Alle nahmen sie aus der Fleischerei und Wursterei ihren Ausgang.

Der schon zitierte Wagner unterschied 1907 *Luxus*fleisch-Konserven wie gebratenes Wild und Geflügel, Gans, Ente, gefüllte Tauben sowie andere Braten, Ragouts und Frikassées von *Massen*fleischkonserven (meist mit Kohl oder Hülsenfrüchten) sowie Cornedbeef, Cornedpork und Boiled Beef und fügte zwei Bemerkungen hinzu:

„Während die Luxusfleischkonserven nur eine beschränkte Verwendung finden, sind die Konsumfleischkonserven für die Verpflegung unserer modernen Kriegs- und Handelsmarine, für unsere deutschen Feldtruppen in Ostasien und in den Kolonien und zum Teil auch für die Verpflegung unserer Truppen in Manövern bestimmt. Abgesehen von Cornedbeef, Cornedpork und Boiled Beef ist die Produktion von Fleischkonserven und ihre Verwendung immer noch eine beschränkte, wenn sie sich auch in den letzten Jahren vergrößert haben mag. Die Ursache der geringen Verwendung mag in den hohen Preisen liegen."

Zweierlei ergibt sich daraus: Von einem „Konservenzeitalter" kann in Deutschland bei der Fleischkonserve vor dem Ersten Weltkrieg keine Rede sein. Und zweitens: Es wiederholt sich hier die von mir schon beim Ernährungs-Kongreß in Hamburg vertretene Beobachtung, daß viele Soldaten erst bei der Ableistung ihres Dienstes gute, gesunde, ärztlich empfohlene, modern hergestellte Verpflegung kennengelernt und eine entsprechende Versorgung später in ihrer eigenen Familie verlangt haben. Die Ärzte, Offiziere und Köche der Wehrmacht waren wichtige Lehrmeister auf dem Gebiete der gesunden Ernährung, aber auch des Anspruchs in bezug auf Qualität, Zubereitung, Darbietung und Abwechslung – ich glaube, sie sind es heute noch. Nicht umsonst ist das Kommißbrot für viele Zivilisten eine Delikatesse gewesen. Und das gleiche galt für die Zahl der Quadrat- oder Kubikmeter an Wohnraum je Person in Kasernen, für die Größe der Fenster je Kubikmeter des Raumes, für die Zahl und Sauberkeit der Wasch- und Toilettenräume. Auf der Gegenseite standen die von Herrn Wiegelmann genannten Arbeiterfrauen und Arbeitertöchter, die in bürgerlichen Haushalten arbeiteten und Ansprüche entwickelten.

Der Anfang der quantitativ bemerkenswerten Erzeugung von Cornedbeef, Cornedpork sowie Boiled Beef in Deutschland läßt sich auf den Tag genau bestimmen. Am 3. Juli 1900 trat in Deutschland das Fleischbeschaugesetz in Kraft, das die Einfuhr von Fleisch in luftdicht verpackten Gefäßen untersagte. Der Gesetzgeber behauptete zwar, diese Maßregel sei aus hygienischen Gründen erfolgt, doch darf man annehmen, wie die Zeitgenossen es formulierten, „daß hier der Wunsch, der deutschen Landwirtschaft zu helfen, zumindest mitgewirkt hat". Jedenfalls entstand unter dem prohibitiven Schutz dieses Gesetzes seit 1900 eine *deutsche* Industrie, nachdem das aus Nordamerika und Uruguay nach Deutschland importierte Cornedbeef usw., wie Wagner 1907 sagte, sich „vor allem seiner verhältnismäßigen Billigkeit, seiner stets gleichmäßigen Beschaffenheit, seines guten Geschmacks wegen allgemeiner Beliebtheit erfreut hatte. Das Büchsenfleisch war infolge seiner Vorzüge im Laufe der Jahre ein wirkliches Volksnahrungsmittel geworden." Dabei handelte es sich im Spitzenjahre 1900 um 55 000 Doppelzentner und zusätzlich um „erhebliche Quantitäten, welche unsere deutschen Kriegs- und Handelsmarine und die deutschen Schiffahrtsgesellschaften zu ihrer Verproviantierung verbrauchten". Wenngleich aus dem ganzen Tenor von Wagners Buch über Konserven und Konservenindustrie in Deutschland hervorgeht, daß er mit der Konservenindustrie eher sympathisierte als mit der Landwirtschaft, dürften doch die Zahlen und von diesen aus wohl auch die Urteile zuverlässig sein.

Soweit mir Jubiläums- oder Erinnerungsliteratur über die ältere Fleischkonservenindustrie zugänglich gewesen ist, kann ich folgendes feststellen: Bis 1865 kann von Konservierung überhaupt nur durch Räuchern, Kochen, Salzen und andere Metzgertätigkeit die Rede sein – nicht von Fleisch- und Wurst*konserven* in unserem Sinne. In der Festschrift „100 Jahre H. & P. Sauermann AG Kulmbach" heißt es: „Die Fleischwaren- und Konservenfabrik H. & P. Sauermann, 1865 gegründet, ist wohl der älteste Industriebetrieb dieser Art in Deutschland überhaupt" – und zwar weil in diesem Jahre die *Dampfmaschine* bei Sauermann zu arbeiten begann. Es heißt dort weiter: „Um 1875 beginnt die Fleischwarenindustrie sich in Berlin abzuzeichnen." Fleischwarenindustrie aber ist keineswegs Konservenindustrie in unserem Sinne, sondern zunächst einmal durch Maschinenverwendung beschleunigte, verbilligte und verbesserte Herstellung von Wurst und Fleischwaren. Erst für die Zeit um 1890 bis 1895 heißt es über Sauermanns Betrieb, der eine mächtige Expansion genommen hatte, „Ochsenzungen in konischer Dose serviert, werden zu einem Verkaufsschlager. Auch der Delikatess-Saftschinken in Dosen – Patent Nr. 61258 – trifft den Geschmack der Abnehmer so gut, daß er bald wesentlich zur Umsatzsteigerung beiträgt." 1898 gab es bei Sauermann dampfgetriebene Dosenverschließmaschinen.

Das alles beruhte darauf, daß einer der Sauermann, „Heinrich der Erste", in München Industriebetriebe kennengelernt, durch seine Ehe Einblick in die Blechverarbeitung erhalten hatte, 1865 ins Geschäft eingetreten war und neben einer kaufmännischen auch eine technische Begabung und Neigung besass. Er erkannte um 1870 die Bedeutung der Blechdose für die Haltbarmachung von Fleischwaren und förderte, unterstützt durch seinen Sohn Bernhard den Ersten, die Herstellung von sogenannten „Fleischkonserven" in Feinblechdosen. Bis in die 20er Jahre des 20. Jahrhunderts stellte das Kulmbacher Werk die benötigten Dosen selbst her; bereits vor 1914 besaß es ein eigenes Labor, in dem mehrere Chemiker arbeiteten. Als 1911 die Firma Sauermann einen Katalog in französischer Sprache verteilte, begann er die Aufzählung des Angebots mit Dosen-Waren: Zungen, Würsten, Schinken, Rippen usw.

Um die gleiche Zeit, zu der Sauermann in Kulmbach begann, Dosenkonserven herzustellen, sagte sich Friedrich Heine Ende 1894, seinen Erinnerungen zufolge, in Halberstadt: „Wenn Spargel und andere Gemüsearten durch das Einmachen in Dosen haltbar gemacht werden können, so müßte dies auch mit den Würstchen zu machen sein." Nach zwei Jahren des Probierens konnte er Würstchen in Dosen liefern – im Jahre 1900 etwa 1500 Paar täglich.

Auch die „Erste Zwischenahner Fleischwaren- und Fleischkonservenfabrik" wurde 1888 in Berlin zunächst nur zur Herstellung von geräuchertem Schinken und Wurst im Darm gegründet, dann 1893 nach Zwischenahn verlegt – wann man dort, sicher nicht früher, mit dem Eindosen begonnen hat, ist nicht genau festzustellen.

Bei der 1883 gegründeten Wurst-, Fleischwaren- und Konservenfabrik Jakob Schefold in Biberach a. d. Riß wurde erst *1909* mit dem Eindosen von Schinken und Würstchen begonnen.

Die Firma C. Grossmann stellte auf den großen Ausstellungen in Rom 1903, Berlin 1905, Hamburg 1910, Tunis 1911, auch später, „die roten nierenförmigen und runden Dosen mit der schwarzen Beschriftung und der eingeprägten Schutzmarke auf dem Deckel aus, und immer erhielten die Grossmann-Erzeugnisse Auszeichnungen". Wöchentlich stellte man 1901 3000 bis 4000 Dosen Delikatess- und Kernschinken her und war damit der größte Schinkenhersteller und -exporteur Deutschlands.

In den 90er Jahren also scheint das privatwirtschaftliche Eindosen von Fleisch und Wurst in größerem Umfange in Deutschland begonnen zu haben. Es hat dann schnell einigen Umfang angenommen.

Nachdem die Landwirtschaft mit dazu beigetragen hatte, daß 1900 das den Import von eingedosten Fleischwaren verbietende Fleischbeschaugesetz in Kraft trat, machten sich die Landwirte selbst auch sofort an vielen Orten an die Gründung von Fleischkonservenfabriken – sie blieben fast alle in der Planung stecken, weil man zu optimistisch kalkuliert hatte: Das Fleisch gleicher Qualität war in Deutschland weit teurer als in Amerika.

Schließlich gab es im Jahre 1907 in Deutschland sechs größere Dosenfleischfabriken, in erster Linie für Cornedbeef – die größte in Dissen, Westfalen. Den Rückhalt dieser Fabriken bildeten Heer und Marine, die verlangten, daß nur Rinder deutschen Ursprungs verwendet würden: *deutsche* Soldaten sollten *junge* und *deutsche* Rinder essen – der Militärfiskus garantierte einen Abnahmepreis, der auf jeden Fall der Fabrik einen Profit sicherte – es handelte sich also um eine Subvention aus Steuermitteln. Alle Seiten waren um 1906–07 zufrieden: der Fiskus mit der Qualität des Cornedbeef, die Landwirte mit den Viehpreisen und abgesetzten Mengen, die Fabriken mit dem Gewinn, und Wagner stellte logisch fest, daß man 1900 eine solche Entwicklung „kaum erhoffen durfte".

Die niedrigen Zahlen der Fleischkonservenbetriebe dürfen nicht täuschen. Alfons Marcuse, ein Zahnarzt und Volkswirt in Leipzig, hat in seiner Dissertation über „Die deutsche Konservenindustrie mit besonderer Berücksichtigung der Halberstädter Industrie" vom Jahre 1918 ganz richtig festgestellt: Mancher Fleischermeister oder andere Unternehmer, welcher glaubte, seinen Betrieb zur Fabrik ausgestalten zu können, hat den Versuch vergebens gemacht. Man sei, wenn die Frischfleischpreise stark stiegen, so daß die Konserven zu teuer für den Markt wurden, vielfach zu Mischkonserven und zusammengestellten Mahlzeiten übergegangen, die, so heißt es, „nur noch der Erwärmung bedurften, um tischfertige Mahlzeiten jeden Geschmacks zu bieten. Als derartige Erzeugnisse seien genannt Wurst in Sauerkraut, Ei in Spinat, Huhn mit Reis, Kotelett mit Spargel oder Grünkohl, Wild mit Gemüse usw. Daß die deutsche Fleischkonservenindustrie sich auf diese Weise allmählich eine angesehene Stellung errungen hat", schrieb Marcuse 1918, „wird nicht zuletzt durch die Tatsache der Ausfuhr der Erzeugnisse nach allen Weltteilen genügend dargetan. Betrug doch der Wert der deutschen Einfuhr an Fleischkonserven wie Wurst und Büchsenfleisch im Jahre 1899 noch 8,5 Millionen Mark und war in früheren Jahren noch erheblich größer, während im Jahre 1905 nur noch für 166 Tausend Mark Wurst und Fleisch in Deutschland eingeführt wurde, indessen bereits Wurstkonserven im Werte von 2 Millionen, Büchsenfleisch für 120 Tausend Mark aus Deutschland ausgeführt wurden."

Soweit Marcuse – auch hier also wieder das Jahrzehnt um 1900 als die Wendezeit in der Entwicklung, wobei hinzuzufügen ist, daß die Zahl der Autoclave von 1907–1916 verdoppelt worden sein soll, was eine lebhafte Entwicklung zum mechanisierten Großbetrieb bedeuten würde.

Preußen besaß für Heer und Marine angeblich schon seit 1870 zwei Fabriken bei Spandau und in Mainz, die Fleischkonserven, namentlich aber Erbswurst und ähnliche Präparate aus Mehl, Teig, Fleischextrakt und Gewürzen, sowie Gemüsekonserven herstellten. Bayern besaß *eine* entsprechende Fabrik. Die während des ganzen Jahres in diesen Fabriken hergestellten Konserven wurden regelmäßig während der Manöver in wenigen Tagen verbraucht, waren also quantitativ bedeutungslos.

Auf die *Fisch*konservenindustrie brauche ich nur noch kurz einzugehen. Zunächst eine eigene Erinnerung: Zwar nahm der Salzhering und der gebratene sowie der eingelegte Hering zu Pell- und Bratkartoffeln, der Schellfisch in Mostrichsoße, der Karpfen Polnisch zu Silvester, nahmen während der Ferien auf dem Lande von mir selbst gefangene und geangelte Plötzen, Brassen, Schleie, auch Aale aus der Elbe einen beträchtlichen Platz auf der Speisekarte in meiner Kindheit ein; aber wie Kalbfleisch Halbfleisch war und nicht wie heute unerschwinglicher Luxus, so hat der Fisch, der Salz- wie Süßwasserfisch, wenigstens im protestantischen Binnenland – abgesehen vom Hering, weil er so billig war – für die Masse der Armen und der schwerarbeitenden Menschen keine bemerkenswerte Rolle gespielt. Speck, ein Schinkenknochen, ein Stückchen Fleisch, ein Würstchen oder ein Stück Mettwurst – das alles konnte im Henkelmann mit Erbsen, Bohnen, Kartoffelsuppe, Weiß- und Wirsing- und anderem Kohl schwimmen; Fisch dagegen paßte nicht zu diesen Standardessen am Wochentag, und Fischkonserven waren obendrein sehr teuer.

Die Fischkonservenindustrie hat ihren Ursprung in den Salzereien und Räuchereien an der Ostsee gehabt. Auf die nicht sehr bedeutende Entwicklung der entsprechenden Betriebe und Anlagen brauche ich hier nicht einzugehen. Wir alle kennen von Ost- und Nordsee diese kleinen und größeren Räuchereien – in Bremerhaven stand vorgestern nachmittags noch unmittelbar neben dem Geschäft der „Nordsee"-Gesellschaft die bekannte alte Frau mit Kopftuch, die eine Kiste voll mit *handgeräucherten* Aalen, was immer das sein mag, an die sogenannten Kenner und Liebhaber zum gleichen Preis verkaufte wie der Großbetrieb.

Im Jahre 1888 erbaute eine Firma in Schlutup eine Braterei nach pommerschem System und legte damit den Grund zu der schnell bedeutenden Lübeck-Schlutuper Bratheringsindustrie. Bald gab es weitere, auch größere Betriebe – 1914/15 an der Trave Fischbratereien, die mit 70–80 Bratpfannen arbeiteten und Sprotten, Heringe, Flundern, Neunaugen, Aale, Lachse und Störe brieten – ähnlich wie die Räuchereien, die bereits seit den 60er Jahren an Zahl und Größe zugenommen hatten, als thüringische und sächsische Händler mit ihren Textilien, Holzarbeiten usw. an der Ostseeküste erschienen und auf den Heimweg Bücklinge mitnahmen – zum Beispiel aus Köslin und Stralsund, wo man auch schon Fisch verarbeitete, der nicht vor der *pommerschen* Küste gefangen worden war.

Als der Heringsfang vor der pommerschen Küste gegen Ende des 19. Jahrhunderts wegen Ausbleiben der Heringe einging, fiel auch die Bratindustrie sehr zurück und stellte sich zum Teil auf Flundern bzw. auf die Herstellung feiner Marinaden aus kleinen Heringen um, die schnell im In- und Ausland beliebt waren.

Ein schnelleres Tempo nahm die Entwicklung an der Elbe in und um Altona durch zahlreiche Zufuhren aus Finkenwerder und Blankenese – aber immer ging es auch hier zunächst um die Räucherei und Salzerei. Wenn also die Reichsstatistik für 1882 373, für 1895 535 und 1907 634 Fischsalzereien und -pökeleien, Fischräuchereien, -bratereien und -marinierereien mit 1907 am Tage der Zählung 1700 Männern und Frauen bei der Arbeit angab, dann läßt sich aus diesen Zahlen die Größe der Konservenerzeugung nicht feststellen – gemischte Betriebe machten gemischte Angebote, und auch die Produktions-, Ein- und Ausfuhrstatistik machte keine Unterschiede. Auch wenn der Wert der Produktion für 1907 und 1915 mit 45 Millionen Mark angegeben wurde, läßt diese Zahl nur erkennen, daß alles in allem die Fischkonservenindustrie etwa den gleichen Umsatz gehabt hat wie die Fleischkonservenindustrie.

Erwähnt sei, daß die Fischkonservenindustrie durchaus nicht immer ausschließlich eine Industrie der Küstenlandschaften gewesen ist. Als die Kühltechnik, die Herstellung von Kunsteis und der Bau von Kühlwaggons für die Eisenbahn möglich und üblich wurde, gelangte viel Frischfisch nach Berlin und bis nach Leipzig und Dresden, so daß dort die Fischverarbeitung mit billigen Arbeitskräften in den Gebirgsgegenden aufgenommen werden konnte. Wenigstens ein Beispiel sei genannt: Anton Kalla, Kaufmann für Butter, Eier, Käse, Kolonialwaren usw. in Schmiedeberg im Erzgebirge, erweiterte sein Geschäft zum Exportbetrieb, reiste für diesen, lernte in Deutschland die Fischkonserven-Erzeugung kennen, importierte Räucher- und Konservenfische, ärgerte sich über den hohen Zoll und begann 1888 mit der eigenen Erzeugung von Fischkonserven, durch die sein Betrieb, wie es in der Firmengeschichte von 1917 heißt, weltberühmt wurde: Im Winter stellte er Fischkonserven her, im Sommer führte er ein Touristenhotel, das er aufgab, als der Fischkonservenbetrieb stark wuchs – 1910 war er der größte seiner Art in Österreich-Ungarn und Deutschland, der „tonangebende Faktor auf dem Gebiet der Fischindustrie, der alle Zweige der Zubereitung in neue Bahnen lenkte und immer neue Erzeugnisse schuf". Das „Prager Tagblatt" schrieb 1913 anläßlich einer Ausstellung von Kalla-Erzeugnissen, man habe „in der Fischkonserve ein Volksnahrungsmittel von eminenter Nährkraft erkannt, dem überdies der Vorteil eines außerordentlich billigen Preises eignet". Fischkonserven, geräucherte, marinierte, gesülzte und gebratene Fische wurden bei Kalla, der größten und leistungsfähigsten Fabrik in Mitteleuropa, hergestellt. In der Fabrik wurden auch die Dosen erzeugt – und zwar nicht nur für die Fischkonserven des Unternehmens selbst, sondern auch für Vaseline, Schuhcreme, Apotheken, Marmeladen, Kochgeschirre usw. usw. Auch hatte Kalla eigene Salzheringsplätze in Lowestoft in England und in Gothenburg in Schweden.

Im Jahre 1918 schrieb Marcuse: „Unter den gegenwärtigen Verhältnissen sind Konserven längst nicht mehr als Delikatessen, sondern als Volksnahrungsmittel zu bezeichnen." Ich selbst habe den Eindruck, daß er ein wenig die Bedeutung seines Dissertationsobjektes überschätzte – ähnlich wie die „Vereinigung deutscher Fleischwarenfabrikanten", die Anfang 1916 in ihren „Leitsätzen" erklärte: „Die städtische, insbesondere die großstädtische Bevölkerung und ein nicht geringer Teil der industriellen Arbeiterschaft in Kleinstädten und auf dem Lande sind gewohnt, die notwendigen Fleischdauerwaren, aus denen weite Kreise des Volkes seit alter Zeit einen wesentlichen Teil des Fleischbedarfs zu decken pflegen, nicht selber im eigenen Haushalt herzustellen, sondern gewerbsmäßig hergestellte Fleischdauerwaren zu kaufen."

Gewiß, wenngleich auch dazu sogar für die Großstadt Berlin noch etwas über die Wurst-, Speck-, Schinken- und Pökelfleisch- sowie über die Geflügel- und Eierversorgung von den Bauernhöfen der Verwandten zu sagen wäre. Mindestens soviel sei angedeutet: Fleischdauerwaren waren eben keineswegs nur in einem Geschäft gekaufte Konserven, sondern in erster Linie Mettwurst, stark geräucherte Blut- und Fleischwurst, Speck und Schinken, Griebenschmalz zum Brotaufstrich, zum Kartoffelbraten und für Kohlgerichte. Das alles stammte aus diesen bäuerlichen Quellen, wo man solchen „Einkauf" obendrein ähnlich wie die polnischen Saisonarbeiter bei Getreideernte und Kartoffellesen abverdienen konnte.

Ich muß noch ein paar Worte über die Konservendose oder über die -büchse sagen. Nächst den Maschinen für die Bearbeitung und Verarbeitung des Gemüses, des Fleisches und Fisches machen Herstellung und Schließung der Dose den Faktor aus, der eine Konserven*industrie* und damit ein „Konservenzeitalter" entstehen ließ. Dabei verzichte ich auf alle technikgeschichtlichen Einzelheiten über das Schwarzblech, Weißblech, Zinn und andere Materialien wie z. B. Glas, sowie über die handwerkliche und maschinelle Herstellung und den Verschluß, sondern beschränke mich auf ein paar andere Daten.

Natürlich wurden die ersten Dosen oder Blechemballagen für Lebensmittel mit einer Ausnahme dort hergestellt, wo sie gebraucht wurden: von den Klempnern, die Spargel eingedost haben. Die allerersten Blechemballagen aber wurden als Behälter für Lack und Farbe, Chemikalien und Schuhcreme erzeugt – Produkte, die nicht leicht verdarben. Nachdem Nicolas Appert 1809 zufriedenstellende Glasbehälter und Konservierung in diesen erfunden und sein Buch „L'art de conserver pendant plusieurs années toutes les substances animales et végétales" veröffentlicht hatte, dem noch im gleichen Jahre deutsche und italienische Ausgaben gefolgt waren, verfügte man über das Verfahren der Hitzesterilisation. 1810 und 1811 folgten dann für Augustus de Heine und Peter Durand Patente zur Anwendung des Appertschen Verfahrens in *Blechdosen*, das vor Dezember 1812 von einer Londoner Firma zuerst angewandt wurde.

Im Ursprungsland der deutschen Spargelkonserven hatte zwischen 1820 und 1830 der in Kirchberg bei Seesen am Harz wohnende Baron von Campen auf Auslandsreisen die Konservierung von Lebensmitteln in Blechdosen kennengelernt und Muster-Dosen mitgebracht. Er beauftragte den Ortsklempner Heinrich Züchner, derartige Dosen für die Aufbewahrung seiner Jagdbeute und von Gartenerzeugnissen herzustellen, schenkte einige Dosenkonserven dem Braunschweigischen Hof, hatte Glück, indem die Dosen bei noch gutem Zustand des Inhalts geöffnet wurden und fand sich ermutigt zur geschäftsmäßigen Herstellung von Dosen. In der nächsten Generation gingen die Züchners von der Klempnerstube in Seesen zur Fabrik über – der Absatz erreichte zunächst Hausfrauen, später Geschäftsleute.

Der Preis einer leeren Dose betrug noch im Jahre 1882 mindestens 75 Pfennige – wenig für den Produzenten, der täglich höchstens 20 Dosen aus teurem englischen Blech von Hand herstellte, viel für die Hausfrauen und Gemüsezüchter, die nicht nur diese Dosen füllen, sondern sie auch zulöten und kochen mußten. Daraus ergab sich, daß die Kilodose Konserven im Geschäft mindestens 1,60, Stangenspargel-Riesen 3,25, Erdbeeren 2,00 und das Messer zum Öffnen der Dosen 1,75 Mark kosteten – für die weitaus meisten Hausfrauen und Haushalte ein praktisch prohibitiver Preis. Immerhin ging der Betrieb bei Züchners so gut, daß man ihn mit Hilfe von Maschinen, die der Turmuhrmacher in Bockenem entwickelte, erweitern mußte und 1886 mit zwei kapitalkräftigen Teilhabern die erste Seesener Konservenfabrik gründete, denn bei dieser Gelegenheit schritt man von der Dosenerzeugung zur Konservenfabrikation – allerdings, wie es in der Firmengeschichte heißt, in einem Waschküchenbetrieb, der bis zu 1 000 Dosen in 24 Stunden erzeugen konnte.

Als der Gründer 1890 starb, ein Jahr nach der Erfindung der Falzdose, kam es zur Gründung einer zweiten Seesener Fabrik, um die gleiche Zeit zur Gründung mehrerer anderer Konserven- und Dosenfabriken, die zum Teil in andere Orte, z. B. nach Gandersheim, Lauterberg, Leipzig, Danzig und Amberg abwanderten, während die zweite Generation Züchner so erfolgreich war, daß sie in ganz Deutschland eine beträchtliche Zahl von

Gütern kaufen und diese ganz auf die Herstellung von Qualitätskonserven einrichten konnte. Auch entwickelte man die verzinnte Weißblechdose, für deren Erzeugung die Züchners längere Zeit ein Monopol besaßen. Das Unternehmen wuchs nach dem Ersten Kriege zum Konzern, und dieser hatte natürlich auch eine eigene Hausbank, die sogar eigenes Papiergeld herstellen durfte. Durch die Inflation verloren die Züchners 1924/25 alle Fabriken und den gesamten Grundbesitz einschließlich der Privathäuser, so daß sie völlig verarmten und von vorne anfangen mußten.

In anderen Gebieten lief die Entwicklung so ähnlich. 1883 stellte Heinrich Brauch in Hassloch in der Pfalz auf handbetriebenen Maschinen zum ersten Male Konservendosen her, für die er das Weißblech über deutsche Händler aus England bezog. Schon bald kaufte er in Chemnitz und Aue Spindelziehpressen zum gleichzeitigen Schneiden und Durchziehen von Blechdosen, und der Verkauf reichte über die gesamte Pfalz, Elsaß-Lothringen, Württemberg und Baden – die südwestdeutschen Gemüse- und Obstregionen also. Aus dem Jahre 1896 gibt es einen Bericht über die Fabrikation bei Brauch, der die ersten Schwierigkeiten sowie die Überlegenheit der Blechdose über das Glas und den Übergang zur maschinellen Produktion erkennen läßt. 1893 wurde der erste Benzinmotor eingesetzt, 1902 dieser durch Gasbetrieb ersetzt. 1906 erzeugte man in einem dreigeschossigen Fabrikgebäude neben Blechflaschen, -kannen usw. auch viele Blechdosen, wobei 1914 180 Personen beschäftigt wurden.

Und schließlich das letzte Beispiel: 1898 wurde in Braunschweig die Firma Becker & Schmalbauch gegründet, die noch im gleichen Jahr auf Schmalbauch aus Walkenried am Harz allein überging, dessen Söhne sich seit 1913 Schmalbach nennen durften. Schmalbauch hatte Kolonialwarengeschäfte, Gastwirtschaften und schließlich eine Spargelplantage betrieben und dazu die Dosen von Becker bezogen, er übernahm dessen hochverschuldete Fabrik. Schmalbauch war wohl als erster in diesem ganzen Bereich kein reichgewordener Handwerker oder Gärtner, sondern ein moderner Unternehmer, der sofort die Technik der Dosenerzeugung vorantrieb und den kaufmännischen Betrieb rationalisierte. Von ihm und seinen Söhnen sind Anregungen ausgegangen, die weit über die heutige Schmalbach-Lubeca AG in Braunschweig hinausreichten.

Ich bin auch mit diesem, dem letzten Abschnitt meines Referates am Ende. Herr Teuteberg schreibt am Schluß des von mir mehrfach zitierten Kapitels, in der Zeit zwischen 1870 und 1914 habe die Geburt der *deutschen* Konservenindustrie gelegen. Ich bin für Gemüse-, Fleisch- und Fischkonserven sowie für die Dosenerzeugung und -verwendung ganz damit einverstanden, falls wir uns darüber einig sind, daß vor 1890/95 von Industrie eigentlich nicht die Rede sein kann, sondern von Gartenbau, Fleischerei, handwerklicher Konservierung und im Verhältnis zur Bevölkerungszahl kleinen Mengen bei hohen Preisen, also von gewerblichen Betrieben für gehobenen Geschmack und Geldbeutel. Herr Teuteberg zitiert aus einem zeitgenössischen Werk, daß die deutsche Konservenindustrie (offenbar die *gesamte*) 1907 35 Millionen, 1913 100 Millionen Kilodosen Konserven hergestellt habe und fügt hinzu, daß aus dem anfänglichen Notnahrungsmittel für Seeleute und einem Luxusartikel für Reiche ein Volksnahrungsmittel mit steigender Beliebtheit geworden war. Da kann ich nicht ganz zustimmen.

35 Millionen Dosen 1907 bei, sagen wir, 60 Millionen Menschen, macht weniger als 0,6 Dosen oder 600 Gramm pro Person und Jahr. 100 Millionen Dosen 1913 bei, sagen wir, 65 Millionen Menschen, macht etwa 1,5 Dosen oder 1500 Gramm pro Person und Jahr.

Ein schöner Fortschritt in sechs Jahren – aber noch nicht zu einem Volksnahrungsmittel. Ein Fortschritt für einen Nebenzweig von Landwirtschaft und Gartenbau, für einige Viehzüchter und Fleischer, einen schmalen Bereich der Fischwirtschaft, für ein paar Blech- und Dosenfabrikanten, für einige große und ein paar hundert kleinere Konservenfabrikanten und vorwiegend Delikatessengeschäfte – und doch im ganzen, so glaube ich wenigstens, ziemlich belanglos für unser Symposion über Ernährung und Ernährungslehre im, ich betone, 19. Jahrhundert. Entschuldigen Sie, bitte, daß ich Ihnen das erst jetzt so uneingeschränkt sage – am Anfang hätten sie es aber wahrscheinlich nicht geglaubt.

Literatur

Beiträge zur Statistik des Herzogthums Braunschweig, hrsg. vom statistischen Büreau des Herzoglichen Staatsministeriums, VI, 1888.

Artmann, Ferdinand: Die Lehre von den Nahrungsmitteln, ihrer Verfälschung und Konservierung, Prag 1859.

Bach, K.: Die Verarbeitung und Konservierung des Obstes und des Gemüses, Stuttgart 1886.

Bergdolt, Emil: Die exportierende Fleischindustrie Nord- und Südamerikas seit 1913, Diss. Hamburg 1924.

Bettgenhaeuser, Richard: Die Konservenindustrie, Braunschweig 1899. (=Veröffentlichungen der Handelskammer für das Herzogthum Braunschweig Bd. 1).

Bötticher, Werner: Pilzverwertung und Pilzkonservierung, München 1950.

Burt, David S.: Cans, Canners and Customers, in: Food Packer 30 (New York, August 1949), S. 36ff.

Conrad, Else: Lebensführung von 22 Arbeiterfamilien Münchens, München 1909.

Creuzbauer, A.: Die Versorgung Münchens mit Lebensmitteln, München 1903.

Dunker, Wilhelm: Lehrbuch der Fischbereitung, Stettin 1889.

Eckart, P.: Konservenindustriebetrieb (Würstchen- und Fleischkonserven), in: Handwörterbuch der Betriebswirtschaft, hrsg. von H. Nicklisch, 3 (1927) S. 736ff.

Flesch, Karl: Frankfurter Arbeiterbudgets, Frankfurt 1890.

Grüttner, Felix: Geschichte der Fleischversorgung in Deutschland, Braunschweig 1938.

Grüttner, Felix / Lienhof, Eberhard: Taschenbuch der Fleischwaren-Herstellung, 6. Aufl. Braunschweig 1962.

Herrmann, Walther: Aus der Vergangenheit und Gegenwart der deutschen Obst- und Gemüsekonservenindustrie, in: Zeitschrift für handelswissenschaftliche Forschung 3 (1951).

Jacobsen, Eduard: Handbuch für die Konservenindustrie, Konservenfabriken und Konservengroßbetrieb, 2 Bde., Berlin 1926.

Kanter, Hugo: Konservenindustriebetrieb (Gemüse- und Obstkonserven), in: Handwörterbuch der Betriebswirtschaft, hrsg. von H. Nicklisch, 3 (1927) S. 710ff.

Lichtenfelt, H.: Die Geschichte der Ernährung, Berlin 1913.

Liebig, Justus von: Fleischextrakt – ein Genußmittel, in: Reden und Abhandlungen, Leipzig, Heidelberg 1874.

Lücke, Fritz: Fischindustrielles Taschenbuch, 4. Aufl., Braunschweig 1954.

Marcuse, Alfons Ernst: Die deutsche Konservenindustrie mit besonderer Berücksichtigung der Halberstädter Industrie, Phil. Diss. Leipzig 1918.

Meinecke, Carl Theodor: Die Krise der westdeutschen Gemüsekonservenindustrie in den Jahren 1949 bis 1951 unter besonderer Berücksichtigung der niedersächsischen Industrie, Staatswiss. Diss. Göttingen 1954.

Meinecke, Friedrich: Die volkswirtschaftliche Bedeutung der deutschen Gemüse-Konservenindustrie, Staatswiss. Diss. Freiburg i. Br. 1914.

Morgenstern, F. V.: Die Entwicklung der deutschen Konserven-Industrie, in: Die deutsche Industrie. Festgabe zum 25-jährigen Regierungs-Jubiläum seiner Majestät des Kaisers und Königs Wilhelm II., dargebracht von Industriellen Deutschlands, Bd. 3, LII Berlin 1913, S. 1–5.

Nehring, Peter / Krause, Hans: Konserventechnisches Handbuch der Obst- und Gemüseverwertungsindustrie, 2 Bde., 15. Aufl. Braunschweig 1969.

Schneider, Lothar: Der Arbeiterhaushalt im 18. und 19. Jahrhundert, Wirtschaftswiss. Diss. Göttingen 1967.

Seidel, Wolfgang: Die deutsche Gemüsekonservenindustrie, Wirtschaftswiss. Diss. Köln 1926.

Stahmer, Max: Fischhandel und Fischindustrie, 2. Aufl., Stuttgart 1925.

Stegemann, F.: Die Fleischwarenindustrie. In: Handbuch der Wirtschaftskunde Deutschlands, Bd. 3, Leipzig 1904, S. 811ff.

–: Die Konservenindustrie, in: Handbuch der Wirtschaftskunde Deutschlands 3 (1904) S. 830ff.

Teuteberg, Hans J. / Wiegelmann, Günter: Der Wandel der Nahrungsgewohnheiten unter dem Einfluß der Industrialisierung, Göttingen 1972 (= Studien zum Wandel von Gesellschaft und Bildung im 19. Jh., hrsg. v. V. Neuloh u. W. Rüegg, Bd. III).
I. Teil: H. J. Teuteberg, Studien zur Volksernährung unter sozial- und wirtschaftsgeschichtlichen Aspekten.

II. Teil: G. Wiegelmann, Volkskundliche Studien zum Wandel der Speisen und Mahlzeiten.

Tilgner, Damazy Jerzy: Die Konservenindustrie in den Vereinigten Staaten von Amerika, Braunschweig 1931.

Treue, Wilhelm: Zur Geschichte der Ernährung in Berlin im 19. Jahrhundert, in: Proceedings of 7th International Congress of Nutrition Hamburg 1966, Vol. 4, Braunschweig 1967, S. 72–73.

Voigt, Gerhard: Die Braunschweiger Konservenindustrie in der Kriegswirtschaft 1914/1919, Phil. Diss. Jena 1922.

Wagner, Curt: Konserven und Konservenindustrie in Deutschland, Phil. Diss. Jena 1907.

Wille, Otto: Der Fisch. Handbuch der Fischkonservierung, Bd. 3, Lübeck 1949.

Winkler, Barbara: Aus der Geschichte der Obst- und Gemüseverwertungsindustrie in Deutschland, in: Die Industrielle Obst- und Gemüseverwertung 47 (1963).

Winter, Karl-Friedrich: Die deutsche Fischkonserven-Industrie, Phil. Diss. Jena 1909.

Zentis, Franz: Die deutsche Marmeladenindustrie in der Nachkriegszeit, Wirtschaftswiss. Diss. Köln 1930.

Jubiläumsschriften und Firmengeschichten

H. W. Appel, Feinkost-AG, Hannover, Appel 1879–1954. Zum 75-jährigen Jubiläum den Freunden unseres Hauses herzlich zugeeignet (Text: Gerd Schulte), Hannover: Appel 1954.

Augustin, Paul, Sächsische Conserven-Fabrik, Leipzig. Die deutsche Industrie. Festgabe zum 25jährigen Regierungsjubiläum seiner Majestät des Kaisers und Königs Wilhelm II., dargebracht von Industriellen Deutschlands, Bd. 3, LII, Berlin 1913, S. 8.

Bassermann, M. & Cie., Schwetzingen. 75 Jahre Arbeit und Erfolg im Zeichen der Sonnenqualität (Idee, Text und Gestaltung: Willy Köhler), Braunschweig 1961.

Brandenburg, Wilhelm, Rügenwalder Wurst-, Gänsewaren- und Fleischkonservenfabrik, Timmendorfer Strand. 75 Jahre Wilhelm Brandenburg, Rügenwalder Wurst-, Gänsewaren- und Fleischkonservenfabrik, Rügenwalde 1960.

Brauch, H., Blechemballagenfabrik, Hassloch/Pfalz, 110 Jahre Heinrich Brauch, Blechemballagenfabrik, Hassloch/Pfalz (Text: Kraft Sachisthal), Darmstadt 1952.

Daubert, C. H., Braunschweig, Daubertus. Die Konserven von erlesener Güte! (Hrsg.: C. H. Daubert, Braunschweig), Braunschweig 1959.

Esselborn, Karl, Schlachthausprodukte, Mainz. 100 Jahre Esselborn, Schlachthausprodukte, Frankfurt a. M. 1838–1938, Frankfurt a. M. 1938.

Grossmann, C., Coburg/Bayern. 300 Jahre Grossmann, Fabrik feinster Fleischwaren, Coburg/Bayern. 1664–1964 (Text: Eckard Schmidt-Dubro), Darmstadt 1964.

Hahn, G. C. & Co., Lübeck. 100 Jahre G. C. Hahn & Co., Fabrik haltbarer Speisen, Lübeck. 1848–1948, Lübeck 1948.

Heine & Co. AG., Halberstadt. Friedrich Heine. 50 Jahre Arbeit. Ein Lebensbild. Zum 50jährigen Bestehen der Halberstädter Wurst- und Fleischkonservenwerke, Heine & Co., AG., am 23. Nov. 1933, Halberstadt 1933.

Kalla, A., Erste Erzgebirgische Fischkonserven-Großindustrie, Schmiedeberg/Böhmen. Gedenkschrift zum 40jährigen Bestande des Geschäftshauses Anton Kalla, Erste Erzgebirgische Fischkonserven-Großindustrie, Schmiedeberg/Böhmen. 1877–1917, Leipzig 1917.

Koopmann, Andreas, Bad Zwischenahn/Oldenburg. Andreas Koopmann, Erste Zwischenahner Fleischwaren- und Fleischkonserven-Fabrik, Bad Zwischenahn/Oldenburg 75 Jahre, Bad Zwischenahn/Oldenburg 1963.

Lubecawerke, Lübeck. Die Lubecawerke – Ein Beitrag zur Geschichte der Verpackungsindustrie (von H. Weimann), Lübeck 1955.

Marten, J. F., AG., Gütersloh/Westf. Gütersloher Fleischwarenfabrik J. F. Marten AG., Gütersloh/Westf. Werden und Wirken. 1855–1955, Gütersloh 1955.

Mouget, Heinrich, Wallerfangen/Saar. 100 Jahre Lukullus Fleischwarenfabrik Heinrich Mouget, Wallerfangen/Saar, Wallerfangen 1963.

Rasch, Gebr., AG., Schleswig. 75 Jahre Gebrüder Rasch AG, Fleischwaren- und Konservenfabrik, Schleswig 1883–1958 (Text: Michel), Flensburg 1958.

Redlefsen, H., KG., Satrup Kr. Schleswig. Das Geheimnis der 16. Rippe. 1865–1965. Nach guter alter Art. 100 Jahre H. Redlefsen KG., Satrup. Fleischwarenwerke, Satrup 1965.

Sauermann, H. & P., AG., Kulmbach. 100 Jahre H. & P. Sauermann AG., Kulmbach. 1865–1965 (Red.: Fritz Dietz und Ursula Gröger), Stuttgart 1965.

Schefold, Jakob, Biberach-Riss. 75 Jahre Qualität, Erfahrung, Tradition, Jakob Schefold, Wurst-, Fleischwaren- und Konservenfabrik, Biberach-Riss, Biberach-Riss 1958.

Schmalbach, Johann Andreas, Blechwarenfabrik, Braunschweig. 7 Jahrzehnte Firmengeschichte J. A. Schmalbach (Herausgegeben von den Schmalbach-Lubeca-Werken AG), Braunschweig 1967.

Siekmann, H., Lage in Lippe. H. Siekmann, Fleischwaren-Konserven-Feinkost-Fabrik, Lage in Lippe, zum 75jähr. Bestehen. 1880–1955, Lage in Lippe 1955.

Stuhr, C. F. & Co., Hamburg. 75 Jahre Feinkostfabrik Carl Friedrich Stuhr & Co. Hamburg-Altona. Kleine Chronik für alle Freunde unseres Hauses. Hrsg. zum 75. Jubiläum am 7. Sept. 1962. 1887–1962, Hamburg-Altona 1962.

Züchner, Fritz, Blechwarenfabrik, Seesen/Harz. Die Züchners 1797–1937 (von Wilhelm Klemm), Braunschweig 1937.
170 Jahre Züchner (von Horst Nitschke), Braunschweig 1967.

Food adulteration in Britain in the 19th Century and the origins of food legislation

von John Burnett

I.

The legislative attempt to control food adulteration, which began in Britain in 1860, is historically important in a number of respects. In that it was designed, in part, to protect the consumer against an abuse of free trade and excessive competition, it represents an early and major breach in the philosophical structure of „laissez-faire" which had assumed that the free play of economic forces would always conduce to the greatest happiness of the greatest number. In that it was concerned, in part, to safeguard the public against the harmful effects of deleterious substances in their food, it was an important extension of the Public Health movement which had begun to improve the sanitary conditions of urban life only in 1848. And in that it imposed restraints and penalties on manufacturers and retailers of food, it was an attempt legally to enforce honesty and morality on an influential section of Victorian society which publicly professed these virtues but which frequently conducted its affairs upon quite different practices.

Food control was, therefore, an early incursion by the state into the field of social policy and administration at a time when there was no state education, no state control of housing and no state social services beyond a primitive and punitive poor law. For the historian, it provides an admirable model of the stages and processes by which social policy was, in Britain at least, developed: – first, the identification of a social problem, second, its investigation in a scientific and dispassionate manner, third, the enactment of legislation to remedy the evil and, fourth, the establishment of administrative institutions and machinery capable of carrying out effectively the intentions of the legislation. The subject necessarily provided a platform on which was heard many of the arguments for and against control, questions about the merits of mandatory as opposed to permissive legislation, and about the nature and power of the central authority, which have been common to social policy discussions ever since.

The experience of British food adulteration in the nineteenth century is, then, of importance to a number of different disciplinary interests. To the economic and social historian it is a chapter which must be included in the continuing debate as to the standard of living in an industrialising and urbanising society: for the medical historian it raises questions – perhaps unanswerable, but nonetheless necessary to ask – about the nature, causes and incidence of disease and mortality: for the legal and political historian it is a study of the way in which a pressure group was able to harness and steer public opinion into the acceptance of legislative intervention in the free market, while for the social administrator it exemplifies many of the administrative problems which arise when government enters into a new sphere of social policy.

II.

Adulteration, which is merely one aspect of a universal and perennial desire for illicit gain, is as old as commerce itself. As soon as there emerged a consuming public, distinct and separated from the producers of food, opportunities arose for fraud and dishonesty of various kinds – cheaper substitutes might be used to replace, in whole or in part, the natural constituents of a food, essential ingredients might be removed, or substances might be secretly added to impart a particular colour, flavour or appearance. Such practices were certainly known to the Ancient World. In Athens it was found necessary to appoint inspectors to prevent the artificial ageing and maturing of new wines, while Pliny reports that some Roman bakers added „white earth" to their bread. In England adulteration began to appear only in the Middle Ages, when it was associated with the growth of town life and the increasing numbers of merchants and craftsmen who were necessarily dependent on others for the supply of their food.

Nevertheless, it is clear from the researches of Dr. Frederick A. Filby into the frauds of bakers, brewers, grocers and vintners in the centuries before 1800 that adulteration was still uncommon, usually crude in form, and therefore relatively easy to detect.[1] Drawing his evidence from city Letter Books und guild ordinances, he unearthed some picturesque instances of early sophistications – the piece of iron inserted into the underweight penny loaf, the bread made from „putrid and rotten materials", the expensive „French" wines squeezed out of English apples and sloes –, but his conclusion was that until the nineteenth century

[1] Frederick A. Filby: A History of Food Adulteration and Analysis, 1934.

„there was but little, and very slow, development in either adulteration or its detection". Producers and consumers were not yet widely separated, either geographically or economically: moreover, governments and local municipalities, acting on the paternalistic principles of the age, regarded themselves as having a duty to protect the buyer and punish the seller of fraudulent goods. From the thirteenth century onwards the price und quality of bread and ale were nationally determined by the Assize system[2] while the purity of other foods was maintained by local authorities who saw to it that offendors were pilloried, imprisoned and, if necessary, driven from the town.

By the closing decades of the eighteenth century, however, the quality of many foods was deteriorating rapidly, and it is impossible to avoid the conclusion that during the next hundred years adulteration was a very widespread, highly organised and extremely remunerative commercial fraud. As England gradually passed into an urban, industrial society, the forces which had held adulteration in check began to break down. In the new and expanding towns traditional rural skills like baking and brewing inevitably declined, and people became increasingly dependent on professional suppliers. Within a number of the food industries, such as milling and brewing, large, highly-capitalised plants began to take over from small local firms, and the number of links in the chain between manufacturer and ultimate consumer constantly grew. At the same time, the central and local regulation of food came to be abandoned, partly because of administrative difficulties but, more fundamentally, because of a changed climate of economic belief. The nineteenth century learned from the Classical Economists that the laws of supply and demand were not only inexorable but necessarily just, that nothing must intervene to clog the free working of market forces, and that competition alone would guarantee to the consumer the lowest prices and the highest quality. This new philosophy was well expressed by a Committee of the House of Commons in 1815 which recommended the repeal of the ancient Assize of Bread — „Your Committee are distinctly of opinion that more benefit is likely to result from the effects of a free competition . . . than can be expected to result from any regulations or restrictions under which (the bakers) could possibly be placed"[3]. By Acts of 1815 and 1822 the baker was given complete freedom over price and weight, and the Assize system was, for all practical purposes, dead: officially, it was not finally repealed until 1836[4].

---

[2] S. and B. Webb: The Assize of Bread in: Economic Journal 14 (1904)

[3] Report from the Committee of the House of Commons on laws relating to the Manufacture, Sale and Assize of Bread, H. C. 186, (1814–15), V.I.

[4] 6 and 7 William IV, c. 37 (1836).

Public complaints about the frauds of millers, bakers and brewers were heard on a significant scale in the 1790's[5] during a period of rapid price inflation and growing wartime scarcity, but it was not until 1820 when a leading analytical chemist, Frederick Accum, published his „Treatise on Adulterations of Food and Culinary Poisons" that the subject was ventilated for the first time in a thoroughly dispassionate way. Accum, an assistant to Humphrey Davy at the Royal Institution, had personally analysed hundreds of samples of almost every article of food and drink, and the publication of his book, which sold a thousand copies in the first month, created a public sensation. „The eager and insatiable thirst for gain", he wrote, „which seems to be a leading characteristic of the times, calls into action every human faculty and gives an irresistible impulse to the powers of invention, and where lucre becomes the reigning principle the possible sacrifice of a fellow-creature's life becomes a secondary consideration".[6]

Accum found that bread was commonly adulterated with alum in order to whiten „seconds" flour and so pass off the loaf as being made from the more expensive „firsts": potatoes, peas and beans were also occasionally added as cheap substitutes. The amount of alum used was dependent on the quality of the flour, but 3–4 ounces to the sack (240 lbs.) was found to be the smallest quantity used. Two years previously a Committee of the House of Commons had discovered large quantities of ground Derbyshire stone in use in several Midland counties[7]. „Tea" was frequently manufactured from native English hedgerows, the leaves of ash, sloe and elder being dried, curled and coloured on copper plates to mix with expensive China tea: there were eleven convictions for this offence between March and July 1818, and of nineteen samples of green tea analysed by Accum every one contained poisonous copper carbonate. The adulterations of ale and porter were even more serious: of nearly a hundred convictions of brewers and „brewers' druggists" in 1819, one alone was found to have in possession cocculus indicus (a deadly picrotoxin), capsicum, copperas, quassia, „mixed drugs", liquorice, hartshorn shavings, orange powder, carraway seeds, ginger and coriander. One of the best-known brewers' guides, which ultimately ran through

---

[5] Anon.: The Crying Frauds of London Markets, proving their deadly influence upon the two pillars of life, bread and porter, by the author of the Cutting Butchers' Appeal, 1795.

[6] Frederick Accum: A Treatise on Adulterations of Food and Culinary Poisons, exhibiting the Fraudulent Sophistications of Bread, Beer, Wine, Spirituous liquors, Tea, Coffee . . . and other articles employed in domestic economy, and Methods of Detecting Them, 1820, p. 30.

[7] Report of the Committee of the House of Commons on Petitions of the Country Bakers, (1818), Minutes of Evidence, pp. 20–21 (Evidence of Francis Crisp).

twelve editions after its first publication in 1790, openly recommended many of these ingredients, including cocculus indicus, stating that „However much they may surprise, however pernicious or disagreeable they may appear, I have always found them requisite in the brewing of porter, and I think they must invariably be used by those who wish to continue the taste, flavour and appearance of beer . . . the intoxicating qualities of porter are to be ascribed to the various drugs intermixed with it“[8]. The „drugs“ were being used as cheap substitutes for malt and hops: they allowed beer to be diluted by giving the appearance of „strength“ and flavour, and it is likely that a good deal of what passed in Victorian England for drunkenness was, in fact, due to such harmful additions. Sulphuric acid was recommended to „age“ new beer, marble-dust and oyster-shells to „recover“ it when stale. Amongst many other examples of adulteration, Accum also exposed the practice of giving a „nutty“ flavour to wines by adding bitter almonds, the colouring of cheese rind with vermilion and red lead, the „coppering“ of pickles and the colouring of sugar confectionery with a variety of poisonous mineral compounds.

Accum's revelations had no immediate effect – indeed, it is possible that by disseminating so much information he actually encouraged the practices he was seeking to suppress. The many enemies he had made formed a powerful lobby against him, and in 1821 he was indicted for mutilating books in the library of the Royal Institution, some thirty end-papers being found in his possession which he had probably torn out for taking notes. Rather than face public trial and dishonour he left the country, subsequently gaining a Professorship in Berlin. But England's first food reformer had been largely discredited by his behaviour, and the circumstances of his disappearance caused many people to doubt, quite wrongly, the truth of his findings.

All the evidence of Parliamentary Papers, trade guides and scientific investigations indicates that food adulteration increased in the succeeding years, to reach a peak in the decade 1840–50. The next major exposure was in 1848 by John Mitchell, another analytical chemist who had been investigating the subject for the previous twelve years. His book[9] leaves no doubt that adulteration had increased greatly since Accum's day, and had now reached enormous proportions. Mitchell reported that he had

---

[8] Samuel Child, Brewer: Every Man his Own Brewer: a Practical Treatise explaining the Art and Mystery of Brewing Porter, Ale, Twopenny and Table Beer, etc. (1820 edn). Quoted in The Tricks of Trade in the Adulterations of Food and Physic. Anon., 1856 p. 97.

[9] John Mitchell: Treatise on the Falsifications of Food, with the chemical means employed to detect them, 1848.

never examined a single sample of bread which did not contain alum: the quantity used was generally about 100 grains to the 4lb. loaf, but he had occasionally found whole crystals of alum the size of a pea. Boiled potatoes were frequently used, and sometimes carbonates of magnesia and ammonia. In samples of flour he had also found chalk and pipe-clay, and one small bun he had analysed contained 3 grains of alum and 10 of chalk. A very common adulteration of beer was with sulphate of iron or „heading", which made it possible for publicans who diluted their porter still to serve it with a frothing „head", regarded by the customer as a sign of strength. It is also clear that the manufacture of „British tea" was on the increase. There were at least eight factories in London in the 1840's where spent tea-leaves, bought from hotels and private houses at $2\frac{1}{2}$d or 3d. per pound, were mixed with a solution of gum, re-dried, and finally „faced" with appropriate colourings for black or green varieties: Mitchell found black lead, Prussian blue, indigo, Dutch pink, turmeric, copper carbonate and lead chromate. Those who preferred to drink coffee were, perhaps, more fortunate. In this Mitchell discovered large proportions of chicory, roasted corn, the roots of various vegetables, and colouring matters such as red ochre: he had also found a substance which appeared to be baked horses' liver, implying that even the knacker's yard had been pressed into the services of adulteration.

Easily the most powerful influence on the history of the subject was, however, the series of articles commissioned by the „Lancet" which appeared every week from 1851 to 1854[10]. More than 2,400 analyses were made by the author, Dr. Arthur Hill Hassall, who was able to bring many new facts to light by his use of the microscope as an aid to detection: practically every common article of food, drink and drugs was examined, and the editor, Dr. Thomas Wakley, took the bold step of publishing the names and addresses of all tradesmen who sold adulterated goods.

Hassall's general conclusion was that serious, and often dangerous, adulteration existed of practically every food which it would pay to adulterate. Every one of 49 random samples of bread contained alum, including that sold by the League Bread Company which had advertised the „perfect purity" of its bread and had warranted it „free from alum and other pernicious ingredients": half of the samples of flour analysed by Hassall also contained alum, often unknown to the baker, so that in many cases bread was, in fact, receiving a double dose. In tea he found the leaves of sycamore, plum and horse-chestnut, as well as spent tea-leaves. Week by

---

[10] A. H. Hassall: Food and its Adulterations, comprising the reports of the Analytical Sanitary Commission of „The Lancet" for the years 1851 to 1854 inclusive, 1855.

week the truth was uncovered. Oatmeal was cheapened with barleymeal and refuse known in the trade as „rubble": milk was diluted with water in proportions ranging from 10 – 50 %; of 29 tins of coffee examined 28 were adulterated with chicory, mangel-wurzel and acorn, while several also contained red oxide of lead derived from a colouring adulterant of the chicory. Poisonous colouring matters, chiefly mineral dyes, were widely used for „facing" tea and colouring preserved meats and fish, while sugar confectionery, eaten mainly by children, contained a truly appalling collection of them: of 100 samples of sweets 59 contained chromate of lead, 12 red lead, 11 gamboge, 11 Prussian blue, 10 Brunswick green, 9 arsenite of copper and 6 vermilion. Many of the samples contained no fewer than 7 different colours and 4 poisons.

Hassall's startling revelations received wide publicity in the daily press and periodical literature. The accuracy of his analyses and conclusions was never in question, but it was important in the formation of public opinion that other, more popular versions of his somewhat indigestible material should reach a wider audience. This function was performed by a number of journals[11] and books[12] published in the years immediately after 1855. Such works produced a deep effect on the middle-class conscience, on an important section of the medical profession, and on a number of influential politicians. From the date of publication of the „Lancet" articles it quickly became clear that intervention by the legislature, in some form at least, could no longer be resisted.

III.

By the middle of the nineteenth century some of the major causes and consequences of adulteration were becoming apparent. In addition to the general causes previously discussed, a range of specialised circumstances affected the relationships between producers, retailers and consumers in particular trades at particular points in time. The baking trade, for instance, suffered from a period of intense competition after the repeal of the Assize of Bread, when a multitude of small, unrevolutionised producers struggled to exist in conditions which often denied a legitimate

[11] For example, „The Illustrated London News", „Frazer's Magazine", „Once a Week", the „Quarterly Review" and the „London Review."

[12] For example, J. D. Burn: The Language of the Walls, 1855; W. Marcet: On the Composition of Food, and How it is Adulterated, 1856; Anon.; Tricks of Trade in the Adulterations of Food and Physic, 1856; John Postgate: A Few Words on Adulteration, 1857.

livelihood: there appeared in the trade thousands of „undersellers“ and „cutting bakers“ who cut the standard price of the loaf by up to 2d. by giving short weight, over-working their journeymen, and adulterating their bread to the limits of saleable appearance[13]. Extreme competition also characterised the retail of beer after the Beerhouse Act (1830) had introduced virtually free licensing and had added nearly 40,000 new public-houses within five years: here, too, thousands of publicans only existed by diluting three barrels into four and making up „strength“ and flavour with drugs, salt and sugar. In other trades it was monopoly which largely dictated quality. Already at the beginning of the nineteenth century the London brewing industry was dominated by eleven great brewers who regularly met to fix common standards and prices for their beer: with the rapid development of the „tied house“ system, which, by the end of the century, meant that 75 % of all public-houses were owned or controlled by brewers[14], the retailer was often precluded from complaining of the quality of the product or the terms on which he had to sell it. Again, the existence of „truck“ in many trades, and the wide extent of working-class indebtedness to local traders, gave many retailers a quasi-monopolistic power over their customers which found expression in high prices, short weight and adulteration.

The consequences of adulteration are more difficult to analyse. In that it was a deliberate fraud for the purposes of gain, its most direct effect was loss to the consumer and to the national revenue, which at this time derived almost half its total from duties on malt and spirits and imported foods such as tea, coffee and sugar. Dr. Hassall calculated that the loss to the revenue was as much as £7 millions a year[15], approximately one-tenth of total revenue, and half the receipt from income tax. The loss to the ordinary consumer is quite impossible to estimate. Adulteration had become, by the middle of the century, a normal, almost a legitimate, means of carrying on trade: the gain of the seller was, of course, the loss of the buyer, a loss which affected all classes to some extent, but which fell particularly heavily on the poor who were obliged to „prefer“ apparent cheapness. More important still, but even less capable of precise measurement, were the effects on health. Occasionally, when fatalities were directly caused by poisonous colouring matters in confectionery, or

---

[13] Report addressed to Her Majesty's Principal Secretary of State for the Home Department, relative to the Grievances complained of by The Journeymen Bakers, with Appendix of Evidence, (3027): H. C., 1862, XLVII, I.

[14] Report from the Royal Commission on the Liquor Licensing Laws, (C. 8355) H. C., 1898, Minutes of Evidence, Q. 22.242.

[15] A. H. Hassall: Adulterations Detected: or Plain Instructions for the Discovery of Frauds in Food and Medicine, 1857, p. 694.

the fortification of beer and spirits with narcotics, these were immediate and spectacular. But much more often, the effect of adulteration was to lower the nutritional value or inhibit the digestibility of food, as in the watering of milk and butter and the aluming of bread, practices which must have been particularly harmful in the rearing of infants and young children. In 1857 Dr. Hassall compiled a list of more than thirty injurious substances which he had personally found in food, including many such as lead, copper, mercury and arsenic which were cumulative. In these kinds of adulteration may well lie part of the explanation for the prevalence of chronic gastritis and stomach disease, the under-nourishment, physical deterioration, high infant mortality and short adult expectation which characterised life for many in early Victorian England.

In the years before food legislation became effective, the exposures of adulteration and a growing public concern began to result in some steps towards voluntary reform by the trade itself. By the 1860's a climate of opinion had been formed which induced significant numbers of manufacturers and retailers to put their own houses in order before they were compelled to do so: the measures of reform voluntarily undertaken by the trade therefore form an important prelude to the legislative suppression of adulteration.

When Dr. Hassall published his second volume of analyses in 1857[16], he was able to report that some manufacturers had completely abandoned adulteration, many had at least given up the use of poisonous ingredients, and almost all had made some concessions to the growing public demand for purer food. „Pure and unadulterated" became a stock advertising slogan of dealers anxious to cash in on the newly-awakened fears of the public. New brewing companies were set up „to supply the public with Genuine Beer", baking and grocery firms came into being with guarantees of pure goods, while the firm of Crosse and Blackwell's announced in 1855 that it had given up, at considerable cost to plant, the coppering of pickles and fruits and the colouring of sauces with bole armenian. The most important influence, however, was that of the Co-operative Societies, which had developed successfully after the launching of the Rochdale Pioneers in 1844. From the first the co-operative stores had insisted on supplying only pure food to their members and had regarded this as a principle equally important as that of the dividend on purchases: some established their own corn-mills in order to ensure the purity of flour, while the Co-operative Central Agency, founded in 1850, employed lecturers to go round the country and explain to the working-classes what

---

[16] Ibid.

pure food should look like[17]. Against considerable consumer opposition, the societies gradually familiarised some, at least, of the working-classes with a standard of food purity they had never known before.

But for the majority of the population effective improvement in the quality of diet had to wait on the passing of legislation. The immediate impulse for this was in 1854 when Dr. John Postgate, a Birmingham surgeon who had become deeply interested in the medical effects of adulteration, wrote a letter to William Scholefield M. P. suggesting the appointment of a Committee of Enquiry. This resulted in a Select Committee of the House of Commons, which began to sit in July, 1855, and issued three Reports in the following twelve months[18]. Detailed evidence was assembled from doctors, chemists, traders and manufacturers, which amply endorsed Hassall's findings, and although the Committee added little new knowledge to the subject its importance lay in the fact that it provided the necessary public hearing on which legislation could follow. The message of the final Report was clear enough —

„We cannot avoid the conclusion that adulteration widely prevails. Not only is the public health thus exposed to danger, and pecuniary fraud committed on the whole community, but the public morality is tainted and the high commercial character of the country seriously lowered, both at home and in the eyes of foreign countries."

Even now, however, major differences of opinion existed as to the remedy to be adopted. At one extreme Viscount Goderich looked to an extension of voluntary reform and the co-operative retailing of food[19]; at the other, Hassall was demanding the creation of a Central Board of analysts, with public exposure and imprisonment as the penalty for adulterators. Many traders had also given evidence before the Committee of 1855–56 that some kinds of adulteration were, in fact, a public service, giving the consumer foods of the flavour and appearance he demanded at the lowest possible price. For these reasons, and because of the inbred Victorian distrust of creating powerful central authorities, the Adulteration of Foods Act which became law in 1860 was a compromise, steering an uncertain course between conflicting views. In common with much social legislation of the period it suffered from all the failings of permissive

[17] J. Woodin: The System of Adulteration and Fraud now Prevailing in Trade, with prefatory remarks on adulteration arising from competition, 1852. (Joseph Woodin was Manager of the Co-operative Central Agency.)

[18] Reports from the Select Committee on Adulteration of Food, etc. First Report 1855 H. C. 432, 1855, VIII, 221; Second Report, 1855, H. C. 480, 1855, VIII, 373; Third Report, 1856, H. C. 379, 1856, VIII, I.

[19] Viscount Goderich: On the Adulteration of Food and its Remedies, in: Meliora, or Better Times to Come, edited by Viscount Ingestre, 2nd, edit. 1852.

adoption – the arguments of economy, the consideration due to vested interests, the sheer lethargy of much unreformed local administration – and, as an effective measure to suppress adulteration it was from the outset virtually a dead letter.

Under the terms of the Act, various local authorities (Vestries and District Boards in the Metropolis and Courts of Quarter Session in the Counties) were enpowered to appoint public analysts who would examine samples of food and drink (but not drugs) „on complaint made" by private individuals. There was no compulsion to appoint: no central authority was created: no provision was made for sampling: the normal penalty for adulteration was to be a fine, with imprisonment only in default of payment. Moreover, a seller who could produce evidence that he had himself been deceived, and was unaware of the adulteration, was not to be liable. Trade opposition prevented the adoption of the Act in many places, and during the twelve years of its existence, only seven analysts were appointed throughout Great Britain. Four of these did nothing at all, waiting for samples to be submitted by public-spirited citizens who were willing to pay up to 10/6d. for each analysis: two more, including Dr. Henry Letheby, the Public Analyst for the City of London, had a few samples submitted to them at first, mainly by traders who knew them to be pure but wanted an analyst's certificate for publicity purposes: only one, Dr. Charles Cameron, the Medical Officer of Health and Public Analyst for Dublin, used (or exceeded) his powers vigorously and secured 342 convictions for adulteration[20]. With this single exception, the first food adulteration act passed into history, and into oblivion.

IV.

The real importance of the measure, was, however, that it established a precedent for government intervention, and from 1860 onwards the pressure for more effective control was kept up by the „Lancet", the Royal Society of Arts, the Association for the Promotion of Social Science, and individuals among whom Hassall, Postgate and Letheby stand out. In 1868, Postgate laid before Parliament a series of radical amendments which eventually passed into law as the Adulteration of Food, Drink and Drugs Act, 1872.

It now became an offence to sell a mixture containing ingredients for the purpose of adding weight or bulk (for example, chicory in coffee) unless

---

[20] Wentworth Lascelles Scott: Food Adulteration and the Legislative Enactments Relating Thereto, in: Journal of the Royal Society of Arts 23 (1875) p. 433.

its composition was declared to the consumer. The sale of adulterated drugs also became punishable. Administratively, the power of appointing public analysts was extended to boroughs having separate police establishments, and an important step towards compulsory appointment was taken by the statement that appointment was to be optional „save on the direction of the Local Government Board“. For the first time, therefore, a central authority was involved in the administration of the food laws, with powers perhaps intentionally ill-defined, but which could, and did, grow in strength over the years. Another valuable clause provided for the procuring of samples by Inspectors of Naisances and other local officials.

The enforcement of the new act was, however, very uneven. Although within three years 150 of the 225 districts enpowered to appoint analysts had done so, many analysts were inexperienced and definitions of what constituted adulteration were still unclear: very divergent opinions were held, for example, about the minimum percentages of „fats“ and „total solids“ in milk, and whether the „facing“ of tea-leaves should be regarded as an offence. In 1874 a new Select Committee[21] received evidence of these and other weaknesses, and its recommendations resulted in the Sale of Food and Drugs Act. 1875.[22]

Under Section 3 of the new act adulterations injurious to health became punishable with a substantial fine for the first offence, and imprisonment for up to 6 months for a second; but in order to be liable it was necessary to prove knowledge on the part of the seller. Actions were usually brought under Section 6, which provided that no one should sell, to the prejudice of the purchaser, any article of food or drugs which was not „of the nature substance and quality of the article demanded“: here it was not necessary to prove injury to health or knowledge on the part of the seller, though the penalty was limited to a fine of £20. For the first few years legal difficulties arose over the word „prejudice“. In a number of decisions it was held that if samples were bought by an inspector for analysis, as were the great majority, he was not „prejudiced“ by adulteration since he had not bought the article for his own consumption: this unfortunate interpretation largely nullified the working of the act until it was brought to an end by an appeal case. Hoyle versus Hitchman, in 1879.

The successful enforcement of the act depended on two main factors – the willingness of local authorities to adopt what was still permissive legislation, and the skill and efficiency of the public analysts themselves. The Local Government Board used its somewhat uncertain powers wisely

---

[21] Report of the Select Committee of the House of Commons on the Adulteration of Food Act (1872), H. C. 262, 1874, VI, 243.

[22] 38 and 39 Vict. c. 63., 1875.

and well, persuading, cajoling and only occasionally threatening recalcitrant authorities to appoint analysts and institute regular sampling: by the mid'eighties almost all had come into line, and by 1889 the Board had achieved its target of one sample per thousand of the population, with a total of 26,954 for the year.[23]

The Public Analysts quickly developed into an efficient and dedicated professional group, and by regular meetings and the exchange of information added greatly to the knowledge of adulteration and its detection. The Society of Public Analysts, formed in 1874, was responsible for laying down a workable definition of adulteration, for developing new tests, and for establishing acceptable limits for milk, butter, margarine, spirits and other articles which were ultimately adopted in legislation[24]. By 1914 a wide range of foods was becoming subject to legal minima, quite largely as a result of the cumulative experience of practical men dealing with day-to-day problems.

From the quarterly returns which public analysts were required to make to the Local Government Board it is possible to chart the gradual suppression of adulteration. When they began, in 1877, 19.2 % of all the random samples analysed throughout the country were adulterated: by 1890 the figure was 11.2 %, by 1900 8.8 % and by 1913 8.2 %[25]. The major improvement occurred during the decade of the 1880's, when adulteration of bread, flour, tea and sugar was virtually brought to an end by an energetic concentration of the analysts on basic foods. The average figure of adulteration remained substantial even at the end of the century because a few items still presented an intractable problem which showed little improvement over the years – 13 % of all beer was still adulterated in 1900, 12.4 % of spirits, 10 % of coffee and 9.9 % of milk. But in most of these cases the adulteration was simple dilution with water, which remained easy, profitable and difficult to detect. The last reported instance of cocculus indicus in beer was in 1864, of grains of paradise in 1878, while discoveries of chalk in oat-cake in 1880 and plaster-of-Paris in muffins in 1882 were quoted as curious survivals from an earlier age.

The grosser forms of adulteration which were common in the middle of the nineteenth century were, then, ultimately suppressed by a variety of causes – effective legislation effectively enforced, greater knowledge on the part of the manufacturer, the retailer and the consumer, lower food prices and taxes which removed one of the chief inducements to

[23] Nineteenth Annual Report of the Local Government Board, 1889–90, 1890, p. CXLV.

[24] Bernard Dyer and C. Ainsworth Mitchell: The Society of Public Analysts: some reminiscences of its first fifty years, and a review of its activities, 1932.

[25] Annual Reports of the Local Government Board, 1877–1914.

adulteration, changes in public taste which removed the necessity to „glaze" green tea or „harden" beer. Not least important were structural changes in food manufacturing and retailing which gradually forced out of existence the man who could only make a living by fraud: the example of pure food set by the early co-operative societies and, later in the century, by the multiple grocery stores, established important new dietary tastes and habits, especially for the working-classes. But the work of the early investigators was of crucial and fundamental importance. Without the disinterested and unrewarded labours of Accum, Mitchell, Hassall and others, adulteration would have continued even longer than it did to rob the pockets, injure the health and besmirch the commercial reputation of the British people.

Die Beziehungen zwischen Lebensmittelwissenschaft, Lebensmittelrecht und Lebensmittelversorgung im 19. Jahrhundert, problemgeschichtlich betrachtet*

von Eberhard Schmauderer

Die Tragweite einer wahren Nahrungsmittellehre, deren ideales Ziel es . . . ist jenen Causalnexus zwischen dem Wesen des Menschen und seiner Nahrungsweise herzustellen, würde . . . ungemein vergrößert werden, wenn sie als ein Zweig einer allgemeinen Culturgeschichte mit den socialen und sittlichen Verhältnissen ganzer Nationen in den Verband der Nothwendigkeit gebracht werden könnte. [1]

Zur Entwicklung der Lebensmittelwissenschaft

Unter Lebensmittelwissenschaft verstehe ich die umfassende wissenschaftliche Erfassung der Lebensmittel, wobei die naturwissenschaftlichen, technischen, wirtschaftlichen, rechtlichen, politischen, geographischen, historischen, kulturellen, philosophischen und psychologischen Aspekte integriert werden.

Im 19. Jahrhundert hat sich ein Hauptschaltpunkt mit Schlüsselfunktion für die übrigen Bereiche herausgebildet. Die Entdeckung und Isolierung der einzelnen Nahrungsmittelinhaltsstoffe, ihre schrittweise Strukturaufklärung und ernährungsphysiologische Funktionsanalyse entwickelte sich zunehmend zu einem richtungs- und geschwindigkeitsbestimmenden Kernproblem. Zusammen mit der Steigerung der Agrarerträge durch die künstliche Düngung und der Technisierung der Lebensmittelproduktion bildete es die Drehscheibe, die die Gesamtentwicklung steuerte. Ich beschränke mich zunächst auf einige Bemerkungen zur Entwicklung der Kenntnisse der Chemie der Nahrungsbestandteile.

Die führenden Werke über die Zusammensetzung und Analyse der Vegetabilien vom Ende des 18. und Anfang des 19. Jahrhunderts unterscheiden zwischen sog. entfernteren und sog. näheren Bestandteilen. Bei den entfernteren Bestandteilen werden die enthaltenen Elemente und Mineralbestandteile aufgeführt. Die näheren Bestandteile wurden in rund

---

* Friedrich Klemm zum 70. Geburtstag

[1] Ferdinand Artmann: Die Lehre von den Nahrungsmitteln, ihrer Verfälschung und Konservierung, vom technischen Gesichtspunkte aus bearbeitet, Prag 1858, Vorrede S. V. f.

30 Stoffklassen gegliedert, zu denen z. B. die Klasse der Stärke, der Zucker, der Öle und Fette, der Harze, der ätherischen Öle, der Hölzer, der organischen Säuren, der Gerbstoffe, der Wachse und der Farbstoffe gehört.[2] Die Gliederung dieser Klassen in definierte Einzelstoffe fehlt noch fast völlig und ihre analytische wie begrifflich-theoretische Herausarbeitung steckt in den ersten Anfängen. Beispielsweise schrieb Remer die Farbe des Weins „dem vegetabilischen Extractstoffe" zu, wobei er bemerkt:

> Ich bediene mich dieses Ausdrucks der Kürze wegen, nicht weil ich glaube, daß es einen eigenen vegetabilischen Stoff gebe, welcher den Namen Extractivstoff verdient.[3]

Ein Vergleich mit Louis Lemerys Traité des Alimens vom Anfang des 18. Jahrhunderts[4], der noch stark auf der Methodik der destruktiven Destillation fußt, zeigt uns die inzwischen spürbar veränderte Ausgangslage. Durch den steigenden Umfang der Anwendung selektiver Lösungsmittel und eine immer breitere Differenzierung des Einwirkens zahlreicher Agentien auf Naturprodukte in Lösung war die Isolierung einer immer größeren Zahl definierter Einzelstoffe und Stoffkonglomerate gelungen. Beispielhaft hierfür ist die Entdeckung verschiedener organischer Säuren durch Scheele und dessen Abscheidung von „Ölsüß" (Glycerin) aus tierischem und pflanzlichem Fett.[5]

Den ersten grundlegenden Einblick in den Aufbau der Naturstoffe brachte die organische Elementaranalyse, zu der Lavoisier 1784 bis 85 die ersten Versuchsreihen angestellt hatte, und die Liebig nach zahlreichen Teilver-

---

[2] Johann Friedrich John: Chemische Tabellen der Pflanzenanalysen oder Versuch eines systematischen Verzeichnisses der bis jetzt zerlegten Vegetabilien nach den vorwaltenden näheren Bestandteilen geordnet . . ., Nürnberg 1814. – Johann Friedrich John: Chemisches Laboratorium. Oder Anweisung zur chemischen Analyse der Naturalien nebst Darstellung der nöthigsten Reagenzien. M. e. Vorrede von Martin Heinrich Klapproth, Berlin 1808, bes. S. 336–340. – Sigismund Friedrich Hermbstädt: Anleitung zur Zergliederung der Vegetabilien nach physisch-chemischen Grundsätzen, Berlin 1907.

[3] Wilhelm Hermann Georg Remer: Lehrbuch der polizeilich-gerichtlichen Chemie, Helmstedt 1803; 2. verm. u. verb. Aufl. ebd. 1812, S. 218.

[4] Louis Lemery: Traité des Aliments, où l'on trouve par ordre, et separement la difference et le choix qu'on doit faire de chacun d'eux en particulier; les bons et les mauvais effets qu'ils peuvent produire, les principes en quoy ils abondent; le temps, l'âge et le temperament où ils abondent; le temps, l'âge et le temperament où ils conviennent. Avec des Remarques à la suite de chaque Chapitre, où l'on explique leur nature et leurs usages, suivant les principes Chymiques et Mechaniques, 2 Bde., Paris 1702, 4. Aufl. 1755.

[5] Carl Wilhelm Scheele: Sämmtliche Physische und Chemische Werke, . . . gesammlet und in deutscher Sprache herausgegeben von Sigismund Friedrich Hermbstädt, Berlin 1793 (Nachdruck Wiesbaden 1971).

besserungen vor allem durch Gay-Lussac, Thenard und Berzelius 1831 in eine hinreichend funktionstüchtige Form überführte.[6] Für die ersten Schritte zur Strukturaufklärung lieferte Kekulé 1858 mit dem Nachweis der Vierwertigkeit des Kohlenstoffs und seiner Fähigkeit zur Ketten- und Ringbildung die wichtigste Voraussetzung.[7]

Wir beschränken uns jetzt auf die fetten Öle als *exemplarisches Beispiel*, an dem wir zugleich das Ausmaß der Abhängigkeit der Lebensmittelkontrolle vom lebensmittelwissenschaftlichen Kenntnisstand her beobachten können. Die Fette und Öle bieten sich als besonders günstiges Modellbeispiel an, weil sie einerseits eine der drei von Liebig klar herausgearbeiteten Hauptgruppen Fette, Kohlehydrate und Eiweiße repräsentieren, andererseits aber zugleich eine Gruppe natürlicher Lebensmittel in mehr oder minder veredeltem Zustand bilden. Man kann also die ganze Skala vom gesundheitsschädlichen Fremdstoffgehalt und der Streckung mit minderwertigen Surrogaten über die Zerstörung oder Gehaltsminderung an ernährungsphysiologisch wertvollen Inhaltsbestandteilen bis hin zu den Ursachen und Folgen der verschiedenen Formen der Verderbnis verfolgen. Den Hauptbestandteil der nativen Fette und Öle bilden gemischte Triglycerinester geradzahliger, unverzweigter höherer Fettsäuren.

Chevreul gelingt 1810 bis 1822 die sachgerechte Zerlegung durch Hydrolyse oder Verseifung in Glycerin und eine Reihe von Fettsäuren. Er ist der erste, der Fette klar als direkte Verbindung von Fettsäureanhydriden mit Glycerin bezeichnen kann und außerdem die Richtigkeit dieser aus der Analyse gewonnenen Einsicht durch die Resynthese beweist. Die innere Struktur der erhaltenen Spaltprodukte ist Chevreul natürlich noch nicht zugänglich. Er kann aber mit der jungen Elementaranalyse über noch recht ungenaue Versuchsergebnisse bereits näherungsweise Summenformeln ermitteln, die ihm die enge Verwandtschaft der einzelnen Fettsäuren untereinander andeuten und bereits auf eine Stoffreihe hinweisen. Darüber hinaus gelingt Chevreul die differenzierende

---

6 Justus Liebig: Über einen neuen Apparat zur Analyse organischer Körper, und über die Zusammensetzung einiger organischen Substanzen, in: Annalen der Physik und Chemie, hrsg. von J. C. Poggendorff 21 (1831) S. 1ff.

7 August Kekulé: Über die Konstitution und die Metamorphosen der chemischen Verbindungen und über die chemische Natur des Kohlenstoffs, in: Annalen der Chemie und Pharmacie 106 (1858) S. 129–159; Ostwalds Klassiker d. exakt. Wiss. Nr. 145, 1904, S. 3–28. – August Kekulé: Untersuchungen über aromatische Verbindungen in: Annalen der Chemie und Pharmacie 137 (1866) S. 129–196; Ostwalds Klassiker d. exakt. Wiss. Nr. 145, S. 29–89. – Noch 1883 war die Benzolformel umstritten: August Kekulé: Über die Carboxytartronsäure und die Konstitution des Benzols, in: Justus Liebigs Annalen der Chemie 221 (1883) S. 230ff. – August Kekulé: Cassirte Kapitel aus der Abhandlung: Über die Carboxytartronsäure und die Konstitution des Benzols, Faksimile-Druck eines unveröffentlichten Manuskriptes, Weinheim 1965.

Charakterisierung der einander chemisch sehr ähnlichen Fettsäuren mit physikalisch-chemischen Konstanten, die er erstmals systematisch in die organische Chemie einführt, nämlich mit der spezifischen Löslichkeit und dem Schmelzpunkt. Schließlich stößt Chevreul auf den unverseifbaren Anteil, auf die geringen Mengen hochwirksamer Begleitstoffe der Glycerinester mit ihrem andersartigen chemischen Aufbau. Als ersten Vertreter dieses Begleitstoffgemisches isoliert und charakterisiert er das Cholesterin.[8]

Im Anschluß an Chevreul wurden zahlreiche weitere natürlich vorkommende Fettsäuren aus Ölen und Fetten isoliert. Die Einsicht in die Geradzahligkeit der Anzahl an Kohlenstoffatomen in der Fettsäurereihe beginnt sich gegen Ende des 19. Jahrhunderts abzuzeichnen. 1853/54 entschleiert Berthelot das Glycerin als dreiwertigen Alkohol, zeigt den stufenweisen Übergang vom Mono- über das Di- zum Triglycerid und charakterisiert Esterbildung und Hydrolyse als reversible Gleichgewichtsreaktion.[9]

Die zutreffende Klärung des Aufbaus der Alkohol- und der Säuregruppe zeichnete sich bereits 1859 bei Kolbe ab.[10] In der gewohnten Weise formelmäßig dargestellt findet man sie in Emil Erlenmeyers Lehrbuch der organischen Chemie von 1867, dem ersten Lehrbuch, das in der klassischen Formelschreibweise abgefaßt ist.[11]

Bis zum Ausgang des 19. Jahrhunderts glaubte man an die Existenz nativer einheitlicher Triglyceride und übersah den durchweg gemischten Charakter der natürlichen Glyceride.[11a] Ferner gewann man bis zu diesem Zeitpunkt keine völlige Klarheit über die Geradkettigkeit und Unverzweigtheit der natürlichen Fettsäuren. Der ungesättigte Charakter einzelner Fettsäuren wurde erkannt, nicht aber die Struktur der Isolenfettsäuren und ihre ernährungsphysiologisch essentielle Bedeutung, ebenso wie die der Fett-

---

[8] [Michel] E[ugène] Chevreul: Recherches Chimiques Sur Les Corps Gras D'Origine Animale, Paris 1823; Nachdruck Paris 1889.

[9] [Pierre Eugène] Berthelot und L. Péan de Saint-Gilles: Untersuchungen über die Affinitäten. Über Bildung und Zersetzung der Äther, übers. u. hrsg. von Margarete und Albert Ladenburg, Leipzig 1910 (=Ostwalds Klassiker Nr. 173).

[10] Hermann Kolbe: Über den natürlichen Zusammenhang der organischen mit den unorganischen Verbindungen, die wissenschaftliche Grundlage zu einer naturgemäßen Classifikation der organischen chemischen Körper, in: Annalen der Chemie und Pharmacie 113 (1860), S. 293–332.

[11] Emil Erlenmeyer's Lehrbuch der organischen Chemie, 1. Lieferung 1867, 2. Lieferung 1868, 3. Lieferung 1882, 4. Lieferung von Otto Hecht redigiert 1883; Lief. 1–4 = Abt. 1, Bd. 1, Leipzig 1883. Das Werk wurde von Anderen bis 1884 zu Abt. 2, Bd. 1 weitergeführt und blieb unvollendet.

[11a] Victor Meyer und Paul Jacobsen: Lehrbuch der organischen Chemie Bd. 1, Leipzig 1893, S. 587.

begleitstoffe. Außerdem stand die Aufklärung der Reaktionen der Fettverderbnis, der Autoxidation und Ranzidität noch aus. –

Die Fragestellung, auf die die Analytik bei einem Lebensmittel ausgerichtet ist, kann verschieden liegen. Sie kann rein wissenschaftlich, ernährungsphysiologisch, forensisch, technologisch oder wirtschaftlich orientiert sein, und das 19. Jahrhundert kennt mehrere strukturtypische Schwerpunktverlagerungen. Auffallend ist eine starke Umstrukturierung des Forschungscharakters im Bereich der Fette und Öle im letzten Viertel des 19. Jahrhunderts, schon äußerlich gekennzeichnet durch das Verschwinden der reinen Organiker zugunsten der Nahrungsmittelchemiker und physiologischen Chemiker. Diese Sachlage ist für die meisten Nahrungsmittelbestandteile repräsentativ. Sie kennzeichnet die Schwerpunktverlagerung von dem inzwischen analytisch leidlich unter Kontrolle gebrachten Problem der gesundheitsschädlichen Fremdstoffzusätze zur ernährungsphysiologischen Wertminderung. Das Fremdstoffproblem erfordert oft ungleich geringere Einsicht in die Chemie der Nahrungsbestandteile als das Problem der Wertminderung, der Sortenmischung und der Wahrung der naturgegebenen Zusammensetzung. Die organische Chemie hatte das erforderliche Maß an Vorarbeit geleistet, die Grundlage geschaffen, auf der die Nahrungsmittelchemie und die physiologische Chemie weiteres Erfahrungswissen sammeln konnten.

Die Art und Weise, wie die Nahrungsmittelchemiker an das Problem herangingen, soll hier als individuelles Beispiel kurz skizziert werden. Man bemühte sich, das Verschneiden der Butter mit billigen Fetten und das Mischen wertvoller Speiseöle mit minderwertigen Sorten nachzuweisen und untersuchte zu diesem Zweck die spezifische Reaktion einer großen Zahl von Reagentien. Der Erfolg war sehr gering, man hatte einen falschen Schlüssel zur Lösung des Problems einzusetzen versucht. Mit empirisch ermittelten qualitativen Reaktionen war auf dieser Stufe der Entwicklung nicht mehr viel auszurichten. Josef König bemerkte 1880, alle diesbezüglichen Angaben in seinem bahnbrechenden Standardwerk der Lebensmittelchemie rigoros zusammenstreichend:

> Die Fette (thierische sowohl wie vegetabilische) sind bis jetzt zu wenig untersucht, um hierauf eine Methode zur Unterscheidung derselben gründen zu können, wenngleich sie in einigen Fällen gute Dienste leisten kann. Eine exacte Methode zur Unterscheidung der einzelnen Fette (besonders der Pflanzenfette) existiert bis jetzt nicht. In Ermangelung von etwas Besserem bedient man sich der sog. Elaidinprobe.[12]

---

[12] J[osef] König: Chemie der menschlichen Nahrungs- und Genußmittel Bd. 1: Chemische Zusammensetzung ... nach vorhandenen Analysen mit Angabe der Quellen zusammengestellt ..., Berlin 1879; Bd. 2: Die menschlichen Nahrungs- u. Genußmittel, ihre Herstellung, Zusammensetzung und Beschaffenheit, ihre Verfälschungen und deren Nachweisung, ebd. 1880. – Bd. 1, 2. Auflage 1882, Bd. 2, 2. Aufl. 1883. – Bd.

König versuchte, sich vom Quantitativen her an Unterscheidungsmerkmale heranzuarbeiten. Er bestimmte die Elementarzusammensetzung der einzelnen Fette, den Gewichtsanteil Glycerin im Verhältnis zu den Fettsäuren und erfaßte über die Bleiseifen die Anteilsverhältnisse der festen zu den flüssigen Fettsäuren. Indessen erklärte er noch 1883:

Für die Unterscheidung der einzelnen Handelsfette und Prüfung derselben auf Reinheit oder Vermengung mit anderen Fetten giebt es keine sicheren Methoden, . . . ich gehe (auf diese Methoden) nicht näher ein, weil sie auf keiner exacten Basis beruhen und zu Irrthümern führen können. [13]

Erst in der 3. Auflage seines Standardwerks von 1893 gestand König den analytischen Bemühungen erste brauchbare Ergebnisse zu. Er kannte inzwischen fast die nahezu komplette Reihe der geradzahligen Fettsäuren[14]:

In der Praxis entscheiden vielfach nur die Geruchs- und Geschmacksproben, welche bei genügender Erfahrung mitunter Beimengungen fremder Fette erkennen lassen. Der Chemiker aber soll sich nie mit dieser Art Prüfung begnügen, sondern die Analyse entscheiden lassen. Zwar lassen die Methoden der Untersuchung der Fette noch recht viel zu wünschen übrig, indessen sind dieselben in den letzten Jahren sehr wesentlich verbessert, so dass sie bei genauer Ausführung ein sicheres Urtheil gestatten. [15]

Den Umschwung in der analytischen Differenzierung brachte nun aber bezeichnenderweise nicht ein schärferer Einblick in die Feinstruktur sondern ein System neuentwickelter chemischer Kennzahlen einerseits und physikalischer Daten andererseits. In der Tat ist diese Erscheinung typisch für die schwerpunktmäßige Bedeutung der Kennzahlen und der Konventionsmethoden in der Lebensmittelchemie bis weit in das 20. Jahrhundert hinein. König stellte an Kennzahlen für Fette und Öle zusammen

- Säurezahl (Gehalt an freien Fettsäuren),
- Verseifungszahl (Gehalt an Neutralfett und an unverseifbarem Anteil),
- Hehnerzahl (in Wasser unlösliche Fettsäuren),
- Reichert-Meißl-Zahl (Anteil der flüchtigen Fettsäuren),
- Jodzahl (Maß für den Gehalt an Fettsäuren der „Acrylsäurereihe“ und der „Tetrolsäurereihe, deren Vertreter je 2 bzw. 4 Atome Jod anlagern können“) und

---

1, 3. Aufl. 1889, Bd. 2, 3. Aufl. 1893. – Bd. 1, 4. Aufl. 1903, Bd. 2, 4. Aufl. 1904. – Nachtrag zu Bd. 1, 4. Aufl. bearb. v. J[ohann] Grossfeld u. A[rtur] Splittgerber, Teil A, Berlin 1912; Teil B, ebd. 1923. – Zur 4. Aufl. erschien erstmals ein Band 3 u. d. T.: Untersuchung von Nahrungs-, Genußmitteln und Gebrauchsgegenständen. Teil I: Allgemeine Untersuchungsverfahren, Berlin 1910; Teil II: Die tierischen u. pflanzl. Nahrungsmittel, ebd. 1914; Teil III: Die Genußmittel, Wasser, Luft, Gebrauchsgegenstände, Geheimmittel u. ähnl. Mittel, ebd. 1918. – Zitat: Bd. 2, 1. Aufl., S. 249.

[13] A. a. O. Bd. 2, 2. Aufl., S. 328f.

[14] A. a. O. Bd. 2, 3. Aufl., S. 384. [15] A. a. O. S. 392.

– Acetylzahl (Esterzahl der acetylierten Fettsäuren).[16]

Ferner ist eine klare Unterscheidungsmöglichkeit zwischen trocknenden und nicht trocknenden Ölen angeführt, Phytosterin- und Cholesterinprobe gestatteten die Scheidung zwischen pflanzlichen und tierischen Fetten[17] und eine Reihe inzwischen als leidlich sicher erkannter sortenspezifischer Spezial=Reaktionen konnte zur Erkennung bestimmter Ölsorten herangezogen werden, so z. B. der Schwefelgehalt im Rüböl und dessen typischer Gehalt an Erucasäure und die typischen Farbreaktionen des Sesamöles bei Zusatz verschiedener Mineralsäuren. An physikalischen Erkennungsdaten sind angegeben das spezifische Gewicht, Schmelzpunkt, Erstarrungspunkt, spezifische Drehung, Brechungsindex und Absorptionsspektrum.[17]

Der Sprung, den die analytische Beherrschung der Fette und Öle wie auch vieler anderer wichtiger Lebensmittel etwa von 1880–1890 gemacht hat, signalisiert eine derart krasse Veränderung der Sachlage, daß diese aus dem konventionellen chemischen Wissenschaftsbetrieb und Behördentrott heraus allein nicht erklärbar ist. In der Tat waren seit der Reichsgründung einige grundlegende Änderungen mit tiefgreifenden Auswirkungen erfolgt, beginnend mit der Gründung des Kaiserlichen Gesundheitsamts, das von Anfang an einen Schwerpunkt für die Entwicklung der Lebensmittelanalytik und die Erforschung der Lebensmitteltechnologie bildete, fortschreitend mit dem in seiner Art für Deutschland bahnbrechenden Gesetz betr. den Verkehr mit Nahrungsmitteln von 1879, mehreren einschlägigen Spezialgesetzen für einzelne Lebensmittel und gipfelnd in den letztendlich entscheidenden Maßnahmen, diesen Gesetzen zu realem Leben zu verhelfen. Dazu gehörte vor allem die Errichtung eines Netzes von lebensmittelchemischen Untersuchungsanstalten im Reich[18], die Schaffung des besonderen Berufsstandes des Lebensmittelchemikers per Gesetz mit vorgeschriebenem Ausbildungsgang und Prüfungsordnung[19] und die Errichtung von Lehrstühlen an den Universitäten.[20]

---

[16] A. a. O. S. 384–392.

[17] A. a. O. S. 392–398, 406.

[18] J. König: Bestand und Einrichtung der Untersuchungsämter für Nahrungs= und Genußmittel in Deutschland und außerdeutschen Staaten, Berlin 1882. – J. König und A. Juckenack: Die Anstalten zur technischen Untersuchung von Nahrungs- und Genußmitteln sowie Gebrauchsgegenständen, die im Deutschen Reiche bei der Durchführung des Reichsgesetzes v. 14. Mai 1879 und seiner Ergänzungsgesetze von den Verwaltungsbehörden regelmäßig in Anspruch genommen werden. Statistische Erhebungen im Auftrage der Freien Vereinigung Deutscher Nahrungsmittelchemiker, Berlin 1907.

[19] Sammlung der Bestimmungen über die Prüfung der Nahrungsmittelchemiker für das Deutsche Reich und die einzelnen Bundesstaaten, Berlin 1898.

[20] L. Acker: Zur Geschichte des Lehrstuhls für Nahrungsmittelchemie und Hygiene an der Universität Münster, in: Deutsche Lebensmittel-Rundschau 58 (1962) S. 296–299.

Strukturelemente der Lebensmittelfälschung und der Lebensmittelkontrolle im 19. Jahrhundert

Es muß Jedermann einleuchten, daß die allmähligen Wirkungen von Nahrungs-, Genuß- oder Arznei-Mitteln auf den menschlichen Körper, wenn sie in gesundheitsschädlicher Weise verfälscht sind, bei starker Ausbreitung eines solchen Übelstandes für ganze Volksschichten nicht allein bösartig, sondern auch verhängnißvoll sich geltend machen. Es kann dadurch eine langsame Verderbniß und Vergiftung, als Regenerirung des menschlichen Organismus herbeigeführt werden, wodurch die Nähr= und Wehrkraft, und damit die Quintessenz des menschlichen Daseins, die Energie des Willens zum Schaffen gelähmt oder mindestens geschwächt wird. [21]

Die Beschaffenheit aller Lebensmittel ist vom menschlichen Einfluß abhängig, beginnend bei den agrarischen Betriebsformen und der Auswahl der Nutztierarten und Kulturpflanzen über die Verfahren der gewerblichen Be- und Verarbeitung bis zur Art der genußfertigen Zubereitung. In diesem Sinne beschäftigt sich der Lebensmittelchemiker nicht nur mit chemisch-biologischem Material, sondern zugleich mit Produkten menschlicher Willensäußerungen und menschlicher Handlungen, die ihren besonderen Charakter durch die gewählte Bezeichnung, die Art der Anpreisung sowie die Vorstellungen der Konsumenten und der Erzeuger erhalten. Deshalb ist es eine Abstraktion, von der Nachahmung oder der Fälschung eines Lebensmittels zu sprechen. Eine Nachahmung oder Fälschung an sich gibt es nicht, es gibt nur Menschen, die auf der Basis rechtlich definierter Begriffe, einer bestimmten Verbrauchererwartung und eines Netzes sozialökonomischer sowie kultureller Faktoren „schlechte" Lebensmittel unabsichtlich, fahrlässig oder bewußt erzeugen, verarbeiten und verkaufen oder die ihre Nahrung nach zeitgenössischem Fachurteil „unzweckmäßig" zusammensetzen oder behandeln.

Der Königsberger Professor der Medizin Remer hat in seinem Lehrbuch der polizeilich-gerichtlichen Chemie zu Anfang des 19. Jahrhunderts die seit dem Altertum bekannten und bekämpften Fälschungsmotive für Lebensmittel prägnant zusammengefaßt. Die 3 allgemeinen Gründe für

---

21 Hermann Bresgen: Das Fälschungsunwesen vor dem Forum des deutschen Gesetzgebers, Trier 1877. — Vgl. dazu Hermann Bresgen: Der Handel mit verfälschten oder verdorbenen Getränken, Eßwaaren, Medikamenten als gemeingefährliches Attentat auf die Gesundheit, die usuellen Handelsaktionen mit verfälschten oder verdorbenen Waaren aller Art als Raub des öffentlichen Vertrauens aus strafbarem Eigennutz. Eine kriminalpolitische Studie, 2. erw. u. verm. Aufl. Berlin 1876. —

In diesem Sinne stellte das Kaiserliche Gesundheitsamt den Leitsatz auf, „daß der Ernährungsstand der arbeitenden Volksschichten und insbesondere der Großstadtbevölkerung möglichst hoch zu halten sei": Gesundheitsbüchlein. Gemeinfaßliche Anleitung zur Gesundheitspflege. Bearbeitet im Reichsgesundheitsamt, 3. Abdruck Berlin 1894.

Verfälschungen umfassen die Verleihung eines besseren Aussehens als der wahren Beschaffenheit entspricht, die Änderung eines unerwünschten oder unangenehmen Geruchs und Geschmacks und die Vermehrung von Umfang und Gewicht durch Streckungsmittel. „Viele von diesen Verfälschungen der Nahrungsmittel kann der Chemiker nicht entdecken, auch gehört sehr oft die Untersuchung derselben nicht einmal vor seinen Richterstuhl“.[22]

Hierzu rechnete Remer z. B. Mehl mit einem Gehalt an Mutterkorn oder an Samen von Lolium temulentum, Milch mit Wasserzusatz bis zu 50 %, Bier mit Eiweißresten aus Klärmitteln wie Hausenblase und Gallerte aus Knochen sowie Giftstoffen aus diversen Drogen.[23]

Dies verdeutlicht, daß die Setzung von Rechtsnormen für Lebensmittel generell unmittelbar an den Grad der Einsicht gebunden ist, welche Nahrungsbestandteile wertvoll, wertlos oder gesundheitsschädlich sind und wie man diese qualitativ nachweisen und quantitativ erfassen kann. Bedingt durch die tiefgreifenden Änderungen in der Ernährungsweise und der Lebensmitteltechnologie, die sich während des 19. Jahrhunderts vollzogen, verkomplizierte sich die eingangs umrissene Fälschungssituation laufend und mit ständig steigender Geschwindigkeit. Hierbei sind folgende Wesensmerkmale zu beobachten.

Zuerst steht der Nachweis von Fremdstoffen, und zwar vor allem von gesundheitsschädlichen anorganischen Fremdstoffen im Vordergrund, wobei es vom gesundheitspolizeilichen Standpunkt aus erst sekundär von Interesse war, ob diese Fremdstoffe absichtlich zugesetzt oder unabsichtlich hineingeraten waren. Für den Fremdstoffnachweis war es sehr wichtig, daß man hierzu meistens keine näheren Einblicke in den chemischen Aufbau der Lebensmittel brauchte. In der 2. Hälfte des 19. Jahrhunderts läßt sich jedoch ein immer rascheres Nachziehen der Probleme der ernährungsphysiologischen Wertminderung beobachten, die etwa bis 1880 gegenüber der Fremd- und Hilfsstoff-Frage etwa gleiche Bedeutung gewonnen haben. Wir stehen hier vor dem außerordentlich wichtigen Phänomen der Ausweitung des Begriffs der Gesundheitsschädlichkeit auf das ernährungsphysiologisch im Wert geminderte Lebensmittel. Erstens ist diese Wertminderung für den Verbraucher meist nicht erkennbar und zweitens können vor allem minderbemittelte Schichten sowie Angehörige von Anstalten und Militär nicht frei disponieren. An essentiellen Nahrungsbestandteilen geminderte Lebensmittel führen aber zu Mangelerscheinungen, und diese verursachen Krankheiten. Wiederum ist es vom gesundheitspolizeilichen Standpunkt aus erst sekundär von Interesse, ob die Wertminderung durch Streckung z. B. der Milch mit Wasser, durch

---

[22] Remer (Anm. 3) S. 123.

[23] A. a. O. S. 127, 171, 185, 187.

Entzug eines essentiellen Bestandteils wie z. B. der Entrahmung der Milch oder durch unsachgemäße Behandlung erfolgt, wie z. B. bei der Zerstörung bzw. Beseitigung der essentiellen Fettsäuren und fettlöslichen Vitamine in Speiseölen durch die zeitgenössischen Behandlungsmethoden mit Schwefelsäure, Bolus und Kohle [23]. Im Gegensatz zum Fremdstoffproblem war aber hier ein möglichst genauer Einblick in die chemische Feinstruktur der Nahrungsbestandteile erforderlich.

Am Beispiel der gewässerten Milch erörterte Artmann die Zusammenhänge der Schärfe gesetzlicher Bestimmungen, ihrer Auswirkung auf den Marktpreis, der sinnvollen Verwendung beschlagnahmter gewässerter Milch und der Versorgung von Anstalten:

Wie natürlich müßte die Polizei dahin sehen, daß jede Milchsorte nur dafür verkauft werde, was sie ist; eine starkgewässerte Milch könnte zum Besten der Armen confiscirt werden und nur für eine wahrhaft gefälschte Milch sollte außer der Confiscation noch eine besondere Strafe über den Verfälscher verhängt werden. Die confiscirte Milch zu vernichten hat nur dann einen Sinn, wenn sie gesundheitsschädliche Beimengungen enthält, da es eine Menge Arten gibt sie sonst auf eine bessere Art aus dem Wege zu räumen. Leider erstreckt sich jedoch die Wirksamkeit der Polizei in dieser Hinsicht nur auf den Markt, während die Zwischenhändler sich derselben so ziemlich zu entziehen wissen und jedenfalls in der Lage sind zu gewissen Tageszeiten den Preis ihrer Waare beliebig taxieren zu können. Da weiters das viele Confisciren gewässerter Milch ein Steigen der Milchpreise zur Folge hat, so möchte es mir scheinen, daß das Publicum besser seine Rechnung dabei finden sollte, wenn es nur geschützt würde in der Milch gesundheitsschädliche Stoffe mit bekommen zu können und wenn ihm die weitere Auswahl selbst überlassen bliebe.

Es gehört wenig Erfahrung und Uebung dazu Rahm von abgerahmter Milch und von frischer Milch unterscheiden zu können, und ein Verkäufer, der viel wässert, wird es bald einsehen, daß er auf die Länge der Zeit seine Rechnung nicht dabei finde. – Vor jenen Verfälschungen, die der Käufer selbst leicht erkennen kann, braucht er nicht geschützt zu werden, besonders wenn seine Gesundheit dadurch nicht leiden kann, wohl aber muß er dort geschützt werden, wo ihn sein eigener Witz in Stich läßt.

Ganz anders gestalten sich die Verhältnisse dagegen in Spitälern, Findelhäusern, Erziehungsanstalten, überhaupt in allen Fällen, wo Milch von einer bestimmten Qualität den Gegenstand einer Lieferung bildet.

In diesen Fällen sollte von vornhinein nie der unbestimmte Name Milch im Contracte allein erscheinen, sondern es sollten gleichzeitig die Bedingungen angegeben sein, welchen sich der Lieferant in Bezug der Güte der Milch unterziehen müßte. Daß in diesen Fällen häufig eine Controle ausgeübt werden sollte, versteht sich von selbst und zwar würde ich nach vorhergegangener Prüfung mit Jodtinctur die Untersuchung mit dem Lactodensimeter für hinreichend halten, wenn nicht besondere Inzichten zu einer weitern chemischen und mikroskopischen Prüfung vorhanden sein sollten.[24]

Gesundheitliche Risiken bei der Verwendung gefälschter Lebensmittel sollten allerdings gemieden werden:

---

[24] Artmann (Anm. 1) S. 227f.

Muß eine gefälschte Butter verwendet werden, so bleibt im ... Ausschmelzen in etwas kochsalzhaltigem Wasser ... das beste Mittel sie genießbar zu machen. In keinem Falle ist es statthaft, erst darüber nachzudenken, ob die Verfälschung gesundheitsschädlich sei oder nicht. [25]

Klencke gab aus seiner Sicht folgende Darstellung der Sachlage um die Jahrhundertmitte:

Gewinn und Nutzen sind die bewegenden Triebfedern des Handels und öffentlichen Verkehrs, sowohl bei dem Lieferanten wie Consumenten, dem Verkäufer und Käufer; – während der Händler darauf Bedacht nimmt, seine Artikel so theuer als möglich an Diejenigen zu bringen, welche ihrer bedürfen, suchen diese an Qualität und Quantität der bedürftigen Artikel zu gewinnen, indem sie für gute Waare billige Preise beanspruchen.

Aus diesem gegenseitigen Streben nach Gewinn hat sich nun eine Unehrlichkeit in den Handel eingeschlichen, welche die Tendenz verfolgt, Billigkeit mit scheinbarer Güte und gutem Gewicht oder Maaß zu vereinigen und dabei noch wo möglich den Gewinn des Verkäufers zu vermehren. Man verfälscht die Waare, indem man derselben durch unechte Beimischungen oder gänzlich fremde Substanzen den Schein der Güte und das Gewicht der herkömmlichen Menge zu geben sucht, man speculirt auf das tägliche Bedürfniß, die Unkenntniß und Lebensweise der Menschen, welche keine Zeit und Fähigkeit haben, die Waare zu prüfen und oft in ihren Verhältnissen dieselbe in einer Form kaufen müssen, welche ihnen weitere Zubereitungskosten erspart und nun gerade die für den Betrug günstigste ist.

Das Verfälschungssystem hat eine so große Ausdehnung in der Handelswelt aller Erdtheile gewonnen und die Kunst der Verfälschung auf eine solche Höhe der Fertigkeit und Mannigkfaltigkeit gebracht, daß selbst der redliche Kaufmann nicht immer weiß, ob er echte oder falsche Waare erhält und wieder verkauft ...

Mit der Industrie wuchs die Technik, neben der Erweiterung der Bekanntschaft mit neuen Körpern, Prozessen und Producten der Natur und Fabrikation; damit wuchs gleichzeitig die Speculation, gegenüber dem zunehmenden Bedürfnisse, und der betrügerische Handel fand bald seinen Markt und Gewinn. Die Neigung des Publikums, auf Marktschreierei zu hören, hat außerdem der Betrügerei ein größeres Terrain geöffnet, denn prahlerische Firma, lockende Etiquette, neue Namen und schlaue Anpreisungen für Nutzen und Gesundheit müssen täglich des Speculanten eigennütze Zwecke erreichen helfen.

Die Zunahme der Bevölkerung, die höchst gesteigerte Consumtion, die Verlegenheit der Verkäufer, ihre Bedürfnisse in reichlicher Menge und zu gewohnten Preisen zu liefern, da die Nachfrage auch die Preise bei den Lieferanten und Fabrikanten, so wie die Transportmittel und den Werth der Sache selbst erhöht, dazu noch, in Betreff der Feld- und Baumfrüchte, die Mißernten – haben den kaufmännischen Speculationsgeist gleichfalls angeregt, das in Hast, Gewohnheit und Noth kaufende Publikum zu täuschen und die Waare mit werthloseren Stoffen zu verfälschen, oder durch nachtheilige Zusätze einer schlechteren Qualität das scheinbare Ansehen einer besseren zu geben.

Ist nun jede Unredlichkeit im Handel und Verkehre eine verabscheuungswürdige That, die, wo sie dem Gesetzesauge nicht verloren bleibt, auch der gerechten Strafe nicht

---

[25] A. a. O. S. 237.

entgeht, so erscheint es aber doppelt strafwürdig, wenn Lebensbedürfnisse, ohne die einmal der Aermste im Volke nicht fertig werden kann, in Zeiten ungewöhnlicher Theuerung vom Fabrikanten und Kaufmann verfälscht werden, wo den ohnehin bedrängten Consumenten nicht nur das Geld für unechte Waare abgenommen, sondern ihnen auch der theuer bezahlte Nahrungsstoff vorenthalten wird . . .

In England und Frankreich, wo sogenannte „Gesundheitscommissionen" bestehen, hat man dieser Angelegenheit schon längst die gebührende Aufmerksamkeit gewidmet und geeignete praktische Naturforscher wiesen bereits ihre Nation auf die Wichtigkeit dieser Sache hin, die auch für unser Deutschland eine gleich wichtige Bedeutung hat, da wir nicht nur unsere Kolonial- und Materialwaaren vom Ausland beziehen, sondern auch zahlreiche inländische Fabriken uns mit denselben Producten versorgen, welche gleichzeitig vom Auslande uns zufließen. Die Concurrenz muß also auch in unserm Lande auf den innern Werth der Artikel einwirken, und wir haben eine von der Erfahrung wohlbegründete Ursache, sowohl importirte wie einheimische Waaren, die zur Kategorie der Lebensbedürfnisse zählen, mit prüfenden Blicken zu überwachen.[26]

Einen markanten Wesenszug der Problematik der Lebensmittelfälschung im 19. Jahrhundert bildet die Entwicklung des Fremdstoffproblems.[27]

Der an sich schon problematische und seit dem Mittelalter bekämpfte Fremdstoffeinsatz wurde im 19. Jahrhundert in zunehmendem Maß durch das Problem der übertragenen und verdeckten gesundheitsschädlichen Fälschung belastet, indem das verarbeitende Lebensmittelgewerbe mit Fremdstoffen angeblich harmloser Beschaffenheit beliefert wurde, die in Wahrheit – äußerlich nicht erkennbar – gesundheitsschädliche Surrogate enthielten.

...der Betrüger selbst wird betrogen, indem er seinem Artikel eine falsche, billigere Substanz untermischt, aber nicht weiß, daß dieses Surrogat schon unter seinem wahren Namen von dessen Verkäufer verfälscht wurde und auf diese Weise oft ein Artikel durch vier und mehr Verfälscherhände gegangen ist.[28]

Beispielsweise klagte man darüber, daß die Apotheken häufig statt Oleum Tartari eine ungesättigte wässrige Pottaschelösung als Weinschönungsmittel vertreiben.[29] Branntwein in minderwertiger Qualität mit hohem

---

[26] Hermann Klencke: Die Verfälschung der Nahrungsmittel und Getränke, der Kolonialwaaren, Droguen und Manufacte, der gewerblichen und landwirtschaftlichen Producte, Leipzig 1858, Vorwort S. V–VII. – Vgl. dazu [Hermann] Klencke: Die Nahrungsmittelfrage in Deutschland oder: Welches sind die Naturanforderungen menschlicher Ernährung, wie müssen sie durch die deutsche Küche erfüllt und wie kann dem Unbemittelten eine billige und kräftige Nahrung geboten werden? , Leipzig 1855.

[27] Vgl. dazu Eberhard Schmauderer, Wandlungen in der Lebensmittelbeurteilung im 19. Jahrundert. Modellbetrachtung am Beispiel der künstlichen Färbung, Technikgeschichte Bd. 41 (1974) S. 201–226. – ders., Die Anfänge der toxikologischen Fremdstoffbeurteilung in der Lebensmittelwissenschaft, Medizinhistorisches Journal Bd. 9 (1974) S. 152–180.

[28] Klencke 1858, (Anm. 26) Vorwort S. VII.

[29] Franz Reinhard: Waaren-Kenntniß=, Betrugs- und Sicherstellungs-Lexicon, Erfurt, Bd. 1: A–L, 1801; Bd. 2: M–R, 1803: Bd. 3: S–Z, 1804.

Gehalt an Fuselöl wie roher Kartoffelsprit, Trester- und Hefebranntwein, wurde häufig noch mit geschmacksschärfenden und berauschenden Drogen behandelt und dann in der Kellereitechnik eingesetzt. Safran wurde vielfach durch billige Surrogate ersetzt und diese noch mit gesundheitsschädlichen Zusätzen zur Gewichtssteigerung und Farbintensivierung vermischt. „Der im Handel verkäufliche Orlean ist oft mit Mennige gefälscht und kürzlich kamen Vergiftungen durch Butter vor, die mit solcher Farbe gefärbt worden war.“ [30] Verbreitet „pflegen schon die Müller dem Mehle den Alaun zuzusetzen um die Bäcker dieser Mühe zu entheben“, vor allem aber, um ihren gewerblichen Abnehmern ein Mehl besserer Beschaffenheit vorzutäuschen.[31] Versuche, schädliche Wirkungen von Fremdstoffen durch weitere Fremdstoffzuschläge zu kompensieren, machten das Übel nur noch schlimmer. Beispielsweise versuchte man die adstringierende Wirkung des Alauns auf die Schleimhäute durch Zugabe schleimhautreizender laxierender Drogen auszugleichen:

Um die verstopfende Wirkung des Alauns zu paralisieren, so setzen öfter die Bäcker dem Alaune auch etwas pulverisierte Jalappa-Wurzel zu, wodurch aber das Übel nur noch vergrößert wird, da sich die Einwirkungen beider Agentien nicht als ein Subtractionsexempel betrachten lassen. [32]

Der Genuß eines stark geschwefelten Weines führt Übelkeiten herbei, besonders Kopfschmerz. Sollte der Schwefel Arsenik enthalten, wie dieß meist bei der Schwefelsorte der Fall ist, die durch Ausschmelzen aus Schwefeleisen erhalten wurde, so wird der Wein ... arsenikhaltig. [33]

Einen Kumulationspunkt erreichte das Fremdstoffproblem bei den aufkommenden Kunstprodukten, die natürliche Lebensmittel bestmöglich nachzuahmen versuchten. Wie viele Andere fragte Neubauer 1870:

Darf man überhaupt Kunstweine oder weinähnliche Getränke machen? ... darf man in den Zeitungen ankündigen, wie es von Berlin aus jeden Tag zu lesen ist: die Weinfabrikation auch ohne Traubensaft – Kgl. Preußische concessionierte Kunstweinfabrik?

Er erklärte darüber hinaus:

Mit reinem Hutzucker und reinem Wasser kann niemand etwas verfälschen, die Verwendung aber von unreinem Traubenzucker aber ... ist eine abscheuliche Schmiererei! [34]

Schon aus Kostengründen wurde in der Kellereitechnik ausschließlich die mit Schwefelsäure verzuckerte Kartoffelstärke eingesetzt, zu jener Zeit regelmäßig ein unreiner, oft ekelerregender Sirup.

---

[30] Klencke 1858 (Anm. 28) S. 533 Anm. [31] Artmann (Anm. 1) S. 285.
[32] Klencke 1858 (Anm. 28) S. 331. [33] Artmann (Anm. 1) S. 380f.
[34] C. Neubauer: Ueber die Chemie des Weines, Drei Vorträge . . ., Wiesbaden 1870.

Leitlinien und methodische Schwerpunkte der analytischen Nachweisverfahren und Beurteilungsgrundlagen[34a]

Der erste Durchbruch vom reinen Sinnenbefund zum entscheidenden analytischen Nachweis gelang bei den anorganischen Zusätzen, besonders bei den toxischen Schwermetallen und beginnend mit dem Blei.[35] Bereits Schreger konnte zu Anfang des 19. Jahrhunderts hinreichend sichere Nachweismethoden für verschiedene anorganische Streckungsmittel (Gips, Kreide, Sand, Holzasche) und toxische Salze (Alaun, Blei-, Wismut-, Kupfer-, Quecksilber-, Antimon- und Arsenverbindungen) angeben.[36] Entscheidend hierfür war der Stand der anorganischen Analytik[37], der Einblick in die Zusammensetzung der Lebensmittel spielte eine sehr untergeordnete Rolle. Immerhin mußte man über das natürliche Vorkommen der entsprechenden Stoffe in den Nahrungsmitteln orientiert sein. Beispielsweise förderte speziell bei den Ölen und Fetten die Kenntnis des Gehalts an freien Fettsäuren die Einsicht über die Metallaufnahme bei Verwendung ungeeigneter Gefäße.

Den zweiten wichtigen Durchbruch zum exakten Fälschungsnachweis ermöglichte das Mikroskop. Billige Zusätze, Streckungsmittel und Sorten-

---

[34a] Eberhard Schmauderer, Der Nachweis von Lebensmittelfälschungen durch Selbstprüfung im 19. Jh. Ein Beispiel für die Möglichkeiten, Grenzen und Konsequenzen der Popularisierung naturwissenschaftlicher Kenntnisse, Mitteilungsblatt der GdCh – Fachgruppe Lebensmittelchemie und Gerichtliche Chemie Jg. 28 (1974)S. 107–118, 145–151.

[35] Vgl. dazu H. Sperlich, Toxikologische Analyse – einst und jetzt. Entwicklung und Aufgaben der toxikologischen Analyse, in: Deutsche Apotheker-Zeitung 102 (1962) S. 1641–1650. – M. P. Earles: Experiments with Drugs and Poisons in the Seventeenth and Eighteenth Centuries, in: Annals of Science 19 (1963) S. 241–253. – Ferner die ausgezeichnete historische Analyse von G. A. Ebell: Die Bleyglasur des irdenen Küchengeschirrs als eine unerkannte Hauptquelle vieler unserer Krankheiten . . ., 2. Aufl. Hannover 1825.

[36] Christian Heinrich Theodor Schreger d. Jüngere: Handbuch zur Selbstprüfung der Speisen und Getränke nach ihrer Güte und Aechtheit, Nürnberg 1810.

[37] Vgl. dazu z. B. John 1808 (Anm. 2); J[ohann] B[artholomäus] Trommsdorff: Chemisches Probierkabinett oder Nachricht von dem Gebrauche und den Eigenschaften der Reagentien, Erfurt 1801; Gustav von Engestroem: Beschreibung eines mineralogischen Taschen=Laboratoriums und insbes. des Nutzens des Blaserohrs . . ., a. d. Schwed. übers. v. Christ. Ehrenfr. Weigel, Greifswald 1782. – Die Anfänge einer weiterführenden und spezifisch lebensmittelchemischen Analytik zeichnen sich vor allem ab bei Friedrich Christian Accum: A Treatise on the Adulteration of Food and Culinary Poisons, London 1820 und bei Adolf Duflos: Die wichtigsten Lebens-Bedürfnisse, ihre Ächtheit und Güte, ihre zufälligen Verunreinigungen und ihre absichtlichen Verfälschungen, mit gleichzeitiger Berücksichtigung der in den Haushaltungen, den Künsten und Gewerben benutzten Chemischen Gifte, Breslau 1842, 2. Aufl. ebd. 1846.

verschneidung bei Mehl, Kaffee, Tee, Gewürzen, Kakao usw. konnten genau diagnostiziert werden. Beispielsweise konnte man bei Butter die Emulsion und den unerwünschten Restgehalt an Kasein überprüfen sowie Zusätze von Kartoffelmehl, zu viel Salz und anorganischen Streckungsmitteln erkennen. Julius Vogel wies 1841 darauf hin, daß man mit Hilfe des Mikroskops Mehl als Fälschungsmittel in Milch und Schokolade nachweisen kann. Auch empfahl er bereits den Zusatz von Jodlösung zu den Präparaten, da „alle Amylonkörner des zur Verfälschung gebrauchten Mehles sogleich eine violette oder blaue Farbe annehmen." [38]

Etwa auf dem Stand mikroskopischer Technik und optisch-feinmechanischer Leistungsfähigkeit, den Vogel 1841 beschrieben hatte, erfaßte Arthur Hill Hassall als Analytiker der „Lancet Sanitary Commission" erstmals die mikroskopische Struktur einer größeren Zahl vor allem pflanzlicher Lebensmittel samt ihren Verfälschungen. Seine Arbeit dokumentierte er zunächst in den unter dem Titel „Food And Its Adulterations" erschienenen Kommissionsberichten und stattete sein 1857 nachfolgendes Buch „Adulterations Detected" mit 225 beachtlich präzisen mikroskopischen Detailzeichnungen aus. [39] Auf der Basis dieser Vorarbeit hat dann Klencke sein 1858 erschienenes Buch zur Prüfung auf Nahrungsmittelfälschungen mit 218 durchweg guten mikroskopischen Abbildungen ergänzt. [40] Trotzdem ließ die erste Monographie zu diesem Gebiet noch fast 30 Jahre auf sich warten. Der Wiener Mediziner und Privatdozent Moeller erklärte 1885 im Vorwort zu seiner „Mikroskopie der Nahrungs- und Genußmittel aus dem Pflanzenreiche":

> ...so viele und so gute Bücher auch im letzten Jahrzehnt über Nahrungs- und Genußmittel erschienen sind, an einem fehlt es doch: an einer methodischen Anleitung zur mikroskopischen Untersuchung jener Stoffe, welche anerkanntermaßen ausschließlich oder doch am raschesten und zuverlässigsten auf mikroskopischem Wege auf ihre Reinheit geprüft werden können.

Der Mangel an einem solchen Werke sei umso fühlbarer, „als bisher an den Fachschulen die mikroskopische Untersuchungsmethode so gut wie gar nicht gepflegt wurde." [41] –

Eine besonders wichtige Rolle fiel den mikrobiologischen und hygienisch-bakteriologischen Aspekten der Lebensmittel zu. Ich beschränke mich hier

---

[38] Julius Vogel: Anleitung zum Gebrauch des Mikroskopes zur zoochemischen Analyse und zur mikroskopisch-chemischen Untersuchung überhaupt, Leipzig 1841, S. 404.

[39] Arthur Hill Hassall: Adulterations Detected; or Plain Instructions for the Discovery of Frauds in Food and Medicine, London 1857.

[40] Klencke 1858 (Anm. 28).

[41] Josef Moeller: Mikroskopie der Nahrungs- und Genußmittel aus dem Pflanzenreiche, Berlin 1886, Vorwort S. III.

auf eine knappe Skizze der während des gesamten 19. Jahrhunderts heiß umstrittenen Frage nach dem Wesen des sog. Wurst-, Fleisch-, Käse- und Fischgiftes.

Immer wieder war es nach dem Genuß teils frischer, teils in unterschiedlichem Grad in Verderbnis übergegangener Lebensmittel tierischer Herkunft zu Intoxikationen gekommen, und zwar teils vereinzelt, teils in Form von Massenvergiftungen. Bereits zu Beginn des 19. Jahrhunderts tauchte dabei der Verdacht auf, daß es sich hier um eine gemeinsame Ursache handeln könne.[42] Der württembergische Amtsarzt Kerner vermutete nach eingehenden Untersuchungen in Analogie zu den Alkaloiden, es handle sich bei dem gesuchten Giftstoff um die Verbindung einer eigentümlichen Fettsäure mit einem stickstoffhaltigen alkalischen Stoff. Gleichzeitig hatten Westrumb, Sertürner und Cadet de Gassicout auch schon erkannt, daß es sich nicht um eine Kontamination mit anorganischen Giftstoffen handeln konnte.[43] Autenrieth nahm eine „natürliche Familie" dieser Gifte an, wobei das Gift aus Innereien, aus Fleisch, Käse, Fett und Fisch „als blose Modification eines ihnen allen zu Grunde liegenden Giftstoffs zu betrachten ist."[44] Lange Zeit vermutete man als Ursache eine „durch Zersetzung gebildete und noch mit einem besonderen animalischen Stoffe verbundene Säure".[45] Diese wurde öfter auch Käsesäure oder Fettsäure genannt, obschon die Ungiftigkeit aller bis dahin entdeckten und isolierten Fettsäuren bereits erwiesen war.

Trotzdem waren sich die Medizinalbehörden der hypothetischen Käse- und Wurstsäure als Vergiftungsursache so sicher, daß u. a. mehrere preußische Provinzial-Regierungen ausführliche Verordnungen über die Erzeugung und Handhabung der entsprechenden Lebensmittel erließen, die die vermeintliche Säurebildung vermeiden sollten.[45a] Es ist dies ein typisches Beispiel für die zeitbedingte Abhängigkeit des Lebensmittelrechts vom Erkenntnisstand. Die eigentliche Ursache wurde mit den vorgeschriebenen Verhaltensmaßregeln nicht bekämpft, jedoch besserten

---

[42] Justinus Kerner: Das Fettgift oder die Fettsäure und ihre Wirkungen auf den thierischen Organismus, Tübingen 1822.

[43] Robert Christison: Abhandlung über die Gifte, nach d. 1. und 2. Aufl. des engl. Originals bearb., Weimar 1831 und 1833, S. 662–671.

[44] Herm. Friedr. Autenrieth: Über das Gift der Fische, mit vergleichender Berücksichtigung des Giftes von Muscheln, Käse, Gehirn, Fleisch, Fett und Würsten, so wie der sog. medicinischen Gifte, Tübingen 1833, S. 177.

[45] A. a. O. S. 179f. – Bereits Autenrieths Schüler Kerner hatte die „Vermuthung, daß das Wurstgift sich aus thierischer Fäulniß entwickle." Justinus Kerner: Neue Beobachtungen über die in Würtemberg so häufig vorfallenden tödtlichen Vergiftungen durch den Genuß geräucherter Würste, Tübingen 1820.

[45a] Wörtliche Wiedergabe einzelner Verordnungsbeispiele mit Kommentar in: Duflos (Anm. 37).

sie die hygienischen Bedingungen während der Produktion und im Handel in mehrfacher Hinsicht.

Alle Anläufe zur Lösung des Rätsels blieben vergeblich, solange das Wirken pathogener Mikroorganismen nicht erkannt war. Aber auch die seit den Arbeiten Paul Ehrlichs sich vertiefende Einsicht in die Ursache der Infektionskrankheiten erforderte erst noch die Übertragung auf das Problem toxisch veränderter Nahrungsmittel. Lange Zeit hatte das Schwergewicht der Forschung auf der chemischen Isolierung und Identifizierung von Fäulnisprodukten gelegen, wobei die Gruppe der Ptomaine entdeckt wurde. Aber schon bald nach der Strukturaufklärung des Putrescins und des Cadaverins wurden Stimmen laut, die eine starke Giftwirkung dieser Substanzen bestritten. Noch 1893 schrieb König: „Zur Zeit gehen daher die Ansichten über die Natur des Wurstgiftes noch sehr auseinander".[46] Erst 1904 kann König die giftigen Stoffwechselprodukte bestimmter Bakterien als Vergiftungsursache benennen:

Durch Fäulnis- und Infections-Bakterien werden aus den Proteinstoffen nicht selten giftige Spaltungsstoffe erzeugt, die unter der allgemeinen Bezeichnung 'Toxine' zusammengefaßt werden. Die Bildungsweise ist ohne Zweifel ähnlich der durch die proteolytischen Enzyme.[47]

Inzwischen war auch der Bacillus botulinus als besonders gefährlicher Toxinproduzent bei Wurst und Fleisch erkannt.[48] Als einer der ersten hatte Nauwerk entdeckt, daß die Vergiftungen „unmöglich von in der genossenen Wurst fertig gebildeten giftigen Basen herrühren können", sondern daß die Ursache in der „Mitwirkung von Spaltpilzen" zu suchen sei. Er isolierte einen „Bacillus, der die Fähigkeit besitzt, in dem menschlichen Darm sich lebend zu erhalten, sich zu vermehren, Eiweißkörper hier in Fäulnis überzuführen und so eine Autointoxication des Menschen herbeizuführen."[49] Das hieran anknüpfende Ringen um die Lösung des Problems dokumentiert ein erfolgloser Ansatz des kaiserlichen Gesundheitsamts[50] und die Übersicht über die Arbeiten zur „Fleischvergiftung" von Husemann.[51]

---

[46] König (Anm. 12) Bd. 2, 3. Aufl., S. 164f. – Siehe dazu auch Theodor Husemann im Jahresbericht über die Leistungen und Fortschritte der gesammten Medicin, hrsg. von Rud. Virchow und Aug. Hirsch, 16: Bericht f. d. Jahr 1881, Bd. 1, Berlin 1882, S. 465f.

[47] König (Anm. 12) Bd. 2, 4. Aufl. S. 46.

[48] A. a. o. S. 439.

[49] Vortrag „Über Wurstvergiftung" in der 4. allg. Landesvereinsversammlung des württembergischen ärztlichen Vereins, ref. in: Württembergisches medizinisches Correspondenzblatt 1886, Nr. 20, S. 154–156.

[50] Gaffky und Paak: Ein Beitrag zur Frage der sogenannten Wurst- und Fleischvergiftungen, in: Arbeiten aus dem kaiserlichen Gesundheitsamt 6 (1890) insbes. S. 193–196.

[51] Husemann: Fleischvergiftung, in: Enzyklopädisches Jahrbuch der gesamten Heilkunde 5 (1895) S. 134–141.

Zu einem lebensmittelanalytischen Schwerpunkt besonderer Art entwickelten sich die physikalisch-optischen Bestimmungsmethoden durch Einführung des Polarisationsapparats, des Refraktometers, der Emissions- und Absorptionsspektrometer [52] und der verschiedenen physikalisch-optischen Milchprüfgeräte wie besonders der Lactoscope. Beim Einsatz dieser neuen physikalisch-optischen Meßgeräte lassen sich einige auffällige Gemeinsamkeiten feststellen. Regelmäßig dauerte es mindestens 1–2 Jahrzehnte, bis genügend ausgereifte und leistungsstarke Instrumente zur Verfügung standen. Selbst zum ältesten und wohl am besten ausgereiften Gerät, dem Polarisationsapparat, mußte König noch 1893 warnend bemerken: „Zur Polarisation sind nur große, genaue Apparate zu benutzen". [53] Ebenso regelmäßig wurden die Möglichkeiten der neuen Instrumente sowie die Präzision und Zuverlässigkeit der damit gewonnenen Analysenergebnisse anfangs überschätzt. Am krassesten läßt sich dies bei den Milchprüfgeräten feststellen, die wegen ihres zweifelhaften Werts teils nach kürzerer, teils nach längerer Zeit des Gebrauches wieder verschwanden, weil ihre Verwendung sich als zu problematisch und fragwürdig erwies. Die Prüfung der Milch mit verschiedenen Aräometern, mit den Lactometern und Cremometern von Dinocourt und Quevenne, den Lactoscopen oder Galactoscopen von Donné, den Centesimal-Galactometern von Quevenne usw. gab nur unsichere Anhaltspunkte. Bereits Klencke wies kritisch auf gewisse „Unsicherheiten" dieser Geräte und Methoden hin und betonte ferner:

> Um auf schnelle Weise die Güte der Milch zu beurtheilen, ob dieselbe Wasserzusatz hat oder nicht, haben Vernois und Becquerel einen „Polarimeter" ersonnen, um aus dem Vermögen der Flüssigkeit das Licht zu polarisieren, die Dichtigkeit derselben zu erkennen, was wir hier nur anführen, da er für den praktischen Zweck wol nicht geeignet sein dürfte. Dasselbe gilt von dem Hydrolactometer, den dieselben Gelehrten construirt haben und der völlig unsicher ist.
>
> Blicken wir auf alle die angezeigten Areometerprüfungen zurück, so können wir ihnen nur in Begleitung des Cremometers einen allgemeinen praktischen Werth zuschreiben, insofern man ungefähr, und unter stillschweigender Voraussetzung, daß der Milch kein anderer Stoff als Wasser beigemengt worden ist, die Güte der Milch danach beurtheilen kann. Wo es aber auf wirklich gerichtliche Prüfung ankommt, nach deren Resultate eine gesetzliche Strafe motivirt sein soll, ist es durchaus erforderlich eine chemische Milchprobe zu machen. [54]

Unkritische und wenig erfahrene Autoren richteten großen Schaden an. So behauptete Pappenheim in einem Aufsatz über polizeiliche Milchuntersuchungen, die aräometrischen Milchproben seien „ein ausgezeichnetes

---

[52] Ausführliches hierzu vgl. Anm. 27.

[53] König (Anm. 12) Teil II, 3. Aufl. S. 950.

[54] Klencke (Anm. 26) S. 511. Siehe dazu auch die krit. Darst. von C. Brunner, Über Prüfung der Milch, Chem. Zentralblatt 1858 S. 329–331.

Mittel, komplizirte oder einfache Milchverdünnungen festzustellen, und daß ihrer (d. h. der polizeilichen Marktprüfer) Thätigkeit nur noch ein Musselinkolatorium und ein Absitzcylinder hinzugefügt werden braucht, um allen Milchfärbereien und Milchverdickungsversuchen wirksam zu begegnen", wie es auch Reich unkritisch übernehmend formulierte.[54a] Diese Beurteilung ist recht typisch für Reichs Handbuch, welches entschieden differenzierter zu werten ist als es Fincke in einer ersten Analyse unternahm.[54b]

Mit Recht hielt Artmann allein die Feststoffbestimmung und deren quantitative Aufschlüsselung in Fett, Milchzucker, Eiweiß und Mineralstoffe zur sicheren Milchprüfung geeignet:

> Alle andern Methoden, den Wassergehalt der Milch zu bestimmen, sind falls sie auf keiner chemischen Analyse fußen, jede für sich allein zu unverläßlich, als daß sie zu besonders genauen Angaben befähigt wären.
>
> Die Erfindung derselben entsprang dem praktischen Bedürfnisse die Organe der Marktpolizei mit Instrumenten auszurüsten, so daß dieselben ohne besondern Zeitaufwand befähigt seien vorkommende Verfälschungen er erkennen.[55]

Artmann spricht hier einen in der Gesamtsituation ungemein wichtigen Gesichtspunkt an. Verständlicherweise wurde nahezu ununterbrochen versucht, möglichst einfache, auch direkt durch die Gewerbeaufsicht handhabbare Prüfmöglichkeiten zu entwickeln, um dieser so einen rasch ansteigenden Wirkungsgrad zu ermöglichen. Dabei wurde aber der Schwierigkeitsgrad und die Komplexizität gerade solcher Prüfmethoden laufend unterschätzt und vernachlässigt. Erst allmählich kristallisierten sich die Möglichkeiten, Voraussetzungen und Bedingungen und vor allem auch die physikalischen und analytisch-chemischen Einsichten für den sicheren Einsatz solcher Methoden heraus, erkauft mit ungewöhnlich viel Lehrgeld vor allem im Bereich strafrechtlicher Fehlurteile, in Schadenersatzregelungen und Gutachterprozessen.

Daher soll abschließend das strukturgeschichtlich besonders wichtige und gerade im 19. Jahrhundert gravierende Problem der unsicheren und unbrauchbaren Nachweismethoden kurz skizziert werden. Die Entwicklung der Lebensmittelanalytik durch das gesamte 19. Jahrhundert ist nicht nur stark geprägt von der Dominanz rein empirischen Herumprobierens,

---

[54a] Eduard Reich: Die Nahrungs- und Genußmittelkunde historisch, naturwissenschaftlich und hygienisch begründet Bd. 2: Specielle Nahrungs= und Genußmittelkunde, Göttingen 1860, S. 70. Louis Pappenheim, Über polizeiliche Milchuntersuchungen, Archiv der deutschen Medicinalgesetzgebung und öffentl. Gesundheitspflege Jg. 1, (1857) Sp. 5–7, 13–16, 21–23, 27–31, 43–46, Zitat Sp. 46.

[54b] Heinrich Fincke: Eduard Reichs „Nahrungs- und Genußmittelkunde" von 1860/61, in: Deutsche Lebensmittel-Rundschau 51 (1955) S. 168f.

[55] Artmann (Anm. 1) S. 225.

sondern vor allem durch einen in der Zusammensetzung laufend veränderten, bis etwa 1880 aber durchweg hohen Anteil an untauglichen oder zweifelhaften Prüfmethoden.[56] Es versteht sich, daß dies nicht nur die Effektivität der Lebensmittelkontrolle unmittelbar erheblich gemindert hat, sondern vor allem indirekt durch den ständigen Streit und die Widersprüche der Fachleute sowie durch die Verunsicherung der Rechtsprechung und des Gewerbes der amtlichen Kontrolle schweren Schaden zugefügt hat. Indessen wurde man sich im letzten Drittel des 19. Jahrhunderts dieser Sachlage immer mehr bewußt und schuf die ersten Voraussetzungen zur Abhilfe.

Die Entwicklung verlief stark nuanciert. Die Fachliteratur zu Anfang des 19. Jahrhunderts enthält noch eine Reihe z. T. altüberlieferter, völlig unbrauchbarer Prüfmethoden, deren Untauglichkeit jeder chemisch hinlänglich vorgebildete Mediziner, Pharmazeut oder Technologe auf Anhieb erkennen konnte. Es folgte die Welle der unsicheren, zweifelhaften Nachweismethoden, deren hoher Grad der Unbrauchbarkeit erst langsam zutage trat. In dem Bestreben, die hochkompliziert zusammengesetzten Nahrungsmittel analytisch in den Griff zu bekommen, wurde eine Vielzahl von Untersuchungsreihen angestellt, während sich nur sehr langsam ein Stamm erprobter, bewährter und unter Beachtung bestimmter Kriterien wirklich zuverlässiger Verfahren herausschälte. Hierzu einige wenige Beispiele:

Frank gab in seinem System der medizinischen Polizei noch folgende untaugliche Prüfmethode auf überschwefelten Wein an. Er behauptete, ein frisch gelegtes Ei färbe sich darin schwarz.[57] Dazu vermerkt bereits Remer, dieser Versuch habe ihm „nicht gelingen wollen“.[58] Man versäumte oft die gründliche analytische Nachprüfung übernommener Methoden. Nur so ist es zu erklären, daß ein so ausgezeichneter Analytiker wie Hahnemann behaupten konnte, bei zugesetztem Branntwein gehe bei Destillation erst der fremde, zugesetzte Weingeist und dann – bei erhöhter Siedetemperatur – der natürliche Weingeist über.[59]

Schreger hatte die völlige Unsicherheit dieser Prüfmethode erkannt:

Die Destillationsprobe, nach welcher der Weingeist des damit künstlich verstärkten Weines bei 170–205° Fahrenheit übergehen soll, da er den ihm eigentümlichen erst bei 212° verliere, bleibt unsicher, weil die meisten Weine, z. B. die Pfälzer, Rhein- und

---

[56] Vergleichende Beispielanalyse der Situation beim Nachweis fremder Farbstoffe vgl. Anm. 27.

[57] Johann Peter Frank: System einer vollständigen medizinischen Polizey, 8 Bde., Mannheim, Tübingen, Wien 1779–1817, hier Bd. 3, S. 480.

[58] Remer (Anm. 3) S. 221f.

[59] Adam Fabbroni: Kunst nach vernünftigen Grundsäzzen Wein zu verfertigen, a. d. Ital. übersetzt mit Zusäzzen von Samuel Hahnemann, Leipzig 1790 S. 266f.

andre Weine den größten Teil davon auch schon unter dieser Temperatur von sich geben[59a]

Dagegen lieferte Remer ein Musterbeispiel für die Konsequenzen der unkritischen Abschreiberei ohne eigenes Nachdenken und ohne experimentelle Nachprüfung. Er mißversteht Hahnemanns Angaben und verwandelt das Prüfverfahren in völligen Unfug. Bei gespritetem Weine gehe „hier schon vor dem gelinden Sieden . . . der fremde hinzugesetzte Weingeist, dann Wasser, dann wieder Weingeist . . . und zuletzt Wasser" über.[59b]

Über das Önometer von Cadet de Vaux zum Nachweis der Wässerung über die Spindelung des spezifischen Gewichts urteilte Remer treffend:

Er geht dabei von dem richtigen Grundsatze aus, daß ein Wein desto geringeres specifisches Gewicht haben müsse, je mehr Weingeist er enthält, übersieht aber den Umstand, daß der Wein Zucker und andre Stoffe in unbestimmbaren Verhältnissen besitzt.[60]

Die außerordentlichen Schwierigkeiten in der analytischen und werturteilsmäßigen Beherrschung der Lebensmittel schlugen als Argument gegen neue gesetzliche Regelungen bis in die Reichstagsdebatten durch, wozu der Abgeordnete Lasker schließlich treffend erklärte:

Einen Punkt erkenne ich in der Gegnerschaft gegen dieses Gesetz an. Es ist wahr: die äußeren Hilfsmittel für die Untersuchung der Nahrungsmittel und für die Prüfung sind noch nicht so weit gediehen, daß sehr viel darin gethan werden kann. Aber ich frage, meine Herren, was folgt daraus? Folgt daraus, daß wir nun die Hände verschränken sollen und gar nichts thun? Sollen wir dem Fälscher gegenüber, dessen Fälschung wir nachweisen können, sagen: wir sind doch nicht im Stande, gesetzlich gegen dich einzuschreiten, weil noch eine ganze Anzahl Fälschungssorten bis jetzt nicht entdeckt oder nicht nachgewiesen werden können? In allen solchen Dingen müssen wir nach unserer menschlichen Beschränktheit verfahren, und wir dürfen nicht zurückschrecken, selbst wenn einmal ein Irrthum in einer Anordnung unterläuft. Wir können unsere Gesetze und Einrichtungen nur machen nach der Erkenntniß, die wir gegenwärtig haben und müssen es uns gefallen lassen, wenn wir geirrt haben, daß die Wissenschaft der Zukunft uns einen Irrthum nachweist, selbst dann haben wir vorher nach bestem Wissen unsere Pflicht gethan. Nur liegt für die Verwaltung eine Warnung darin, daß sie bei der Unsicherheit, in welcher viele Dinge wirtschaftlich und wissenschaftlich sich noch befinden, mit der allergrößten Sorgfalt und Vorsicht vorgehe und im Zweifelsfalle eher mit ihren Regulativen abwartend sich verhalte, und hierfür sorgen wir durch unser unbedingtes Kontrolrecht.[61]

Das Reichsgesundheitsamt meinte sinngemäß noch schärfer:

59a Schreger (Anm. 36) S. 217.

59b Remer (Anm. 3) S. 226f.

60 Remer (Anm. 3) S. 227.

61 Stenographische Berichte über die Verhandlungen des Deutschen Reichstags, Legislaturperiode 4, Session 2, 1879, Bd. 1, Berlin 1879, 31. und 32. Sitzung am 1. und 2. 4. 1879, zweite Berathung des Gesetzentwurfs, betr. den Verkehr mit Nahrungsmitteln . . ., S. 772–817, Zitat S. 778.

Daß die Chemie noch nicht im Stande ist, *alle* Verfälschungen nachzuweisen, ist eine ganz bekannte Thatsache; das hat die Nahrungsmittelchemie mit allen Hilfsmitteln der Rechtspflege, auch mit der gerichtlichen Chemie gemein. ... Ist es darum Jemanden eingefallen, zu sagen: nun wollen wir auf eine gerichtliche Chemie verzichten ...[62]

Inzwischen hatten aber auf breiter Front die Bemühungen eingesetzt, einwandfreie, vor allem auch eindeutig reproduzierbare Analysenergebnisse und zuverlässige Beurteilungen in der amtlichen Kontrolle sicherzustellen. Zu oft hatten fragwürdige Analysenergebnisse und Fehlbeurteilungen immer wieder Angeklagte und Gerichte in Schwierigkeit gebracht.

Leider sind wiederholt Fälle vorgekommen, in denen auf Grund des Gutachtens von Chemikern, welche die Ergebnisse ihrer Untersuchungen unrichtig auslegten, Unschuldige der Nahrungsmittelfälschung bezichtigt worden.[63]

Man erkannte zunächst, daß man zwischen hinreichend exakten Bestimmungsmethoden und Konventionsmethoden zu unterscheiden hatte und daß die überwiegende Zahl Konventionsmethoden betraf:

Es ergab sich nämlich, daß zahlreiche . . . übliche Verfahren nicht zu absolut genauen Ergebnissen führten, daß man aber zu relativ, gewissermaßen konventionell richtigen Ergebnissen gelangte, wenn man diese Verfahren stets peinlich genau in gleicher Weise ausführte. . . . in den Fällen, wo wirklich exakte Verfahren fehlen, muß man sich mit solchen behelfen, die konventionell brauchbare Ergebnisse liefern.[64]

Außerdem kam man zu der Einsicht, daß die gerade erst mühsam als Beurteilungsunterlage gewonnenen Grenzzahlen erst noch sorgsam überprüft und gesichtet werden mußten und darüber hinaus nur unter ganz bestimmten Gesichtspunkten verwendet werden konnten, daß sie insbesondere als „Notbehelf" „nicht schablonenhaft angewandt werden dürfen".[65] Aufgrund dieser Einsicht einigten sich in bestimmten Gebieten und bei bestimmten Produkten die Nahrungsmittelchemiker zunächst „auf dem Wege der freien Vereinbarung"[65] wie z. B. 1885 in Bayern für eine große Zahl wichtiger Lebensmittel. Die Referenten der Bayerischen Vereinbarung wollten die Gelegenheit benutzen, „auf breitester Grundlage mit den vergangenen Irrthümern und Ungenauigkeiten abzuschließen."[66]

---

[62] Landgraf: Der Verkehr mit Nahrungsmitteln, Genußmitteln und Gebrauchsgegenständen auf Grund des deutschen Reichsgesetzes vom 14. 5. 1879. Gemeinfaßlich erläutert vornehmlich für den Handels= und Gewerbestand unter eingehender Berücksichtigung der Verfälschungspraxis der neuesten Jahre, Stuttgart 1879, S. 69.

[63] Karl Windisch: Die chemische Untersuchung und Beurtheilung des Weines. Unter Zugrundelegung der amtlichen, vom Bundesrathe erlassenen „Anweisung zur chemischen Untersuchung des Weines", Berlin 1896, Vorwort S. X.

[64] A. a. O. S. III.

[65] A. a. O. S. X.

[66] Albert Hilger, Hrsg.: Vereinbarungen betreffs der Untersuchung und Beurtheilung von Nahrungs- und Genußmitteln sowie Gebrauchsgegenständen, hrsg. i. Auftr. d. Freien Vereinigung bayerischer Vertreter der angewandten Chemie, Berlin 1885, S. 4.

Speziell für Wein verfaßte eine 1884 vom Kaiserlichen Gesundheitsamt einberufene Kommission namhafter Weinchemiker die sog. „Reichsvereinbarungen" betr. die Untersuchung und Beurteilung von Wein im Deutschen Reich, während in Österreich 1886 die Oenochemiker auf dem 3. österreichischen Weinbaukonkreß gemeinsame Grundsätze für die Weinuntersuchung aufstellten und 1887 der Verein schweizerischer analytischer Chemiker folgte. Unter Federführung des kaiserlichen Gesundheitsamts erarbeitete 1894–1902 eine Kommission erfahrener Lebensmittelchemiker eine recht umfassende Sammlung von „Vereinbarungen zur einheitlichen Untersuchung und Beurteilung von Nahrungs- und Genußmitteln" auf Reichsebene, die zunächst auch ohne direkte rechtsverbindliche Kraft die unentbehrliche Grundlage für eine gleichmäßige Untersuchung und Beurteilung schufen. [67] Den freien Vereinbarungen haftete neben ihrem unverbindlichen Charakter trotzdem häufig noch der Mangel der Unvollkommenheit erster Versuche an, und man beklagte, sie seien „vielfach nur skizzenhaft, oft auch nicht ganz korrekt und vollständig und ließen den Nahrungsmittelchemikern in vielen Punkten mehr freien Spielraum, als im Interesse der überall gleichmäßigen Untersuchung ... wünschenswerth". [68] Hieraus resultierten amtliche Anweisungen mit rechtlich bindender Kraft, die „die Untersuchungsverfahren genau bis in die kleinsten Einzelheiten beschrieben" wie die 1896 vom Reichskanzler veröffentlichte „Anweisung zur chemischen Untersuchung des Weines". „Alle Verfahren sind so genau beschrieben, daß ein Zweifel über die Ausführungsweise nicht auftreten kann". [68] –

Es muß hier noch auf eine Besonderheit hingewiesen werden, die zur Klärung der Kenntnisse über zahlreiche Produkte und deren sichere Beurteilung wesentlich beitrug. Seit etwa 1840 untersuchte man zunehmend die Verfahren zur Be- und Verarbeitung von Lebensmitteln wissenschaftlich und gewann so einen erheblich verbesserten Einblick. [69] Man vergleiche z. B. den unterschiedlichen Wissensstand über Kaffee bei Klencke [70] und bei König [71], der vor allem durch die Arbeit von Payen [72] getrennt ist.

---

[67] Vereinbarungen zur einheitl. Untersuchung und Beurtheilung von Nahrungs= und Genußmitteln, sowie Gebrauchsgegenständen für das Deutsche Reich. Ein Entwurf, festgestellt nach den Beschlüssen der auf Anregung des Kaiserlichen Gesundheitsamts einberufenen Kommission deutscher Nahrungsmittelchemiker, Berlin, Heft 1, 1897; Heft 2, 1899; Heft 3, 1902.

[68] Windisch (Anm. 63) S. V.

[69] Vgl. z. B. F. C. Knapp: Die Nahrungsmittel in ihren chemischen und technischen Beziehungen, Braunschweig 1848.

[70] Klencke (Anm. 26).

[71] König (Anm. 12).

[72] A. Payen: Précis théorique et pratique des substances alimentaires, et des moyens de les ameliorer, de les Conserver et d'en reconnaitre les alterations, 4. Ed. Paris 1865.

Da die amtliche Lebensmittelkontrolle nicht nur einheitliche Untersuchungsverfahren, sondern auch einheitliche Beurteilungsunterlagen erarbeitete, dokumentierte das Lebensmittelgewerbe die Sachlage nach den üblichen Handelsbräuchen aus seiner Sicht.

Der 1901 gegründete „Bund deutscher Nahrungsmittelfabrikanten", der sich die Aufgabe stellte,

> die industrie- und handelsfeindliche Richtung der Gesetzgebung zu bekämpfen, bei gleichzeitigem Eintreten für alle gebotenen Interessen der Konsumenten und Bekämpfung jeder Ausschreitung durch unreelle Producenten und Händler [72a]

brachte 1905 das erste „Deutsche Nahrungsmittelbuch" heraus. [72b]

Hiervon unberührt bleibt das Problem des subjektiven Werturteils bei allen Lebensmitteln, wie eine Stellungnahme von Artmann zu den wertbestimmenden Bestandteilen des Kaffees illustriert:

> Auf die Güte des Caffee's influirt nicht der mehr oder minder große Gehalt an Coffein, sondern es ist dabei mehr der Reichtum und die Qualität der aromatischen Bestandteile . . . maßgebend. [73]

Tendenzen des Lebensmittelrechts

Die Problematik des Lebensmittelrechts des 19. Jahrhunderts, und zwar sowohl das ahndende Strafrecht als auch die sehr viel wichtigere vorbeugende Schaffung lebensmittelrechtlicher Qualitätsnormen und die amtliche Überwachung ihrer Einhaltung ist nur aus der zeitgenössischen Situation der Chemie und Technik der Lebensmittel und der gesamten Versorgungsstruktur heraus aufzudecken. Es interessiert hier die rechtsgeschichtliche Entwicklung der Begriffe der Fälschung, des Betrugs und der Körperverletzung nur am Rande, es geht um die lebensmittelwissenschaftlichen und die sozialwirtschaftlichen Zusammenhänge.

Jedes System aus Lebensmittelrecht und Lebensmittelkontrolle muß einen dauerhaften, sinnvollen und allseits akzeptablen Interessenausgleich zwischen Verbraucher, Erzeuger, Verarbeiter, Händler und Fiskus schaffen. Im deutschen Sprachraum war ein fein differenziertes und recht gut funktionierendes integriertes System teils auf städtischer teils fakultativ auf Länderebene vom ausgehenden 13. bis zum frühen 17. Jahrhundert herangereift. Der dreißigjährige Krieg und seine Folgen ließen hiervon nur Bruchstücke zurück. Was folgte, war ein immer undurchsichtiger werden-

---

72a Zeitschrift für Untersuchung der Nahrungs- und Genußmittel Jg. 4, (1901) S. 672.
72b Deutsches Nahrungsmittelbuch, hrsg. vom Bund deutscher Nahrungsmittelfabrikanten und -händler e. V., Heidelberg 1905 (2. Aufl. 1909, 3. Aufl. 1922).
73 Artmann (Anm. 1) S. 468.

des Netzwerk verstreuter Einzelverordnungen, Gesetzesteile und amtlicher Kontrollinstanzen, in die ein schwacher Zustrom neuer wissenschaftlicher Einsichten zögernd einsickerte. Beispielsweise enthält die Brandenburgische Polizeiordnung von 1746[74] die gleichen lebensmittelrechtlichen Normen und Bestimmungen, die bereits in den Reichsabschieden, Landesordnungen und städtischen Verordnungen des 16. Jahrhunderts enthalten waren[75]. Lediglich ein beiläufiger Hinweis auf Mutterkornverunreinigungen im Brot ist neu hinzugekommen.

Der Interessenausgleich funktionierte besonders seit dem Ende des 18. Jahrhunderts zunehmend schlechter. Man unternahm mehrere Lösungsversuche, deren grundlegende Ideen aus der Zeit heraus gut verständlich und überzeugend sind, die jedoch trotzdem nur einen geringen Wirkungsgrad entfalteten. Hierzu gehören z. B. die intensiven Versuche zur bürgerlichen Selbsthilfe ohne Legislative und amtliche Kontrollorgane, beginnend mit der Anregung einer Flut von Anleitungen zur Selbstprüfung der Lebensmittel durch jeden Verbraucher und gipfelnd in zahlreichen örtlichen Vereinen wider die Nahrungsmittelfälschungen z. T. mit eigenen Publikationsorganen. Dabei wurden sowohl die fachlichen Schwierigkeiten einer sachgerechten Sinnenprüfung und erst recht jede analytische Qualitätsprüfung als auch die damit verbundene Kosten- und Zeitfrage vollkommen unterschätzt.[76] Immerhin schälten sich im Verlauf des 19. Jahrhunderts Zug um Zug die Elemente einer schließlich erfolgreichen Lösung heraus.

Nach diesen allgemeinen Vorbemerkungen ist vorab zu prüfen, unter wessen Einfluß und Leitung das Lebensmittelrecht aus- und umgestaltet wurde. Aus dem Geist des Spätabsolutismus, aus den Vorstellungen der kameralistischen Ökonomie und dem zeitgenössischen öffentlichen Gesundheitswesen heraus entstand in der zweiten Hälfte des 18. Jahrhunderts der Vorstellungskomplex der medizinischen Polizei. Damit verbunden verstärkten sich die Bestrebungen, den Einfluß auf die Gestaltung des Lebensmittelrechts endgültig und möglichst umfassend in die Hand der Mediziner zu legen. Man setzte damit einen Prioritätsanspruch der gesundheitlichen Aspekte unter Zurückstellung der gewerblichen und steuerlichen Gesichtspunkte, was naturgemäß zu einem langanhaltenden Kampf um die Kompetenzen führte.

---

[74] Heinrich Friederich Delius: Entwurf einer Erläuterung der teutschen Gesetze, besonders der Reichs-Abschiede aus der Arzneygelehrtheit und Naturlehre, Erlangen, Leipzig 1753, S. 60–65.

[75] Eberhard Schmauderer: Die Lebensmittel der oberdeutschen Stadt vom 12. bis zum 16. Jahrhundert. Probleme der Lebensmittelkontrolle und der Lebensmitteltechnologie im Zusammenhang mit der allgemeinen Lebensmittelversorgung, Habilitationsschrift München 1971, Drucklegung in Vorbereitung.

[76] Eberhard Schmauderer: Versuche zur bürgerlichen Selbsthilfe gegen die Lebensmittelfälschungen im 19. Jahrhundert, im Druck.

Bereits Leibniz hatte, von dem Leitgedanken ausgehend, „daß der juristen insgemein zu viel, der Medicorum aber zu wenig seyen", einen „Vorschlag zu einer Medizinalbehörde" ausgearbeitet. Diese sollte im wesentlichen den präventiven Gesundheitsschutz fördern. In ihrem Aufgabenkatalog setzte Leibniz die Sorge für gesunde Lebensmittel an die erste Stelle:

Und were sonderlich aufsicht zu haben auf die Diät, maßen zu menschlicher gesundheit mehr an Küche und Keller als an apotheke und laboratio gelegen, und also zu sehen auff victualien, obst, fleischbäncke und brodbacken, für allen Dingen aber auf das brauwesen und geträncke, denn vor gewiß zu halten, daß durch übel gebrauetes oder in den Krügen verderbtes bier der gemeine man sehr an seiner gesundheit verwahrloset wird; daher die Leute hernach in den zeit=wechselungen des jahres bey allerhand regierenden Kranckheiten, wegen geschwächter natur, wie die fliegen dahin fallen. Von taback, Wein, Brandtewein, Salz, Zucker und gewürz, thee, Café und Chocolate anjezo nicht zu gedencken. [77]

Dabei dachte Leibniz an „ein eigen Collegium Sanitatis von der hohen obrigkeit aufgerichtet, und ... theils mit Regiments-Personen ... theils mit Medicis besezet ..., darunter der oberste Leibmedicus ...," also an eine übergeordnete Institution auf Landesebene, die Vorschläge, Gesetzes- und Verordnungsentwürfe erarbeiten konnte. Über die Organisation und Technik der Lebensmittelüberwachung, die den obrigkeitlichen Vorschriften erst Realität geben konnte, äußerte sich Leibniz nicht.

Demgegenüber gab es verschiedene Bestrebungen, die Verordnungsgebung und Verfügungsgewalt im Bereich des Lebensmittelwesens ohne direkte Einschaltung des Medizinalwesens bestimmten Organen der Staats- und der städtischen Verwaltung zu überlassen. Beispielsweise hatte Freiherr vom Stein 1808 durch den Geheimrat Frey eine neue Städteordnung entwerfen lassen, wonach die Bürgerschaft Vorsteher zu wählen hatte, die die wesentlichen kommunalen Entscheidungen treffen sollten. Zu diesem Entwurf bemerkte Stein u. a.:

Sie (die Vorsteher) haben die Beurtheilung und Prüfung der Verwaltung des städtischen Gemeinwesens, der Kämmerei, Armen, Schulen, Reinigkeits=, Gesundheits=Polizei.

Gleichzeitig erklärte er zur Frage, wer als Vorsteher gewählt werden könne:

Ein verständiger, welterfahrener Gewerbtreibender urtheilt besser über städtische Angelegenheiten als der Gelehrte. [78]

---

[77] G. W. Leibniz, Vorschlag zu einer Medizinalbehörde (um 1685), in: Die Werke von Leibniz, hrsg. von Onno Klopp, 1. Reihe, Bd. 5, Hannover 1866, S. 320–326, Zitat S. 323.

[78] G. H. Pertz: Das Leben des Ministers Freiherr vom Stein Bd. 2: 1807–1812, 2. Aufl. Berlin 1850, S. 144f., 680f.

Den Begriff der medizinischen Polizei propagierte bereits Delius, der auch die Schaffung eines „Corpus iuris Germanici medico legale" forderte.[79] Der Erfolg dieser Bemühungen, sowohl auf reichsstädtischer als auch auf Landesebene, das Lebensmittelrecht der Medizinalgesetzgebung einzuverleiben, war lokal sehr verschieden und vor allem auf Landesebene an vielen Stellen nur mäßig, weil es den Verfechtern der Ideen der Medizinalpolizei oft nicht gelang, die steuer- und wirtschaftsrechtlichen Prioritäten zu überspielen. Beispielsweise war es nur selten gelungen, Vorschriften über Bier und Brauerei aus dem Steuer- und Gewerberecht herauszubrechen. Die Kräfte und Möglichkeiten der Vertreter der Medizinalpolizei reichten für starke Eingriffe in grundlegende Mechanismen des Staatshaushalts oft nicht aus. Regelmäßig gelang der Übergang im Bereich der gesundheitsschädlichen Lebensmittel besonders bei reaktivem Eingreifen aus akutem Anlaß, weniger glatt bei aktiv-vorbeugenden Bestimmungen.[79a]

Das 1685 in Preußen begründete (Ober-) Medizinalkollegium als Fachgremium mit zunehmend typisch medizinalpolizeilichem Einschlag veranlaßte mehrfach entsprechende Vorschriften, so z. B. 1772 durch seine Forderung nach polizeilicher Aufsicht zur Verhinderung des Verkaufs gesundheitsschädlichen Brots.[80] Gleichsinnig sollten auch die mit dem preußischen Medizinaledikt von 1725 geschaffenen Provinzial-Medizinalkollegien tätig werden. Die preußische Verordnungsgebung des 19. Jahrhunderts auf dem Lebensmittelsektor ging vor allem vom Ministerium der Geistlichen, Unterrichts- und Medicinal-Angelegenheiten, vom Ministerium des Innern, vom Ministerium der Finanzen und vom Ministerium für Handel und Gewerbe aus. Dem erstgenannten wurde durch die Verordnung von 1808 betr. die veränderte Verfassung der obersten Staatsbehörden als beratende Institution die wissenschaftliche Deputation für das Medizinalwesen beigestellt. Diese sollte nicht nur reaktiv „in ... Justiz- und Polizeiangelegenheiten ... zur Verwaltung des Medizinalwesens ..., wo es auf medizinische, Kunstverständige und wissenschaft-

---

[79] Delius (Anm. 74) S. 50.

[79a] Ein typisches Beispiel für einen gescheiterten Versuch zur umfassenden Regelung ist das im Jahre 1800 von dem Mediziner F. A. Mai entworfene und dem Kurfürsten Max Josef übersandte Hygienegesetzbuch mit dem 3. Gesetz betr. die „Sorge für gesunde Speisen und Getränke": Stolpertus der Polizei=Arzt im Gerichtshof der medizinischen Polizeigesetzgebung von einem patriotischen Pfälzer, Teil 4, Entwurf einer Gesetzgebung über die wichtigsten Gegenstände der medizinischen Polizei als Beitrag zu einem neuen Landrecht in der Pfalz, Mannheim 1802, S. 17–32.

[80] Ludwig v. Rönne und Heinrich Simon: Das Medicinal=Wesen des Preußischen Staates; eine systematisch geordnete Sammlung aller ... gesetzl. Bestimmungen ... in ihrem organischen Zusammenhange mit der früheren Gesetzgebung, Breslau, Teil 1, 1844; Teil 2, 1846. Die Verfassung und Verwaltung des Preußischen Staates Bd. 3, Abt. 1 u. 2, hier Teil 1, S. 13–16, 26; Teil 2, S. 31.

liche Prüfung ankommt, dem Ministerio ihr Gutachten abstatten", sondern auch „unaufgefordert ... Bedenken, Gutachten oder Vorschläge" vorlegen.[81] Auch die durch Verordnung von 1815 neugefaßten Provinzial-Medizinalkollegien fungierten nach ihrer Dienstanweisung von 1817 als „rein=wissenschaftliche und technisch=rathgebende Behörden für die Regierungen und Gerichte".[82]

Bezeichnend sind die Einflüsse auf den Entwurf des Reichsnahrungsmittelgesetzes von 1879. Den Anstoß im Reichstag gab die Debatte um die Erhöhung der Brausteuer, die die ganze Problematik zwischen Steuereinnahmen, ernährungsphysiologischem Wert und gesundheitlichen Rücksichten aufriß.[83] Bekanntlich galt in Bayern das bereits aus dem 15. Jahrhundert stammende absolute Reinheitsgebot[84], während z. B. in Preussen eine Reihe von Malzsurrogaten mit z. T. zweifelhaften Eigenschaften zugelassen waren.[85] Es wurde nun gefordert, vor Steuererhöhungen erst einmal für eine einwandfreie Qualität des Biers Sorge zu tragen. Dabei wurde auf statistische Erhebungen verwiesen, wonach das qualitativ weit bessere bayerische Bier einen bedeutend höheren Umsatz erziele und somit auf diesem Wege eine weit zweckmäßigere Einnahmensteigerung zu erzielen sei.

Bei den Etatsberatungen für das kaiserliche Gesundheitsamt in den Jahren 1876, 1877 und 1878 wurde immer dringlicher moniert, daß „das Verfälschen der Nahrungsmittel einen erschreckenden Umfang gewinne".[86] Der Reichstag war sich einig darüber, es sei Aufgabe des Gesundheitsamts festzustellen,

1. welche Fälschungen auftreten
2. wie diese wissenschaftlich nachgewiesen werden können
3. warum das bestehende Lebensmittelrecht nicht ausreiche, um die Verbraucher hinreichend zu schützen.[87]

---

[81] A. a. O. Teil 1, S. 66f., Instruktion für die Deputation von 1817 § 1 und 11.

[82] A. a. O. Teil 1, S. 80f., Dienstanweisung § 1.

[83] Stenographische Berichte über die Verhandlungen des deutschen Reichstags, Legislaturperiode 2, Session 3, 1875/76, Bd. 1, S. 254, Abg. Löwe u. a.

[84] „Item die Bierbräuer und andere sollen auch nichts zum Bier gebrauchen, denn allein Malz, Hopfen und Wasser: noch dieselben Bräuer, auch die Bierschenken nichts anderes in das Bier thun, bey Vermeidung Strafe an Leib und Gut." Herzog Georgs Biersatzordnung von 1493, Schmauderer (Anm. 75).

[85] In der norddeutschen Brausteuergemeinschaft waren als Surrogate steuerpflichtig zulässig: Griesmehl, rohe Getreidearten, Kartoffelmehl, Kartoffelstärke, Sirup aus der Stärkehydrolyse, Reis, Mais, Melasse, Trauben- und Braunzuckerfabrikate, Biercouleur, Malzbraunzucker, Glycerin, Weinsäure, Lakritzensaft, Cichorien und Caramel.

[86] Stenographische Berichte über die Verhandlungen des deutschen Reichstages, Legislaturperiode 2, Session 4, 1876, Bd. 1, S. 811, Abg. Reichensberger u. a.

[87] A. a. O. Legislaturperiode 3, Session 1, 1877, Bd. 1, S. 149–155, 482–486, Abg. Löwe u. a.

Daraufhin berief das Gesundheitsamt 1877 zunächst eine Kommission zur Prüfung der Frage, inwieweit durch ein Eingreifen der Reichsgesetzgebung Abhilfe geschaffen werden könne. Dieser Kommission gehörten die Chemieprofessoren A. W. Hofmann, Fresenius und Knapp, die Mediziner Varrentrapp und Zinn sowie der Oekonomierat Hausburg, Generalsekretär des deutschen Landwirtschaftsrats in Berlin, an. An den Beratungen beteiligten sich die Mitglieder des Gesundheitsamts Struck, Finkelnburg und Roloff sowie der Geheime Oberregierungsrat Meyer als Kommissar des Reichs=Justizamts.[88]

Welchen Charakter, welche Auswirkungen und welchen Nutzwert hatte das unter diesen Einflüssen entstandene Lebensmittelrecht? Da die Lebensmittelfälschungen im 19. Jahrhundert als ständig zunehmender Mißstand für wachsende Unruhe sorgten, sollen zunächst die Ursachen hierfür zusammengefaßt werden:

1. Das notwendige harmonische Verhältnis zwischen übergeordneten territorialen Gesetzen und Verordnungen einerseits, sowie regionalen und lokalen, nach den unterschiedlichen Verzehrsgewohnheiten, Verbrauchererwartungen und Gewerbepraktiken differenzierten Verordnungen und Verfügungen andererseits, war gestört. Das übergreifende Lebensmittelrecht war zu geschwächt.

2. Das historisch gewachsene Konglomerat lebensmittelrechtlicher Bestimmungen und Normen entsprach zunehmend nicht mehr dem naturwissenschaftlichen, medizinischen und verfahrenstechnischen Kenntnisstand. Außerdem taugte es nicht zur Erfassung der Flut neuartiger Fertigprodukte mit Kunstwein, Margarine, Stärkesirup, Kunsthonig, Kondensmilch, Obstkonserven und Fertigsuppen bis hin zu den Kindernährmitteln. Darüber hinaus brachte eine Flut neuer Fremdstoffe vom Saccharin über die Teerfarbstoffe bis hin zur Welle der neuen chemischen Konservierungsmittel den notwendigen Interessenausgleich zwischen Verbraucher, Erzeuger, Öffentlicher Hand und Fiskus immer stärker aus dem Gleichgewicht.

3. Es fehlte an der notwendigen Kontrolle auf Einhaltung der Rechtsvorschriften. Außerdem mangelte es an zweckgerichteten wissenschaftlichen Grundlagen für eine solche Kontrolle.

4. Das geltende Lebensmittelrecht hob viel zu einseitig auf akut toxisch veränderte, regelrecht durch Zusätze vergiftete Lebensmittel ab, anstatt sich in umfassenderer Weise gegen Lebensmittelfälschungen aller Art zu richten.

---

[88] Stenographische Berichte über die Verhandlungen des Deutschen Reichstages, Legislaturperiode 3, Session 2, 1878, Bd. 3, Aktenstück Nr. 98, hier Motive S. 767, Anm.

Die Ursachen und Zusammenhänge dieser Situation sollen jetzt näher geprüft werden.

Das zu Anfang des 19. Jahrhunderts geltende Konglomerat lebensmittelrechtlicher Bestimmungen im deutschsprachigen Raum bestand aus einem verstreuten und bunten Nebeneinander territorialer und städtischer Gesetze, Verordnungen, Verwaltungs- und Polizeiverfügungen, das historisch gewachsen war. Dieses Konglomerat hat sich unter Beibehaltung seiner differenzierten Vielfalt vorwiegend reaktiv während der ersten drei Viertel des 19. Jahrhunderts weiter entwickelt, um dann im Deutschen Reich, der Schweiz und Österreich durch eine Reichs- bzw. Bundes-Lebensmittelgesetzgebung in einem ganz neuen Rahmen gefaßt zu werden. Hieran schloß sich eine beschleunigte Umformung und Neugestaltung des älteren lokalen und regionalen Lebensmittelrechts an, begleitet vom Erscheinen der ersten Reichs- bzw. Bundesgesetze speziell für einzelne Lebensmittel.

Zunächst hatte man in die Landrechte und Polizeistrafgesetze Bestimmungen gegen gesundheitsschädliche Lebensmittel, mehrfach auch gegen betrügerische Lebensmittelfälschungen aufgenommen. Beispielsweise berücksichtigte das Allgemeine Landrecht des Preußischen Staates vom 1. Juni 1794 in Anlehnung an das Lebensmittelrecht der Landesordnungen des 16. und 17. Jahrhunderts den gesundheitlichen und den wirtschaftlichen Schutz der Verbraucher gleichmäßig nebeneinander, und zwar gekoppelt an zielsichere Strafbestimmungen.

---

§ 722. Niemand soll Nahrungsmittel oder Getränke, die nach ihrer Beschaffenheit der Gesundheit nachtheilig sind, bey Vermeidung nachdrücklicher Geld- oder Leibesstrafe, wissentlich verkaufen, oder Andern zu ihrem Gebrauche mittheilen.

§ 723. Wer dergleichen Lebensmittel auf eine der Gesundheit nachtheilige Weise verfälscht; mit schädlichen Materialien vermischt; besonders aber sich der Bleymittel bey Getränken bedient, soll nach Bewandniss der Umstände, und der daraus für die Gesundheit entstandenen Gefahr, mit ein- bis dreyjähriger Zuchthaus- oder Festungsstrafe belegt werden.

§ 724. Ausser der Strafe werden diejenigen, welche sich des wissentlichen Verkaufs verdorbener oder mit schädlichen Zusätzen vermischter Nahrungsmittel schuldig machen, des Rechts, das gemißbrauchte Gewerbe ferner zu treiben, auf immer verlustig.

§ 725. Der befundene Vorrath solcher Nahrungsmittel soll, wenn er keiner Verbesserung fähig ist, sofort vernichtet; sonst aber eingezogen, auf Kosten des Uebertreters in tauglichen Stand gesetzt, und zum Besten der Armen verwendet werden.

§ 1441. Auf Betrügereyen, welche nicht bloss zur Vervortheilung gewisser bestimmter Personen, sondern des Publici überhaupt abzielen, muss die ordinaire Strafe des qualificirten Betruges allemal geschärft werden. (§ 1328)

§ 1442. Wer die zum Verkaufe bestimmten Lebensmittel, oder andre Waaren, mit fremden Materialien vermengt oder versetzt, um dadurch ihr Maass und Gewicht, oder ihre scheinbare Güte, betrüglicher Weise zu vermehren, gegen den wird die Strafe des qualificirten Betruges (§ 1328) um die Hälfte geschärft.

§ 1444. Die § 1442 bestimmte Strafe findet auch gegen diejenigen statt, welche falches Maass oder Gewicht führen.

§ 1445. Desgleichen gegen diejenigen, welche mit Zeichen oder Proben, die nur für Waaren von gewisser Art oder Güte bestimmt sind, Waaren von schlechterer Art oder Güte betrüglicher Weise bezeichnen.

§ 1446. Ausser der Strafe solcher Betrügereyen, soll auch allemal der Vorrath von Waaren oder Sachen, an welchen dergleichen Verfälschung begangen worden, confiscirt werden.

§ 1447. So weit es nothwendig ist, die fernern schädlichen Folgen des Betrugs zu verhüten, sind solche Vorräthe zu vernichten; sonst aber zum Besten der Armen zu verwenden.

§ 1448. Hat jemand, der wegen eines solchen Betrugs schon bestraft worden, sich desselben abermals schuldig gemacht: so soll er, ausser der an sich verwirkten Strafe, Handel und Gewerbe zu treiben für unfähig erklärt, und dieses öffentlich bekannt gemacht werden.

§ 1449. Ein Gleiches soll statt finden, wenn ein solcher Betrüger zwar noch niemals bestraft worden: aber doch diese Art des Betrugs schon seit Einem Jahre getrieben, und die frühere Entdeckung desselben durch besondere List und Verschlagenheit zu verhindern gewußt hat.

§ 1450. Hat, durch dergleichen Betrug, der Credit und Absatz der Landeserzeugnisse und Fabrikwaaren in auswärtigen Landen Schaden erlitten: so soll der Betrüger, ausser der an sich verwirkten Ahndung des Betrugs selbst (§ 1442), noch mit geschärfter Zuchthausstrafe, auf sechs Monathe bis drey Jahre, belegt werden.

§ 1451. Wer Waaren von an sich untadelhafter Güte, mit dem Namen oder Merkmale inländischer Fabrikanten oder Kaufleute fälschlich bezeichnet, hat eine willkührliche Geld- oder Gefängnisstrafe verwirkt. (§ 35) [89]

In der weiteren Entwicklung beging man den Fehler, das Problem der Lebensmittelfälschung in den Strafgesetzbüchern weit weniger gründlich zu erfassen. Im preußischen Strafgesetzbuch vom 14. 4. 1851, dem Nachfolger des o. a. Allgemeinen Landrechts, ist neben einer Bestimmung gegen Brunnenvergiftung nur noch der lapidare Rechtssatz aufgenommen:

Mit Geldbuße bis zu fünfzig Talern oder Gefängnis bis zu 6 Wochen wird bestraft: 5) wer verfälschte oder verdorbene Getränke oder Eßwaren feilhält; In den Fällen der Nummern . . . 5 ist die Konfiskation der . . . Eßwaren im Urtheile auszusprechen. [90]

Ähnlich unzureichend knapp bestimmte das Polizeistrafgesetz des Königreichs Hannover vom 25. 5. 1847:

---

[89] Allgemeines Landrecht für die Preussischen Staaten, 2 Teile in 3 Bdn., 2. Aufl. Berlin 1794 [lebensmittelrechtl. Bestimmungen]: Teil 2 § 722–725, 728–730, 1441–1451 in Bd. 3 S. 1279f., 1380–1382.

[90] Merres: Zur Entwicklung der deutschen Lebensmittelgesetzgebung, in: Reichsgesundheitsblatt 3, 1928, S. 831.

§ 186. Wer Nahrungsmittel, als: Brot, Wein, Branntwein, Bier usw. verkauft oder feil hält in einem die Gesundheit gefährdenden Zustande, sei dieser auf natürlichem Wege oder durch Anwendung schädlicher Stoffe oder schädlicher Aufbewahrungsmittel entstanden, verwirkt, sofern nicht peinliche Strafe zu verhängen ist (Art. 190 und 316 des Criminal=Gesetzbuchs), Gefängniß bis zu vier Wochen oder Geldbuße bis zu fünfzig Thalern.

§ 187. Derselben Strafe verfällt, wer Gefäße für Aufbewahrung und Werkzeuge für Bereitung von Nahrungsmitteln in einem die Gesundheit gefährenden Zustande in den Verkehr bringt.

§ 188. Sind schädliche Stoffe (Farben usw.) äußerlich erkennbar bei Backwerk, Spielsachen usw. angewendet, so tritt Geldbuße bis zu fünf Thalern ein.

§ 189. Bei wiederholtem Rückfalle in die vorbemerkten (§ 186 bis 188) Vergehungen, kann auch auf Verlust der gemißbrauchten Gewerbebefugniß erkannt werden.

§ 190. Neben den Strafen sind die in den §§ 186 und folg. erwähnten gesundheitsschädlichen Gegenstände für verfallen zu erklären.[91]

Die allgemein und knapp gehaltenen lebensmittelrechtlichen Bestimmungen der Landrechte bzw. Polizeistrafgesetze wurden von territorialen Spezialverordnungen einerseits und regionalen sowie städtischen Verfügungen andererseits flankiert. Zunächst sei hier für den ersten Fall ein exemplarisches Beispiel angeführt. Am 28. 9. 1859 erließ das Hannoversche Innenministerium folgende „Bekanntmachung, das Färben von Backwerk, Conditorwaaren und Getränken betreffend“:

Nachdem die Abänderung und Ergaenzung der wegen der Verwendung von Farbstoffen zum Bemalen und Faerben des Backwerks, der Conditorwaaren und der destillirten Getraenke bestehenden Vorschriften sich als nothwendig herausgestellt hat, so wird dieserhalb auf Grund des § 10 und § 304 des Polizeistrafgesetzes vom 25sten Mai 1847 das Nachstehende erlassen:

§ 1. Zum Bemalen und Faerben des Backwerks, der Conditor=, Traganth= und Pastillagewaaren, der Liqueure, so wie aller sonstigen genießbaren Gegenstaende duerfen nur die in der Anlage A. bezeichneten Farbestoffe verwandt werden.

§ 2. Das Feilhalten von Waaren der im § 1 bezeichneten Art, welche mit anderen als den in der Anlage A. aufgeführten Farbestoffen bemalt oder gefaerbt sind, ist verboten.

§ 3. Zuwiderhandlungen gegen die vorstehenden Vorschriften werden, sofern sie nicht unter die Bestimmungen des Polizeistrafgesetzes fallen (§ 4) mit Geldbuße bis zu 5 Thalern geahndet.

§ 4. Die Anwendung der in der Anlage B. verzeichneten, so wie aller sonstigen gesundheitsschaedlichen Farbestoffe zum Bemalen oder Faerben der im § 1 bezeichneten Gegenstaende oder das Feilhalten von Waaren dieser Art, welche mit solchen Farbestoffen bemalt oder gefaerbt sind, ist nach den Bestimmungen der §§ 186, 188, 189 und 190 des Polizeistrafgesetzes zu ahnden.

---

[91] Polizeistrafgesetz für das Kgr. Hannover v. 25. 5. 1847, Abschn. IV, Gemeingefährliche Handlungen, Nr. 10: Verkauf gesundheitsschädlicher Gegenstände (= § 186–190). Sammlung der Gesetze, Verordnungen und Ausschreiben für das Kgr. Hannover v. J. 1847, Hannover 1847, S. 136f.

§ 5. Ergaenzungen und Abaenderungen der anliegenden Verzeichnisse bleiben vorbehalten.

§ 6. Die diesen Gegenstand betreffenden frueher erlassenen Verordnungen werden hierdurch aufgehoben. [92]

Die auf der Basis eines Polizeistrafgesetzes neu erlassene Verordnung bildete jedoch nicht die Regel, vielmehr besorgte eine bunte Vielfalt oft sehr alter Spezialverfügungen die flankierende Abstützung. Dabei ist ganz besonders hervorzuheben, daß der substantielle Gehalt dieser Verfügungen bezüglich der erfaßten Fälschungen, Betrügereien, direkt unbeabsichtigten Wertminderungen und unhygienischen Zustände zu etwa 90 % bereits in den lebensmittelrechtlichen Bestimmungen des 16. und frühen 17. Jahrhunderts enthalten war. Diese Situation hat sich bis tief in die Gründerzeit erhalten und bildete einen weiteren Hauptgrund für die immer geringere Wirksamkeit des übernommenen Lebensmittelrechts. Als Beispiel hierfür seien die in Österreich 1877 gültigen Bestimmungen über Getreide, Mehl und Backwerk angeführt. Die Kennzeichnung des Brots und die Brotbeschau wurde nach der Bäckerordnung von 1718 gehandhabt. Das Brot mußte nach Verordnungen von 1758 und 1794 genügend ausgebacken und frei von schädlichen Beimengungen sein und durfte nicht in niedrigen, feuchten und dumpfen Räumen feilgehalten werden. Das Fälschen und Anfeuchten von Getreide vor der Anlieferung zum Markt verbot eine Verordnung von 1792. Vor dem Genuß der Getreideverunreinigungen Mutterkorn, Lolch und Trespe warnten Verfügungen von 1771, 1772, 1800 und 1805, während die Behandlungsweise für so verunreinigtes Getreide durch Sieben, Worfeln etc. in Anweisungen von 1817 und 1831 niedergelegt war. Die Verarbeitungsvorschriften für ausgewachsenes Korn waren in Verordnungen von 1786 und 1821 festgelegt. Für die Mehlqualität sorgte die Mühlenordnung von 1814, ergänzt durch Verfügungen von 1792 und 1823. Eine ganze Reihe regionaler Verordnungen von 1784–1840 regelte Art und Ausmaß der zulässigen künstlichen Färbung von Backwerk. Der weit überwiegende Teil des sachlichen Gehalts dieser Bestimmungen findet sich bereits in Landesordnungen, städtischen Bäcker- und Müllerordnungen und Weistümern des 15. und 16. Jahrhunderts für dasselbe Gebiet. Neueren Datums sind nur die Hinweise auf das Mutterkorn und weitere giftige Samen, das Verbot einiger gesundheitsschädlicher Mineralfarben und die etwas ausführlicheren Anweisungen zur Handhabung nicht vollwertigen Getreides. [93]

---

[92] Bekanntmachung des Kgl. Ministeriums des Innern, das Färben von Backwerk, Conditorwaren und Getränken betreffend v. 29. 11. 1859, Gesetz-Sammlung für das Königreich Hannover 1859, S. 861–865.

[93] Adolf v. Obentraut, Systematisches Handbuch der österreichischen Sanitätsgesetze, Wien 1877, S. 145f. – Vgl. dazu Schmauderer (Anm. 75).

Die Konsequenzen dieser Rechtslage mag ein konkretes Einzelbeispiel zeigen. Als 1857 der als Fachschriftsteller der Lebensmitteltechnologie bekannte Johann Karl Leuchs zusammen mit Gall, dem Erfinder des heiß umstrittenen Gallisierens der Weine, in Nürnberg die Gründung eines „Aktienvereins zur Weinfabrikation ohne Trauben" einleitete, hatte die Kreisregierung lediglich die Möglichkeit, warnend auf das Mandat gegen das Weinschmieren von 1747 hinzuweisen.[94] Gelegentlich wurde auf lokaler und regionaler Ebene eine Bereinigung derart historisch gewachsenen Lebensmittelrechts durch eine geschlossene und überarbeitete Neufassung vorgenommen. Ein typisches Beispiel hierzu liefert die Polizei-Verordnung der Regierung in Regensburg zur Verhütung von Gefahren für die Gesundheit in Bezug auf Nahrungsmittel von 1874:

I. Vorschriften in Bezug auf die Beschaffenheit verkäuflicher Nahrungsmittel, Esswaren und Getränke.

§ 1. Ausser vergifteten und mit gefährlichen Stoffen vermischten, dann gefälschten oder verdorbenen Getränken und Esswaaren, insbesondere trichinenhaltigem Fleische, deren Feilbietung und Verkauf nach §§ 324, 326 und 367, Ziff. 7, des Strafgesetzbuches für das Deutsche Reich bei Strafe verboten ist, dürfen überhaupt Nahrungsmittel, Esswaaren oder Getränke, welche die Gesundheit gefährden, weder feilgehalten noch verkauft werden.

§ 2. Insbesondere ist das Feilbieten und der Verkauf zum Zwecke menschlichen Genusses verboten: a) von krankem Schlachtvieh und Geflügel, unreifen Kälbern, Schweinen, Lämmern und Kitzen; b) von todtem Geflügel, welches nicht zum Wildpret gehört, im ungeputzten Zustande; c) von Fleisch und Eingeweide, welches von unreifen, oder nicht ganz gesunden, oder von gefallenen Thieren herrührt, oder welches nicht bei der vorschriftsmässigen Fleischbeschau als tauglich zum Genusse für Menschen erklärt worden ist; d) von Fleisch und Eingeweide, allen daraus bereiteten Speisen, dann Würsten und sonstigen Fleischwaaren von Fischen, Krebsen, Fröschen, Schnecken u. dgl., endlich von Butter, Schmalz, Käse, Eiern und den übrigen animalischen Nahrungsmitteln, wenn dieselben in Fäulniss oder Verwesung übergehen oder durch Aussehen, Geruch oder Geschmack Ekel erregen.

§ 3. Brod und Brodwaaren, welche ganz oder theilweise aus verdorbenem oder übelriechendem Mehl oder mit Beimischung schädlicher Stoffe oder ohne entsprechenden Zusatz von Salz bereitet, oder nicht vollständig ausgebacken, oder von Ekel erregender Beschaffenheit sind, dürfen weder feilgehalten noch verkauft werden.

§ 4. Eben so ist verboten, kranke oder unreife Kartoffeln, unreifes Obst, giftige Schwämme, dann Mehl, Gries, Roll-Gerste, Hirse, Erbsen, Linsen, Bohnen, Mais etc. etc. von üblem Geruch oder Ekel erregendem Aussehen, ferner Milch von kranken Thieren und Milch von unreiner oder Ekel erregender Beschaffenheit feilzubieten oder zu verkaufen.

§ 5. Unausgegohrenes oder trübes Bier, Bier von Ekel erregendem Geschmacke, Geruche oder Aussehen darf nicht ausgeschenkt werden. Bier, welches in den den Gästen vorgesetzten Geschirren stehen geblieben oder in die Unterständer abgelaufen ist, darf weder zum Auffüllen der Fässer oder Trinkgeschirre verwendet, noch sonstwie

---

[94] Bresgen 1876 (Anm. 21) S. 12f.

an das Publicum verleit gegeben werden. Die Anwendung von Bierspritzen beim Ausschanke des Bieres ist verboten.

§ 6. Untersagt ist ferner das Feilbieten und der Verkauf von Wein, Obstwein, Essig, Branntwein, Liqueur, Speiseölen, kohlensaurem Wasser, Kaffee, Thee und sonstigen Getränken, welche mit gesundheitsgefährlichen Stoffen vermischt sind, oder Ekel erregenden Geschmack, Geruch oder Aussehen haben.

II. Vorschriften in Bezug auf die Zubereitung und Aufbewahrung verkäuflicher Lebensmittel, Esswaaren und Getränke.

§ 7. Die Geschäfts-Räumlichkeiten und Geräthe, in und bezw. mit welchen verkäufliche Nahrungsmittel, Esswaaren und Getränke zubereitet oder aufbewahrt werden, sind stets in reinlichem Zustande zu erhalten.

§ 8. Geschlachtete Thiere aufzublasen, geschlachtete Thiere oder Theile von solchen ausserhalb der Verkaufsläden aufzuhängen, unbedeckt auf den Strassen zu tragen oder zu fahren, ist verboten.

§ 9. Bei der Verfertigung von Würsten dürfen Spritzen mit Röhrchen von Messing, Gelbguss oder Kupfer, beim Abzapfen von Wein, Branntwein und Essig Hähne von Messing nicht verwendet werden.

§ 10. Zum Färben von verkäuflichem Zuckerwerk und sonstigen Esswaaren dürfen nur solche Farben angewendet werden, welche keinerlei giftige Stoffe enthalten.

§ 11. Fleisch, Geflügel und Wildpret darf nur in Geschirren von Holz oder Thon, Butter und Schmalz nur in Geschirren von Holz, Thon oder gut verzinntem Eisenblech, Käse nicht auf Unterlagen von Metall, eingesalzene Fische nur in Gefässen von Holz, Glas, Porcellan oder Steingut, Milch nur in gut gedeckten Geschirren von Holz, gebrannter Erde oder stark verzinntem Metall, Kaffee-Surrogate nicht in Blei oder Zinn, welches mehr als den achten Theil seines Gewichtes Blei enthält, aufbewahrt werden.

§ 12. Geschirre von Kupfer und Messing, welche zur Zubereitung und Aufbewahrung verkäuflicher Nahrungsmittel, Esswaaren und Getränke dienen, müssen immer gut verzinnt sein.

III. Vorschriften in Bezug auf das Ausmessen und Auswägen verkäuflicher Nahrungsmittel, Esswaaren und Getränke.

§ 13. Die zum Ausmessen oder Auswägen verkäuflicher Nahrungsmittel, Esswaaren und Getränke bestimmten Maasse, Waagen und Gewichte sind stets ganz reinlich zu halten.

§ 14. Beim Fleischverkauf dürfen nur Waagen von Kupfer oder Weissblech angewendet werden.

§ 15. Waagschalen von Messing oder Kupfer, welche zum Zuwägen verkäuflicher Lebensmittel dienen, dürfen nicht mit umgebogenem Rande versehen sein.

§ 16. Der Gebrauch von Geschirren aus Messing, von nicht verzinnten Kupfer- und Blech-Geschirren beim Ausmessen und Auswägen von Salz und Essig ist verboten.[95]

---

[95] Polizei-Verordnung der Regierung in Regensburg zur Verhütung von Gefahren für die Gesundheit in Bezug auf Nahrungsmittel (vom 27. 1. 1874),in: Correspondenz-Blatt des Niederrheinischen Vereins für öffentliche Gesundheitspflege 3, 1874, S. 79f.

Das angezogene Polizeistrafgesetzbuch für Bayern vom 26. 12. 1871 bestimmte betr. des Lebensmittelverkehrs:

Art. 1. Die in den Landesgesetzen vorbehaltenen allgemein verbindlichen Vorschriften werden durch königliche Verordnungen oder durch ober-, distrikts- oder ortspolizeiliche Vorschriften erlassen.

Art. 74. An Geld bis zu fünfzehn Thalern wird gestraft: 1) Wer den ober- oder ortspolizeilichen Vorschriften über Beschau des zur menschlichen Nahrung bestimmten Viehes vor und nach der Schlachtung zuwiderhandelt; 2) wer andere verkäufliche Nahrungsmittel, Eßwaren oder Getränke der durch ober- oder ortspolizeiliche Vorschrift angeordneten Beschau entzieht. Die nach Maßgabe des gegenwärtigen Artikels erkannten Geldstrafen fließen zu zwei Drittheilen in die Armenkasse des Ortes der Übertretung.

Art. 75. Wer außer den Fällen des § 367 Ziff. 7 des Strafgesetzbuches für das Deutsche Reich den zur Verhütung von Gefahren für die Gesundheit in Bezug auf die Beschaffenheit, Zubereitung und Aufbewahrung oder das Ausmessen und Auswägen verkäuflicher Nahrungsmittel, Eßwaren und Getränke ergangenen ober- oder ortspolizeilichen Vorschriften zuwiderhandelt, wird an Geld bis zu fünfzehn Thalern gestraft, womit, im Falle die Übertretung innerhalb zwei Jahren wiederholt wird, Haft bis zu acht Tagen verbunden werden kann. An Geld bis zu fünf Thalern wird gestraft, wer die ortspolizeilichen Anordnungen über Reinlichkeit in Mühlen, Schlachthäusern, Fleischbänken und auf Märkten übertritt. Im Strafurteile ist zugleich die Zulässigkeit der Einziehung der in Abs. 1 als schädlich bezeichneten Gegenstände anzusprechen. [96]

Über die Situation des Lebensmittelrechts und der Lebensmittelkontrolle im Deutschen Reich um 1877 informiert recht umfassend die „Auszugsweise Zusammenstellung der in den deutschen Bundesstaaten über den Verkehr mit Nahrungsmitteln, Genußmitteln und Gebrauchsgegenständen bestehenden Gesetze und allgemeinen Verordnungen“, zu der die Reichstagskommission für das vorzubereitende Nahrungsmittelgesetz 1878 berichtete:

Aus der Zusammenstellung geht hervor, daß mit Ausnahme von Oldenburg, Schaumburg-Lippe und Lippe-Detmold in jedem der 23 Bundesstaaten, aus denen das amtliche Material eingegangen ist, eine größere oder kleinere Zahl der Gegenstände, welche der Entwurf in den Bereich seiner Vorschriften gezogen hat, durch landesherrliche oder allgemeine (Ministerial=) Verordnungen oder durch bezirks=, distrikts= oder ortspolizeiliche Vorschriften geregelt ist. Eine Uebereinstimmung zwischen den Bestimmungen der allgemeinen Verordnungen der einzelnen Bundesstaaten über dieselben Gegenstände und selbst über Gegenstände, deren gleichförmige Regelung als im allgemeinen Interesse liegend anerkannt wird, besteht vielfach nicht. In Bayern, Sachsen, Württemberg, Hessen=Darmstadt, Braunschweig, Sachsen=Meiningen ist die Materie im Ganzen sehr sorgfältig geregelt und namentlich zeichnet sich Bayern durch den Inhalt, den Umfang und die Sorgfalt seiner Gesetzgebung, durch die Einrichtung und Zahl seiner technischen Untersuchungsstationen und durch die Organisation seiner Gesundheitspolizei gegenüber andern Staaten, insbesondere Preußen, sehr vortheilhaft aus. [97]

---

[96] Merres (Anm. 90) S. 833.

[97] Stenographische Berichte über die Verhandlungen des Deutschen Reichstags,

Seit den ersten Gründerjahren zeigte sich indessen immer schärfer, daß die überkommene Struktur des Lebensmittelrechts die immer krasser werdenden Mißstände nicht mehr ausreichend zu bändigen vermochte. Ein typisches Symptom hierfür ist die Entstehung von Vereinen zur Bekämpfung der Lebensmittelfälschung in zahlreichen Städten, die sogar eigene Zeitungen herausbrachten und eigene Laboratorien betrieben. [97a]

Der Mißstand belästigte aber nicht nur die Verbraucher, er schädigte wegen der anschwellenden Flut von Surrogaten, billigen und überwiegend minderwertigen Kunstprodukten auch die Erzeuger und Verarbeiter wie Landwirte, Winzer, Viehzüchter, Brauereien, Molkereien usw. Aus diesem Anlaß sandte der deutsche Landwirtschaftsrat nach vorangegangenen mehrfachen Vorstößen territorialer Vereinigungen dem Reichskanzler 1877 eine Denkschrift über „Die Verfälschung von Nahrungsmitteln und das Strafrecht" mit einer mehrere Seiten langen Zusammenstellung der gängigen Lebensmittelfälschungen. Unter Hinweis darauf, daß die „geschilderte Misere ... nicht nur das Publikum, sondern auch den reellen Fabrikanten, den Produzenten, ... den reellen Landwirth drückt, da Preise ächter unverfälschter Erzeugnisse durch die Konkurrenz mit gefälschter Waare unzweifelhaft gedrückt werden" [98], monierte man „die Unkenntniß, den Indifferentismus des konsumirenden Publikums", „die laxe Kontrole Seitens der Behörden", „die mangelhaften Kontroleinrichtungen" und die unzureichenden Strafrechtsnormen, die sich zu einseitig auf die akute Vergiftung richteten. [99]

Solange dieser Betrug, resp. die Fälschung der Nahrungsmittel nicht eine Schädigung des Gesundheitszustandes der Bevölkerung im Gefolge hat, würde er vielleicht nach milderer Auffassung weniger gemeingefährlich sein. ... Aber auch schon dort, wo die Ware nicht durch gesundheitswidrige, sondern durch Surrogate nur geringem Nahrungswerthes gefälscht ist, wird das öffentliche Interesse verletzt. Auch der Staat hat ein solches an der möglichst ausreichenden Ernährung der Bevölkerung. [100]

Darüber hinaus kämpfte der Landwirtschaftsrat natürlich gegen jede Art von Surrogaten, auch wenn dabei der Nahrungswert im Sinne von Nährwert nicht nennenswert litt wie z. B. bei der Kunsteisfabrikation, die „auf das schamloseste betrieben wird und ... die größten Dimensionen angenommen hat; eine Ausdehnung, welche den Absatz reeler Naturprodukte auf das Allertiefste beeinträchtigt." [101] Die Verfertiger und Händler der verschiedenen Surrogate und billigen Kunstprodukte erklärten freilich,

---

Legislaturperiode 3, Session 2, 1878, Bd. 4, Anlagen zu den Verhandlungen des deutschen Reichstages, Berlin 1878, Aktenstück Nr. 206 S. 1349.

[97a] Fritz Elsner: Untersuchungen von Lebensmitteln und Verbrauchsgegenständen, zugleich als Beitrag zur Frage der Lebensmittelverfälschungen, ausgeführt im Laboratorium des Vereins gegen Verfälschung der Lebensmittel, Berlin 1878.

[98] Annalen des Deutschen Reichs für Gesetzgebung usw. 1877, S. 1084.

[99] A. a. O. S. 1081. [100] A. a. O. S. 1082 [101] A. a. O. S. 1086.

sie stillten ein besonderes Bedürfnis der ärmeren Volksklassen. So hieß es z. B. in Zuschriften an die zuständige Reichstagskommission bezüglich der Wässerung des Biers und Streckung des Pfeffers:

Alle diese Operationen seien, wie in die Augen springe, nichts weniger als Fälschungen, vielmehr seien die Bierverleger sehr nützliche Mitglieder der menschlichen Gesellschaft, indem sie dahin wirkten, daß auch weniger Bemittelte sich des Biergenusses erfreuen könnten, wenn auch nicht in seiner ursprünglichen Stärke, die nicht einmal jedem zuträglich sei ! [102]

Dem gemahlenen Pfeffer wird sehr häufig gewöhnlicher Straßenstaub zugesetzt. . . . ja, mein Gott, der arme Mann will für drei Pfennige ein gewisses Quantum Pfeffer, wir können ihm nicht so viel für den Preis geben, da mischen wir ihm noch etwas anderes hinzu und dem armen Mann ist geholfen. [102]

Folgerichtig verlangte der Berichterstatter der Reichstagskommission für das neue Nahrungsmittelgesetz, daß dieses

sein Augenmerk darauf zu richten habe, daß der Konsument für sein Geld nicht Nahrungsmittel erhalte, welche, wenn sie auch seine Gesundheit nicht gerade positiv zu schädigen geeignet sind, doch in Folge einer mit ihnen vorgenommenen Veränderung den ihrem Preise entsprechenden Nährwerth nicht haben und ihren Zweck aus diesem Grunde nicht vollauf erfüllen können. [102]

Die landwirtschaftlichen Erzeuger kämpften freilich auch dort gegen preiswerte Ersatzlebensmittel, wo dies höchstens mit Einschränkung akzeptiert werden konnte. Beispielsweise entwickelte die Margarine, eine aus der mangelnden Fettversorgung heraus in Auftragsforschung entstandene Erfindung, sich zu einem unentbehrlichen neuen Nahrungsmittel neben der Butter, das allerdings wie stets in solchen Fällen einwandfrei zu kennzeichnen war.[103] Die oben zusammengefaßten Mängel im Lebensmittelwesen, Lebensmittelrecht und amtlicher Kontrolle traten besonders während der Genese des Nahrungs- und Genußmittelgesetzes von 1879 klar zutage. [104] So beklagte der Abgeordnete und praktische Arzt Wilhelm

---

[102] Stenographische Berichte über die Verhandlungen des Deutschen Reichstages, Legislaturperiode 4, Session 2, 1879, Bd. 1, S. 809.

[103] Adolf Mayer: Die Kunstbutter, ihre Fabrikation, ihr Gebrauchswerth, nebst Mitteln, ihren Vertrieb in seine Grenzen zurückzuweisen, Heidelberg 1884. – Eugen Sell: Über Kunstbutter. Ihre Herstellung, sanitäre Beurtheilung und die Mittel zu ihrer Unterscheidung von Milchbutter. Beiträge zur Kenntnis der Milchbutter und der zu ihrem Ersatz in Anwendung gebrachten anderen Fette, Berlin 1886 (Sonderdruck aus den Arbeiten des Kaiserl. Gesundheitsamtes Bd. 1).

[104] Entwurf eines Gesetzes, betr. den Verkehr mit Nahrungsmitteln, Genußmitteln und Gebrauchsgegenständen, nebst Motiven (und Anlagen) vorgel. am 22. 3. 1878, in: Stenographische Berichte über die Verhandlungen des Deutschen Reichstages, Legislaturperiode 3, Session 2, 1878, Bd. 3, Anlagen zu den Verhandlungen, Aktenstücke Nr. 98, S. 766–830;[Die Anlagen umfassen:] A. Materialien zur technischen Begründung . . . (erarbeitet von einer Kommission des Kaiserl. Gesundheitsamts gezeichnet durch Struck); B. Darstellung fremder Gesetzgebungen. . . .; C. Vergleichende Zusammenstel-

Löwe 1877 im Reichstag nicht nur die verbreitete „Vergiftung durch Konsumtilien", sondern auch die „Nahrungsmittelfälschungen ... oder um sich vorsichtiger auszudrücken, die Täuschungen, die gegen das Publikum verübt werden".[105]

In der gleichen Debatte berichtete Reichskanzler v. Bismarck, er habe das Reichsgesundheitsamt beauftragt, Reihenuntersuchungen von Bier und Wein durchzuführen:

Die Untersuchungen ... haben Resultate geliefert, die mich überrascht haben über das Maß der – wir können es nach unserem heutigen Gesetze kaum Verfälschung nennen – aber über den gänzlichen Mangel an Verbindung, der zwischen diesen Flüssigkeiten und dem, was man sonst Bier und Wein nennt, besteht; sie haben mitunter gar keine Verwandtschaft mit Hopfen und Malz und der Wein mit der Traube.[106]

Man müsse nicht nur denen, „die das Publikum ... vergiften", sondern auch denen, die es „stark schädigen, etwas näher auf die Finger sehen", verlangte der Abgeordnete Reichensperger und wählte als Beispiel die Milch,

die bekanntlich auch ein sehr wichtiges Nahrungsmittel bildet, besonders für die Kinder. ... Hier wird sehr viel, wenn auch nicht gefälscht, so doch wesentlich alterirt. Das geht schon daraus hervor, daß man beispielsweise in Berlin ganz offen in demselben ‚Büreau' vier verschiedene Sorten von Milch verkauft, je nachdem mehr oder weniger Wasser oder was sonst, der Milch beigemischt ist.[106]

Man wagte es also zunächst noch nicht, Kunstwein und gewässerte Milch als Fälschungsprodukte zu bezeichnen. Aufgrund dieser unhaltbaren Situation wurde das Reichsgesundheitsamt beauftragt, eine Fachkommission zur Prüfung und Stellungnahme einzuberufen. Die Kommission

---

lung von Bestimmungen aus den Gesetzgebungen von Frankreich, Belgien, den Niederlanden, England, St. Gallen, Zürich, Oesterreich; D. Darstellung des Englischen Rechts. – Entwurf eines Gesetzes, betr. den Verkehr mit Nahrungsmitteln, Genußmitteln und Gebrauchsgegenständen nebst Motiven und Anlagen, vorgel. am 12. 2. 1879, in: Stenographische Berichte über die Verhandlungen des Deutschen Reichstages, Legislaturperiode 4, Session 2, 1879, Bd. 4, Anlagen zu den Verhandlungen des Reichstags, Aktenstück Nr. 7, S. 172–256. [Die Anlagen umfassen:] A. [Überarbeitete!] Materialien zur technischen Begründung ... [erarbeitet von einer Kommission des Kaiserl. Gesundheitsamts]; B. Darstellung der Bestimmungen fremder Gesetzgebungen ..., C. Vergleichende Zusammenstellung von Bestimmungen aus den Gesetzgebungen von Frankreich, Belgien, den Niederlanden, England, St. Gallen, Zürich, Österreich; D. Darstellung des Englischen Rechts; E. Auszugsweise Zusammenstellung der in den deutschen Bundesstaaten ... bestehenden Gesetze und allg. Verordnungen. – Aktenstück Nr. 59, Bericht der VII. Kommission über den Entwurf eines Gesetzes betr. den Verkehr mit Nahrungsmitteln. – Nr. 7 der Drucksachen –, S. 540–567.

[105] Stenographische Berichte über die Verhandlungen des Deutschen Reichstages, Legislaturperiode 3, Session 1, 1877, Bd. 1, S. 149. Das von Löwe angeführte Beispiel über die Verfälschung des Weines ist auf S. 187 im Zusammenhang zitiert.

[106] A. a. O. S. 151.

erstellte eine Denkschrift mit einer Reihe von für das Verständnis der Gesamtentwicklung ungemein wichtigen Feststellungen, Urteilen und Empfehlungen:

Die Klagen über Verfälschung der zum Verkaufe ausgebotenen Nahrungs- und Genußmittel sind von Jahr zu Jahr lauter geworden. Man beschwert sich nicht blos darüber, daß der Nahrungs- und Kaufwerth derselben durch Verfälschung verringert wird, sondern namentlich auch darüber, daß Nahrungs- und Genußmittel in einer die Gesundheit geradezu gefährdenden Weise verfälscht werden. Die letztere Klage ist über den Kreis der Lebensmittel hinaus überdies bei einer Reihe von Gebrauchsgegenständen laut geworden, welche in Folge ihrer besonders häufigen Verwendung und wegen der nahen Berührung, in welche sie mit dem menschlichen Organismus kommen, mit den Nahrungs- und Genußmitteln in dieser Beziehung auf gleiche Linie zu stellen sind.

Es waltet darüber kein Zweifel ob, daß die bestehenden Gesetze diesen Mißständen genügend vorzubeugen nicht im Stande gewesen sind und es erscheint daher im Hinblick auf die Vorschriften der Reichsverfassung in Artikel 4 Nr. 13 und 15 angezeigt, die Frage in Erwägung zu ziehen, ob nicht Veranlassung gegeben sei, eine Abhilfe dieser Mißstände auf dem Wege der Reichsgesetzgebung anzustreben.[107]

Das Ergebnis ihrer Beratungen brachten die Sachverständigen auf die Formel,

daß der gegenwärtige Stand der Dinge vom Standpunkte der Gesundheitspflege ein geradezu unerträglicher geworden ist. Hieraus würde folgen, daß, insoweit man nicht etwa einer mangelhaften Anwendung der bestehenden Gesetze die Schuld des gegenwärtigen Zustandes aufzubürden berechtigt wäre, ein Eingreifen der Gesetzgebung unbedingt geboten erscheine. Die Kommission erachtet ferner dafür, daß es vom Standpunkte der Gesundheitspflege nicht blos unzulässig sei, daß dem Publikum positiv gesundheitsgefährliche, sondern auch, daß ihm solche Gegenstände dargeboten werden, welche durch Verfälschung oder inneren Verderb in ihrem Nährwerthe verringert und deshalb ihren Zweck zu erfüllen mehr oder weniger untauglich sind.

Das von der Kommission behauptete Bedürfniß eines besonderen Rechtsschutzes gegen die aus der Verfälschung der Nahrungs= und Genußmittel, sowie gewisser Gebrauchsgegenstände entstehenden Beeinträchtigungen und Gefahren hat sich übrigens auch in den meisten nichtdeutschen Staaten gleichmäßig geltend gemacht, und man ist fast überall bestrebt gewesen, diesem Bedürfnisse entweder in besonderen Bestimmungen allgemeiner Gesetze, insbesondere der Strafgesetzbücher, oder in Sondergesetzen, welche sich ausschließlich mit dieser Materie beschäftigen gerecht zu werden.[108]

Als Beratungsunterlage zur Vorbereitung eines Nahrungsmittelgesetzes stellten die Sachverständigen 5 Anlagen mit hohem Quellenwert zusammen.[104] Anhand dieser Informationsgrundlage erarbeitete dann das Reichsjustizamt einen Entwurf eines Nahrungsmittelgesetzes, dem diese Anlagen beigefügt wurden. Der Reichstag und eine Reichstagskommission berieten den Entwurf eingehend und nahmen eine Reihe von Änderungen vor[104],

---

[107] Stenographische Berichte über die Verhandlungen des Deutschen Reichstages, Legislaturperiode 4, Session 2, 1879, Bd. 4, Anlagen zu den Verhandlungen des Reichstages Nr. 1–126, Berlin 1879, Aktenstück Nr. 7, Motive S. 173.

[108] Stenographische Berichte (Anm. 88) S. 768.

bis am 14. Mai 1879 eine Fassung mit folgenden wichtigen Bestimmungen verabschiedet wurde:

§ 2. Die Beamten der Polizei sind befugt, in die Räumlichkeiten, in welchen Gegenstände ... (Nahrungs= und Genußmittel, Gebrauchsgegenstände) feilgehalten werden, während der üblichen Geschäftsstunden ... einzutreten.

Sie sind befugt, von den Gegenständen ..., welche in den angegebenen Räumlichkeiten sich befinden, oder welche an öffentlichen Orten, auf Märkten, Plätzen, Straßen oder im Umherziehen verkauft oder feilgehalten werden, nach ihrer Wahl Proben zum Zwecke der Untersuchung gegen Empfangsbescheinigung zu entnehmen. Auf Verlangen ist dem Besitzer ein Theil der Probe amtlich verschlossen oder versiegelt zurückzulassen. ...

§ 3. Die Beamten der Polizei sind befugt, bei Personen, welche auf Grund der §§ 10, 12, 13 dieses Gesetzes zu einer Freiheitsstrafe verurtheilt sind, in den Räumlichkeiten, in welchen Gegenstände der in § 1 bezeichneten Art feilgehalten werden, oder welche zur Aufbewahrung oder Herstellung solcher zum Verkaufe bestimmter Gegenstände dienen, ... Revisionen vorzunehmen.

Diese Befugniß beginnt mit der Rechtskraft des Urtheils und erlischt mit dem Ablauf von drei Jahren von dem Tage an gerechnet, an welchem die Freiheitsstrafe verbüßt, verjährt oder erlassen ist.

§ 5. Für das Reich können durch Kaiserliche Verordnung mit Zustimmung des Bundesraths zum Schutze der Gesundheit Vorschriften erlassen werden, welche verbieten:

1. bestimmte Arten der Herstellung, Aufbewahrung und Verpackung von Nahrungs= und Genußmitteln, die zum Verkaufe bestimmt sind;

2. das gewerbsmäßige Verkaufen und Feilhalten von Nahrungs= und Genußmitteln von einer bestimmten Beschaffenheit oder unter einer der wirklichen Beschaffenheit nicht entsprechenden Bezeichnung;

3. das Verkaufen und Feilhalten von Thieren, welche an bestimmten Krankheiten leiden, zum Zwecke des Schlachtens, sowie das Verkaufen und Feilhalten des Fleisches von Thieren, welche mit bestimmten Krankheiten behaftet waren;. ...

§ 6. Für das Reich kann durch Kaiserliche Verordnung mit Zustimmung des Bundesraths das gewerbsmäßige Herstellen, Verkaufen und Feilhalten von Gegenständen, welche zur Fälschung von Nahrungs= oder Genußmitteln bestimmt sind, verboten oder beschränkt werden. ...

§ 9. Wer den Vorschriften der §§ 2 bis 4 zuwider den Eintritt in die Räumlichkeiten, die Entnahme einer Probe oder die Revision verweigert, wird mit Geldstrafe von fünfzig bis zu einhundertfünfzig Mark oder mit Haft bestraft.

§ 10. Mit Gefängniß bis zu sechs Monaten und mit Geldstrafe bis zu eintausendfünfhundert Mark oder mit einer dieser Strafen wird bestraft:

1. wer zum Zwecke der Täuschung im Handel und Verkehr Nahrungs= oder Genußmittel nachahmt oder verfälscht;

2. wer wissentlich Nahrungs= oder Genußmittel, welche verdorben oder nachgemacht oder verfälscht sind, unter Verschweigung dieses Umstandes verkauft oder unter einer zur Täuschung geeigneten Bezeichnung feilhält. ...

§ 12. Mit Gefängniß, neben welchem auf Verlust der bürgerlichen Ehrenrechte erkannt werden kann, wird bestraft:

1. wer vorsätzlich Gegenstände, welche bestimmt sind, Anderen als Nahrungs- und Genußmittel zu dienen, derart herstellt, daß der Genuß derselben die menschliche Gesundheit zu beschädigen geeignet ist, ingleichen wer wissentlich Gegenstände, deren Genuß die menschliche Gesundheit zu beschädigen geeignet ist, als Nahrungs= oder Genußmittel verkauft, feilhält oder sonst in Verkehr bringt. ... Der Versuch ist strafbar. Ist durch die Handlung eine schwere Körperverletzung oder der Tod eines Menschen verursacht worden, so tritt Zuchthausstrafe bis zu fünf Jahren ein.

§ 13. War in den Fällen des § 12 der Genuß ... die menschliche Gesundheit zu zerstören geeignet und war diese Eigenschaft dem Thäter bekannt, so tritt Zuchthausstrafe bis zu zehn Jahren ... ein. Neben der Strafe kann auf Zulässigkeit von Polizeiaufsicht erkannt werden.

§ 14. Ist eine der in den §§ 12, 13 bezeichneten Handlungen aus Fahrlässigkeit begangen worden, so ist auf Geldstrafe bis zu eintausend Mark oder Gefängnißstrafe bis zu 6 Monaten ... zu erkennen.

§ 15. In den Fällen des §§ 12 bis 14 ist neben der Strafe auf Einziehung der Gegenstände zu erkennen, welche den bezeichneten Vorschriften zuwider hergestellt, verkauft, feilgehalten oder sonst in Verkehr gebracht sind, ohne Unterschied, ob sie dem Verurtheilten gehören oder nicht; in den Fällen der §§ 8, 10, 11 kann auf die Einziehung erkannt werden. ...

§ 16. In dem Urtheil oder dem Strafbefehl kann angeordnet werden, daß die Verurtheilung auf Kosten des Schuldigen öffentlich bekannt zu machen sei.

Auf Antrag des freigesprochenen Angeschuldigten hat das Gericht die öffentliche Bekanntmachung der Freisprechung anzuordnen; ....

§ 17. Besteht für den Ort der That eine öffentliche Anstalt zur technischen Untersuchung von Nahrungs= und Genußmitteln, so fallen die auf Grund dieses Gesetzes auferlegten Geldstrafen, soweit dieselben dem Staate zustehen, der Kasse zu, welche die Kosten der Unterhaltung der Anstalt trägt. [109]

Gegenüber der früheren Rechtslage ergaben sich folgende wesentliche Verbesserungen:

---

[109] Aus der Flut kommentierter Ausgaben ist besonders hinzuweisen auf die Veröffentlichung in den Annalen des Deutschen Reichs für Gesetzgebung 1882, S. 781–798 (mit Vollzugsverordnungen und Materialien) sowie auf die Kommentare von Zinn als Berichterstatter der Reichstagskommission, von Meyer und Finkelnburg als juristischem bzw. ärztlichem Mitglied der Reichstagskommission und Vertreter des Gesundheitsamts sowie auf die späteren Kommentare von Würzburg und Menzen, die die Reaktion der Rechtsprechung und der Praxis auf das neue Gesetz zeigen. – A. Zinn: Reichsgesetz betr. den Verkehr mit Nahrungsmitteln ... mit Einleitung, Erläuterungen, ..., Nördlingen 1879. – Fr. Meyer und C. Finkelnburg: Gesetz betr. den Verkehr mit Nahrungsmitteln, Genußmitteln und Gebrauchsgegenständen vom 14. V. 1879, Berlin 1880. – Arthur Würzburg: Die Nahrungsmittelgesetzgebung im Deutschen Reiche und in den einzelnen Bundesstaaten, Leipzig 1894 (Bibliothek f. Nahrungsmittelchemiker, hrsg. von Julius Ephraim). – C. D. Menzen: Reichsgesetz betr. den Verkehr mit Nahrungsmitteln usw. vom 14. Mai 1879, die auf grund derselben erlassenen Verordnungen sowie das amtl. Gutachten des Kaiserl. Gesundheitsamtes über Verfälschungen von Nahrungsmitteln und Gebrauchsgegenständen. Unter bes. Ber. ... der Rechtsprechung des Reichsgerichts erläutert ..., Paderborn 1898.

1. Man hatte den repressiven Strafbestimmungen präventive Maßregeln vorgeschaltet. Dazu zählt vor allem:
   a) Die amtliche Überwachung und analytische Kontrolle des Lebensmittelverkehrs bzw. der einzelnen Lebensmittel war als besondere Aufgabe der Staatsverwaltung verankert.
   b) Die Polizei konnte geregelt Proben ziehen und unter bestimmten Bedingungen Revisionen in Herstellungs-, Lager- und Verkaufsräumen durchführen.
   c) Es konnte reichseinheitlich gegen die Produzenten von Fälschungsmitteln wie z. B. „künstlicher Weinbouquets", „Erlanger Bierbouquets", bestehend aus einer spirituösen Auflösung von Lupulin mit aromatischen Essenzen oder „Kunstmehl" aus Schwerspat und Gips als Zuschlagstoff für Müller und Mehlhändler, Wurstkonservierern mit Fuchsin und Salicylsäure oder mit Borsäure, Sulfit und Chromrot etc. eingeschritten werden.
2. Der Begriff der Lebensmittelfälschung wurde durch den Begriff des Nachmachens ergänzt.

   Ferner verhinderte der Reichstag beim Fälschungsbegriff den einschränkenden Zusatz „den bestehenden Geschäftsbräuchen zuwider". Landgraf erklärte dazu treffend: „Die meisten Mißbräuche sind bestehende Geschäftsbräuche". [110]
3. Wertgeminderte und nachgemachte Lebensmittel waren nur verkehrsfähig, wenn sie als solche einwandfrei kenntlich gemacht waren.
4. Der Begriff der Gesundheitsschädlichkeit wurde auf die ernährungsphysiologische Wertminderung ausgedehnt. Der Reichstag wollte erreichen, daß „der Konsument für sein Geld nicht Lebensmittel erhalte, welche, wenn sie auch seine Gesundheit nicht [durch Inkorporation von Giftstoffen] positiv zu schädigen geeignet sind, dennoch in Folge einer mit ihnen vorgenommenen Veränderung [durch Entzug oder Zerstörung essentieller Nahrungsbestandtheile] den Nährwerth (oder Genußwerth) nicht haben und ihren Zweck aus diesem Grunde nicht vollauf erfüllen können."[111]
5. Zu den älteren allgemeinen Betrugsbestimmungen war eine neue Verbrechenskategorie speziell des täuschenden Verkaufs gefälschter Lebensmittel getreten, die dem Nahrungsmittelgewerbe eine erheblich gesteigerte strafrechtliche Verantwortlichkeit auferlegte und es so zwang, über die wirkliche Beschaffenheit jedes Lebensmittels unaufgefordert klare Auskunft zu geben.

---

[110] Landgraf (Anm. 62) S. 68.
[111] Stenograph. Berichte (Anm. 88) Motive S. 772.

6. Es war eine Rechtsgrundlage für reichseinheitliche einschlägige Verordnungen geschaffen.

Andererseits fehlte eine Reihe wesentlicher Forderungen, Beschränkungen und Begriffsdefinitionen, und zwar teils auf Grund des Einflusses von Gewerbe und Handel, teils auf Grund des zeitbedingten Stands der Sachkenntnis und der damaligen Einsicht in weitreichende Zusammenhänge und deren Beurteilung.[112] Man vermißt insbesondere die Anwendung des seit dem Spätmittelalter recht häufig benutzten Verbotsprinzips besonders bei den Grundnahrungsmitteln. Hiernach ist der Zusatz irgendwelcher fremder Stoffe grundsätzlich verboten, soweit Ausnahmen nicht ausdrücklich namentlich benannt sind. Hiermit steht im Zusammenhang, daß die Begriffe Lebensmittel, Nahrungsmittel, Genußmittel, Fremdstoff, technischer Hilfsstoff, Fälschung, Verdorbenheit, Gesundheitsschädlichkeit, Naturreinheit bzw. Naturbelassenheit, Fabrikation, Verarbeitung, Feilhalten und Verkehr mit Lebensmitteln noch nicht klar genug herausgearbeitet und erst recht keine Definition ins Gesetz aufgenommen worden sind. Aber auch andere Dinge blieben auf der Strecke, so z. B. der Sachkundenachweis für Lebensmittelhändler. Vergeblich hatte Löwe im Reichstag gemahnt:

Es fragt sich besonders, ob wir nicht zu einer Bestimmung kommen müssen, die die englische Gesetzgebung schon lange hat und die nur wenig bei uns anerkannt wird, nämlich die, daß der Händler, der mit einem Stoff handelt, die Verpflichtung hat, den Stoff zu kennen, um den es sich handelt, und wenn er einen falschen Stoff verkauft, so wird er als Fälscher bestraft. [113]

Auch wurden keine Legaldefinitionen und erst recht keine Qualitätsnormen für die einzelnen Lebensmittel fixiert. Lokale Verfügungen gingen hier öfters sehr viel weiter. Als instruktives Beispiel hierzu kann man z. B. die in Bayern verbreitet üblichen, untereinander sehr ähnlichen bis gleichen ortspolizeilichen Vorschriften für Bier heranziehen, die das absolute Verbotsprinzip mit einer Begriffsdefinition und einer Qualitätsnorm umfassend verbinden.

Unter gesunden, bei Visitationen nicht zu beanstandenden Bieren wird nur dasjenige Produkt aus Malz, Hopfen und Wasser verstanden, welches folgende Eigenschaften hat: 1) Der ursprüngliche Würzgehalt muß ca. 12 % betragen. 2) Der Extraktgehalt des Biers nach vollendeter Produktion muß mindestens 5,25 % betragen und es darf dabei der Alkoholgehalt 3 % nicht übersteigen. Bei einem höhern Extraktgehalte kann der Alkoholgehalt sich verhältnismäßig erhöhen, jedoch nur so, daß die Zahl des Extraktgehaltes, dividirt durch die Zahl des Alkoholgehalts, annähernd den Quotienten „2“ ergibt. 3) Das Bier darf nicht trübe, nicht staubig, nicht hefig, sondern muß glanzhell sein; auch darf es nicht nach schlechtem Pech schmecken. 4) Das zum

---

[112] Begriffsgeschichtliche und problemgeschichtliche Analyse dazu s. Schmauderer (Anm. 27).
[113] Stenograph. Berichte (Anm. 105) S. 149.

Ausschank gelangende Bier darf nicht zu jung sein; es muß gehörig ausgegohren haben und abgelagert sein. Als gesundheitsschädliches Bier wird daher auch solches betrachtet, welches einen zu hohen, oder nicht im richtigen Verhältnisse zum Extrakte stehenden Alkoholgehalt besitzt oder welches unverhältnismäßig viel Wasser und zu wenig Extrakt enthält.[114]

Vor allem mit Rücksicht auf volkswirtschaftliche und Besteuerungsfragen ergingen im Anschluß an das Nahrungsmittelgesetz von 1879 noch einige Spezialgesetze betr. Wein, Margarine, Butter, Käse, Schmalz, Zucker und künstliche Süßstoffe.[115] Darüber hinaus wurde eine ganze Reihe landesstaatlicher und städtischer lebensmittelrechtlicher Bestimmungen im Sinne bundesstaatlicher Autonomie erlassen, denn der § 367 Nr. 7 des Reichsstrafgesetzbuches von 1871 blieb unbeschadet des neuen Nahrungsmittelgesetzes in Kraft:

Mit Geldstrafe bis zu 150 Mark oder mit Haft wird bestraft: ... 7. wer verfälschte oder verdorbene Getränke oder Eßwaren, insbes. trichinenhaltiges Fleisch, feil hält oder verkauft,

Es brauchte weder Vorsatz vorzuliegen, noch eine zur Täuschung geeignete Bezeichnung benutzt worden zu sein.[116]

Verbesserte lebensmittelrechtliche Bestimmungen allein konnten indessen nur begrenzt helfen. So klagte Hilger noch 1896:

Indolenzen des Publikums, mangelhafte Untersuchungsmethoden und noch schlechtere Kontrolleinrichtungen, wenn überhaupt solche bestanden, sind oder waren bislang die Hauptursachen, welche dieses Übel (der Lebensmittelfälschung) grossgezogen haben. Private, namentlich aber städtische Behörden raffen sich schwer zu einem energischen Vorgehen gegen die Fälschungen auf, zumal die Bedenken häufig am Kostenpunkt und sonstigen lokalen Verhältnissen hängen bleiben. [117]

Es kam deshalb ganz wesentlich darauf an, eine möglichst gut arbeitende Lebensmittelkontrolle aufzubauen.

Die Umformung der Lebensmittelkontrolle

Seit Ende des 18. Jahrhunderts schmolz der Einfluß der Zünfte rascher als zuvor, die Gewerbefreiheit drängte nach. Diese wirtschaftsrechtliche Umwälzung schwächte die lokal im einzelnen recht verschiedenen Systeme der Lebensmittelkontrolle auf breiter Front, aber regional unterschiedlich

---

[114] Magistrat Schwabach 1877, Landgraf (Anm. 62) S. 35.

[115] K. von Buchka, Die Nahrungsmittelgesetzgebung im Deutschen Reiche, 1. Aufl. Berlin 1901; 2. Aufl. ebd. 1912.

[116] Meyer und Finkelnburg (Anm. 109) S. 43f.

[117] Hilger (Anm. 66) S. 3.

stark. Das alte System der Lebensmittelkontrolle, basierend auf Zunftdisziplin und begutachtend mitarbeitenden Handwerksvertretern in Amtsfunktion war ins Wanken geraten.[118] Auch konnten die Praktiker den Sprung von der Beurteilung nach Sinnenbefund zur Beurteilung nach Analyse nicht mitmachen. Also versuchte man die Lebensmittelkontrolle dem Physikatswesen einzuverleiben. Die Übertragung der Kontrolle auf den Physikus gelang in der Regel im Bereich der formalorganisatorischen Staatsverwaltung und Exekutive glatt, doch schuf sie aus mehreren Gründen eine Instanz mit unzureichend geringem Wirkungsgrad.

Bis zum Ausgang des 18. Jahrhunderts gründete sich die überwachende Begutachtung und Qualitätsbeurteilung von Lebensmitteln neben wenigen einfachen experimentellen Prüfungen auf den Sinnenbefund praktisch und technologisch Sachkundiger. Im 19. Jahrhundert vollzog sich Schritt für Schritt eine Verlagerung ins Naturwissenschaftliche durch Fundierung der Befunde mit chemischen, mikroskopischen und mikrobiologischen Untersuchungsergebnissen. Auch tüchtige Physici verfügten indessen bereits seit Anfang des 19. Jahrhunderts nur noch in Ausnahmefällen über das hierfür erforderliche chemische Spezialwissen, beherrschten die Experimentierkunst nicht im notwendigen Maß und verfügten vor allem auch über kein chemisches Labor. Die Analysen wurden deshalb seit Anfang des 19. Jahrhunderts immer häufiger in den ortsansässigen Apotheken durchgeführt und folgerichtig wurden auch die Apotheker als Gutachter vor Gericht geholt, um die Beweisführung zu klären.

Ganz allgemein kann man sagen, daß sich für die Lebensmittelkontrolle eine dreistufige Kompetenz entwickelte. Die Ortspolizeibehörde übte die Markt- und Gewerbeaufsicht auch im Bereich des Lebensmittelwesens aus. Die Physici wurden von der Polizei bei auffälligen gesundheitlich bedenklichen Mißständen zugezogen. Obwohl zur aktiv-vorbeugenden Mitkontrolle vielfach formal aufgefordert, griffen sie fast nur reaktiv bei Massenvergiftungen, seuchenartigen Erscheinungen u. ä. ein. Wurden im Rahmen dieser reaktiven Steuerung von Mißständen chemische Analysen und Gutachten notwendig, so schaltete man einen diesbezüglich besonders versierten Apotheker ein. Ein exemplarisches Beispiel hierfür liefert die sächsisch-weimar-eisenachsche Bekanntmachung zum Ausschluß gesundheitsschädlicher Farben im Lebensmittelwesen von 1830:

> Sämmtlichen Polizei-Unterbehörden . . . machen wir zur Pflicht, diese Vorschriften mit Umsicht und pflichtmäßiger Strenge zu handhaben, insonderheit von Zeit zu Zeit . . . mit Zuziehung des Physicus und, geeigneten Falles, eines in chemischen Untersuchun-

---

[118] Ein exemplarisches Beispiel liefern uns z. B. die Veränderungen in Basel, vgl. Wilhelm Meyer: Die Lebensmittelpolizei der Stadt Basel von ihren Anfängen bis zum eidgenössischen Lebensmittelgesetz von 1905, Diss. Basel, Basel 1929.

gen geübten Apothekers, Visitationen der bezeichneten Waaren, namentlich der Konditoren, Pfefferkuchenbäcker . . . vorzunehmen.[118a]

Der Mediziner Remer definierte „Polizeiliche Chemie oder chemische Polizei“ so:

Sie dient dem Verwalter des Staates dazu, diejenigen schädlichen Einflüsse, welche dem Staatsbürger drohen, in so ferne kennen zu lernen, als dieselben chemischen Prozessen in der Natur und Kunst ihren Ursprung verdanken und in so ferne dieselben durch chemische Hilfsmittel entdeckt und vermieden, oder, ist ihre Entstehung unvermeidlich, möglichst unschädlich gemacht werden können. . . . Daher richtet sie ihr Augenmerk besonders auf diejenigen Arten der bürgerlichen Handthierungen, welche für den übrigen Theil der Bürger, in chemischer Hinsicht, gefährlich werden können.[119]

Die polizeiliche Chemie erfordere als Sondergebiet der angewandten Chemie die Beherrschung „der reinen Chemie, aus welcher sie die Hilfsmittel schöpft“, gleichzeitig ein hinreichendes Studium der Naturlehre, um die Vorgänge in den drei Naturreichen und die Prozesse bei der Verarbeitung von Naturstoffen zu verstehen und schließlich „Kenntnis derjenigen Handwerke, welche sich auf die Chemie gründen, und besonders der mancherley polizeilichen Mißbräuche, welche bei denselben Statt finden.“[120]

. . . gewöhnlich fehlt es den . . . Ärzten . . . an Kenntnis der Chemie, Lust und Fertigkeit zu chemischen Arbeiten, dem nötigen Apparate u. s. w. und desswegen überlässt man sie gerne den Apothekern, als hinlänglich geübten und mit den nöthigen Werkzeugen versehenen Personen.[121]

Die Heranziehung des Arztes zur Untersuchung und Begutachtung leitete Remer entwicklungsgeschichtlich aus der Carolina ab, wobei berücksichtigt werden muß, daß zu Anfang des 19. Jahrhunderts das Problem der gesundheitsschädlichen Lebensmittel noch völlig dominierte.

Dieses Gesetz (die peinl. Halsgerichts-O. Karls des V.) ist . . . jetzt dahin gedeutet worden, . . . daß man insbesondere bei einer jeden Vergiftung, welche man . . . zu den Verletzungen zählen muß, und allen ähnlichen Fällen, wo das corpus delicti durch chemische Prüfung ausgemittelt werden, oder überhaupt, wo die Chemie einigen Einfluß auf Verwaltung des Staates und der Gesetze haben kann, dem öffentlichen Arzte diese chemische Prüfung überträgt, und sollte derselbe nicht genug chemische Kenntnisse besitzen, um diese Arbeit zu übernehmen, sie einem privilegierten, ausdrücklich dazu instruirten und vereideten Apotheker überträgt: . . .

Nun sind aber die mannigfaltigen Lehren aus der Chemie, deren der öffentliche Arzt (der auctoritate publica gerichtliche . . . und medizinische Polizei ausübt, der Physicus) sich bedient, in der ganzen wissenschaftlichen Chemie so zerstreuet, daß es wirklich

---

118a Sammlung der in den Bundesstaaten geltenden Verordnungen über die Verwendung giftiger Farben, Anhang zu Drucksache Nr. 189 in: Sammlung der Drucksachen des Reichstages, 5. Legislaturperiode, Session II, 1882/83, Band 2, Berlin 1883.

119 Remer (Anm. 3) S. 75.
120 A. a. O. S. 75f.
121 A. a. O. S. 79.

eines vollständigen Eindringens in dieselbe bedarf, um mit Sicherheit darin verfahren zu können, und diese ausgebreitete Gelehrsamkeit in einer so schwierigen und so kostbaren Wissenschaft, als die Chemie ist, wird man, fürchte ich, oft vergebens bei den öffentlichen Ärzten suchen.[122]

Trotzdem oder gerade deshalb wandte sich Remer mit seinem Buch an die Ärzte, denn er wollte den

chemischen Teil der Staatsarzneikunde sorgfältiger und in einem Ganzen darstellen, so, daß der öffentliche Arzt sich desselben als eines Hilfsmittels in solchen schwierigen Fällen der Staatsarzneikunde bedienen kann, wo ihm die Chemie die nöthige Aufklärung geben muß.[122]

Nach der Preußischen Verordnung wegen verbesserter Einrichtung der Provinzial-Behörden von 1815 wurden neben den Medizinalkollegien Sanitätskommissionen eingesetzt.

§ 20. Für die Medizinal=Polizei besteht im Hauptorte jeder Provinz ein Medizinalkollegium unter Leitung des Oberpräsidenten. § 21. In jedem Regierungsbezirke, worin kein Medizinalkollegium ist, besteht eine Sanitätskommission von Aerzten, Chirurgen und Apothekern, die unter der Leitung und nach Anweisung des Medizinalkollegiums alle Geschäfte desselben besorgt, die einer näheren persönlichen Einwirkung bedürfen. – § 22. Die Direktion dieser Kommission führt ein Mitglied der Regierung . . .[123]

Diesen Sanitätskommissionen, die nach einer Verfügung des Staatskanzlers von 1815 „nach den Beschlüssen des Medizinalkollegiums der Provinz Aufträge zu wissenschaftlichen Erörterungen und Prüfungen" zu bearbeiten hatten, unterlag nach der Dienstanweisung von 1817 in diesem Rahmen u. a. „die Untersuchung technischer Gegenstände, welche für das Medizinalwesen wichtig sind; z. B. die Analyse der Mineralwässer etc."[124] Damit ist der Verschnittpunkt von der Einflußnahme auf den Erlaß lebensmittelrechtlicher Bestimmungen mit der Kontrolle auf deren Einhaltung erreicht, denn die Sanitätskommissionen wurden durch das Regulativ von 1835 angewiesen, darauf zu achten, daß den lebensmittelrechtlichen Vorschriften Folge geleistet werde. Diese Aufgabe teilten sie sich mit den Stadt- und Kreis-Physici und den Polizeibehörden.[125] Mehrfach waren bereits einschlägige Spezialvorschriften vorausgegangen, wie uns das exemplarische Beispiel einer Kurmärkischen Verfügung vom 29.6.1812 zeigt:

Um das Publikum gegen nachtheilige Verfälschungen der Lebensmittel zu sichern, werden sämtliche Polizeibehörden hierdurch angewiesen, alle Gewerbetreibende, welche Genußmittel bereiten oder damit handeln, unter genauer Aufsicht zu halten, zu dem Ende öftere und unvermuthete Untersuchung der Werkstätte, Fabrikate und

---

122 A. a. O. S. 5f., 8f.

123 Rönne und Simon (Anm. 80) Teil 1, S. 81, Anm.

124 A. a. O. Teil 1, S. 81f.

125 A. a. O. Teil 2, S. 240f.

Handelsartikel durch Sachverständige zu veranlassen, und diejenigen, welche sich unterfangen haben sollten, den Nahrungsmitteln schädliche und verdorbene Ingredienzen beizumischen, zur nachdrücklichen Bestrafung anzuzeigen. Die Kreis- und Stadtphysiker haben diesem wichtigen Gegenstande ununterbrochene Aufmerksamkeit zu widmen, wobei erstere angewiesen werden, bei Gelegenheit ihrer sonstigen Dienstreisen in dem Kreise, auch die verkäuflichen Vorräthe von Genußmitteln, welche einer Corruption oder Verfälschung fähig sind, zu untersuchen, eine besondere Dienstreise Behufs einer solchen Revision aber nur in dem Falle zu unternehmen, wenn gegen bestimmte Personen ein gegründeter Verdacht unredlichen Verfahrens bei der Bereitung oder bei dem Verkaufe von Genußmitteln obwaltet. Zugleich werden die mit der Fabricierung und dem Verkaufe von Nahrungsmitteln beschäftigten Personen vor der Verfälschung und dem Debite verdorbener Genußmittel gewarnt, und haben diejenigen, welche sich hierin etwas zu Schulden kommen lassen, außer der Confiscation der verdorbenen und verfälschten Vorräthe, nachdrückliche Strafe zu gewärtigen, wobei auf die Entschuldigung, daß das Vergehen aus Unwissenheit geschehen sei, keine Rücksicht genommen werden soll. [126]

In der Bestallung der Stadt- und Kreis-Physici heißt es ganz allgemein:

Besonders aber wird demselben zur Pflicht gemacht, auf den allgemeinen Gesundheitszustand des ihm anvertrauten Physikatsbezirks sorgfältig zu achten . . . und an den allgemeinen Geschäften der Medicinalpolizei des Kreises den gebührenden Anteil zu nehmen . . . und alles . . . bereitwillig zu verrichten, was . . . von den verschiedenen competenten Behörden aufgetragen werden sollte; . . . [127]

Die Gebührentaxe der Kreis-Physici in ihrer Eigenschaft als gerichtliche Ärzte von 1815 zeigt, daß hierzu auch die Untersuchung und Begutachtung der Getränke gehörte. Sie erhielten „Für die Untersuchung eines Biers, Weins, Brandweins, Liqueurs oder ähnlicher Gegenstände 1 bis 2 Rthlr.“, und „Für die Untersuchung eines . . . Esigs 3 Rthlr.“ [128] Außerdem sollten nach verschiedenen lokalen Instruktionen die Physici das gesamte Lebensmittelwesen aus fachlich-medizinischer Sicht im Auge behalten. In der Instruktion der Kgl. Regierung zu Minden von 1819 für die Kreis-Physiker und Kreischirurgen ihres Departements heißt es dazu:

§ 3. Hinsichtlich der Aufsicht über den allgemeinen Gesundheitszustand müssen sich die Kreis=Physiker und Kreis=Chirurgen die genaueste Kenntniß von Allem zu verschaffen suchen, was auf die Gesundheit der Menschen . . . einwirken kann. Dahin gehören: . . . b) Schlechte, verdorbene, giftartige, in schädlichen Gefäßen zubereitete und aufbewahrte Nahrungsmittel, besonders Brod, Gemüse, Fleisch, Getränke aller Art usw.; . . . [129]

Außerdem sollten die Kreis-Physici in den obligatorischen Quartal-Berichten über alle örtlichen „Maßregeln zur Verhütung von Verfälschungen und Betrügereien in Ansehung der Nahrungsmittel“ berichten

---

[126] Merres: Zur Entwicklung der Lebensmittelkontrolle, in: Reichsgesundheitsblatt 5, 1930, S. 431.

[127] Rönne und Simon (Anm. 80) Teil 1 S. 119.

[128] A. a. O., Teil 1, S. 130, Taxe Nr. 10 und 11.

[129] A. a. O. Teil 1, S. 206.

oder ggf. auch „Verordnungen oder öffentliche Belehrung“ vorschlagen. [130] Die kurmärkische Regierung hatte bereits 1811 bezüglich der vierteljährlichen Kreissanitätsberichte

sämtlichen Kreis= und Stadtphysikern hiesiger Provinz aufgegeben, ... Nachrichten ... einzusenden, ... welche Maßregeln, Behufs der gesunden Beschaffenheit der Nahrungsmittel, Getränke und Materialwaaren genommen sind, welche Verfälschungen, Verderbnisse und Betrügereien bei ihrer Untersuchung entdeckt sind; ... [131]

Man findet diese Berichtsforderung noch mehrfach, immer im Rahmen des Abschnitts, der der Offenlegung des allgemeinen Gesundheitszustands der Bevölkerung der betr. Provinz dienen sollte. So verlangte Arnsberg die Mitteilung aller „Maßregeln zur Verhütung der Verfälschungen und Betrügereien in Ansehung der Nahrungsmittel, Getränke, namentlich des Weins, Branntweins, Essigs etc. etc. der Genußmittel, z. B. des Tabaks und der Materialwaaren“ sowie ggf. Vorschläge dazu und das Berliner Polizeipräsidium 1830 „Bemerkungen über die Beschaffenheit der Getränke, Nahrungsmittel und Materialwaaren.“ [132] Die direkte routinemäßige Markt- und Gewerbeaufsicht im Lebensmittelbereich lag in der Hand der örtlichen Polizei. Die Physici sollten sich bei akuten Mißständen einschalten sowie Verdachtsproben untersuchen und beurteilen. Es sollten aber möglichst geringe Kosten entstehen. Beispielsweise erließ das Preußische Innenministerium 1825 ein Reskript „In Betreff der Kosten der Revision des Essigs und der Kochgeschirre“,

daß nämlich 1) die Physiker die Revisionen an ihrem Wohnorte ohne besondere Vergütung vorzunehmen, 2) andern Orts (zur Sparung von Reisespesen) die Polizeibehörden bei verdächtigen Erscheinungen sich der Apotheker zu dergleichen Untersuchungen zu bedienen haben, und diesen eine billige Vergütung dafür gereicht werde, auch 3) im Falle der Verschuldung Seitens der Fabrikanten, diese die Kosten der Untersuchung tragen.

Unter diesen Umständen brauchte man wohl kaum die Physici noch besonders anzuweisen, auf vorsorgliche Kontrollen zu verzichten und nur bei „besonderer Veranlassung ... durch Beschwerden ... oder Umstände ... welche Besorgnis erregen“ Untersuchungen durchzuführen [133]. Gerade diese Einstellung entwertete viele lebensmittelrechtliche Bestimmungen weitgehend.

Für die Physici der Residenz Berlin erließ der Minister des Innern 1812 eine Instruktion, die u. a. folgende „besondere Pflicht“ auferlegte.

Sollten Vergiftugen oder Verfälschungen, Verderbnisse von Speisen und Getränken stattgefunden haben, so muß der Physikus noch einen zu solchen Geschäften qualificirten Pharmaceuten mit zuziehen, und mit diesem gemeinschaftlich die Untersuchung anstellen. Jedes visum repertum und jedes peinliche Gutachten ... hat

---

[130] A. a. O. Teil 1, S. 209.

[131] A. a. O. Teil 1, S. 215.

[132] A. a. O. Teil 1, S. 219.

[133] A. a. O. Teil 1, S. 133.

der mit zugezogene Apotheker ... zu unterschreiben, denn nur die Unterschriften sämmtlicher dabei adhibirten Sachkundigen beglaubigen das Ganze, und diese bleiben nicht nur für die Wahrheit des Gesagten, sondern auch für die daraus abgeleiteten Folgen verantwortlich. [134]

Vergleichsweise bestimmte das „Organische Edikt über das Medizinalwesen im Königreich Bayern" von 1808:

II. Titel § 11a. In allen Fällen, in welchen die Lokal-Polizei-Stellen das Gutachten, die Entscheidung oder die Beihilfe eines Arztes nöthig haben, als z. B. sind: die Untersuchung verkäuflicher Nahrungsmittel, des Getränkes, ..., ist der Gerichts-Arzt des Bezirks beizuziehen, und das Geeignete von ihm schriftlich dahin abzugeben. [135]

Die „Instruktion der Polizeidirektionen in den Städten" vom gleichen Jahr verfügte dazu:

§ 53. Die Stadtärzte ... sind in allen polizeilichen Angelegenheiten den Polizeidirektionen untergeben. § 54. Mit Beiziehung der Stadtärzte haben sie die Aufsicht auf alle Gegenstände der Sanität zu pflegen; ... § 58. Mit diesen Zweigen der Polizei verbindet sich auch die Aufsicht auf die Qualität der Getränke und übrigen Lebensmittel, die Visitation auf den Märkten, bei den Händlern und Fabrikanten. [135]

Die gleiche Instruktion legte auf die Lebensmittelkontrolle ein bemerkenswert großes Gewicht:

§ 59. Alle verdorbenen, verfaelschten oder der Gesundheit schaedlichen Waaren sollen vernichtet, und der Verfaelscher mit Geld oder Arrest=Strafe, oder nach Beschaffenheit der Umstaende mit Einziehung des Gewerbes bestraft werden.

§ 75. Unter den Gewerben erfordern diejenigen, welche auf Probe arbeiten, und welche die nothwendigsten Lebensbedürfnisse liefern, als: Braeuer, Fleischer, Baecker, Wirthe, Kraemer, die besondere Aufmerksamkeit der Polizei. Sie hat sich durch oefter wiederholte Visitationen und Pruefungen zu ueberzeugen, daß die Gegenstaende ihrer Gewerbe unverdorben, in richtigem Maße und Gewichte, und, soviel die taxirten Gegenstaende betrifft, um den vorgeschriebenen Polizeisaz verkauft werden. [135a]

Die Art der Versorgungsregelung, die hier mit aufgenommen ist, entspricht doch ganz der seit dem Spätmittelalter ungebrochenen Tradition:

§ 76. Die Zufuhr an Brod und Fleische unter gehoeriger Polizeischau, so wie die Zufuhr der Lebensmittel auf den oeffentlichen Markt, ist weder durch Patente, noch durch Ausnahmen, oder andere Hindernisse zu beschraenken; der Polizei liegt vielmehr ob, allen, welche Viktualien zu Markte bringen, sie moegen in eigenen Erzeugnissen, oder auf dem Lande erhandelten Gegenstaenden bestehen, alle Sicherheit zu gewaehren, und die Mittel des Absazes zu erleichtern.

§ 77. Nur ... hat die Polizei zu verhüten, daß vor den Thoren ... kein Verkauf geschehe, damit alles ... auf den Markt ... gebracht werde. [135a]

---

[134] A. a. O. Teil 1, S. 205.

[135] Königlich=Baierisches Regierungsblatt [Jg.] 1808, München (1808), 56. Stück v. 28. 9. 1808, Sp. 2189–2210, Zitat Sp. 2202.

[135a] A. a. O. 63. Stück v. 26. 10. 1808, Sp. 2509–2532, Zitat Sp. 2520–2523.

Eine wenige Wochen später nachgeschobene Sonderinstruktion für die „bei der Viktualienpolizei anzustellenden Visitationen“ verdeutlicht bezüglich der oben genannten Vorschriften über die Zuziehung der Ärzte, daß diese, wie sehr verbreitet üblich, nur dann aktiv wurden, wenn im Einzelfall akute Mißstände oder Gefahren auftraten oder wenn die Sachkunde der Gewerbepolizei nicht ausreichte: die routinemäßige Marktkontrolle erledigte letztere allein.

Nach den bestehenden Verordnungen gehoert es zur wesentlichen Pflicht der Lokal=Polizei, oeftere unvermuthete Besichtigungen und Untersuchungen des Brodes, Bieres, Fleisches und sonstiger Viktualien, die der Polizei=Taxe unterworfen sind, dann des Maßes, Gewichtes . . . bei den konzessionirten Verkaeufern vorzunehmen, und die Kontravenienten, ausser der Konfiskation der schlecht und nicht im vorschriftmaessigen Gehalte befundenen Waare, oder des unrichtigen Maßes und Gewichtes, . . . noch mit nachdruecklicher Strafe zu belegen.

Die saemtlichen Polizei=Behoerden in den Staedten und auf dem Lande werden daher nicht nur auf die Erfuellung dieser Obliegenheit wiederholt aufmerksam gemacht, sondern es wird zur Feststellung der noethigen Kontrolle auch hiermit verordnet:

A) daß alle Polizei=Stellen den von ihnen vorgesetzten General=Kreis=Kommissariaten vierteljaehrige Rechenschaft ueber die wirklich angestellten Visitationen und die Resultate derselben ablegen sollen. . . . und darin zu bemerken:

1. der Tag der vorgenommenen Untersuchung;
2. der Namen und Stand der untersuchten Verkaeufer;
3. der Befund a) des Brodes; b) Bieres; c) Fleisches; d) der sonstigen taxirten Viktualien; e) des Maßes; f) des Gewichtes; g) der Elle;
4. der Namen und Stand der Bestraften, nebst der diktirten Strafe, mit Hinweisung auf Nro. 2;
5. unter der allgemeinen Rubrik Anmerkungen ein kurzes Raesonnement ueber Wohlfeilheit oder Theuere der den Taxen unterworfenen Lebensmittel, die Ursachen derselben, und die Mittel, wo es etwa noethig ist, die Zufuhr und Konkurrenz zu erleichtern;

B) daß jaehrlich im Monate Februar von den General=Kreis=Kommissariaten selbst eine General=Anzeige ueber den Effekt der vorgenommenen Untersuchungen, und ueber den Zustand der Viktualien Polizei ihres Kreises im Allgemeinen, . . . an das Ministerium des Innern zu erstatten, . . .[135b]

Im Fälschungswesen sowohl als auch in der Entwicklung der Fälschungsbekämpfung durch neue Untersuchungsmethoden und eine gezielte Gesetz- und Verordnungsgebung sind England und Frankreich vorangegangen. Diese Situation spiegelt die Fachliteratur sehr deutlich wider. Die deutsche Übersetzung von Accums Werk[136] leitet die Entwicklungsreihe immer zuverlässigerer Hand- und Laboratoriumsbücher zum chemischen Nachweis von Lebensmittelfälschungen ein. Klenckes Buch[137], das in

---

[135b] A. a. O. 64. Stück v. 2. 11. 1808, Sp. 2558–2560.

[136] Vgl. Anm. 37. – F. H. Accum: Von der Verfälschung der Nahrungsmittel und von den Küchengiften. Übersetzt von L. Cerutti, Leipzig 1822.

[137] Vgl. Anm. 26.

seiner Art ebenso eine Schlüsselstellung um die Jahrhundertmitte einnahm, ist unmittelbar aus den Werken von Chevallier[138] und Hassall[139] hervorgegangen. Von Chevalliers Werk besorgte Westrumb eine deutsche Übersetzung, die mit folgender Feststellung angekündigt wurde:

Die Fortschritte auf dem Gebiete der Naturwissenschaften, und vorzüglich der Chemie, haben die Verfälschungen der Lebensmittel etc. ins unglaubliche vermehrt. Das Bedürfniß einer drohenden Volksvergiftung zu steuern, rief in England und Frankreich Seitens der Behörden die energischsten Gegenmaßnahmen hervor. [140]

Bemerkenswerterweise zielten die ersten Vorstöße des jungen deutschen Reichstags nicht auf eine Sanierung des Lebensmittelrechts sondern auf den Aufbau einer wirksameren Lebensmittelkontrolle. Erst nachdem sich das neugeschaffene Kaiserliche Gesundheitsamt den Problemen der Nahrungsmittelfälschung schwerpunktmäßig zugewandt hatte, bemühten sich die Abgeordneten in einem zweiten Anlauf um ein neues Lebensmittelgesetz. Treffend erklärte ein Kommissionsmitglied bei der Beratung des Nahrungsmittelgesetzentwurfs 1878, daß

Nach den Erfahrungen, welche man in anderen Ländern . . . gemacht habe . . . die Gesetzgebung gegen Nahrungsmittelfälschung usw. der Hauptsache nach unwirksam bleiben müsse, wenn nicht Einrichtungen in ausreichender Zahl getroffen wurden, welche eine zuverlässige Untersuchung verdächtiger Waaren, und damit den Polizei= und Gerichtsbehörden die Erlangung wohlbegründeter technischer Gutachten möglich machten. In England habe man die Zahl der amtlichen Analytiker fortschreitend vermehrt, die (schweizerischen) Kantone . . . besäßen technische Untersuchungsstationen zu dem erwähnten Zwecke. [141]

Am klarsten sah das Kaiserliche Gesundheitsamt diese Notwendigkeit. Es führte deshalb 1878 durch eine Zirkularanfrage an die Magistrate vorab eine Bestandsaufnahme durch und berichtete zusammenfassend, daß:

1. in einer kleinen Zahl von Städten die Untersuchungen von Nahrungsmitteln und Gebrauchsgegenständen durch Dozenten der Chemie an wissenschaftlichen Lehranstalten ausgeführt werden, nämlich zu Augsburg, Barmen, Darmstadt, Eisenach, Erlangen, Flensburg, Fürth, Göttingen, Hagen, Hof, Karlsruhe, München, Rheydt;

2. daß eine gleichfalls kleine Anzahl von Städten diese Untersuchungen durch

---

[138] M. A. Chevallier: Dictionnaire des alterations et falsifications des substances alimentaires, medicamenteuses et commerciales, avec l'indication des moyens de les reconnaitre 2 Bde, 2. Ed., Paris 1855.

[139] Arthur Hill Hassall: Food and its adulterations Comprising the Reports of the Analytical sanitary Commission of the Lancet, London 1855. – Arthur Hill Hassall: Adulterations detected, or plain instructions for the discovery of Frauds in Food and Medicine, London 1857.

[140] Eduard Reich: Die Nahrungs= und Genußmittelkunde historisch, naturwisse schaftlich und hygienisch begründet, Bd. 1: Allgemeine Nahrungs- und Ger mittelkunde, Göttingen 1860; Bd. 2: Spezielle Nahrungs- und Genußmittelkunde, et 1860/61, Verlagsanzeige auf dem Umschlag zu Bd. 1.

[141] Stenograph. Berichte (Anm. 97) S. 1361.

besondere Behörden, Sanitätskommissionen usf. ausführen läßt, nämlich Gera, Görlitz, Hildesheim, Kaiserslautern, Köln, Königshütte, Mainz, Metz, Münster, Witten;

3. daß in einer etwas größeren Zahl von Städten das Publikum in dieser Frage Selbsthülfe geübt hat, indem unter sehr anerkennenswerther Anregung und Leitung einzelner Sachverständiger sich Vereine bildeten, welche sich die Kontrole der Nahrungsmittel und Gebrauchsgegenstände zur Aufgabe gemacht haben und in geeigneten Fällen eine gerichtliche Verfolgung veranlassen; solche Vereine bestehen zu Bayreuth, Chemnitz, Frankfurt a. M., Hamburg, Hannover, Insterburg, Leipzig, Magdeburg, Weimar;

4. daß eine weit größere Anzahl von Städten einen oder mehrere Sachverständige mit den betreffenden Untersuchungen ex officio betraut hat: Altona, Baden=Baden, Berlin, Beuthen, Bochum, Breslau, Brieg, Burg, Cannstatt, Charlottenburg, Coburg, Crefeld, Danzig, Dessau, Dortmund, Düsseldorf, Elberfeld, Elbing, Erfurt, Essen, Freiburg, Frankfurt a. O., Glauchau, Hagen, Halberstadt, Hamm, Harburg, Heilbronn, Iserlohn, Kassel, Landsberg a. W., Leipzig, Liegnitz, Mannheim, Meerane, Memel, Minden, Mülheim a. Rh., Naumburg a. S., Neisse, Oberhausen, Offenbach, Potsdam, Quedlinburg, Regensburg, Reutlingen, Solingen, Stettin, Stralsund, Thorn, Trier, Ulm, Weißenfels, Wesel, Wiesbaden, Worms, Würzburg, Zeitz, Zwickau.

Endlich ist

5. in einer Anzahl von Städten eine ausschließlich auf Fleisch und Milch bezügliche Kontrole eingeführt, nämlich in Altenburg, Aschersleben, Bamberg, Bielefeld, Brandenburg a. d. H., Coblenz, Cottbus, Crimmitschau, Gotha, Greifswald, Guben, Kiel, Lübeck, Lüneburg, M. Gladbach, Osnabrück, Pforzheim, Prenzlau, Rostock, Spandau, Stargard i. Pomm., Stolp, Stralsund, Zittau. [142]

Es war reine Zweckpolitik föderalistischer Interessenvertreter, die erklärten:

So notwendig Untersuchungsstationen auch seien, so dürfe man . . . nicht übersehen, daß schon das Bestehen des [vorbereiteten Nahrungsmittel-] Gesetzes an sich eine heilsame Wirkung gegen die Verfälschungen . . . ausüben werde.

Damit wurde in der zuständigen Reichstagskommission eine beantragte Resolution an den Reichskanzler des Inhalts zu Fall gebracht,

1. bei den Regierungen der Bundesstaaten dahin zu wirken, daß hygienische Untersuchungsstationen als technische Hilfsorgane der Polizei und der Gerichte im Reiche in ausreichender Zahl errichtet werden;
2. eine Verständigung unter den Regierungen der Bundesstaaten über eine möglichst übereinstimmende Organisation und Instruktion der Gesundheitspolizei herbeizuführen. [143]

Während dessenungeachtet der Ausbau eines Netzes von Untersuchungsstationen bis zur Jahrhundertwende zügig vorankam, scheiterte noch zu diesem Zeitpunkt eine Entschließung des Reichstages, diesem „bald möglichst den Entwurf eines Reichsgesetzes vorzulegen, das die Überwachung des Verkehrs mit Nahrungs= und Genußmitteln auf Grund der

---

[142] Stenograph. Berichte (Anm. 107) Anlage A S. 183.

[143] Stenograph. Berichte (Anm. 97) S. 1361.

bestehenden Reichsgesetze nach einheitlichen Grundsätzen und durch Bestellung besonderer Beamter hierfür regelt.“ [144]

In der Haushaltsdebatte des deutschen Reichstags vom 15. 12. 1876 wurde eindringlich auf die wichtigen Aufgaben des gerade neu geschaffenen Reichsgesundheitsamts hingewiesen. Der Abgeordnete Frühauf erklärte grundsätzlich:

> ... die geistige und sittliche, die wirtschaftliche und politische Kraft eines Volkes hängt ab von dem Maß und der Ausdauer der physischen und psychischen Gesundheit der einzelnen. Die physische Gesundheit aber ist ein hochbedeutsamer Theil der Macht einer Nation. [145]

Daher sollte das Gesundheitsamt vor allem den vorbeugenden Gesundheitsschutz fördern. Es verdient Beachtung, daß dabei die Nahrungsmittelkontrolle an die Spitze gesetzt wurde. Aus der Denkschrift über die Aufgaben und Ziele des Kaiserlichen Gesundheitsamts aus der Feder seines ersten Leiters, des Mediziners Struck, ergibt sich, daß das Amt selber die Probleme der Lebensmittelfälschung zunächst keineswegs als wesentliche Aufgabe der neuen Institution ansah. Das Gesundheitsamt hat erst reaktiv auf Drängen des Reichstags hin hier einen Schwerpunkt gesetzt. [146] Frühauf erklärte „die Überwachung der Nahrungsmittel“ als „einen Punkt von eminentester Wichtigkeit“:

> Es ist nämlich eine allgemeine Erfahrung und eine ebenso allgemeine Klage, daß das Verfälschen der Nahrungsmittel einen wahrhaft erschreckenden Umfang gewinnt. Ich bin nun der Ansicht, daß ... möglichst rasch und möglichst energisch vorgegangen werden muß;. .. [147]

Diese allgemeinen Feststellungen wurden mit Einzelbeispielen erläutert, die von der Fleischbeschau bis zur analytischen Überwachung des Biers reichen.

> ... es sind allein in den letzten Jahren in der Provinz Sachsen in 13 Orten 1356 Fälle ... der Trichinose vorgekommen. Es sind über 300 Menschen an der Seuche in dieser einzigen Provinz gestorben, namentlich schlimm heimgesucht aber wurde die Provinz Hannover. Dort sind in 6 Orten über 800 Menschen erkrankt. [145]

Frühauf verwies gleichzeitig besonders auf die Notwendigkeit einer übergeordneten Reichsgesetzgebung als Voraussetzung für bestimmte Kontrollmaßnahmen.

---

[144] Stenographische Berichte über die Verhandlungen des Deutschen Reichstages, Legislaturperiode 10, Session 2, 1900–1902, Bd. 3, S. 2623.

[145] Stenographische Berichte über die Verhandlungen des Deutschen Reichstages Legislaturperiode 2, Session 4, 1876, Bd. 2 S. 810.

[146] (Struck): Denkschrift über die Aufgaben und Ziele, die sich das Kaiserliche Gesundheitsamt gestellt hat, und über die Wege, auf denen es dieselben zu erreichen hofft, Berlin 1878.

[147] Stenograph. Berichte (Anm. 145) S. 811.

Meine Herren, die Gemeinden allein können sich nicht helfen ohne obligatorische Fleischschau. Sie wissen, wie die Sache staatsrechtlich liegt. Ein Zwang ist nicht möglich, so lange wir nicht eine Reichsgesetzgebung haben. Partikulargesetze bestehen darüber nicht. Außerdem ist eine außerordentlich schwierige Frage die der Entschädigung. Von der Presse ist über diese Frage sehr leicht hinweg gegangen worden, sie ist aber in der That sehr schwierig und entscheidend für den praktischen Erfolg.[146]

Schließlich meinte der Abgeordnete Reichensperger, selbst im Reichstag würden gefälschte Lebensmittel verabfolgt.

Das Übel greift so sehr um sich, daß einzelne, die ich für Kenner halte, sogar der Ansicht sind, daß das Bier, was wir hier im Reichstagsbüffet genießen, nicht ganz frei von Verfälschungen sei ... ein wahrhaft erschreckendes Symptom in Bezug auf dasjenige ..., was außerhalb des Reichstags getrunken werden muß.[147]

Andererseits gaben die nach Abhilfe heischenden Abgeordneten krasse Fehlurteile in Bezug auf den Schwierigkeitsgrad ab, der die angestrebte Bekämpfung der Lebensmittelfälschung belastete. Beispielsweise wollte man dem Gesundheitsamt 1877 nicht einmal 7 000,00 Mark für lebensmittelchemische Untersuchungen bewilligen, „denn diejenigen Nahrungsmittel, die zu untersuchen sind ... bieten doch weder eine so große Quantität noch so große Schwierigkeiten dar, um für Untersuchungen derselben 7 000 oder gar 9 000 Mark verausgaben zu können“, wie der Abgeordnete Reichensperger ahnungslos meinte, gleichzeitig aber forderte, daß

nicht blos die verschiedenen geistigen Getränke, sondern auch noch viele andere Nahrungsmittel, insbesondere die Milch usw. chemisch untersucht werden müßten, die Verfälschungsprozeduren erstrecken sich mehr und mehr ... über das ganze Bereich der Nahrungsmittel. Ist es doch schon vorgekommen, daß gestoßene Zigarrenkistchen für gestoßenen Zimmt verkauft worden sind! ... Ebenso wird der gemahlene Kaffee, der insbesondere bekanntlich an die ärmeren Leute verkauft wird, auch mit fremden Substanzen vielfach gemischt. Was die Butter betrifft, so sind bereits förmliche Fabriken für die Herstellung von gefälschter Butter, sog. Kunstbutter, schon errichtet ... wodurch ... das Publikum in hohem Maße beeinträchtigt ... [und] hintergangen wird, denn es ist ja nicht möglich, ein solches Fabrikat ohne weiteres zu untersuchen.[148]

Daß eben für diese Fälle das Gesundheitsamt erst einmal die Voraussetzungen schaffen mußte, war Reichensperger entgangen. Das Gesundheitsamt selber gewann indessen rasch Einsicht in den Umfang und Schwierigkeitsgrad der neuen Aufgabe und versuchte schon in der Aufbauphase, sich hierauf einzurichten. Es stellte bereits 1877/78 einen Chemiker ein, der Trinkwasseranalysen vornahm und Untersuchungen über Lebensmittelfälschungen einleitete.[149] Anläßlich der Berliner

[148] Stenograph. Berichte (Anm. 105) S. 483f.

[149] Julius Uffelmann: Darstellung des auf dem Gebiete der öffentlichen Gesundheitspflege in außerdeutschen Ländern bis jetzt Geleisteten. Eine vom deutschen Vereine für öffentl. Gesundheitspflege gekrönte Preisschrift ..., Berlin 1878, S. 146.

Hygieneausstellung von 1883 konnte das Gesundheitsamt bereits ein vollständiges Musterlabor zur Lebensmitteluntersuchung vorführen. [150] Selbst Abgeordnete, die sich darüber klar waren, daß das Gesundheitsamt eine übergeordnete Leitfunktion bei der Lebensmittelkontrolle übernehmen müsse, lehnten die Notwendigkeit fundierter Zweckforschung ab.

... man hat uns gesagt: man braucht das chemische Laboratorium (des Gesundheitsamtes) einmal, um neue Methoden zu finden für die Untersuchung der Verfälschungen. ... ich meine doch, daß die Professoren von Universitäten und Akademien viel mehr geeignet sind, solche Probleme zu lösen, als ein Chemiker, den Sie mit niedrigem Gehalt und auf Widerruf hier anstellen. ... Ich meine überhaupt, daß ein Reichsgesundheitsamt nicht dazu da ist, um selbständig neue Erfindungen zu machen in Bezug auf die Chemie oder um ausgiebige selbständige Untersuchungen von Nahrungsmitteln ... zu machen, sondern ich meine, daß das Reichsgesundheitsamt dazu da ist, überall im deutschen Reiche derartige Untersuchungen in Anregung zu bringen, derartige Untersuchungen anzuordnen, gesetzliche Bestimmungen nach dieser Richtung vorzubereiten und damit der Verfälschung ... in Zukunft vorzubeugen. [151]

Am klarsten artikulierte der Abgeordnete und praktische Arzt Wilhelm Löwe die tatsächlich vom Reichsgesundheitsamt zu erbringende wissenschaftliche Vorarbeit für eine bessere Lebensmittelkontrolle und die sich daran anschließende [!] Gesetzgebung. Er verlangte vom Parlament die Einsicht,

daß es eine Stelle geben muß, die sich nicht blos darum an sich bekümmert, um festzustellen, was geschieht, sondern auch die Methoden, die von der Wissenschaft vorgeschlagen, die in den Privatlaboratorien ermittelt sind, sammelt und prüft, und zwar einmal prüft, ob sie überhaupt zu gebrauchen sind, und zweitens sie auch zu dem Zwecke prüft, ob sie den Behörden einen in der gewöhnlichen Praxis brauchbaren Maßstab zur Prüfung dieser verdächtigen Stoffe überhaupt geben können, und schließlich, das Publikum zu schützen gegen – um es mit dem bestimmtesten Ausdruck zu bezeichnen – Vergiftung durch Konsumtibilien, die ihm geboten werden, oder ob man auf dem Wege der Gesetzgebung dagegen vorgehen müsse.

Meine Herren, ich nehme als neuestes Beispiel die großartigen Fälschungen von Wein. ... Wir haben bei dem Wein eine massenhafte Fabrikation. Die Händler, die am besten unterrichtet sind, rechnen es auf ein Viertel, manche sogar auf ein Drittel des Gesammtkonsums und sind der Meinung, daß in diesem Viertel bis ein Drittel des Gesammtkonsums nicht ein Tropfen Naturwein ist. Es sind eine Masse von Ingredienzien, von denen ich gleich hinzufügen will, daß keine einzelne an sich schädlich ist. Was das Dekokt im ganzen betrifft, so will ich kein Urtheil darüber fällen, wie weit es der Gesundheit nachtheilig ist. Aber daß etwa ein besonderes Gift darin wäre, kann man von diesem Kunstwein oder – um Sie auch über den terminus technicus zu unterrichten – Faconwein – so nennen es die Leute mit einem Euphemismus – nicht behaupten ...

---

[150] Das Kaiserliche Gesundheitsamt. Rückblick auf den Ursprung sowie auf die Entwicklung und Thätigkeit des Amtes in den ersten zehn Jahren seines Bestehens, Berlin 1886.

[151] Abg. Mendel, Stenograph. Berichte (Anm. 105) S. 484.

In dem großen Prozeß in Würzburg, der vor einigen Wochen wegen Weinfälschung geführt ist, ist die Chemie doch schon dahin gekommen, was natürlich noch näherer Feststellung bedarf, zu sagen, es gibt ein Mittel in der chemischen Untersuchung, den Naturwein von dem reinen Kunstwein zu unterscheiden, nämlich, wenn er chemisch behandelt und der Ascherückstand untersucht wird, so hat der Ascherückstand vom Naturwein eine alkalische Reaktion und der von dem Kunstwein eine saure Reaktion. Wenn diese Methode, die der Professor Wislicenus in Würzburg angewendet hat, sich bewährt, so ist das ein großer Fortschritt. Wollen Sie nun aber, daß in jedem einzelnen Falle dasselbe Experiment immer wieder gemacht werden soll, um den Weg zu finden, wie man zu einem sicheren Resultate kommt? Dazu ist das Reichsgesundheitsamt da, um diese Versuche, die in den verschiedenen Ländern gemacht worden, zu verfolgen, die Gesetze zu sammeln, die erlassen worden, eben so das Verfahren, wie die Behörden es machen, um solche Kontraventionen zu verfolgen, . . . [152]

Darüber hinaus mußten fundierte, allgemein anerkannte und dann rechtlich und im reellen Handelsbrauch verankerte Beurteilungsmaßstäbe erarbeitet werden. [153] Dabei hat sich das Reichsgesundheitsamt an den Leitgedanken gehalten, einen tragbaren Ausgleich zwischen hygienischen, gewerblichen und wirtschaftlich-steuerlichen Interessen zu schaffen. Man erkennt dies nicht nur an programmatischen Erklärungen [154] und an klaren Einsichten wie z. B. der, daß die Süßstoffgesetze von 1898 und 1902 „in erster Linie mit Rücksicht auf die einheimische Zuckerindustrie entstanden“ [155], sondern auch an den umfangreichen Arbeiten z. B. zugunsten der Branntweinsteuer. Schließlich räumte Reichskanzler v. Bismarck die Behauptungen beiseite, das Gesundheitsamt dürfe sich nicht so einseitig auf die Nahrungsmittelfrage konzentrieren und es könne die notwendige Forschung an Universitäts- und sonstige Laboratorien delegieren.

. . . das Reichsgesundheitsamt . . . war im Begriff, . . . der Untersuchung der Verunreinigungen, die in den Flußbetten stattfinden durch Zusätze von Fabrikabgängen u. dgl. näher zu treten. Mir schien es wichtiger dasjenige, was dem menschlichen Körper zugeführt wird, lieber in erster Linie zu betrachten . . . Ich habe daher das Reichsgesundheitsamt aufgefordert, zuerst seine Aufmerksamkeit der Verfälschung allgemein verbreiteter Nahrungsmittel und Getränke zu widmen. [156]

Die Engländer haben damit begonnen, . . . Untersuchungen von großen Chemikern und anderen Entreprisen anstellen zu lassen. Sie haben sich aber überzeugt, daß der Weg ein unrichtiger war, und daß die Chemiker zum Theil den Überredungsgründen und =künsten der Interessenten noch zugänglicher waren als den Wünschen der Regierung, und daß sie überhaupt keine bestimmte Unterlage boten. Gerade die Engländer haben sich staatliche Einrichtungen und Zentralorgane geschaffen, obwohl sie so wenig zur

---

152 A. a. O. S. 1491.

153 Vgl. z. B. M. Scherer: Gutachten über die Stellung der verschiedenen Gesetzgebungen zur Weinfälschungsfrage, Mainz 1878.

154 Das Reichsgesundheitsamt 1876–1926. Festschr. hgg. v. Reichsgesundheitsamt, Berlin 1926, S. 122.

155 A. a. O. S. 118.

156 Stenograph. Berichte (Anm. 105) S. 150f.

Zentralisation geneigt sind. ... gleichzeitige Benutzung derselben Lokalien durch andere ... ist eben unzulässig.

Sollen diese Untersuchungen sichere amtliche Resultate liefern, so müssen sie in ganz abgeschlossenen Räumen und mit einem gewissen Geheimniß betrieben werden.[157]

Ausmaß und Schwierigkeitsgrad der noch zu erbringenden wissenschaftlichen Detaileinsicht und analytischen Beherrschung hatte auch Bismarck erst am praktischen Beispiel der von ihm angeordneten Reihenuntersuchungen von Trinkwasser, Bier und Wein kennengelernt.

Es hat sich dabei ergeben, daß gerade die Analyse dieser Flüssigkeiten und die Feststellung derjenigen Zusätze aus dem Gebiete der organischen Körper eine außerordentlich schwierige und wenig ausgebildete Branche der Chemie ist, und unsere Hauptschwierigkeit bei der Aufgabe ist gewesen, sachkundige Leute bereit zu finden, dann zunächst auch nur einmal feststehende Methoden für diese Untersuchung, die zu meiner Ueberraschung nicht vorhanden sind, dann Lokalitäten und die ziemlich großen Apparate, die hierzu erforderlich sind.[158]

Die 1883 in München zusammengetretene „Versammlung bayerischer Vertreter der angewandten Chemie“ verfaßte folgende Resolution:

Die Errichtung und zweckmäßige Organisation von öffentlichen Untersuchungsanstalten, Vermehrung der bereits bestehenden sowohl als auch Neubildung von Staatsanstalten für die Kreise des Königreiches ist im Interesse einer erfolgreichen Handhabung des Reichsgesetzes vom 14. Mai 1879 ein dringendes Erfordernis.[159]

Auch hob die „Freie Vereinigung bayerischer Vertreter der angewandten Chemie“ 1885 nachdrücklich hervor, es seien

nicht blos rechtliche und sanitäre Rücksichten, welche den Staat oder die einzelnen Polizeibehörden zur energischen ... Kontrolle zwingen sollten, sondern ebenso nationalökonomische, welche gegenüber den jährlichen Verlusten die Ausgaben für würdig ausgestattete Untersuchungsämter als notwendig erscheinen lassen.[160]

Mit Recht wurde schon mehrfach in Zahlen der Schaden berechnet, welcher durch die Milchfälschung allein in grossen Städten entsteht ... man spricht ... häufig auch nur von einem Bedürfnisse der Milchkontrolle in grossen Kommunen. Die folgende Rechnung wird aber das gleiche Bedürfnis für kleinere Städte nachweisen. Ich nehme eine mittlere Stadt in Schwaben, wo nach meinen eigenen privaten jahrelangen Beobachtungen sicher 50 % der Milch gefälscht, d. h. entweder entrahmt, oder gewässert oder beides zugleich werden. Der Einfachheit halber nehme ich bloss Wässerung und zwar rund mit 10 % an, d. h. wenn die 8400 Einwohner täglich 3000 l Milch konsumieren, so sind darunter 150 l Wasser, welche täglich mit 150 x 14 pf. = 21 Mk. bezahlt werden. Pro Jahr zahlt also diese relativ kleine Gemeinde 7560 Mk. für Wasser – gewiss eine Summe, die nur geeignet ist, die Verderblichkeit solcher Indolenz zu beleuchten. Schliesst man von der Stadt hinüber auf den Staat, so sind es geradezu Millionen, welche von den Konsumenten für Wasser verloren werden.[161]

---

157 A. a. O. S. 153.

158 A. a. O. S. 151.

159 Hilger (Anm. 66) S. VII.

160 A. a. O. S. 4.

161 A. a. O. S. 3f.

Vor allem in Bayern und Preußen ergingen eigens Verordnungen und Ministerialerlasse zur Förderung des Ausbaus und der Neuschaffung von Lebensmitteluntersuchungsämtern. Der Erfolg dieser Maßnahmen war erheblich [162]. Allerdings erhielt sich der außerordentlich verschiedenartige Charakter der Anstalten samt der bunten personellen Zusammensetzung aus Chemikern, Ärzten, Lehrern, Veterinären, Pharmazeuten u.a.m. [162] Die Vielfalt der Fachvertreter entsprach dem Charakter der Lebensmittelchemie als junger Grenzwissenschaft mit engsten Bindungen an die Chemie, Physiologie, Pharmakologie, Toxikologie, Hygiene und Bakteriologie, Pharmakognosie und Biologie, Lebensmitteltechnik und Lebensmittelrecht. Gleichzeitig aber zeigte sich deutlich, daß die Schwierigkeiten und Dringlichkeiten des Faches nur durch eine völlige Verselbständigung auch in der Ausbildung und im Berufsbild erreicht werden konnten. Die sachgerechte Handhabung der Nahrungsmittelgesetzgebung erforderte nicht nur die Errichtung von Untersuchungsämtern, sondern auch eine größere Zahl fachwissenschaftlich Vorgebildeter mit umfassenden Kenntnissen über die Herstellung, Zusammensetzung und Beschaffenheit der Lebensmittel sowie über alle chemischen, physikalischen, botanischen und bakteriologischen Verfahren zu ihrer Untersuchung. Es hatte sich immer schroffer gezeigt, daß hierzu der Arzt schon lange nicht mehr, der Apotheker und der Handelschemiker in immer rascher schwindendem Umfang und zunehmend unzulänglich in der Lage waren. Das kaiserliche Gesundheitsamt erarbeitete deshalb „Vorschriften, betr. die Prüfung der Nahrungsmittelchemiker", die in der Sitzung des Bundesrats vom 22. Feb. 1894 angenommen wurden. Zusammen mit der Regelung des Ausbildungsgangs war damit von Staats wegen ein neuer Berufsstand geschaffen. Nach bestandener Hauptprüfung wurde dem Kandidaten ein „Ausweis für geprüfte Nahrungsmittelchemiker" ausgestellt, der ihm bescheinigte, daß er die „Befähigung zur chemisch=technischen Untersuchung und Beurteilung von Nahrungsmitteln, Genußmitteln und Gebrauchsgegenständen" nachgewiesen hat. [163] Die staatlich geprüften Lebensmittelchemiker waren künftig bei der Besetzung von Stellen in den Untersuchungsämtern, bei der öffentlichen Bestellung von Sachverständigen und bei der Auswahl von Gutachtern in Fragen der Lebensmittelgesetzgebung bevorzugt zu berücksichtigen.

Darüber hinaus traten die lebensmittelchemisch Tätigen zu berufsständischen Vereinigungen zusammen, um zu einheitlichen Untersuchungs- und Beurteilungsmaßstäben zu kommen. Sehr bald nach Erlaß des Nahrungs-

---

[162] Man vergleiche dazu die Zusammenstellungen über den Stand von 1882 und den Stand von 1907, s. Anm. 18.

[163] Sammlung der Bestimmungen über die Prüfung der Nahrungsmittelchemiker für das Deutsche Reich und die einzelnen Bundesstaaten, Berlin 1898.

mittelgesetzes von 1879 hatten sich nämlich die Schwierigkeiten bei der Untersuchung und Beurteilung von Lebensmitteln aller Art und besonders bei Wein verstärkt,

> weil die einzelnen Chemiker sich verschiedener in den Ergebnissen unter sich abweichender Untersuchungs=Methoden für einen und denselben Gegenstand bedienen und bei ihren gutachtlichen Äußerungen die Eigenschaften der Untersuchungsobjekte nicht immer nach übereinstimmenden, unter sich vergleichbaren Kriterien bezeichnen. Diese Übelstände hatten zur Folge, daß der Glaube an den Werth der chemischen Analyse bei Nicht=Fachleuten, insbesondere auch bei dem Richterstande, in sachlich unberechtigter Weise erschüttert wurde. [164]

Man erkannte rasch, daß man ohne berufsständische Zusammenarbeit und die Schaffung eigener Publikationsorgane diese Probleme nicht bewältigen konnte. Die nachstehend skizzierte Entwicklung verdient in ihrer zeitlichen wie sachlichen Aufeinanderfolge besondere Beachtung, denn erst sie verhalf der Bekämpfung der Lebensmittelfälschungen zu einem angemessenen Wirkungsgrad.

Die bayerischen Vertreter der angewandten Chemie Hilger, Kaiser und List gründeten mit Pettenkofer an der Spitze 1883 die Keimzelle, die freie Vereinigung bayerischer Vertreter der angewandten Chemie mit der besonderen, schwerpunktmäßigen Aufgabe der Pflege der Lebensmittelchemie. Darauf folgte in Bayern 1884 die Gründungswelle staatlicher und städtischer Untersuchungsämter zur praktischen Ausübung der Lebensmittelkontrolle sowie 1885 die Herausgabe der ersten Vereinbarungen zur einheitlichen Untersuchung von Nahrungs= und Genußmitteln. Dagegen führten in Norddeutschland zunächst nur einige wenige größere Städte mit einsichtigen Oberbürgermeistern eine amtliche Lebensmittelkontrolle ein. Bayern schlug aus seiner Führungsstelllung heraus, für die es durch die einmütig anerkannte traditionell beste rechtliche und praktische Regelung prädestiniert war [165], mit den ersten Publikationsorganen die Brücke zum Norden. 1886 gründeten Hilger–Erlangen, Kaiser–Nürnberg, König–Münster und Sell–Berlin die „Vierteljahresschrift über Fortschritte auf dem Gebiete der Nahrungsmittel" als erste fachspezifische Zeitschrift, deren Jahrgänge uns einen unersetzlich hohen Informations-, Kommunikations- und Verständigungswert dokumentieren. Hierauf aufbauend entstanden unter der Federführung und äußerst wertvollen Mitarbeit des Kaiserlichen Gesundheitsamts die „Vereinbarungen zur einheitlichen Untersuchung und Beurteilung von Nahrungs- und Genußmitteln sowie Gebrauchsgegenständen für das Deutsche Reich". Jetzt entschlossen sich die Preußischen Ministerien zu dem gemeinschaftlichen Erlaß von 1905,

---

[164] Kaiserl. Gesundheitsamt (Anm. 150) S. 59.

[165] Rud. Sendtner: Kontrole der Nahrungs- und Genußmittel in Bayern, Bayerisches Industrie- u. Gewerbeblatt 1890, S. 385–389, 395–400, 407–411, 419–424.

der Richtlinien für die einheitliche Ausübung der allgemeinen Lebensmittelkontrolle festlegte und eine Gründungswelle öffentlicher Untersuchungsämter in Preußen auslöste.[166] 1898 fusionierten die „Forschungsberichte über Lebensmittel und ihre Beziehungen zur Hygiene" und die o. a. „Vierteljahresschrift" zu der neuen „Zeitschrift für Untersuchung der Nahrungs- und Genußmittel sowie der Gebrauchsgegenstände", die bis heute das führende deutschsprachige Organ der Lebensmittelwissenschaft geblieben ist. Hieran im Anschluß gelang es nach vierjährigem Tauziehen, die „Freie Vereinigung bayerischer Vertreter . . ." zur „Freien Vereinigung Deutscher Nahrungsmittelchemiker" zu erweitern. Die genannten Zeitschriften fungierten dabei stets zugleich als Publikationsorgane der entsprechenden Vereinigungen.[167]

Die Auswirkungen der seit 1879 getroffenen Maßnahmen

Die Gründe für die besonders in den ersten Jahren recht beschränkte Wirksamkeit des neuen Nahrungsmittelgesetzes als zunächst noch isolierter Maßnahme hat Landgraf 1881 treffend zusammengefaßt. Er hatte die am schwersten wiegenden Mängel klar erkannt: Die fehlenden Spezialverordnungen, die fehlenden Begriffsdefinitionen und Normen für die einzelnen Lebensmittel, das noch völlig unzureichende Wissen um die chemische Zusammensetzung und die biologisch-physikalische Struktur der Lebensmittel sowie die ebenfalls noch unzureichende Analysentechnik zum Fälschungsnachweis.

Das Nahrungsmittel-Gesetz ist zwar geschaffen worden, aber leider fehlt demselben die begleitende Special-Legislation, die Kaiserlichen Verordnungen für die einzelnen hierher gehörigen Industriezweige. Der dadurch geschaffene Rechts-Zustand ist aber eben deshalb ein durchaus trauriger. Der Einzelrichter, vor dessen Forum Beschwerden in dieser Beziehung kommen, besitzt nun erst recht keine feste Basis. Die sachlichen Materialien über den Stand der Nahrungsmittelfälschung, soweit sie den beiden

---

[156] J. König: Entwicklung und Aufgaben des Vereins Deutscher Nahrungsmittelchemiker, in: Zeitschrift für Untersuchung der Nahrungs- und Genußmittel 50 (1925) S. 8–13.

[167] H. Fincke: Die Gründung der „Zeitschrift für Untersuchung der Lebensmittel" im Jahre 1897 und die ersten Bemühungen zur Bildung einer alle deutschen Lebensmittelchemiker umfassenden Vereinigung, in: Mitteilungsblatt der GDCh-Fachgruppe Lebensmittelchemie und gerichtliche Chemie 14 (1960) S. 157–160. Protokoll der 1. Jahresversammlung der Freien Vereinigung Deutscher Nahrungsmittelchemiker in Zeitschrift für Untersuchung der Nahrungs- und Genußmittel Jg. 5 (1902) S. 993–999. – Diese Zeitschr. erschien in Heft 1 des Jgs. 5 noch mit dem Zusatz: „zugleich Organ der freien Vereinigung bayerischer Vertreter der angewandten Chemie", der ganze Jg. dagegen mit dem Zusatz: „zugleich Organ der Freien Vereinigung Deutscher Nahrungsmittelchemiker".

Gesetzentwürfen 1878 u. 1879 beigegeben waren, sind auf der einen Seite nur sehr aphoristisch gewesen, auf der andern Seite in sich selbst verschieden. Die analytische Chemie ist eben noch immer sehr unsicher in ihren Untersuchungen. Gerade in dem letzteren Umstande liegt wohl auch zumeist der Grund, warum das Reichsgesundheitsamt nur sehr zögernd an die Beschaffung jener Ausführungsverordnungen geht, so sehr auch deren Erscheinen schon wiederholt angekündigt gewesen. Wenn man aber bedenkt, wie vielfach oberflächliche und leichtsinnige, hin und wieder auch aus Concurrenzneid chicanöse Anschuldigungen wegen Waarenverfälschungen geschmiedet werden, gerade in einer Zeit so erdrückender Concurrenz, – wie schnell aber auf solche Weise der Ruf eines Geschäftes in Folge einer zweifelhaften Analyse auf lange Dauer geschädigt werden kann, so muss man dringend wünschen, dass hier über kurz oder lang eine entscheidende Wandlung herbeigeführt werde. Entweder durfte man in dieser gesetzgeberischen Frage nicht A sagen, wenn man nicht der sichern Ueberzeugung war, das B der speciellen Gesetzgebung sofort zu beschaffen, oder man muss dem A des grundlegenden Gesetzes einen andern, dem heutigen Stande der Technik entsprechenderen Ausdruck verschaffen.[167a]

Auch hatten die Chemiker – Nahrungsmittelchemiker gab es noch nicht – durch viele widersprüchliche Gutachten und Fehlbeurteilungen die Analytik in Mißkredit gebracht und damit Gewerbe, Legislative und Exekutive verunsichert.

Leider herrscht bezüglich der quantitativen Untersuchungsmethoden der Nahrungs- und Genußmittel bis jetzt zu wenig Einigkeit unter den Chemikern und so bleibt es nicht aus, daß mitunter erhebliche Differenzen vorkommen. Ich erinnere z. B. an die Wasser- und Fettbestimmung in der Milch, an die Alkohol- und Extractbestimmung im Wein etc. Hier eröffnet sich für das Reichsgesundheitsamt eine dankbare Aufgabe . . . einheitliche Untersuchungsmethoden anzubahnen.[167b]

Trotz aller bis um 1900 getroffenen Maßnahmen gelang es nicht und war es von der Schwierigkeit der Sache her auch gar nicht möglich, eine umfassende Bereinigung des Lebensmittelwesens durchzuführen. Dies gilt besonders für die zunehmende Zahl an haltbar gemachten und veredelten Fertigprodukten, bei denen erst ein ausreichendes Erfahrungswissen gesammelt werden mußte. Das Beispiel der aufkommenden Marmeladenindustrie mag die Vielfalt der hineinspielenden Faktoren verdeutlichen. 1899 klagte die deutsche Zuckerindustrie: „reine Qualitätszucker kennen wir noch nicht".[168] Für die Marmeladenindustrie war dies ein echter Mangel, ebenso wie der Umstand, daß der deutsche, aus Kartoffelstärke durch Schwefelsäureinversion hergestellte Stärkesirup hierfür unbrauchbar war, so daß nur amerikanische durch Salzsäureinversion aus Maisstärke hergestellte Ware eingesetzt werden konnte. Für die Ursache solcher

---

[167a] Jos. Landgraf, Rückblick auf die wirthschaftlichen Verhältnisse im Jahre 1880, Zeitschrift für das chemische Großgewerbe Jg. 5, Berlin 1881 S. VII–XVII, Zitat zum Nahrungsmittelgesetz S. IX.

[167b] Vgl. Anm. 12 Bd. 2, 2. Aufl. Vorrede S. VIII.

[168] Paul Degener: Zur Frage der Jam- und Marmelade-Industrie sowie des Zuckerverbrauchs in England, Berlin 1899, S. 99, Arbeiten der DLG H. 44.

Mängel machte man u. a. „den fast vollständigen Mangel an theoretisch geschulten Aufsichtspersonal" in der Industrie verantwortlich.[169] Der deutschen Marmeladenindustrie wurde vorgehalten, sie produziere in erheblichem Ausmaß sog. „gemischte Früchtemarmeladen", die aus unappetitlichen, oft importierten und zur Konservierung stark geschwefelten Obsttrestern, geschwefeltem Stärkesirup und Sacharin hergestellt seien statt aus frischen Früchten, einwandfreiem Dörrobst, kochsterilisiertem Fruchtmus und reinem Rohr- oder Rübenzucker. Allerdings ging es dabei nicht um die Inlandskonsumenten sondern um Gutachten zum Ankurbeln des Exports.[170] Für den Inlandsmarkt wurde lediglich eine klare Deklaration dieser Ware verlangt. Das Sacharin täuschte einen entsprechenden Gehalt an Kohlehydraten und damit Kalorienträgern vor, der eingesetzte Trester war ernährungsphysiologisch minderwertig und hygienisch bedenklich, der Gehalt an schwefliger Säure gesundheitsschädlich.

Anläßlich der Vorbereitungen zum Nahrungsmittelgesetz von 1879 hatte das Kaiserliche Gesundheitsamt eine große tabellarische Zusammenstellung angefertigt, die Art und Zahl der in deutschen Städten durchgeführten Lebensmitteluntersuchungen und Beanstandungen ausweist.[171] Diese Tabellen verdeutlichen, daß es unmöglich ist, die Verbesserungen im Lebensmittelwesen bis 1900 quantitativ zu erfassen. Unterschiedliche Interessenbereiche im Schwerpunkt der Untersuchungen, differierende Prüfungsmethoden, weit auseinanderklaffende Beurteilungen, Rechtsnormen und Rechtssätze und völlig unvollständige Angaben machen generelle Aussagen selbst ohne Zahlenangaben schwierig. Insgesamt gesehen wird man sagen dürfen, daß die Entwicklung von 1879–1900 den rasch ansteigenden Mißständen die Spitze gebrochen und eine Tendenzwende eingeleitet hat. Zwei Beispiele, die bewußt aus einem unbedeutenden Randsortiment des Lebensmittelmarkts herausgegriffen sind, sollen dies illustrieren.

Im Jahre 1889 und den folgenden Jahren beobachtete das Kaiserliche Gesundheitsamt bei importierten getrockneten Apfelscheiben einen hygienisch bedenklichen Zinkgehalt, verursacht durch Trockenhorden mit verzinktem Eisendraht. Das Gesundheitsamt veranlaßte durch ein Rundschreiben des Reichskanzlers vom 16. 4. 1894 die Information der

---

[169] A. a. O. S. 10.

[170] A. a. O. S. 14f.

[171] Stenographische Berichte über die Verhandlungen des deutschen Reichstags, Legislaturperiode 4, Session 2, 1879, Bd. 4, Anlagen zu den Verhandlungen des Reichstages Nr. 1–126, Aktenstück Nr. 7, Teil der Anlage A: Übersicht über die Zahl und das Resultat der in einzelnen Städten des deutschen Reichs im Jahre 1878 vorgenommenen Untersuchungen von Nahrungsmitteln und Gebrauchsgegenständen, S. 184–189 (Angaben über 83 Städte).

Nahrungsmittelkontrolle, deren Eingreifen zinkhaltiges Dörrobst alsbald wieder vom Markt verschwinden ließ.[172]

Bei Dörrobst, besonders bei Aprikosen, Pfirsichen, Birnen und Prunellen ermittelte das Kaiserliche Gesundheitsamt erhebliche Gehalte an schwefliger Säure, die die Erzeuger und Händler mit Rücksicht auf die Haltbarkeit als unentbehrlich bezeichneten. Daraufhin prüfte das Gesundheitsamt die Frage, welche Menge gesundheitlich duldbar sei. Es resultierte eine Anweisung an die Nahrungsmittelüberwachung durch die Landesregierungen, einen Gehalt bis zu 0,125 % schwefliger Säure im Dörrobst nicht zu beanstanden.[173]

Ein Augenzeugenbericht von Sendtner als einem der führenden Nahrungsmittelchemiker über die Verhältnisse in Bayern um 1890 soll verdeutlichen, daß Erfolgsurteile höchstens bezogen auf einzelne, ganz bestimmte Lebensmittel und örtliche Verhältnisse möglich sind. Sendtner erklärte, das Nahrungsmittelgesetz von 1879 habe sich „erst allmälig sichtbar gemacht". Auch habe Bayern weniger Grund zur Klage gehabt, denn „es bestanden schon vor Erscheinen des Nahrungsmittelgesetzes trefflich organisierte ortspolizeiliche Vorschriften".[174]

Wer der Meinung war, dass sich mit der Schöpfung geeigneter Untersuchungsstellen auch die Lebensmittelpolizei, namentlich auf dem Lande, rühriger zeigen werde, der hat sich ziemlich bald enttäuscht gesehen. Draussen auf dem Lande, wie auch in vielen Städten, wäre alles seinen alten Gang gegangen, hätten nicht die Untersuchungsanstalten selbst die Sache energisch in die Hand genommen ...

Die Fortschritte, welche auf diese Weise die Lebensmittelkontrole bei uns in Bayern gemacht hat, werden nur demjenigen ganz klar werden, welcher mit eigenen Augen und Ohren gesehen und gehört hat, wie es früher vor dem Jahre 1884 mit der geübten Art der Kontrole bestellt war. An gesetzlichen Bestimmungen hat es, wie schon erwähnt, weniger gefehlt, ...[175]

Bierprozesse ... führten den Untersuchungsanstalten reichliches Untersuchungsmateriel zu. Die hiesige Anstalt hatte ... (1884–1886) 441 Biere zu untersuchen, wovon 137, also 31 % zu beanstanden waren; 8 % davon trafen auf Verwendung von Salicylsäure, doppeltschwefligsauren Kalk und Entsäuerungsmitteln. In den folgenden drei Jahren 1887–1889 sank der Prozentsatz der Beanstandungen bis auf 23,6 %. Wie in den früheren drei Jahren, so sind hier vorzugsweise die hefe- und bakterientrüben, auch die sauren Biere Gegenstand der Beanstandung gewesen. Die Verwendung von Salicylsäure liess sich seit 1886 in den Bezirken der hiesigen Anstalt nicht mehr konstatieren, nur vereinzelt kamen seitdem noch Entsäuerungsmittel und einmal ein künstlicher Glyzerinzusatz vor.

Auch auf die Qualität unserer Landbiere sind die Bierprozesse von gutem Einfluss gewesen. Ich könnte hier einige Bezirksämter nennen, welche früher (1880–1885) viel

---

172 Reichsgesundheitsamt (Anm. 154) S. 108.

173 A. a. O. S. 108; vgl. dazu die Arbeiten aus dem Kaiserlichen Gesundheitsamt 22, 1904, S. 179f.

174 Sendtner (Anm. 165) S. 385.

175 A. a. O. S. 395, 397.

mit schlechten Bieren zu kämpfen hatten, die seitdem wenig oder keinen Anlass zu Einsendung von Bierproben finden. Auch hier hat sich die ambulante Thätigkeit bewährt. Wo im ersten Jahre unseres Besuches über Mangel an Reinlichkeit und über trübe Biere zu klagen war, fanden sich diese Verhältnisse bei späteren Besuchen sehr häufig entschieden gebessert . . .

Dass die Lebensmittelkontrole da, wo sie von Beamten der Untersuchungsanstalten geleitet wird, die wirksamsten Erfolge aufzuweisen hat, beweist der Umstand, dass wir dort dem Verkauf gefälschter Waren immer seltener begegnen. Sehr häufig gaben die ersten Besuche von Distriktsgemeinden viel Anlass zu Beanstandungen, namentlich bei den gemahlenen Gewürzen. Mit Palmkernmehl und Maismehl gefälschte Pfeffer trafen wir hierbei sehr häufig an. Schon nach den nächsten folgenden Besuchen gehörten solche Fälle zu Seltenheiten. Die Kaufleute selbst, die hiebei zumeist von ausländischen Schwindlern bedient waren, erkannten das Wohlthätige einer solchen Kontrole an und bezogen ihre Ware von reellen Firmen, die Schwindler fanden keine Abnehmer mehr.

Bei den Würsten haben wir bei Beginn unserer ambulanten Thätigkeit sehr häufig Mehlzusatz auch da gefunden, wo derselbe keineswegs mit Einverständnis des Konsumenten stattgefunden hatte, wo er also nicht – wie ja nach der Entscheidung des Reichsgerichtes zu unterscheiden ist – ortsüblich ist. Auch hier liess sich durch die ambulante Thätigkeit verhältnismässig rasch eine Aenderung erzielen.

Die polizeiliche Milchkontrole ist gegenwärtig da, wo wir darauf Einfluss haben – es ist uns dies allerdings nur in wenigen Gemeinden bisher möglich gewesen – gut ausgebildet. Die Polizeiorgane sind von einem unserer Beamten instruiert, sie sind im Besitze der nötigen Normalinstrumente, sie sind geübt im richtigen Ablesen derselben und sind angehalten im Bedürfnisfalle, der ihnen sofort durch die Untersuchungsanstalt bekannt gegeben wird, eine Stallprobe in der richtigen Weise zu entnehmen. Ich möchte hier nur bemerken, dass sich derjenige, welcher glaubt, auf dem Lande ist eine polizeiliche Milchkontrolle zwecklos, weil da die Milch nicht gefärbt wird, vollständig im Irrtum befindet.

Der Fälschung von Butter begegnen wir im Wirkungskreis unserer Anstalt fast gar nicht. Anders ist es aber bei der ausgelassenen Butter, bei dem Schmalz. So lange meine hiesige Thätigkeit zurückreicht, bildeten jährlich die Fälschungen des Schmalzes die grösste Zahl. 1880 und 1881: 51 %; 1882 und 1883: 50 %; 1884: 53,5 %; 1885: 61 %; 1886: 57,6 %; 1887: 34,3 %; 1888: 63,2 % und 1889: 44,9 % der Proben. Hierbei will ich nur bemerken, dass im letzten Jahre unter 343 Schmalzproben 184 auf die Stadtgemeinde München trafen; von diesen von der Stadtgemeinde München eingeschickten Proben waren 53 % mit fremden Fetten gefälscht. Die Stadt München leistet also in der Schmalzfälschung viel – aber auch auf dem Lande treffen wir Beimischungen fremder Fette zum Schmalz an, allerdings kommt meistens das gefälschte Produkt von hier hinaus, sogar bis in's Gebirge.

Nach der Uebersicht, die ich Ihnen hier eben gegeben habe, scheinen sich die Fälschungen von Schmalz wenig reduzieren zu lassen – das Geschäft ist aber auch zu rentabel. Die zahlreichen gerichtlichen Verfolgungen, namentlich im letzten Jahre, führen jedoch voraussichtlich dazu, den allmälig beträchtlich angewachsenen Schmalzfälschungen Einhalt zu thun – nur empfindliche Strafen können hier von nachhaltiger Wirkung sein. [176]

---

176 A. a. O. S. 421–423.

Die sich im Verlauf des ersten Weltkriegs akut verschlechternde Versorgungslage hat die gesamte Entwicklung der Rechtssetzung und Kontrolle zeitweilig auf andere Wege gezwungen. Während sich die amtlichen Kontrollen als nötiger denn je erwiesen, mußten bestimmte Anforderungen an die Qualität unter dem Druck notwendiger Ersatzprodukte zurückgestellt werden. Die Strenge der Auslegung des Fälschungsbegriffs bei Lebensmitteln war – einwandfreie Kennzeichnung vorausgesetzt – eben auch immer eine Frage der Marktlage.

Lebensmittelverarbeitung im 19. Jahrhundert – neue technische Verfahren und chemische Zusätze*

von Berend Strahlmann

Bei der Darstellung der Ernährung früherer Zeiten wird noch recht summarisch verfahren, indem lediglich die Verzehrmengen und -gewohnheiten, nicht aber die jeweiligen, durch die Verarbeitungsmethoden in jener Zeit hervorgerufenen ernährungsphysiologisch bedeutungsvollen Qualitätsveränderungen der Lebensmittel berücksichtigt werden. Im 19. Jahrhundert wurden viele Lebensmittel durch neue technische und chemische Verarbeitungsmethoden verändert, da Lebensmittel immer mehr Industrieprodukte wurden.

Für die mechanische Aufbereitung der Lebensmittel wurden neue Maschinen entwickelt, u. a. zur Reinigung und zum Zerkleinern der Rohstoffe. Die Qualität der Getreidemehle wurde z. B. durch eine maschinelle Reinigung, feinere Vermahlung und Siebung verbessert. Die sich waagerecht drehenden Mühlsteine wurden durch eine mehrfache Anordnung in der sog. Hochmüllerei ersetzt. Besonders die Einführung von Walzenstuhl und Plansichter zur feineren Vermahlung und Trennung der Mehlkomponenten brachte ein größeres Angebot an weißen Mehlen.

Erst die Milchzentrifuge ermöglichte eine gute Abtrennung der Fettpartikel aus der Milch und damit eine rationelle Rahmgewinnung. Zuckerzentrifugen und andere Modelle erwiesen sich als ungeeignet zur Rahmgewinnung. Eine praktisch brauchbare Trommelzentrifuge brachte 1877 der Ingenieur Wilhelm Lefeldt (1836–1913) in Schöningen auf den Markt. Diese Zentrifuge verbesserte 1878 Gustav de Laval (1845–1913) in Stockholm und entscheidend 1889 durch den Einbau von Zwischenwänden (Tellereinsätzen) in den Abscheideraum der Zentrifuge nach dem Patent des Freiherrn Clemens von Manchenheim, genannt von Bechtolsheim (1852–1930).

Von den thermischen Verarbeitungsverfahren brachte besonders die Weiterentwicklung der Erfindung und Anwendung der Hitzesterilisierung seit 1809 durch Nicolas Appert (1749–1840) die Grundlage zur Konservenindustrie. Die Sterilisation der Flaschen- bzw. Doseninhalte war nicht immer ausreichend, bis von 1841 an verschiedentlich festgestellt wurde

* Auf Wunsch des Verfassers als Zusammenfassung seiner Diskussionsbemerkungen aufgenommen – E. H.

(u. a. von S. Goldner, J. Wertheimer, P. A. Farre, I. Solomon), daß durch Erhitzen im Salzbad die Sterilisationstemperatur erhöht werden konnte und bis sich schließlich die von Appert bereits ausgeführte Sterilisation in geschlossenen Behältern unter Druck (Autoklaven) durchsetzte. Hartkäse verlor durch die Hitzebehandlung seine Struktur. Erst 1913 gelang es Fritz Stettler (1865–1937) und Walter Gerber (1879–1942) in Thun (Schweiz) durch Zusatz von Citrat Hartkäse als „Schmelzkäse" zu sterilisieren.

Louis Pasteur (1822–1895) konnte 1865 den Wein durch Erhitzen auf 60–70°C haltbarer machen. „Pasteurisiert" wurde bald darauf auch Traubensaft (1869 von Thomas B. Welch, 1886 von Hermann Müller-Thurgau [1850–1927]) und Milch (1886 von Franz von Soxhlet [1848–1926]). Die Pasteurisierung erleichterte den Vertrieb dieser leichtverderblichen Lebensmittel und verminderte zugleich deren Gehalt an pathogenen Keimen.

Ein schonendes Eindampfen von Lebensmitteln wie Zuckerlösungen, Milch und dgl. ermöglichte der 1812 von Edward Charles Howard (1774–1816) entwickelte Vakuum-Kochapparat. 1856 liess sich Gail Borden (1801–1874) die Anwendung der Vakuumpfanne zur Herstellung von Kondensmilch schützen. Johann Baptist Meyenberg (1847–1914) gelang 1884 die Kondensation der Milch auch ohne Zuckerzusatz. Nicht weniger Bedeutung in der Praxis erlangte die Sprühtrocknung, für die sich 1872 Samuel R. Percy in New York ein Patent erteilen ließ. Doch die ersten Verfahren – auch von Robert Stauf (1900) und B. J. B. Mills (1904) waren noch unrentabel. Das von L. C. Merrell, I. S. Merrell und W. B. Gere (1906) entwickelte System, das die Grundlage zum „True-Food"-Verfahren bildete, machte die Trocknung rentabel. Da das zersprühte Lebensmittel, z. B. Milch, im heißen Gegenluftstrom schonend getrocknet wird, ließen sich eine Denaturierung des Eiweißes und Geschmacksveränderungen vermeiden. Die wirtschaftlichere, von John A. Just in Syracuse, N. Y. 1902 gefundene Walzentrocknung erhitzte weniger schonend.

Die Erfindung und der Einsatz von Kältemaschinen zum Kühlen und Gefrieren von Lebensmitteln brachten bessere Versorgungsmöglichkeiten mit verderblichen Lebensmitteln wie Fleisch. Kühlhäuser wurden 1878 in Chicago (seit 1886 maschinell gekühlt), 1881 in London, 1882 in Bremen und 1883 in Wiesbaden errichtet. In Wiesbaden wurde das Fleisch in schwach bewegter Luft gekühlt. Dabei erlitt das Fleisch Gewichtsverluste und schrumpfte an der Oberfläche ein. 1861 baute Thomas Sutcliffe Mort mit dem französischen Ingenieur Eugène Dominique Nicolle das erste Fleischgefrierwerk in Sydney und 1873 hielt James Harrison (1816–1893) in Melbourne in einer Gefrieranlage Fleisch, Fisch und Geflügel über 6 Monate genußfähig. 1877 gelang der mehrmals versuchte

Schiffstransport von Gefrierfleisch; u. a. war es das Schiff „Paraguay", das, mit Carréschen Ammoniak-Absorptions-Kältemaschinen ausgerüstet, in Argentinien 5 500 Hammel im Gewicht von 80 t an Bord einfror und in einwandfreiem Zustand nach 7 Monaten in Le Havre anlandete. Im Jahre 1880 brachte die „Strathleven" 34 t Gefrierfleisch von Australien nach London und 1881 der Segler „Dunedin" 5 000 gefrorene Hammel aus Neuseeland nach England. Nach diesen gelungenen Versuchen kamen immer größere Mengen Gefrierfleisch über den Ozean nach Europa. Kältemaschinen wurden zuerst in Brauereien, u. a. 1859 von Ferdinand Carré (1824–1900) in Marseille, 1878 von Carl von Linde (1842–1934) in der Spatenbrauerei in München zur Kühlung der Würze während des Gärprozesses und zur Kühlung der Lagerkeller eingesetzt, so daß die Beschaffenheit des Bieres verbessert werden konnte. Als Nebenprodukt wurde in den Brauereien häufig Eis fabriziert. Die erste Speiseeisfabrik wurde 1851 von Jakob Fussel in Seven Valleys, Pennsylvanien (USA) gegründet.

Von großem Einfluß auf die Qualität der Lebensmittel waren chemische Verfahren und Zusätze. Die traditionellen enzymatischen und mikrobiologischen Verfahren konnten durch die Bemühungen verschiedener Wissenschaftler kontrolliert eingesetzt werden. Labpräparate kamen um 1872 in den Handel. Reinkulturen von Mikroorganismen wurden 1884 zur Herstellung von Bier von Emil Christian Hansen (1842–1909), von Rahm 1890 von Mathias Vilhelm Emanuel Storch (1837–1918), von Wein 1891 von Hermann Müller-Thurgau und von Käse 1906 von Eduard von Freudenreich (1851–1906) rasch in die Praxis eingeführt.

Standen bisher neben der Sauerteig- und Hefegärung nur Natrium- bzw. Kaliumcarbonat zur Bildung des als Teiglockerungsgas wirkenden Kohlendioxids zur Verfügung, so gelang es 1856 Justus von Liebigs Schüler Eben Norton Horsford (1818–1893) in Cambridge (USA), ein haltbares Backpulver mit Monocalciumphosphatmonohydrat und Natriumhydrogencarbonat als stabile Komponenten herzustellen – 1868 bereits 500 t. Das Backpulver wurde z. T. gleich zum Mehl zugemischt, das als gebrauchsfertiges „self-raising flour" in den USA in großen Mengen verkauft wurde.

Durch chemische Behandlung, z. B. Zusatz von Kupfersulfat, ließ sich die Struktur des Brotteiges wesentlich verbessern. Justus von Liebig (1803–1873) empfahl 1854, anstatt der schädlichen Zusätze wie Kupfersulfat und Alaun dem Teig unschädliches Kalkwasser zuzusetzen. Das „Kalkbrot" fand aber wenig Absatz. Als 1898 der Müller Emil Frichot (1864–1928) in Dreux das Mehl mit Ozon bleichen wollte, fand er eine Methode, die zugleich die Backqualität des Mehles beeinflußte. Bessere Wirkungen hatten Stickstoffoxide, die 1901 Sydney Andrews (1877–1966) zur Bleichung und Verbesserung der Backfähigkeit der Mehle verwandte.

Die aufkommende chemische Industrie lieferte die synthetischen Farbstoffe auch zur Färbung der Lebensmittel. Der rote Farbstoff Fuchsin war besonders für Wein und Konditoreiwaren, Konfitüren, Limonaden usw. beliebt. Das seit 1860 mit Arsensäure hergestellte Fuchsin beherrschte lange Zeit wegen seiner schönen Kristallisation den Markt und wurde daher nur langsam durch das 1866 nach Coupier mit Nitrobenzol als Oxydationsmittel hergestellte Fuchsin verdrängt. Zur Gelbfärbung von Backwaren, Nudeln, Butter, Margarine, Käse usw. wurden auch Nitrofarbstoffe verwendet, die wie die Pikrinsäure (Welter's Bitter) und das Dinitrokresol („Saffransurrogat") zugleich als Geschmacksstoffe dienten, oder wie das Dinitro-α-Naphthol (Martiusgelb) keinen bitteren Geschmack hatten. Wie viele der Azofarbstoffe waren aber manche der zuerst verwendeten synthetischen Farbstoffe nicht unbedenklich. Die Zahl neuer Farbstoffe wuchs rasch. 1874 begann der Apotheker Wilhelm Brauns in Quedlinburg die synthetischen Farben in kleinen Packungen zu verkaufen und ermöglichte damit deren Verwendung im Haushalt.

Zur Konservierung von Lebensmitteln wurde u. a. Holzessig verwendet, aus dem 1832 Karl Freiherr von Reichenbach (1788–1869) als wirksame Substanz das „Kreosot" isolierte. Hermann Kolbe (1818–1884) fand 1873 eine einfache Synthese der Salizylsäure und 1874 deren konservierende Wirkung in verschiedenen Lebensmitteln. Friedrich von Heyden (1838–1926) stellte die Salizylsäure seit 1874 industriell her und verkaufte im Jahre 1874 4 000 kg und 1878 bereits 25 000 kg. Benzoesäure und Zimtsäure, über deren konservierende Eigenschaften Hugo Fleck 1875 veröffentlichte, waren teurer und zeigten daher zunächst einen geringeren Umsatz.

1817 machte Sebastian Karl Schüzenbach (1793–1869) die „Schnellessig"-Fabrikation durch bessere Verteilung der zu oxydierenden Weine über Holzspäne bekannt. Daneben entwickelte sich seit 1824 das leistungsfähigere Rundpump-Verfahren von J. Ham. 1881 gewann Mihail Grigorjewitsch Kutscherow (1850–1911) synthetisch Alkohol und Essigsäure aus Acetylen über Acetaldehyd. Ein industriell brauchbares Verfahren wurde aber erst 1910 von der Chemischen Fabrik Griesheim-Elektron und dem Consortium für Elektrochemische Industrie herausgebracht.

Das 1834 von Eilhard Mitscherlich (1794–1863) gefundene, nach Bittermandelöl riechende Nitrobenzol wurde 1847 aus Benzol hergestellt und kam als „Essence de Mirbane" (Mirbanöl) in den Handel. Erst 1863 kam das ungefährlichere Benzaldehyd auf den Markt, das von Liebig und Friedrich Wöhler (1800–1882) bereits 1837 durch Spaltung von Amygdalin erhalten worden war. 1868 stellte William Henry Perkin (1838–1907) Cumarin her und 1874 gewann Ferdinand Tiemann (1848–1899) durch Oxydation von Coniferin, später von Isoeugenol, das Vanillin, das einen großen Absatz in der Lebensmittelindustrie fand.

Für die Zuckerindustrie alarmierend war die Entdeckung des künstlichen Süßstoffes Saccharin im Jahre 1878 durch Konstantin Fahlberg (1850–1910), der auf Anregung von Ira Remsen (1846–1927) o-Sulfamidobenzoesäure herstellen wollte. 1884 begann Fahlberg mit seinem Onkel, Adolph List, die Fabrikation. Im Jahre 1888 betrug die Gesamterzeugung 5 188 kg, 1894 33 000 kg und im Jahre 1901, nachdem weitere Werke die Fabrikation aufgenommen hatten, bereits etwa 175 000 kg. Zum Schutz der Rübenzuckerherstellung wurde in Deutschland 1898 das Saccharin zur gewerbsmäßigen Herstellung von Bier, Wein, Fruchtsäften, Konserven und Likören verboten. Da aber der Saccharinkonsum trotzdem weiter stieg, wurde 1902 die Herstellung von Süßstoffen bis auf geringe Mengen allgemein verboten. Zu den Süßstoffen gehörte ebenfalls das 1884 von Josef Berlinerblau gefundene Dulcin, das von der Firma Dr. F. von Heyden's Nachfolger unter dem Namen „Sucrol" in den Handel gebracht wurde, aber einen geringen Umsatz erlangte – 1898 wurden etwa 181 kg hergestellt.

Gottlieb Sigismund Kirchhoff (1764–1833) nutzte im Jahre 1811 die für Wissenschaft und Industrie wichtige Entdeckung, daß sich Stärke durch Kochen mit verdünnten Säuren in Traubenzucker (Glukose) verwandeln läßt. Bereits 1812 wurde von Johann Wolfgang Döbereiner (1780–1849) in Tiefurt bei Weimar eine Stärkezuckerfabrik errichtet. Industrielle Bedeutung erlangte die Glukoseherstellung, nachdem Ludwig Gall (1791–1863) den Zusatz von Zuckerwasser (die Naßzuckerung) zur Verbesserung saurer Weine empfohlen hatte. Gall wurde zwar 1857 in Stuttgart verhaftet, konnte aber entfliehen, und sein Verfahren, das „Gallisieren" wurde bald als „rationellster Fortschritt der Weinbereitung" nicht nur bezeichnet, sondern auch in großem Umfang praktiziert. Glukose und durch verdünnte Säure invertierte Saccharose boten sich zur Fabrikation von Kunsthonig an, der in der zweiten Hälfte des Jahrhunderts den Markt eroberte.

Bei der Hydrolyse von Proteinen erhielten bereits 1820 Henry Braconnot (1781–1855) und 1831 Jakob Berzelius (1779–1848) Stoffe mit fleischbrühartigem Geruch und Geschmack. 1886 stellte Julius Maggi (1846–1912) einen sog. „Bouillon Extract" aus hydrolysierten Pflanzenproteinen her. Maggi hatte bereits 1883 auf Anregung von Fridolin Schuler (1832–1903) durch Rösten von Leguminosenmehlen schnell zubereitbare Trockensuppenkonserven fabriziert. Kikunae Ikeda erkannte 1908 die Bedeutung des Mononatriumglutamats, das zunächst durch Hydrolyse von Pflanzenproteinen, Rübenzuckermelasse und dgl. erhalten wurde, als Geschmacksverstärker. Die industrielle Gewinnung von Mononatriumglutamat begann 1914 in Kawasaki. J. v. Liebig fand 1847 die von ihm aus Fleischextrakt isolierte Inosinsäure als geschmackswirksamen Stoff.

Der vom Apotheker Franz Xaver Pettenkofer (1783–1850) auf Liebigs Anregung hin als tonisches Medikament hergestellte Fleischextrakt wurde seit 1865 in Fray-Bentos (Uruguay) als „Liebigs Fleisch-Extrakt" durch wässrige Extraktion aus fettfreiem Fleisch fabrikmäßig gewonnen. Als Konserve mit hohem Genußwert wurde trotz vieler Nachahmungen besonders der mit den Namenszügen Liebigs bzw. Max von Pettenkofers (1818–1901) versehene Fleischextrakt weltweit bekannt.

Die Extraktion des Coffeins aus Kaffeebohnen gelang dem Kaffeegroßhändler Ludwig Roselius (1874–1943) in Bremen. 1902 förderte er die Versuche von Detlefsen und J. F. Meyer, zog den Chemiker K. H. Wimmer hinzu und unternahm eigene Versuche, die schließlich erfolgreich waren, so daß 1906 die Fabrikation von coffeinfreiem Kaffee aufgenommen werden konnte.

Die Extraktion des Rübenzuckers wurde seit 1821 durch die Mazerationsmethode von C. J. A. Mathieu de Dombasle (1777–1843) und seit 1864 durch die Diffusionsbatterien von Julius Robert (1826–1888) verbessert. Eine bessere Reinigung des Rohsaftes gelang durch Karbonatation. Die Züchtung zuckerreicherer Rüben – eine schnelle Zuckerbestimmung ermöglichte das Polarimeter – und die besseren Extraktionsmethoden bewirkten einen Anstieg der Rohzuckerausbeute von 5,88 % im Jahre 1840/41 auf 11,87 % im Jahre 1886/87. Der vorher geringe Zuckerkonsum stieg sowohl durch direkten Verbrauch in den Haushalten als auch durch die zunehmende industrielle Verwendung von Zucker, nicht zuletzt zur Weinbereitung, zum „Gallisieren" oder zum „Petiotisieren", der Vergärung von Zuckerwasser mit abgepressten Trestern nach Petiot, schließlich zur völligen Kunstweinherstellung. Zucker benötigte auch die Herstellung von Konfitüren, Kunsthonig und Schokolade.

Jean Antoine Chaptal (1756–1832) empfahl nicht nur einen Zusatz von Zucker, sondern auch von Calciumcarbonat zum Wein, um den zu großen Säuregehalt eines Weines zu neutralisieren („Chaptalisieren"). Die Entsäuerung abgelagerter Weine gelang Liebig 1848 durch Zusatz von Kaliumtartrat.

Ein lösliches Kakaopulver gewann 1828 Conrad Johannes van Houten nach Aufschluß der Kakaomasse mit Kaliumcarbonaten. Die Schokoladeherstellung nahm gegen Ende des Jahrhunderts einen großen Aufschwung. Daniel Peter (1836–1919) erfand 1875 die Milchschokolade und Rudolf Lindt (1855–1909) erhielt um 1879 eine Schmelzschokolade, indem er die Schokoladenmasse unter Zusatz von Kakaobutter in einer aus dem Betrieb seines Vorgängers in Bern stammenden Conche bearbeitete.

Beliebt wurden Limonaden, die nur aus Zuckerwasser, Farbstoff und Aromen bestanden. Die natürlichen Mineralwässer wurden künstlich nachgeahmt. Bereits 1789 war es dem Apotheker Henri Albert Gosse (1753–1816) in Genf gelungen, Wasser mit Kohlensäure anzureichern und so ein künstliches kohlensäurehaltiges Wasser herzustellen. Durch Zugabe von Mineralsalzen zu gewöhnlichem Wasser wurden künstliche Mineralwässer fabriziert, u. a. um 1800 von Jakob Ziegler (1775–1863) in Winterthur. Mit seinem „Selterswasser" hatte Ziegler solch einen Erfolg, daß er 1824 einen Zweigbetrieb in Paris errichtete, der, als 1832 Paris von der Cholera heimgesucht wurde und die Ärzte das Trinken von Mineralwasser anordneten, 2 000 Flaschen pro Tag produzierte. Nicht weniger Erfolg hatte Friedrich Adolf Struve (1781–1840), der 1820 begann, die Mineralwässer von Karlsbad auf Grund der damals vorliegenden Analysen gemäß der bereits von ihm aufgestellten Theorie, daß die Mineralwässer durch Auslaugung der Gesteine gebildet würden, durch Zusatz der erforderlichen Chemikalien herzustellen. Im gleichen Jahre konnte er Trinkgärten in Dresden und Leipzig und 1823 eine Trinkanstalt in Berlin einrichten, denen weitere Trinkanstalten u. a. in Deutschland, England und Rußland folgten.

Hypolite Mège-Mouriès (1817–1880) erfand 1869 ein Verfahren zur Herstellung eines Butterersatzes (Margarine), indem er durch Abpressen von Rindertalg flüssiges Oleomargarin abtrennte, das er mit Magermilch verbutterte. Fabriken entstanden bald darauf in Frankreich und vielen andern Ländern Europas. Außer Talg wurden bald auch Pflanzenfette verarbeitet. Mit der Fetthärtung, der Hydrierung flüssiger Oele und Trane, erschloß 1901 Wilhelm Normann (1870–1939) neue Rohstoffquellen zur Margarineproduktion.

Die chemische Wissenschaft und Praxis hielt Einzug in weite Bereiche der Lebensmittelindustrie, die außer den bisher erwähnten Produkten auch andere, wie Teigwaren und Kindernährmittel, fabrizierte. Bezeichnend für die damalige Situation ist die in der Zeitschrift „Unsere Zeit" 1877 vertretene Auffassung:

„Im allgemeinen gibt es nur zwei Punkte, über welche dem Publikum in Bezug auf seine Nahrungsmittel ein Urtheil zusteht, nämlich, ob sie gut schmecken und ob sie gut bekommen. Wie sie die Wissenschaft und Praxis herstellt, das kann der grossen Masse ganz gleichgültig sein. Gerade diejenigen, welche am meisten auf die moderne Weinpantscherei usw. schimpfen, würden den Mund am ärgsten verziehen, wenn man ihnen reinen Naturwein vorsetzen wollte."

(Eingehendere Darstellungen der oben behandelten Themen wurden bzw. werden vom Autor in den „Mitteilungen aus dem Gebiete der Lebensmitteluntersuchung und Hygiene" u. a. O. veröffentlicht).

Die Nahrung der sozialen Unterschichten im späten 19. Jahrhundert

von Hans J. Teuteberg

Sage mir, was du ißt,
und ich sage dir, wer du bist.

Anthelme Brillat-Savarin,
Physiologie du Goût (1825).

I.

Im Rahmen der sozialen Frage, also der ins allgemeine Bewußtsein tretenden Antinomie zwischen sich allmählich realisierender politischer Emanzipation und Egalität einerseits sowie noch fortdauernder älterer ökonomischer Abhängigkeit und gesellschaftlicher Ungleichheit andererseits, ist der Lebensstandard der industriellen Lohnarbeiterschaft besonders im ausgehenden 19. Jahrhundert lange ein bevorzugtes Objekt wissenschaftlicher Analysen gewesen. Die Publikationen allein über diesen Aspekt der „Arbeiterfrage" füllen eine ganze Bibliothek und mehr. Nimmt man sich diese Untersuchungsergebnisse heute wieder einmal vor, dann muten sie vom Standpunkt moderner Forschung erstaunlich unbefriedigend und fragmentarisch an. Offensichtlich ist der alte Streit zwischen der optimistischen Richtung, die eine durchgreifende Verbesserung des Lebensstandards der breiten Massen und speziell der Arbeiter infolge der Industrialisierung im 19. Jahrhundert zu erkennen glaubte, und ihren pessimistischen Gegnern bis heute noch nicht mit gänzlicher Klarheit ausgetragen worden. Anscheinend hängt dies weniger mit dem ideologischen und sozialdramatischen Charakter des Untersuchungsgegenstandes als mit den bisher verwandten Untersuchungsmethoden zusammen. Infolgedessen muß zunächst etwas zur Methodologie und Kritik der historischen Lebenshaltungsforschung und zum heuristischen Wert der hier vorgelegten Quellenmaterialien gesagt werden.

Bei der quantitativen Erfassung früherer Lebenszustände sind bisher zwei Wege beschritten worden: Zunächst wandte man sich, da die Entwicklung des realen Sozialprodukts pro Kopf noch nichts über die Einkommensverteilung aussagt, der Lohnentwicklung zu. Jenseits aller Kontroversen über Einzelprobleme ist man sich heute darin einig geworden, daß sich in der zweiten Hälfte des 19. Jahrhunderts nicht nur die Nominalverdienste, sondern auch die durchschnittlichen Realeinkommen deutlich verbessert haben.[1] Läßt man alle zwischentemporären Schwankungen sowie regionalen und beruflichen Abweichungen außer Betracht und orientiert sich nur am generellen Trend, dann ergibt sich aus den Lohn-Preis–Indexziffern, daß sich zwischen 1840 und 1914 die Lebenshaltungskosten etwa verdoppelten, die Löhne aber verdreifachten.[2] Wenngleich die Gewinnung eines verläßlichen Reallohnindexes schwierig ist und dieser angesichts einiger anderer Faktoren die Wandlungen des Lebensstandards nicht voll widerspiegelt, so sprechen doch hinreichende Gründe für die Vermutung, daß dieser Reallohnanstieg im späten 19. Jahrhundert stärker und anhaltender war als jemals zuvor.

Mit diesem im ganzen nicht mehr bestrittenen Reallohnanstieg in der ersten Phase der deutschen Hochindustrialisierung, der im übrigen auch bei anderen werdenden Industriestaaten in dieser Periode beobachtet werden kann, kontrastieren nun in höchst paradoxer Weise viele zeitgenössische Stimmen, die sich zur Lebenssituation der „arbeitenden Klasse" um 1900 äußerten. Hier ist in auffällig wiederkehrender Weise immer wieder die Rede von einem prekären Dasein an der Grenze des damals festgesetzten

---

[1] Carl von Tyszka: Löhne und Lebenskosten in Westeuropa im 19. Jahrhundert, Leipzig 1914. – Gerhard Bry: Wages in Germany 1871–1945, Princeton 1960, S. 329. – Wilhelm Abel: Agrarkrisen und Agrarkonjunktur, 2. neubearb. Aufl. Hamburg–Berlin 1966, S. 244. – Walther G. Hoffmann: Das Wachstum der deutschen Wirtschaft seit der Mitte des 19. Jahrhunderts, Berlin, Heidelberg und New York 1965, S. 492ff. – Ashok V. Desai: Real Wages in Germany 1871–1945, Oxford 1961. – Jürgen Kuczynski: Die Geschichte der Lage der Arbeiter in Deutschland, Bd. 1, 3. Aufl., Berlin-Ost 1947, S. 173ff. – E. H. Phelps Brown – S. Hopkins: The Course of Wage Rates in Five Countries 1860–1939, in: Oxford Economic Papers 1950, S. 260ff.

[2] Albert Hauser: Zur sozialen Situation um 1868, in: 100 Jahre Aktiengesellschaft für die Neue Zürcher Zeitung, Zürich 1968, S. 5. – Natürlich muß diese pauschale Feststellung zeitlich, regional und sozial differenziert werden. Der Reallohnanstieg in der zweiten Hälfte des 19. Jahrhunderts war je nach der Qualifikation der Arbeitskraft verschieden. Die Einkommensunterschiede zwischen Gelernten und Ungelernten sowie Männern und Frauen, zwischen einzelnen Wirtschaftszweigen sowie zwischen Stadt und Land klafften teilweise stark auseinander. Der Reallohnanstieg blieb hauptsächlich auf die Gruppen der sozialen Unterschichten beschränkt, die ihre Arbeitskraft in möglichst knapper Form teuer verkaufen konnten und in gewerkschaftlichen Koalitionen eine starke Verhandlungsmacht auf dem Arbeitsmarkt besaßen. Andere Gruppen, wie etwa die weiblichen Arbeitskräfte in der Heimindustrie, nahmen sicherlich am geringsten am Reallohnanstieg teil. Das Lohnniveau stieg auch teilweise langsamer und teilweise schneller. So brachten die „Gründerjahre" einen fieberhaften Aufschwung der Wochenverdienste, der in der nachfolgenden „Gründerkrise" ebenso rasch wieder auf den Ausgangspunkt dezimiert wurde. Auch die Nebeneinkommen in Form von Untervermietung, Gelegenheitsarbeit und agrarischer Eigenproduktion haben den Lebensstandard nicht unwesentlich beeinflußt. Insgesamt läßt die Kurve der Lebenshaltungskosten nach einem steilen Anstieg nach 1871 einen scharfen Rückgang und dann wieder einen kontinuierlichen langsameren Anstieg bis 1913 erkennen. Auf eine Darstellung und Diskussion der Einzelheiten muß an dieser Stelle verzichtet werden.

Existenzminimums. Oft wird sogar von wachsender materieller Verelendung und mentaler Proletarisierung gesprochen.[3] Dabei wird die unzureichende Ernährung kritisiert, bei der man infolge steigender Lebensmittelpreise nach dem Übergang zur Schutzzollpolitik nach 1880 deutliche Verschlechterungen zu erkennen glaubt. Diese Klagen sind um so ernster zu nehmen, da sie nicht nur als subjektive Äußerungen aus dem Mund der Betroffenen oder ihrer gesellschaftlichen Anwälte, sondern auch aus dem Kreis der bürgerlichen Wissenschaft kommen. Führende Nationalökonomen im „Verein für Socialpolitik" waren um 1900 sich noch nicht einig, ob die von Marx und Engels prognostizierte Verschlechterung in der Lage der sozialen Unterschichten beim Eintritt in das Zeitalter des „Hochkapitalismus" nun eingetreten sei oder nicht. Offenbar reichten die ersten statistischen Querschnitte durch bestimmte Einkommensgruppen und Regionen als „Momentaufnahmen" nicht aus, um einen hinreichenden Allgemeinüberblick zu gewinnen. Zu sehr überwogen die räumlichen und beruflichen Unterschiede, die sich im Zeitablauf fortlaufend veränderten. Von der Wahl des Ausgangszeitpunktes und der Gewichtung der einzelnen Einkommenselemente wurden die gesuchten Resultate aber stark beeinflußt. Dazu kam das statistisch schwer zu lösende Problem der fortschreitenden Geldentwertung infolge der steigenden Preise. Noch fehlte es an dynamisch-statistischen Längsschnitten über größere Zeiträume. So mußte die Frage offen bleiben, inwieweit die sozialen Unterschichten tatsächlich an dem beobachteten Reallohnanstieg partizipierten.

Schon frühzeitig kam man auf den Gedanken, neben der Einkommens- auch die Ausgabenseite der Haushalte zu untersuchen. Man ging bei diesem zweiten Weg von der Annahme aus, daß ein Vergleich von Lebenslagen um so weniger Fehlerquellen aufweisen wird, je mehr man sich auf Güter konzentriert, die auch tatsächlich im Haushalt verbraucht werden. Anders ausgedrückt: Nicht das Geld ist in diesem Fall für den Lebensstandardvergleich entscheidend, sondern der Konsum von notwendigsten Gegenständen des täglichen Lebens. Sieht man sich nun die Einkommensverwendung sozialer Unterschichten im 19. Jahrhundert näher an, dann fällt sofort auf, daß die Ausgaben für Ernährung im Rahmen der Gesamtaufwendungen eines Haushaltes bei weitem im Vordergrund gestanden haben. Die Ausgaben für Fleisch, Fett, Brot, Alkohol, Zucker usw. bestimmten die wirtschaftliche Situation einer Familie. Erst im großen Abstand folgten dann die Kosten für Miete, Feuerung, Licht, Kleidung und sonstige Lebensbedürfnisse. Die Nahrungs-

---

[3] Dies war keineswegs nur eine deutsche Kritik. Auch in England sprach man um diese Zeit von einer „sekundären Armut". Vgl. B. Seebohm Rowntree: Poverty: A Study of Town Life, 4. Aufl., London 1902, S. 140.

ausgaben bieten sich daher als optimale vergleichende Hilfsgrößen für die historische Lebensstandardmessung an. Aus ihnen lässt sich ein wichtiger Teil der Lebenshaltung präziser diagnostizieren als aus reinen Geldlöhnen, die die tatsächliche Einkommensstruktur sowieso nicht vollständig widerspiegeln. Eine Auswertung der Ernährungsausgaben bei ländlichen und städtischen Lohnarbeitern als Kernbereich der sozialen Unterschichten unter dem Aspekt des Lebensstandards steht im Mittelpunkt der nachfolgenden Abhandlung. Sie soll an ausgewählten Beispielen zeigen, wofür der größte Teil des Einkommens um 1900 ausgegeben wurde. Zugleich hilft sie, die eingangs aufgeworfene Frage zu beantworten, wie sich der auffällige Widerspruch zwischen objektiv meßbarem Reallohnanstieg und subjektiver zeitgenössischer Klage über wachsende Verelendung und Verschlechterung der Nahrung erklären läßt. Die Analyse der Ausgabenseite der Haushalte bietet aber auch wertvolle Einsichten in die Wandlung der Nahrungsgewohnheiten und die ernährungsphysiologische Substanz der Kost im Unterschied zu heute. Dieser eng damit in Verbindung stehende medizingeschichtliche Aspekt bildet damit einen zweiten Anlaß dieser Untersuchung. Hier soll vor allem die Frage gestellt werden: War die Ernährung im späten 19. Jahrhundert vom Standpunkt der heutigen Ernährungswissenschaft ausreichend oder worin bestanden ihre Mängel?

Will man die Ernährungszustände vor rund einhundert Jahren in Deutschland in dieser Weise darstellen, dann erhebt sich auch hier das Problem der quantitativen Erfassung. Bekanntlich wurde der Nahrungsverzehr beim Aufkommen der Statistik im frühen 19. Jahrhundert zunächst nur in Form eines rohen Konsums pro Kopf und Jahr aufgezeichnet, indem man die produzierten Nahrungsmittel abzüglich der Ausfuhren und zuzüglich der Einfuhren durch die jeweilige Einwohnerzahl dividierte.[4] Entscheidend für die Berechnung des mengenmäßigen Verbrauchs war also die landwirtschaftliche Nettoproduktion. Diese Ziffern konnten aber nur ganz rohe Anhaltspunkte liefern. So war es nicht möglich, zwischen einem privaten und öffentlichen bzw. zwischen einem individuellen und technischen Konsum zu unterscheiden. Der Verbrauch von Getreide zum Brotbacken, Säen, Hühnerfüttern und Branntweinbrennen konnte beispielsweise noch nicht ausdifferenziert werden. Wo die Angaben zu Umrechnungen fehlten, mußten komplizierte Schätzungen angestellt werden, indem man regionale oder lokale Daten zu generalisieren trachtete. Wie die Theorie der Wirtschaftsstatistik lehrt, sind solche ökonomischen Zeitreihen gegenüber Gebietsveränderungen sehr empfindlich und machen dann deutliche Sprünge. Auch die politischen Ereignisse

---

[4] Hans J. Teuteberg / Günter Wiegelmann: Der Wandel der Nahrungsgewohnheiten unter dem Einfluß der Industrialisierung, Göttingen 1972 (= Studien zum Wandel von Gesellschaft und Bildung im Neunzehnten Jahrhundert 3), S. 44f.

wie z. B. Kriege können die innere Konsistenz solcher ökonomischen Langzeitreihen in Frage stellen. Am hinderlichsten erscheint aber, daß mit der Prokopfstatistik alle Einkommens-, Alters-, Geschlechts-, Berufs-, Regional- und Sozialunterschiede eingeebnet bleiben. Bei einer Vermehrung des Konsums ist nicht direkt festzustellen, inwieweit die sozialen Unterschichten daran beteiligt sind. Die Aussagekraft aller dieser Zahlen ist daher sehr begrenzt. Sie spiegeln nur eine durchlaufende Grundrichtung wider.

Bei der Verfeinerung der statistischen Methoden kam man dann auf die Idee, nicht nur makroökonomische, sondern auch mikroökonomische Messungen vorzunehmen. Statt vom generellen Verbrauch ging man nun vom individuellen aus. Als neues Erkenntnismittel wurden die „Haushaltsrechnungen" (Familienmonographien, Wirtschaftsrechnungen, Arbeiterbudgets, Privatwirtschaftsstatistik) eingeführt. Durch unmittelbare Aufzeichnungen der Einnahmen und Ausgaben eines einzelnen Haushaltes wollte man zur Darstellung eines relativen Konsums in den einzelnen Sozialschichten, Alters-, Berufs- und Einkommensgruppen usw. kommen, um so die Entwicklungstendenzen typischen Konsumverhaltens herausarbeiten zu können. Insbesonders sollten die Haushaltsrechnungen Aufschluß geben über 1. Art und Umfang des Verbrauchs, 2. die „natürliche Ordnung des Bedarfs" (z. B. die Nachfrage in den einzelnen Jahreszeiten), 3. die elementaren Faktoren bei der Preis- und Einkommensbildung, 4. die sozialen, regionalen, nationalen und beruflichen Eigenheiten des Konsumenten, 5. allgemeine politische, wirtschaftliche und soziokulturelle Einflüsse auf das Verbraucherverhalten und 6. über das Ausmaß der Belastung und der Sparkraft in den einzelnen Sozialschichten und damit über die reale Einkommensverteilung.[5] Durch solche Erforschung der Einnahmen und Ausgaben möglichst repräsentativ ausgewählter Privathaushalte hoffte man, zu einer der Realität mehr angenäherten Darstellung der Lebensverhältnisse zu kommen. Eine Fülle von kleinen „sozialen Miniaturbildern" sollte sich gleichsam zu einem die großen Linien anzeigenden Gesamtgemälde addieren. Im Gegensatz zur älteren Prokopfstatistik, die allein von den erzeugten Mengen der Landwirtschaft ausging, standen hier nun die Güter im Mittelpunkt, die tatsächlich vom Konsumenten für Geld eingetauscht wurden und fast ausschliesslich dem persönlichen Konsum dienten.

Natürlich wurden auch die Mängel der Haushaltsrechnungen bald deutlich.[6] Weder ließ sich der Konsum einer Familie in einer einzigen Zahl

[5] Stephan Bauer: Art. Konsumtion nach Sozialklassen, in: Handwörterbuch der Staatswissenschaften, Bd. 6 (3. Aufl. Jena 1910), S. 124ff.

[6] Vgl. zur Debatte der Wissenschaft über die Haushaltsrechnungen Karl Bücher: Haushaltsbudgets oder Wirtschaftsrechnungen, in: Zschr. f. d. gesamte Staatswissen-

einfangen, noch konnten die einzelnen Bedürfniskategorien in einfachen Geldwerten ausgedrückt werden. Um wissenschaftlich verwertbare Resultate zu erzielen, mußten die Haushaltsrechnungen über einen längeren Zeitraum geführt werden und genaue Quantitäts- und Qualitätsangaben enthalten. Die Vorstellung, daß der Verbrauch eines Monats dem eines anderen gleiche, mußte alsbald als Fiktion aufgegeben werden. Man lernte auch, daß nachträgliche Befragungen über den Konsum sehr ungenau waren. Der Befragte konnte sich niemals genau daran erinnern, was er tatsächlich verbraucht hatte. Stattdessen gab er an, was er für nötig oder für „standesgemäß" hielt. Nur eigene Aufzeichnungen Tag für Tag und Woche für Woche mit genauen Wägungen und Anschreibungen konnten letztlich Licht in das Verbraucherverhalten bringen. Der Wert dieser empirischen Erhebungen hing schliesslich noch vom Grad der Vergleichbarkeit untereinander wie mit der Generalstatistik ab. Viele Haushaltsrechnungen erwiesen sich später als völlig nutzlos, weil sie sich nicht vergleichen ließen. Viele Befragte arbeiteten zudem während der Beobachtungszeit an mehreren Orten mit wechselndem Verdienst. Manchmal wurde freiwillig oder gezwungen wegen Krankheit oder Arbeitslosigkeit gefeiert. Der meist wöchentliche, manchmal aber auch tage- oder monatsweise ausbezahlte Lohn wurde oftmals nach dem Zahltag gleich wieder verausgabt, ohne daß alternative Konsumüberlegungen angestellt wurden. Durch das verbreitete Borg- und Anschreibsystem beim Händler oder Gastwirt war ein Teil der Ausgaben schon vorher festgelegt. Auf der anderen Seite gab es mehr oder weniger stille Nebeneinkünfte und Naturaleinkommen (besonders bei Nahrungsmitteln), über die der Befragte verständlicherweise nur ungern Angaben machte. Insgesamt bestand ein psychologisch gut erklärbarer Widerwille, die häusliche Intimsphäre in dieser Weise einem fremden Auge offenzulegen. Je niedriger und unregelmässiger die Einkommensverhältnisse, desto mehr scheute man vor der Führung solcher Haushaltsrechnungen und Befragungen zurück.[7] Nur die etwas besser gestellten Arbeiterschichten zeigten sich bereit, ihren Konsum über einen längeren Zeitraum hinweg festzuhalten. Aber auch hier bestand eine Neigung, gewisse Zahlen subjektiv zu färben – besonders beim Alkohol. Das starke Mißtrauen gegen jeden, der nicht aus dem

---

schaft 62 (1906), S. 676–700. – Carl Landolt: Methode und Technik der Haushaltsstatistik, Freiburg 1894. – Gottlieb Schnapper-Arndt: Zur Theorie und Geschichte der Privatwirtschaftsstatistik, in: ders.: Vorträge und Aufsätze, Tübingen 1906. – Ders.: Sozialstatistik. Vorlesungen über Bevölkerungslehre, Wirtschafts- und Moralstatistik, hrsg. von Leo Zeitlin, Leipzig 1908, S. 365–413. – Maurice Halbwachs: La classe ouvrière et les niveaux de vie, Paris 1912 (Neudruck 1970), Annexe I.

[7] Oskar Mulert: Vierundzwanzig ostpreußische Arbeiter und Arbeiterfamilien, Jena 1908, S. 5.

gleichen Beruf und der gleichen Lebenssphäre kam, erwies sich bei solchen Nachforschungen immer wieder als ein starkes Hemmnis, das nur durch längeren persönlichen Kontakt beseitigt werden konnte. Der geringe Bildungsgrad der Befragten wie auch die fehlenden Möglichkeiten, Aussagen kontrollieren zu können, mußten ebenfalls als mögliche Abweichungen einkalkuliert werden.

Zunächst glaubte man, über die reinen Geldausgaben und Marktpreise auf die verbrauchten Nahrungsmengen im Haushalt rückschließen zu können. Dann stellte sich aber heraus, daß die von einem Haushalt bezahlten Preise von den Marktpreisen oft erheblich abwichen und die gekauften Qualitäten keineswegs den durchschnittlichen Marktqualitäten entsprachen.[8] Der Arbeiter, der seinen Bedarf immer nur in kleinsten Mengen bezog, kaufte nicht nur durchschnittlich schlechtere, sondern auch relativ teurere Lebensmittel als ein Angehöriger der oberen Sozialschichten. Dieser erstand nicht nur größere Mengen mit eventuellen Preisnachlässen, sondern besaß auch eine ganz andere Marktübersicht.[9] Der Marktpreis en detail erwies sich daher als ein unsicherer Index für die Lebensstandardmessung. Der mühselige und mit zahlreichen Mängeln behaftete Weg der täglichen Verbrauchsmessung blieb daher nicht erspart.

Ein großes Problem sah man anfangs auch darin, eine „Normalfamilie“ als Basis für die Berechnungen zu finden. Sie sollte wie auf einer Skala den Nullpunkt abgeben, von dem aus man das abweichende Verhalten messen konnte. Von vielen Seiten wurden dafür Vorschläge gemacht. So wollte der Nationalökonom I. Jastrow den jährlichen Nahrungsbedarf einer vierköpfigen Familie der dreifachen Bordration eines eingeschifften kaiserlichen Marinesoldaten gleichsetzen.[10] Andere zogen den Konsum einer fünfköpfigen Familie heran, in der sich drei Kinder zwischen 6 und 14 Jahren befinden, da dann die Kosten für die Ernährung für die Eltern am höchsten sind.[11] Auch die amtliche Reichsstatistik operierte zeitweise mit dem Begriff der „Normalfamilie“.[12] Schliesslich mußte man sich aber zur Einsicht durchringen, daß sich angesichts der vielschichtigen Einkommen und Ausgaben mit ihren unterschiedlichen subjektiven Wertschätzungen keine wirkliche repräsentative „Normalfamilie“ bestimmen läßt.

---

[8] Karl Bittmann: Arbeiterhaushalt und Teuerung, Jena 1914, S. XI.

[9] Johannes Ranke: Die Ernährung des Menschen, München 1876, S. 252.

[10] Friedrich Tägtmeyer: Die Entwicklung der Lebensmittelpreise in der Stadt Leipzig und ihr Einfluß auf die Kosten der Lebenshaltung, in: Schriften d. Vereins für Socialpolitik 145,1 (München–Leipzig 1914), S. 250ff. (Tabelle 1).

[11] Erich Ackermann: Über typische Haushaltsbudgets deutscher Arbeiterfamilien und deren Ergebnisse für die Frage nach den Produktionskosten der Arbeiten (Jur. Diss. Freiburg) Barmen 1900, S. 9.

[12] Bauer: Art. Konsumtion nach Sozialklassen, S. 132.

Selbst für die Arbeiterschaft ist es unmöglich, eine allgemeine Norm der Lebenshaltung aufzustellen. Eine „normale Arbeiterfamilie" wäre ein statistisches Begriffsgespenst, das keinerlei Erkenntniswert besitzt. So beschränkte man sich darauf, typische Abläufe des Konsumverhaltens und damit ein funktionell konstantes Verhalten verschieden veranlagter Personen aufzustellen, um daraus generelle Schlüsse abzuleiten.[13]

Überblickt man alle diese Einwände, dann muß man feststellen, daß auch die Haushaltsrechnungen kein absolut naturgetreues Spiegelbild der Lebensverhältnisse im späten 19. Jahrhundert bei den unteren Sozialschichten bieten. Der Lebensstandard wurde durch die subjektiv bedingten Angaben des Befragten wie auch durch Unvollkommenheiten der statistischen Aufnahme im ganzen vermutlich etwas besser dargestellt als die Wirklichkeit war. Bei den Befragten handelte es sich meistens um etwas besser gestellte Lohnarbeiter in einigermaßen geordneten häuslichen Verhältnissen, die auch über laufende Einnahmen verfügten. Die alleruntersten Sozialschichten waren in den Enquêten meistens nicht enthalten.[14] Ferner mußten Krankheiten und andere Unterbrechungen des Arbeitslebens aus statistischen Gründen der Vergleichbarkeit unberücksichtigt bleiben. Feinere Differenzierungen, wie etwa Unterschiede zwischen gelernten und ungelernten, alten und jungen Arbeitern u. ä. konnten ebenfalls nicht gemacht werden, da sie nur in wenigen Haushaltsrechnungen auftauchten. Überhaupt erscheint es nachträglich ungeheuer schwierig, den Begriff der „sozialen Unterschichten" bzw. der Lohnarbeiterschaft genau zu definieren. In den zeitgenössischen Schriften wird im allgemeinen damit jene Gruppe der Gesellschaft bezeichnet, die dicht über dem Existenzminimum in materieller Dürftigkeit eine Kümmerform des menschlichen Daseins lebt. Spezifisches Kennzeichen ist nicht etwa der Besitz von Produktionsmitteln (über die ein heimindustrieller Weber, Handwerker oder Landarbeiter durchaus in geringem Umfang verfügte), sondern die ständig gefährdete Existenz des Einzelnen. Das Haushaltseinkommen reicht dazu aus, um von der Hand in den Mund zu leben, es ermöglicht aber nur selten Rücklagen für die Not und niemals einen gehobenen Konsum. Die unteren Sozialschichten sind keine „Armen" im Sinne der alten Ständegesellschaft, sondern in den Arbeitsprozeß eingegliedert. Der schwankende Sprachgebrauch zeitgenössischer Autoren, die meist von „arbeitenden Klassen", „Arbeitern", „Proletariern" usf. sprachen, zeigt die Unsicherheit der Abgrenzung nach oben und unten hin. Da es hier nicht um zeitgenössische Selbstinterpretationen, sondern um empirische Messungen geht, erscheint es am besten, im allgemeinen mit dem neutralen modernen Schichtungsbegriff zu operieren.

---

[13] Ackermann: Über typische Haushaltsbudgets, S. 26.

[14] Bauer: Art. Konsumtion nach Sozialklassen, S. 128.

Bei aller Kritik an den Haushaltsrechnungen vom heutigen Standpunkt aus darf aber nicht übersehen werden, welchen Fortschritt sie gegenüber der älteren Prokopfstatistik darstellten. Sie machten erstmals im Umriß die Triebkräfte erkennbar, die das Verbraucherverhalten in den einzelnen Sozial- und Berufsschichten bestimmten. Der Anfang einer empirischen Verbraucher- und Ernährungsforschung war damit gemacht. Freilich mußte dabei im Auge behalten werden, daß aller Konsum sich letztlich nach den jeweiligen Marktpreisen richtete, wenngleich viele andere Bestimmungsfaktoren hineinspielten. Alle Unterteilungen in Einkommens-, Alters-, Berufs-, Geschlechts-, Regional- und Sozialgruppen waren stets mit der allgemeinen Lohnentwicklung und den Marktpreisen zu korrelieren, um die Änderung der Lebenshaltung erkennen zu können. Anders gesagt: Bei aller Differenzierung der Bedürfnisse und ihrer Veränderungen blieben die Ausgaben einer Arbeiterfamilie natürlich zuletzt an die Gesamthöhe der Einnahmen gebunden, da man, wie gesagt, buchstäblich von der Hand in den Mund lebte und kaum Ersparnisse machte.[15] Zusätzlich mußte die Stellung der arbeitenden Frau im Haushalt berücksichtigt werden, da dies die Gestaltung der Ausgaben besonders bei Speise und Trank stark beeinflußte. Nicht nur die reine Kopfzahl, sondern auch die Zahl der arbeitenden und nicht erwerbstätigen Mitglieder einer Familie war hier entscheidend. Alle Zahlen vermögen daher nur ungefähr den Bedarf widerzuspiegeln, da völlig exakte Qualitäts- und Quantitätsmessungen fehlen und letztlich alle Angaben vom Augenblicksbedarf und individuellen Sonderheiten abhingen. Aber diese Nachteile bestehen zum Teil auch heute noch: Wie kein anderes Gebiet der Wirtschaft ist der Konsum mit ethischen Wertbezügen und damit mit metaökonomischen und irrationalen Verhaltensmustern verbunden.

Welche Haushaltsrechnungen hat es nun tatsächlich gegeben und welche eignen sich für eine Auswertung vom Standpunkt des Nahrungskonsums? Soweit sich erkennen läßt, ist der Gedanke an Einnahmen- und Ausgabenaufzeichnungen in Form von Haushaltsrechnungen schon im späten 17. und 18. Jahrhundert bei der „Politischen Arithmetik“, einer Vorläuferin der modernen Statistik, entstanden. William Petty, Gregory King, Charles Davenant, Richard Cantillon, Joseph Massie, Arthur Young und Frederick Morton Eden in England und Sébastian le Prestre de Vauban, Benoiston de Châteneut, L. R. Villermé und Louis-Auguste Blanqui in Frankreich haben dieses Problem zuerst theoretisch erörtert und teilweise praktisch auszuprobieren versucht. Man schätzt, daß vom Ende des 17. bis zum Ausgang des 19. Jahrhunderts in Europa etwa 1000 Haushaltsrechnungen

---

[15] Adolf Braun: Haushaltsrechnungen Nürnberger Arbeiter. Ein Beitrag zur Aufhellung der Lebensverhältnisse des Nürnberger Proletariats, hrsg. vom Nürnberger Arbeitersekretariat, Nürnberg 1901, S. 16f.

insgesamt entstanden sind, wovon mehr als 900 ins 19. Jahrhundert fallen, die Mehrzahl in die letzte Hälfte. Sie betreffen alle möglichen Länder, Sozialgruppen und Fragestellungen und sind nur zu einem ganz geringen Teil untereinander vergleichbar. Offenbar haben Eden und Villermé unter dem Eindruck der entstehenden sozialen Frage zuerst versucht, mit Hilfe roher Enquêten sich Einblick in die realen Lebensverhältnisse der „arbeitenden Klassen" zu verschaffen.[16] Sie müssen als die eigentlichen Begründer moderner Haushalts- und Konsumforschung angesehen werden.

Auch im deutschen Sprachbereich hat die „Politische Arithmetik" oder „Staatliche Rechenkunst" Anhänger gehabt, die solchen Problemen nachgingen. So machte Johann Heinrich Waser in seinen 1778 erschienenen „Betrachtungen über die Zürcherischen Wohnhäuser, vornehmlich in Absicht auf die Brandkassen sammt einigen anderen dahin einschlagenden ökonomisch-politischen Bemerkungen" schon beachtliche Zusammenstellungen über die Ausgabenbudgets verschiedener Bevölkerungsstände. Wahrscheinlich würden sich bei weiterem Nachforschen noch ähnliche Schriften zutage fördern lassen. Unter dem Einfluß der Hungerkrise 1846–47 veranstaltete der Landesökonomierat und Generalsekretär des preußischen „Landes-Oeconomie-Collegiums" Alexander von Lengerke (1802–1853) im Auftrag der Regierung eine erste statistische Aufnahme über den Lebensbedarf ländlicher Arbeiterfamilien, um die Ursachen der agrarischen Massenverelendung besser studieren zu können[17]. Aber ebenso wie die kurz darauf veranstaltete Umfrage Eduard Hartsteins (1823–1869), der als Professor an der Landwirtschaftlichen Akademie Poppelsdorf bei Bonn wirkte, litt das Ganze noch unter der Ungenauigkeit der Fragestellungen und der mangelnden Beteiligung.[18] Nur ein Bruchteil

---

[16] Sir Frederick Morton Eden: The State of the Poor, London 1797. – L. R. Villermé: Tableau de l'état physique et morale des ouvriers employés dans les manufactures de coton, de laine et de soie, 2 tomes, Paris 1840.

[17] Alexander von Lengerke: Die ländliche Arbeiterfrage. Beantwortet durch die bei dem königl. Landes-Ökonomie-Collegium aus allen Gegenden der preußischen Monarchie eingegangenen Berichte landwirthschaftlicher Vereine über die materiellen Zustände der arbeitenden Classen auf dem platten Lande, Berlin 1845. – Lengerke, aus einer angesehenen Hamburger Familie stammend, hatte England und die USA bereist, um die dortige Landwirtschaft zu studieren. Über seine Reisen und Erfahrungen als Gutsbesitzer in Holstein und Mecklenburg machte er eine Reihe von Veröffentlichungen. Sie brachten ihm eine Professur für Landwirtschaft und Ökonomie am Braunschweiger Carolinum ein. 1842 nahm er dann den einflußreichen Posten in Berlin an, der mit der Redaktion der „Annalen der Landwirtschaft in den Kgl. Preußischen Staaten" (Berlin 1843ff.) verbunden war. Die Umfrage unter den preußischen Landarbeitern dürfte auf das Vorbild der englischen Parlamentsausschüsse und ihre Befragungen zurückgehen.

[18] Eduard Hartstein: Statistik der Landwirthschaft und Topographie des Landkreises Bonn, Bonn 1853. – Hartstein war der Sohn eines Wittenberger Gerichtsmediziners,

der ausgesandten Fragebogen kam zurück, und diese waren dann nur summarisch ausgefüllt. Ebenso unbefriedigend blieb eine erste empirische Erhebung über die wirtschaftliche Lage der Fabrikarbeiter in Schlesien.[19]

Auf Anregung des belgischen Nationalökonomen Lambert Adolph Jakob Quetelet beschloß dann der 1. internationale Statistische Kongreß in Brüssel, in allen Ländern „Arbeiterbudgets" nach einem einheitlichen Schema aufzunehmen und die Resultate zentral zu verwerten. Aber diese erste europäische Sozialenquête mußte noch aus organisatorisch-technischen wie politischen Gründen scheitern. Immerhin konnte Quetelets Landsmann Edouard Ducpétiaux eine große empirische Fragebogenaktion in Belgien und Luxemburg starten, deren Ergebnisse er 1855 vorlegte.[20] Obwohl seine Arbeit wegen der Erhebungsmethode später einhellige Ablehnung erfuhr, wurde er nun doch als „Vater der modernen Konsum- und Arbeiterstatistik" angesehen. Zusammen mit dem etwa auch zu dieser Zeit auftretenden Franzosen Frédéric Le Play, der den Begriff der „Familienmonographien" einführte, hat er die nun entstehende Haushaltskonsumforschung entscheidend beeinflußt. Le Play stellte die erste internationale Sammlung von Haushaltsrechnungen auf.[21] Beide Wissenschaftler hatten erkannt, daß man die Wirtschaftsweise einer Familie nicht mechanisch-statisch auffassen dürfe, sondern die Ergebnisse der Haushaltsrechnungen mit dem Entstehen, dem Wachsen und dem soziokulturellen Milieu einer Familie in Verbindung setzen müsse. Vor allem war es Le Play, der die ethischen und sozialen Momente — etwa die Einflüsse einer inneren Familientradition auf die Haushaltsführung — betonte. Aber auch Le Play scheiterte wie Ducpétiaux und Quetelet. Sein kühner Plan, den Lebensstandard der Arbeiter in der ganzen Welt empirisch zu erheben, ist bis heute unausgeführt geblieben. Immerhin hinterließ Le Play 96 Familienmonographien von großer Genauigkeit. Wenngleich sie nicht alle untereinander vergleichbar sind und nur 50 den Tagesverbrauch von Nahrungsmitteln eines erwachsenen Mannes enthalten, so hat doch die

---

der nach einem Studium in Rostock 1846 nach Poppelsdorf kam, wo er in den Vorstand des Rheinisch-preußischen Landwirtschaftsvereins unter seinem Präsidenten Freiherr von Carnap berufen wurde. Nach einer landwirtschaftlichen Inspektionsreise durch England 1851/52, auf der er sich mit dem Präsidenten der Kgl. Britischen Landwirtschaftsgesellschaft Pusey angefreundet hatte, führte er seine Untersuchung im Landkreis Bonn durch. Wie Lengerke war Hartstein von den englischen Erhebungen beeindruckt und beeinflußt.

[19] Alfred Friefs: Die wirtschaftliche Lage der Fabrikarbeiter in Schlesien, Breslau 1876.

[20] Edouard Ducpétiaux: Budgéts économiques des classes ouvrières en Belgique, in: Bulletin de Commission Centrale de Statistique 1855.

[21] Frédéric Le Play: Les ouvriers Européens, études sur les travaux, la vie domestique et la condition morale des populations ouvriers de l'Europe, et sur les rapports qui les unissent aux autres classes, Paris 1855 (6. Aufl. Tours—Paris 1877—79).

Forschung später immer wieder auf diese Pionierleistung zurückgegriffen. Le Play war ein weitgereister Bergbauingenieur und wandte sich instinktiv als Naturwissenschaftler gegen die vielen sozialen Ideen und Programme, die auf deduktivem Wege dem Kopf eines Philosophen oder anderen „Stubengelehrten" entsprungen waren. Stattdessen forderte er ein in den Naturwissenschaften übliches Studium der Tatsachen („faits"). Wie die aus seinem großen Werk „Les Ouvriers Européens" ausgezogene „Instruktion für die Beobachtung sozialer Tatbestände nach der Methode der Familienmonographie" zeigt, war ihm das Haushaltsbudget der methodisch geeignete Ansatzpunkt, die Existenz einer Arbeiterfamilie im weitesten Sinne zu erforschen, weil sich alle Handlungen hier in greifbaren Zahlen niederschlugen. Nahrung und Mahlzeiten mussten verständlicherweise bei einer solchen quantitativen Methode im Mittelpunkt stehen.

In Deutschland haben vor allem die Gelehrten Gottlieb Schnapper-Arndt und Ernst Engel die Methode der Haushaltsrechnung nach dem Muster von Ducpétiaux und Le Play aufgegriffen und zu vervollkommnen versucht. Schnapper-Arndt, der stark gehbehindert war und sein Wissen als Autodidakt erworben hatte, lernte bei einem Badeaufenthalt zufällig die Notzustände hausindustrieller Weber auf dem hohen Taunus kennen. Er begann anfangs aus Zeitvertreib, dann aus wachsender innerer Anteilnahme Aufzeichnungen über die ihm so befremdlich vorkommenden Daseinszustände der unteren Sozialschichten zu machen. Auf der Suche nach einer theoretischen Grundlage stieß er auf die Erhebungen Le Plays, dessen erster deutscher Schüler er nun wurde. Bei der Aufstellung seiner Familienbudgets von Heimarbeiterfamilien, die er unter dem Titel „Fünf Dorfgemeinden auf dem hohen Taunus" veröffentlichte, entdeckte er eine Reihe rechnerischer Schwierigkeiten, die Le Play noch übersehen hatte.[22] Darüber berichtete er dann auf einer Tagung des Internationalen Statistischen Instituts.[23] Schnapper war von minutiöser Genauigkeit und brachte seine Freunde wie die Befragten oftmals in Verzweiflung, weil er die Menschen nach allem Möglichen ausfragte, worüber noch niemand zusammenhängend nachgedacht hatte. Er notierte Hunderte von Einzelposten und hatte stets eine Waage als wichtigstes Hilfsinstrument bei sich. Um sich mit dem täglichen Leben seiner Befragten noch näher vertraut zu machen, mietete er sich im Schwarzwald bei einer Heimarbeiterfamilie länger ein, um ihr Tag für Tag auf die Finger und in den Geldbeutel zu sehen. Die Frucht dieses Aufenthaltes war ein nach der Le Play-Methode

[22] Gottlieb Schnapper-Arndt: Fünf Dorfgemeinden auf dem hohen Taunus. Eine sozialstatistische Untersuchung über Kleinbauernthum, Hausindustrie und Volksleben, Leipzig 1883, 2. bearb. Aufl. unter dem Titel: Hoher Taunus. Eine sozialstatistische Untersuchung in fünf Dorfgemeinden, hrsg. von E[rich] P[eter] Neumann, Allensbach-Bonn. o. J. (1963).

[23] Ders.: Vorträge und Aufsätze, hrsg. von Leo Zeitlin, Tübingen 1906, S. 21.

gearbeitetes Haushaltsbudget eines Uhrschildmalers, das 1880 in der angesehenen „Zeitschrift für die gesamte Staatswissenschaft" veröffentlicht wurde.[23a] Le Play war es darauf angekommen, festzustellen, welche Lebenshaltung ein bestimmtes Einkommen bei einer Arbeiterfamilie ermögliche. Er strebte nach Durchschnittszahlen, wofür er dann nicht ganz zutreffend den Begriff „Arbeiterbudget" verwandte. Schnapper dagegen legte mehr Wert darauf, die wirklichen Einnahmen und Ausgaben für einen bestimmten, gerade vergangenen Zeitraum durch Befragungen festzustellen. Er hielt es für ausreichend, dem Hausvater und der Hausmutter den Fragebogen nachträglich vorzulegen. Allerdings glaubte er nicht mehr, daß man alle Bedürfnisse in Geldwerten ausdrücken könne und richtete daher sein Augenmerk auf die verbrauchten Sachgüter und ihre Qualität. Wo die Zahlen nicht ausreichten, mußte die verbale Beschreibung eintreten. Echte „Haushaltsrechnungen" im engeren Sinne des Wortes waren die Schnapperschen Fragebogen daher auch noch nicht. Da sie nur aus der Erinnerung aufgestellt wurden, konnte niemand ganz genau angeben, was er wirklich verbraucht hatte. Der Nahrungsaufwand wurde durch nachträgliche Berechnung des Monats- und Wochenbedarfs ermittelt und durch Wiegungen und Proberechnungen kontrolliert. Aber alle Berechnungen blieben zweifelhaft, da hier von der stillschweigenden Annahme ausgegangen wurde, ein Wochen- bzw. ein Monatsbedarf gliche dem anderen. Die Eigenproduktion, das Schenken, Borgen und der Verlust von Nahrungsmitteln konnten alle mühsamen Aufzeichnungen wieder über den Haufen werfen. Obwohl Schnapper mit unermüdlichem Eifer jedes nur denkbare Einkommen und jede Ausgabe zu recherchieren suchte, mußte er gleichsam vor dem Übermaß an Exaktheit kapitulieren. Auch das Haushaltsbudget einer armen Näherin, an dem er mehr als ein Jahr arbeitete, blieb methodisch unzureichend und in der Aussagekraft unbefriedigend.[24]

Immerhin brachte es Schnapper zu einer seltenen Virtuosität, die Archive nach Lebensverhältnissen in früheren Jahrhunderten zu durchforschen bzw. nach Le Plays Beispiel einen Gondoliere in Venedig, eine Strohflechterin in Fiesole, einen Packträger in Tunis oder einen Arbeiter in den Schwefelgruben Siziliens nach ihren täglichen Einnahmen und Ausgaben zu befragen. Es waren dies schon sehr interessante sozialgeschichtliche Deskriptionen, aber eben doch keine ganz exakten Haushaltsbudgets, die sich für eine zusammenschauende Statistik verwenden ließen. Aber Schnapper-Arndt, der seltsame Frankfurter Privatgelehrte, hatte sich so

---

[23a] Ders.: Beschreibung der Wirtschaft und Statistik der Familie eines Uhrschildmalers, in: Zschr. f. d. gesamte Staatswissenschaft 30 (1880).

[24] Ders.: Nährikele, ein sozialstatistisches Kleingemälde aus dem schwäbischen Volksleben, in: ders.: Vorträge und Aufsätze, S. 190ff.

sehr in den Bannkreis seiner Ideen eingelebt, daß er keiner grundsätzlichen Kritik mehr zugänglich war. Wie seine späteren Veröffentlichungen zeigen, ist er seiner verbesserten Le Play-Methode treu geblieben.[25]

Schnapper-Arndts Arbeiten sind so wichtig, weil Studien über „Arbeiterbudgets" im Zeichen der beginnenden „Arbeiterfrage" nun zu einer Modewissenschaft wurden. So veranstaltete der „Kongreß deutscher Landwirte" 1875 eine große Enquête über die Frage: „Wie hoch ist der Bedarf einer ländlichen Arbeiterfamilie von fünf Köpfen an Nahrung, Kleidung, Wohnung, Heizung und Beleuchtung, Abgaben an Staat und Gemeinde, Kirche und Schule und sonstigen Ausgaben zu veranschlagen? " Natürlich war das Ergebnis dieser ersten Reichsumfrage so wenig erschöpfend wie Lengerkes erste Erhebung über Preußen. Aus den wenigen exakten Antworten ließ sich lediglich ermitteln, daß im Durchschnitt pro Familie auf dem Lande zwei Drittel aller Ausgaben für die Nahrung aufgewandt wurden. Auch die „Statistischen Bureaus" in den einzelnen deutschen Bundesstaaten, die sich schon früher vereinzelt mit dem Prokopfkonsum ausgewählter Nahrungsmittel beschäftigt hatten, nahmen sich nun dieser neuen Methode an, ohne allerdings zunächst etwas zu publizieren.[26]

Erst nach 1880, also am Ende der hochliberalen Phase in der Handelspolitik und nach der sprunghaften Verteuerung der Nahrungsmittel infolge der neuen landwirtschaftlichen Schutzzölle sowie beim Beginn der großen Ost-West-Wanderung und dem Anwachsen der Großstädte, begannen fast schlagartig eine Fülle von Haushaltsrechnungen zu erscheinen.[27] Was

---

[25] Ders.: Studien zur Geschichte der Lebenshaltung in Frankfurt am Main während des 17. und 18. Jahrhunderts, hrsg. von Karl Bräuer, Frankfurt a. M. 1915. – Ders.: Sozialstatistik, Leipzig 1912.

[26] So kümmerte sich der bayerische Städtestatistiker Franz Xaver Proebst als Leiter des Städtischen Statistischen Bureaus in München als erster um diese neue Form der Haushaltsstatistik, doch wurde nach Karl Büchers Angaben davon nichts veröffentlicht. Den amtlichen Statistikern war anscheinend diese Art von „Privatstatistik" anfangs nicht verläßlich genug. Wahrscheinlich dürften in deutschen Stadtarchiven noch unbekannte Aufnahmen von Haushaltsbudgets ruhen, Vgl. Bücher, Haushaltsbudgets, S. 362.

[27] C. A. Meinert: Armeen- und Volksernährung, o. O. 1880. – Fridolin Schuler: Über die Ernährung der Fabrikbevölkerung und ihre Mängel, Zürich 1883. – Paul Ballin: Der Haushalt der arbeitenden Klassen, Berlin 1883. – E. Braune: Über die Ernährungsverhältnisse der ostpreußischen Gutstagelöhner. . . . Diss. Königsberg 1883. – Wolff: Die Ernährung der arbeitenden Klassen, Berlin 1885. – Hermann Mehner: Der Haushalt und die Lebenshaltung einer Leipziger Arbeiterfamilie, in: Jb. f. Gesetzgebung, Verwaltung und Volkswirtschaft im Deutschen Reiche 11 (1887) N. F., S. 327ff. – Ignaz Gruber: Die Haushaltung der arbeitenden Klassen, Jena 1887. – Karl Hampke: Das Ausgabenbudget der Privatwirtschaften, Jena 1888. – Carl von Rechenberg: Die Ernährung der Handweber in der Amtshauptmannschaft Zittau,

Eden, Villermé, Ducpétiaux, Le Play und Schnapper-Arndt mühsam als bespöttelte Alleingänger ausprobiert hatten, wuchs innerhalb eines Jahrzehnts zu einer umfänglichen und theoretisch ernstzunehmenden Wissenschaft heran. Ernst Engel (1821–1896), der als gebürtiger Sachse zwischen 1860 und 1882 das preußische „Statistische Bureau“ in Berlin leitete und sich frühzeitig für Konsumtionsstatistik interessierte, begann nun, die noch ungeklärten statistischen Probleme in Angriff zu nehmen. Hatte er sich noch in den fünfziger und sechziger Jahren mit dem Prokopfkonsum nach Art der älteren Wirtschaftsstatistik beschäftigt, so suchte er nun der nachträglichen Umfragemethode Le Plays und Schnapper-Arndts das Wasser abzugraben und seiner neuen „Rechenbuch-Methode“ den Weg zu ebnen.[28] Mit größter Klarheit und Akribie wies er nach, warum das Führen von Haushaltsbüchern dem nachträglichen Ausfüllen von Fragebogen überlegen sei. Nachdem er in einer bemerkenswerten Studie gezeigt hatte, wie man die „Aufzucht“ eines Menschen bis zu seiner eigenen Unterhaltsfähigkeit ökonomisch exakt berechnen könne, versuchte er, an Ducpétiaux anknüpfend, die Lebenskosten belgischer Arbeiterfamilien nach seiner neuen Haushaltsrechnung zu erfassen.[29] Engels Methode erwies sich von nun an als richtungsweisend: Nicht nur in Deutschland, sondern auch in allen anderen interessierten Ländern begann nun erst die eigentliche wissenschaftliche Haushalts- und Konsumforschung. Wenn-

---

Leipzig 1890. – Otto Rademann: Wie nährt sich der Arbeiter? Frankfurt/M. o. J. [1899]. – Frankfurter Arbeiterbudgets, hrsg. von Karl Flesch, Frankfurt/M. 1890. – Bernhard Meves: Der Lebensstandard in den Städten, Schwäbisch-Gmünd o. J. – Karl Landolt: Zehn Basler Haushaltsrechnungen, in: Zschr. für Schweizerische Statistik 1891. – Otto Kamp: Erwerb und Wirtschaftsführung im Arbeiterhaushalt, Leipzig 1892. – [Friedrich] Wörrishoffer: Die sociale Lage der Fabrikarbeiter in Mannheim und dessen nächster Umgebung, Karlsruhe 1891. – Emil Hofmann: Zwei Haushaltsrechnungen über einen zwanzigjährigen Zeitraum, in: Arch. f. soziale Gesetzgebung und Statistik 6 (1893), S. 49ff. – Kuhna: Die Ernährungsverhältnisse der industriellen Bevölkerung in Oberschlesien, Leipzig 1894. – Julius Post und Heinrich Albrecht: Musterstätten persönlicher Fürsorge für ihre Geschäftsangehörigen Bd. 2: Die erwachsenen Arbeiter, Berlin 1893, S. 112–125. – Heinrich Sohnrey: Die Wohlfahrtspflege auf dem Lande. In Beispielen aus dem praktischen Leben dargestellt, Berlin 1896. – Max May: Wie der Arbeiter lebt, Berlin 1897. – Kurt Hintze: Die Lage der ländlichen Arbeiter in Mecklenburg o. O. 1884. – Bäuerliche Zustände in Deutschland, Teil 3, Schriften des Vereins für Socialpolitik Bd. 25, München–Leipzig 1884.

[28] Ernst Engel: Zur statistischen Ermittlung der Consumtion pro Kopf der Bevölkerung im preußischen Staat, in: Zschr. d. Kgl. Preußischen statistischen Bureaus 4 (1864), S. 128–135. – Ders.: Die Branntweinbrennerei in ihren Beziehungen zur Landwirtschaft, zur Steuer und zum öffentlichen Wohl, Dresden 1853. – Ders.: Das Rechnungsbuch der Hausfrau im Wirtschaftsleben der Nation, Berlin 1882.

[29] Ders.: Der Kostenwerth des Menschen, Berlin 1883. – Ders.: Die Lebenskosten belgischer Arbeiterfamilien, ermittelt aus Familien-Haushaltsrechnungen, Dresden 1895.

gleich in den folgenden Jahrzehnten bis hin zum 1. Weltkrieg noch weiter nach der alten Umfragemethode geforscht und publiziert wurde, so gingen aber doch immer mehr Wissenschaftler zur Engelschen Methode über. [30]

Eine der ersten mustergültigen Untersuchungen, in denen Haushaltsrechnungen durch tägliches Anschreiben aufgestellt wurden, lieferte der für die Nürnberger Gewerkschaften tätige Adolf Braun, der von dem die Engelsche Methode unterstützenden Nationalökonomen Karl Bücher in Leipzig angelernt worden war. Neben der staatlichen Gewerbeaufsicht, bei der die drei Fabrikinspektoren Fridolin Schuler, R. Fuchs und

---

[30] Walter Abelsdorff: Beiträge zur Sozialstatistik deutscher Buchdrucker, Tübingen 1900. – Walter Troeltsch: Die neuesten Veränderungen im deutschen Wirtschaftsleben, Stuttgart 1900. – Erich Ackermann: Haushaltsbudgets. – Carl von Rechenberg: Katechismus der menschlichen Ernährung, o. O. o. J. [1900]. – Adolf Braun: Haushaltsrechnungen Nürnberger Arbeiter. – R. Fuchs: Die Verhältnisse der Industriearbeiter in 17 Landgemeinden bei Karlsruhe, Karlsruhe 1904. – H. J. Salomon: Haushaltsrechnungen zweier Arbeiter bei der Firma H. J. Salomon, Altona-Hamburg 1905–06. – Horst Feuerstein: Lohn und Haushalt der Uhrenfabrikarbeiter des badischen Schwarzwaldes, Karlsruhe 1905. – Kgl. Bayerische Gewerbeinspektion (Hrsg.).: Erhebung der Kgl. Bayerischen Fabriken- und Gewerbeinspektoren über die wirtschaftliche Lage der gewerblichen Arbeiter Bayerns. Beilage zu den Jahresberichten von 1905, München 1905. – Henriette Fürth: Ein mittelbürgerliches Budget über einen zehnjährigen Zeitraum, Jena 1907. – Dies.: Der Haushalt vor und nach dem Kriege. Dargestellt anhand eines mittelbürgerlichen Budgets, Jena 1922. – Wilhelm Gerloff: Haushaltsrechnungen zweier Volksschullehrer, in: Annalen des Deutschen Reiches Jg. 44, Nr. 3 (München 1908). – Oskar Mulert: Vierundzwanzig ostpreußische Arbeiter und Arbeiterfamilien, Jena 1924. – Ernst Günther: Der Haushalt des kleinen Mittelstandes und der Arbeiter. Anhand der Erhebungen von Wirtschaftsrechnungen minderbemittelter Familien im Deutschen Reiche des Kaiserlich Statistischen Amtes, Berlin 1909. – Deutscher Metallarbeiterverband (Hrsg.): 320 Haushaltsrechnungen von Metallarbeitern, Stuttgart 1909/10. – Ernährungsverhältnisse von Volksschulkindern, in: Schriften d. Zentralstelle für Volkswohlfahrt N. F., H. 4 (Berlin 1909). – Else Conrad-Kesten: Lebensführung von 22 Arbeiterfamilien Münchens, München 1909. – Gesellschaft der Freunde des vaterländischen Schul- und Erziehungswesens in Hamburg (Hrsg.): Haushaltsrechnungen hamburgischer Volksschullehrer, Hamburg 1906. – Henriette Fürth: Mindesteinkommen, Lebensmittelpreise und Lebensmittelbedarf, in: Arch. f. Sozialwissenschaft und Sozialpolitik 33 (1911), S. 529ff. – Carl von Tyszka: Die Lebenshaltung der arbeitenden Klasse, Jena 1912. – Karl Bittmann: Arbeiterhaushalt und Teuerung, Jena 1914. – Statistisches Amt der Stadt Dresden (Hrsg.): Inventarien von 87 Dresdner Arbeiterhaushaltsrechnungen, in: Mitt. d. Statistischen Amtes der Stadt Dresden 13 (Dresden 1914). – Großherzoglich-badische Fabrikinspektion (Hrsg.): Die sociale Lage der Zigarrenarbeiter in Baden, Karlsruhe 1900. – F. Frömmelbein: Massenverbrauch und Preissteigerungen aufgrund Baslerischer Wirtschaftsrechnungen, Stuttgart 1911. – Die Arbeits- und Lebensverhältnisse unverheirateter Fabrikarbeiterinnen in Berlin, Berlin 1902. – Hans Lichtenfelt: Über Ernährung und deren Kosten bei deutschen Arbeitern, Stuttgart 1910. Fritz Kestner: Die Bedeutung des Haushaltsbudgets für die Beurteilung der Ernährungsprobleme, in: Arch. f. Sozialwissenschaft und Sozialpolitik 19 (1904), S. 307ff.

Friedrich Wörrishoffer hervorragten, machte sich dann vor allem der „Verein für Socialpolitik“, die maßgebende Organisation der deutschen Nationalökonomie, durch empirische Untersuchungen zur Lebenssituation der sozialen Unterschichten verdient. Nachdem zu Beginn der achtziger Jahre noch einmal die ländlichen Haushalte analysiert worden waren, konzentrierte sich der „Verein für Socialpolitik“ (VfS) in der folgenden Zeit bis in den Weltkrieg hinein ganz auf Untersuchungen der städtisch-industriellen Lohnarbeiterschaft. In einer Reihe repräsentativer deutscher Großstädte wurden empirische Erhebungen veranstaltet, um vor allem die Ausgaben für Lebensmittel festzuhalten.[31] Dahinter stand das Bemühen, den Ursachen der großen Lebensmittelteuerung beim Übergang zum Schutzzoll auf die Spur zu kommen. Die großen Fragen der Wirtschafts- und Gesellschaftspolitik waren daher letztlich für diese Konsumforschungen maßgeblich. Ernährungsphysiologische und gesundheitspolitische Fragen waren damit verwoben, interessierten aber im ganzen doch weniger.

Überblickt man die zwischen 1870 und 1914 angefertigten Haushaltsrechungen, dann lassen sich leider nur die wenigsten exakt vergleichen. Die angewandten Methoden und Fragestellungen waren zu verschieden. Die Erfassung der Nahrung im exakten Sinne bleibt daher nach wie vor problematisch. Dennoch ergeben sich bei der Zusammenhäufung unter dem Strich genügend statistische Materialien und verbale Informationen, die einen Einblick in das tatsächliche Nahrungsverhalten und die real verzehrten Mengen sowie ihre Nährwerte gestatten. Die nachfolgenden Tabellen sind allerdings teilweise erst durch vielfache Umrechnung auf einen vergleichbaren Stand gebracht worden und daher nur als trendmässige Aussagen zu interpretieren.

In den Zahlenaufstellungen sind zur gedanklichen Vereinfachung die gekauften Nahrungsmengen stets mit den verzehrten gleichgesetzt worden. Die Verluste, die beim Zubereiten, Kochen und Verzehren entstehen, mußten hier unberücksichtigt bleiben. Diese Prozentsätze hängen so sehr von individuellen Umständen ab, daß sie sich nur schlecht berechnen lassen. Bei Gemüse und Fleisch müssen als Erfahrungssatz 10 v. H., bei Kartoffeln und Fisch sogar 20 v. H. der Mengen als Abfall, Knochen, Gräten usw. abgezogen werden. Auch ist die Qualität der angeführten Nahrung natürlich sehr verschieden gewesen. Wenngleich darüber keine Untersuchungen existieren, so kann doch angenommen werden, daß viele

[31] Franz Eulenburg (Hrsg.): Untersuchungen über Preisbildung. Abt. C: Kosten der Lebenshaltung, Teil 1: Kosten der Lebenshaltung in deutschen Großstädten. Teil 2: West- und Süddeutschland. Teil 3: Löhne und Lebenskosten in Westeuropa im 19. Jahrhundert — Frankreich, England, Spanien, Belgien. Teil 4: Ost- und Norddeutschland, in: Schriften d. Vereins für Socialpolitik 145 (München-Leipzig 1910—15).

Nahrungsmittel nicht den heutigen Gütemaßstäben entsprochen haben. Die sozialen Unterschichten verzehrten häufig Freibankfleisch, Sirup anstelle von Zucker, aus minderwertigen Fetten hergestellte Margarine ohne Vitamine, Mager- und Kochkäse, schlechtes Obst usw. Als Basis können aber nur heutige Nahrungsmittel zu Grunde gelegt werden, da sonst der Vergleichsmaßstab fehlt. Man kann sich aber insofern helfen, indem man bei pauschalen Nahrungsangaben in den Haushaltsrechungen auch ganz bestimmte Nahrungsmittel zu Grunde legt. Leider gibt es nur ganz wenige Haushaltsrechnungen, bei denen die verzehrten Mengen in die drei wichtigsten Nährwerteinheiten Eiweiß, Fett und Kohlenhydrate umgerechnet sind. Die Kostnormen der aufkommenden modernen Ernährungsphysiologie und die Möglichkeiten einer Umrechnung waren den meisten Autoren noch nicht bekannt.

Die überlieferten Angaben haben ferner den Nachteil, daß sie auf unterschiedlichen sozialen Größen basieren: Einmal wird ein erwachsener Arbeiter, ein andermal eine ganze Familie als Einheit für die verzehrten Mengen zu Grunde gelegt. Nicht nur die Kopfzahl, sondern auch der Altersaufbau einer Familie ist aber sehr wichtig. Man versuchte frühzeitig, für die verschiedenen Altersstufen gewisse Konsumtionseinheiten festzulegen, um die Haushaltsrechnungen vergleichbarer zu machen. Die von Ernst Engel zwischen 1891 und 1895 eingeführte „Quet-Einteilung“ ist seitdem von den meisten Autoren bevorzugt worden.[32] Später wurde

[32] Engel bildete folgende Reihe: 0–1 Jahr = 1 Quet, 1–2 Jahre = 1,1 Quet, 2–3 Jahre = 1,2 Quet, 2–4 Jahre 1,3 Quet usw., ab 20 Jahre dann 3,5 Quet für einen erwachsenen Mann und 3,0 Quet für eine erwachsene Frau. Durch diese Quet-Berechnung sollte eine rationale Konsumeinheit eingeführt und die Vielfältigkeit des Familienumfangs ausgeglichen werden. Es entfiel damit die Notwendigkeit, eine „Normalfamilie“ zu konstruieren. Die Einteilung in Quets beruhte auf empirischen Grundlagen, die aber an dieser Stelle nicht dargestellt werden können. Vgl. St. Bauer: Art. Konsumtion S. 134ff. – Karl Bittmann, nach Engel einer der profiliertesten Lebenshaltungsforscher in Deutschland, hat später die Verteilung der Queteinheiten mit der Praxis einer Familie wie folgt in Beziehung gesetzt:

Normal-Quet	Praxis	Person
3,5	2,2	Vater
3,0	2,0	Mutter
1,9	1,5	9 j. Kind
1,7	1,3	7 j. Kind
1,5	1,0	5 j. Kind
1,0	1,0	Säugling

Gegenüber einem Normal-Quet von 12,5 Einheiten (Sollernährung) errechnete Bittmann bei der durchschnittlichen Lebenspraxis einer Familie nur 9,0 Quet (Isternährung). Vgl. Bittmann: Arbeiterhaushalt, S. 114.

dieses System noch verfeinert und andere rationale Konsumeinheiten eingeführt, die den Begriff der „Normalfamilie“ endgültig überflüssig machten und der Vielfältigkeit des Familienumfangs Rechnung trugen.[33] Die Bedeutung dieser rationalen Konsumeinheiten darf aber nicht überschätzt werden. Es sind nachträglich an die Wirklichkeit herangetragene Normen zur besseren Umrechnung und Vergleichbarkeit des Materials. In der Realität gab es natürlich viele Abweichungen. Der Verbrauch von Nahrungsmitteln bei den einzelnen Familienmitgliedern läßt sich nachträglich auch aus den Budgets nicht hundertprozentig genau berechnen, wenn bei der statistischen Aufnahme nur der Familienkonsum berechnet wurde. Verbale Schilderungen müssen hier die Lücken füllen.

II.

Nach dieser methodisch-begrifflichen und wissenschaftsgeschichtlichen Einleitung, die den Erkenntniswert des vorgelegten Quellenmaterials charakterisiert, kann die eigentliche Darstellung der Ernährungsverhältnisse vorgenommen werden. Will man diese bei den sozialen Unterschichten im späten 19. Jahrhundert analysieren, so kann man sich zunächst der Frage zuwenden, welchen Anteil die Nahrungsausgaben im jeweiligen Gesamthaushalt ausmachten und wie sich diese dann im einzelnen aufschlüsseln. Diese Problemstellung erscheint am ertragreichsten, weil relativ viele Haushaltsrechnungen darüber Angaben enthalten. Wenngleich man von den Nahrungsausgaben noch nicht direkt auf den Verzehr schließen kann, so werden hier aber doch wichtige Tendenzen des Nahrungsverhaltens sichtbar. Wie schon an anderer Stelle gezeigt werden konnte, hat mindestens bis 1880 der Anteil der Nahrungskosten an den Gesamtaufwendungen für die Lebenshaltung bei den Unterschichten je nach Einkommen, Familiengröße und gesellschaftlichen Ansprüchen zwischen 50–80 v. H. des Gesamteinkommens geschwankt.[34] Rechnet man

---

[33] Der Fabrikinspektor Wörrishoffer rechnete einen Erwachsenen als Einheit und ein Kind bis 13 Jahren als halbe Einheit. Der Haushaltsforscher Kuhna verwandte folgendes Schema: 0–2 Jahre = 1/10 Konsumeinheit, 2–5 Jahre = 2/10 Konsumeinheit, 5–8 Jahre = 3/10 Konsumeinheit, 8–11 Jahre 4/10 Konsumeinheit, bis 17 Jahre und mehr = 10/10 Konsumeinheit. Die Erhebung des statistischen Reichsamtes 1909 rechnete männlich ab 15 Jahren = 1 Konsumeinheit, weiblich ab 15 Jahren = 0,8 Konsumeinheit, Kinder 13–15 Jahren = 0,5 Konsumeinheit, Kinder 10–13 Jahren = 0,4 Konsumeinheit, Kinder 7–10 Jahren = 0,3 Konsumeinheit Kinder 4–7 Jahren = 0,2 Konsumeinheit und Kinder 0–4 Jahren = 0,1 Konsumeinheit. Der Nationalökonom Erwin Nasse nahm schließlich für eine erwachsene Frau 2/3 Konsumeinheit eines erwachsenen Mannes an, für ein 6jähriges Kind die Hälfte und alles darunter als 1/3 Konsumeinheit. Vgl. St. Bauer: Konsumtion, S. 133. – Bittmann: Arbeiterhaushalt, S. 114.

[34] Teuteberg/Wiegelmann: Nahrungsgewohnheiten, S. 85ff.

noch die notwendigen Ausgaben für Heizung, Licht, Wohnung und Kleidung hinzu, dann blieb nicht mehr viel für die freie Konsumspitze übrig. Freilich muß dabei in Rechnung gesetzt werden, daß bis zum Bismarckreich noch ein Teil der Nahrung durch Eigenproduktion gedeckt wurde. Nach einer verläßlichen ersten gesamtdeutschen Wirtschaftsstatistik wurden noch um 1860 zwei Drittel aller Brote in Deutschland zu Hause gebacken. Der Einfluß der Industrialisierung und Verstädterung auf die Nahrungsgewohnheiten darf also nicht zu früh angesetzt werden. Bis zur Reichsgründung ähnelten sich Speise und Trank in Stadt und Land bei den sozialen Unterschichten noch erstaunlich weit. Vor allem verzehrte man nur das, was von der heimischen Landwirtschaft hergestellt wurde. Die großen billigen Lebensmittelimporte aus den Nachbarländern und vor allem aus Übersee fehlten noch völlig. Was von dort auf den Markt gelangte, das waren Nahrungsgüter des gehobenen und luxuriösen Konsums. Auch war die Lebensmittelverteilung über größere Strecken mangels geeigneter Transport- und Konservierungstechniken noch wenig entwickelt. Überhaupt fehlte es noch an moderner Lebensmittelmassenproduktion und -distribution. Neben der agrarischen Eigenwirtschaft dominierten noch die bescheidenen Wochenmärkte, die Höker und „Colonialwaren-Händler", die mit kleinem Umsatz und relativ hohen Gewinnspannen arbeiteten. Nur wenige Nahrungsmittelgewerbe wie die Bierbrauereien hatten den Massenkonsum in den neuen Industriestädten entdeckt und sich im Absatz darauf eingestellt. [35]

In der Geschichte der Industrialisierung wird oftmals übersehen, daß die neuen Großstädte nicht plötzlich aus dem Boden schossen, sondern sich in einem ganz bestimmten Rhythmus von Nah- und dann von Fernwanderung aufbauten und anfangs noch stark von ländlichen Daseinsmustern erfüllt waren. [36] Zudem gab es ein ausgedehntes Pendlerwesen vom Land in die Stadt. Umgekehrt siedelten viele frühindustrielle Betriebe wegen des billigen Arbeitskräftepotentials, der Rohstoffe oder anderer Standortvorteile auf dem Land oder in den ländlichen Randgemeinden der Städte. So wurden die ländliche Eigenproduktion bei den sozialen Unterschichten der Städte erst nach 1870 zurückgedrängt und die Menschen mehr und mehr von den Lebensmittelpreisschwankungen auf den Märkten abhängig. Nun erst erhielt das Geld beim täglichen Nahrungserwerb seine dominierende Funktion.

---

[35] Leider fehlt es in Deutschland an zusammenfassenden Arbeiten über die Geschichte der Nahrungsmittelindustrie und des modernen Lebensmittelhandels. Vgl. dagegen Peter Mathias: Retailing Revolution, Oxford 1967. – J. B. Jeffrys: Retail Trading in Britain, 1850–1950, Cambridge 1950.

[36] Vgl. Wilhelm Brepohl: Industrievolk im Wandel von der agraren zur industriellen Daseinsform dargestellt am Ruhrgebiet, Tübingen 1957.

Wendet man sich den frühesten überlieferten Angaben zu, dann ist in den ersten ländlichen Haushaltsrechnungen von 1846–47, 1850 und 1873 von mehr als 60 v. H. Nahrungskosten im Rahmen der Gesamthaushaltskosten die Rede.[37] Zwei Untersuchungen im Landkreis Bonn stellten die Ernährungskosten wie folgt gegenüber:

Tab. 1:
Nahrungskosten im Rahmen der Gesamthaushaltskosten bei Landarbeitern im Landkreis Bonn 1850 und 1903 in v. H.

	1850	1903
Meisterknecht	54,0–54,5	37,5–41,9
Knecht	63,6–66,0	43,0–50,0
Magd	73,0–76,9	63,1–64,0

Das starke Sinken des Nahrungskostenanteils im Laufe dieser fünfzig Jahre ist nicht zu übersehen. Freilich blieben starke Differenzen je nach der Einkommenslage bestehen. Während der Meisterknecht 1903 schon fast den heutigen Standard (35,0 v. H.) erreichte, mußte die Magd immer noch fast zwei Drittel ihres Lohnes für die Ernährung aufwenden. Diese Zahlen unterstützen einen Trend, der uns auch aus den Statistiken der städtischen Arbeiterhaushalte entgegentritt. Stellt man eine Tabelle nach Ort, Einkommensschicht, Kinderzahl und Nahrungsausgaben im Rahmen der Gesamtausgaben zusammen, dann erkennt man, daß im späten 19. Jahrhundert durchschnittlich 53 v. H. aller Ausgaben in Arbeiterhaushalten in den Nahrungssektor flossen:

Tab. 2:
Durchschnittlicher Anteil der Nahrungsausgaben im Rahmen der Gesamtausgaben bei Arbeiterfamilien in deutschen Großstädten um 1900

Ort	Durchschnittliches Einkommen in Mark pro Jahr	Kinderzahl	Nahrungskosten-Anteil an den Gesamtausgaben in v. H.	Jahr der statistischen Aufnahme
Berlin[a)]	1 700,00	2	57,3	um 1900
Hamburg[b)]	1 529,00	bis 3	50,1	1907
	1 529,00	4	51,9	1907
	1 529,00	5	53,5	1907

[37] Hans Lichtenfelt: Geschichte der Ernährung, Berlin 1913, S. 288–90.

Fortsetzung Tab. 2

Ort	Durchschnittliches Einkommen in Mark pro Jahr	Kinderzahl	Nahrungskosten-Anteil an den Gesamtausgaben in v. H.	Jahr der statistischen Aufnahme
	1 529,00	6	56,0	1907
	1 529,00	7	57,9	1907
	1 907,00	bis 3	48,6	1907
	1 907,00	4	51,5	1907
	1 907,00	5	54,4	1907
	1 907,00	6	50,8	1907
	1 907,00	7	–	1907
	1 907,00	7 und mehr	56,9	1907
	2 346,00	bis 3	45,3	1907
	2 346,00	4	48,4	1907
	2 346,00	5	50,0	1907
	2 346,00	6	49,8	1907
	2 346,00	7	55,0	1907
	2 356,00	7 und mehr	–	1907
	2 793,00	bis 3	34,9	1907
	2 793,00	4	46,2	1907
	2 793,00	5	33,8	1907
	2 793,00	6	50,0	1907
	2 793,00	7	55,7	1907
	2 793,00	7 und mehr	55,3	1907
Hannover[c)]	bis 1 200,00	–	54,2	1909
	bis 1 600,00	–	54,6	1909
	bis 2 000,00	–	51,0	1909
	bis 2 500,00	–	48,1	1909
	bis 3 000,00	–	42,7	1909
	bis 4 000,00	–	38,1	1909
	bis 5 000,00	–	32,8	1909
Halle[d)]	900,00			
	bis 3 000,00		56,0	1909
Leipzig[e)]	1 811,00	4	53,38	1907
Mannheim[f)]	1 940,00	3	50,0	1890
Mühlhausen[g)]	947,00	3	61,0	1879
	1 205,00	3	63,0	1879
	1 470,00	3	61,0	1879
Oberelsaß[h)]	1 620,00	3	57,2	1887
Schlesien[i)]	805,00	–	61,0	1888
Deutsches Reich[j)]	1 566,00		52,1	1888
	1 129,00		51,2	1888
	1 319,65	3	58,3	um 1905
	1 460,15	3	59,8	um 1905
	1 481,04	2	53,2	um 1905
	1 676,65	2	51,0	um 1905
	2 073,50	3	54,1	um 1905

a) Gustav Brutzer: Die Verteuerung der Lebensmittel in Berlin im Laufe der letzten 30 Jahre, in: Schriften d. Vereins für Socialpolitik 145, 2 (1912), S. 2 ff.

b) Erich Ackermann: Über typische Haushaltungsbudgets deutscher Arbeiterfamilien und deren Ergebnisse für die Frage nach den Produktionskosten der Arbeit, Barmen 1900, S. 35 ff. – Ralph Ernst May: Kosten der Lebenshaltung und Entwicklung der Einkommensverhältnisse in Hamburg seit 1890, in: Schriften d. Vereins für Socialpolitik 145, 4, (1915), S. 458 ff. und S. 277. – Friedrich Tägtmeyer: Die Entwicklung der Lebensmittelpreise in der Stadt Leipzig und ihr Einfluß auf die Lebenshaltung, in: Schriften d. Vereins für Socialpolitik 145, 1, (1910), S. 231 ff.

c) Ackermann: Haushaltungsbudgets, S. 26 ff. – J. Katz: Die Entwicklung der Kosten für die Lebenshaltung in der Stadt Hannover 1890–1912, in: Schriften d. Vereins für Socialpolitik 145, 1, (1910), S. 187 ff.

d) Franz Thieme: Die Entwicklung der Preise und ihre Bedeutung für die wirtschaftliche Lage der Bevölkerung der Stadt Halle, in: Schriften d. Vereins für Socialpolitik 145, 1, (1900), S. 10.

e) Tägtmeyer: Lebensmittelpreise Leipzig, S. 231 ff.

f) Ackermann: Haushaltungsbudget, S. 28.

g) Ebd. S. 26 ff.

h) Ebd. S. 26 ff.

i) Tägtmeyer: Lebensmittelpreise Leipzig, S. 231 ff. – Ackermann: Haushaltungsbudgets, S. 35 ff.

j) Richard Herbst: Die Preisentwicklung (Preissteigerung) in Magdeburg unter besonderer Berücksichtigung der veränderten Erhebungsmethode seit 1909, in: Schriften d. Vereins für Socialpolitik 145, 4, (1915), S. 343 ff. – Tägtmeyer: Lebensmittelpreise Leipzig, S. 231 ff.

Wenngleich die Jahre der Erhebungen nicht übereinstimmen und die Zahl der Kinder nicht immer angegeben ist, so bieten diese Zahlen schon ein gewisses Maß an Vergleichbarkeit und Aussagekraft. Deutlich treten einkommensspezifische, familiäre und regionale Unterschiede hervor. Bei den Befragten handelt es sich um Metallarbeiter (Berlin), ländliche Tagelöhner, Maschinenarbeiter und Walzendrucker (Mühlhausen), Bergleute, Kernmacher, Kupferschmiede, Schleifer und Former (Deutsches Reich). Leider war in manchen Haushaltsrechnungen nur die Angabe „Fabrikarbeiter“ oder „Minderbemittelter“ bzw. keine Angabe enthalten, so daß die Berufsbezeichnung nicht aufgenommen werden konnte. Die aus dieser Tabelle errechnete Durchschnittszahl von 53,3 v. H. deckt sich in etwa mit den Durchschnittszahlen, die bei größeren Erhebungen herauskamen. So kam man in Nürnberg auf einen Nahrungskostenanteil von 51,9 v. H., in Leipzig auf 50 v. H. und in München auf 55 v. H.; die Untersuchung des Deutschen Metallarbeiterverbandes bei seinen Mitgliedern erbrachte in der untersten Einkommensstufe 56,3 v. H., die Erhebung der Reichsstatistik bei minderbemittelten Familien in der untersten Einkommensstufe 55,2 v. H. und in der zweiten Einkommensstufe 54,3 v. H. Im Reichsdurchschnitt, bei dem alle Bevölkerungsgruppen vertreten waren, wurden freilich nur noch 45,5 v. H. aller Ausgaben für die

Nahrung abgezweigt [38]. Wenngleich alle diese Zahlen wegen der erwähnten methodischen Bedenken keine absolute Gültigkeit beanspruchen können, so dürften sie der damaligen Realität doch recht nahe kommen. Vor allem bestätigen sie das Engelsche Gesetz, daß mit steigendem Einkommen relativ weniger für die Nahrung ausgegeben wird [39].

Welche Nahrungsmittel sind nun in erster Linie von den sozialen Unterschichten im späten 19. Jahrhundert konsumiert worden? Aus der amtlichen Reichsstatistik läßt sich ersehen, daß zwischen animalischer und vegetabilischer Nahrung sowie zwischen Gewürzen und Genußmitteln unterschieden wurde. Als weitere Unterkategorien wurden aufgeführt: 1. Fleisch (Rind, Schwein, anderes Fleisch einschl. Geflügel), 2. Wurst, 3. Fisch, 4. Butter, 5. andere Fette, 6. Käse, 7. Eier, 8. Milch, 9. Kartoffeln, 10. Gemüse, 11. Reis, 12. Obst und Südfrüchte, 13. Brot und Backwaren, 14. Hülsenfrüchte, Getreide, Mehl und Teigwaren, 15. Zucker, Honig und Sirup, 16. Salz, Gewürze, Öl und Essig, 17. Kaffee und seine Surrogate, 18. Tee, Schokolade und Kakao, 19. Getränke im Haus (Bier, Wein, Branntwein, Likör und anderes), 21. Tabak und Zigarren, 22. Ausgaben in der Gastwirtschaft. In der Praxis der einfachen Haushalte kam man freilich mit sehr viel weniger Posten aus. Manche Nahrungs- und Genußmittel tauchten so gut wie gar nicht auf. Die wichtigsten Ausgaben konzentrierten sich hier auf Fleisch, Wurst und Speck, Fisch (Hering und Bückling), Fette (Schmalz, Margarine, Butter, Öl, Rindertalg und Wurstfett), Brot, Mehl, Back- und Teigwaren, Milch, Käse, Hülsenfrüchte, Frischgemüse, Obst sowie Zucker, Reis, Eier, Gewürze, Bier, Branntwein und den Kaffee mit seinen Surrogaten.

Der überwiegende Teil der Nahrungsausgaben wurde für vegetabilische Nahrung geleistet. Offenbar hatte es aber dabei nicht unwichtige Veränderungen gegeben. Le Play bietet in seinen Familienmonographien zwei interessante Haushaltsrechnungen von Bergarbeiterfamilien aus den Jahren 1845 und 1883, die deutlich eine Vergrößerung des animalischen Anteils in der Nahrung erkennen lassen [40]:

---

[38] Max Meyer: Lebensmittelpreise und Wohnungsmieten in Nürnberg, in: Schriften d. Vereins für Socialpolitik 145, 2 (München-Leipzig 1914), S. 21. – Herbst: Preisentwicklung, S. 330. – W. Morgenroth: Die Kosten des Münchner Arbeiterhaushalts in ihrer neueren Entwicklung, in: Schriften d. Vereins für Socialpolitik 145, 2, S. 284. – F. Henning: Die Entwicklung der Preise in der Stadt Chemnitz, ebd. S. 93ff.

[39] Das Engelsche Gesetz stellte der damals in Basel lehrende Nationalökonom und Statistiker Etienne Laspeyres schon 1863 fest. Er errechnete bei den verschiedenen Einkommensschichten in Hamburg folgenden Nahrungskostenanteil: Bis 600 M Jahreseinkommen = 67 v. H., bis 900 M = 66,7 v. H., bis 1500 M = 56,7 v. H., bis 3000 M = 40,0 v. H., bis 4500 M = 34,2 v. H. und bis 14 400 M = 21,7 v. H. Zitiert nach Braun: Haushaltsrechnungen Nürnberger Arbeiter, S. 36.

[40] Frédéric Le Play: Ouvriers européens vol. 3, No. 3.

Tab. 3:
Der vegetabilische und animalische Anteil in der täglichen Nahrung von Bergarbeitern 1845 und 1883 in g und v. H. der Gesamtnahrung

Erhebungs-Jahr	Fleisch		Fett		Milch		Brot		Kartoffeln		Hülsenfr. + Gemüse	
	g	%	g	%	g	%	g	%	g	%	g	%
1845	66,0	3,4	19,0	1,0	90,0	4,7	700,0	36,4	260,0	13,5	790,0	41,0
1883	115,0	5,8	107,0	5,5	222,0	11,4	680,0	34,9	750,0	38,6	70,0	3,8

Bei fast gleichem Gesamtgewicht der täglich eingenommenen Nahrung entfielen 1845 9,1 v. H., 1883 aber schon 22,7 v. H. auf tierische Nahrungsstoffe. Unter Beibehaltung des hohen Brotverbrauchs hatte sich unter den pflanzlichen Nahrungsmitteln eine Verschiebung in der Weise vollzogen, daß Kartoffeln an die Stelle der Hülsenfrüchte getreten waren. Für die Bergmannskost stehen noch weitere Vergleichsmaterialien zur Verfügung[41]:

Tab. 4:
Der vegetabilische und animalische Anteil in der täglichen Nahrung von Bergarbeitern 1891 und 1911 in v. H. der Gesamtnahrung

Erhebungsjahr	Animalische Kost	Brot	Kartoffeln
1891 (Kuhna)	5,7	23,14	40,9
1911 (Lichtenfelt)	22,0	44,6	25,6

Hier tritt nun die Erscheinung zutage, daß sich ein tendenzieller Übergang von den Kartoffeln zum Brot zeigt. Sieht man die Ergebnisse beider Tabellen zusammen, dann ergibt sich eine Substitution der Hülsenfrüchte durch die Kartoffeln und später der Kartoffeln durch das Brot. Allerdings darf man aus der Gegenüberstellung dieser wenigen Haushaltsrechungen noch keine generellen Schlüsse ziehen. Wenngleich die Berufsgruppen und die verzehrte Tagesmenge (1 945 g) identisch sind, so stammen doch die Angaben aus verschiedenen Landschaften und Nahrungsverhältnissen. Die Zahl der Haushaltsrechnungen ist auch viel zu klein, um als repräsentativ

[41] Kuhna: Ernährungsverhältnisse der industriellen Arbeiterbevölkerung Oberschlesiens, Leipzig 1894. – Lichtenfelt: Über Ernährung und deren Kosten bei deutschen Arbeitern, in: Basler volkswirtschaftliche Arbeiten 2 (Stuttgart 1910).

angesehen werden zu können. Auffällig ist in beiden Fällen die deutliche Verbesserung der Nahrung vom heutigen ernährungsphysiologischen Standpunkt. Leider macht die Ungenauigkeit der Angaben eine Korrelation mit anderen Haushaltsrechnungen unmöglich.

Die Verteilung des animalischen und vegetabilischen Anteils in der Kost der sozialen Unterschichten hing auf das engste natürlich mit den jeweiligen Marktpreisen zusammen, die wie erwähnt nach 1880 immer dominierender für den einfachen Haushalt wurden. Sieht man sich die Nahrungsausgaben der Arbeiterfamilien in verschiedenen deutschen Großstädten unter diesem Aspekt näher an, dann ergibt sich folgendes Bild:

Tab. 5:

Rangfolge der Nahrungsausgaben bei Arbeiterfamilien in v. H. der Gesamtnahrungsausgaben

Chemnitz[a)]
1. Brot, Mehl (24,4)
2. Fleisch, Wurst (19,6)

Nürnberg[b)]
1. Fleisch, Wurst (32,8)
2. Brot, Mehl (19,7)
3. Schmalz (3,0)
4. Zucker (2,3)
5. Kartoffeln (2,1)
6. Käse (0,8)
7. Salz (0,3)

München[c)]
1. Fleisch, Wurst (23,1)
2. Brot, Backwaren (14,0)
3. Milch (13,8)
4. Bier (12,8)

Frankfurt[d)]
1. Brot u. Backwaren (18,5)
2. Fleisch, Wurst (12,1)

a) Henning, Preise in der Stadt Chemnitz, S. 101, 201.
b) Braun, Nürnberger Arbeiterfamilien, S. 50 ff.
c) Morgenroth, Münchener Arbeiterhaushalte, S. 285.
d) Frankfurter Arbeiterbudgets, S. 40.

Wertet man diese und noch andere verstreute Angaben aus, die sich nicht in einer Tabelle vereinigen lassen, dann scheint es, daß die Ausgaben für Fleisch und Fleischprodukte an erster Stelle gestanden haben. Sie machten ein Viertel bis zu einem Drittel aller Nahrungskosten aus. Es folgten die Ausgaben für Brot, Mehl, Back- und Teigwaren, die ein Fünftel bis ein Viertel der Nahrungsaufwendungen erreichten. Auf dem dritten Platz folgten Fette bzw. Milch und Zucker. Kartoffeln, die mengenmäßig im Verbrauch die größte Rolle spielten, spielten mit rd. 2 v. H. der Nahrungsausgaben nur eine bescheidene Rolle. Für Bier wurde dagegen das Dreifache ausgegeben (6–7 v. H.)[42]. Von dieser Ausgabenseite wird nun

[42] Kestner: Die Bedeutung der Haushaltsbudgets.

verständlich, wenn in den Haushaltsrechnungen und sonstigen preisgeschichtlichen Untersuchungen immer wieder übereinstimmend festgestellt wird, die Nahrung des Arbeiters bestehe vornehmlich aus Kartoffeln, Brot, Hülsenfrüchten, Kaffeesurrogaten, Mehlspeisen und Suppen. Die Wurst tauchte verhältnismäßig oft in den Haushalten auf, aber eben doch immer nur in winzigen Mengen. Fleisch wurde ebenfalls nur in geringen Quantitäten ein- oder höchstens zweimal in der Woche gekauft[43]. Insgesamt läßt sich sagen, daß die Ausgaben für Kartoffeln und Brot bei den sozialen Unterschichten eine zwei- bis dreimal größere Rolle spielten als bei den besseren Einkommensschichten.

Im Jahre 1912 untersuchte der Hamburger Statistiker Carl von Tyszka im Auftrag des „Vereins für Socialpolitik" die Lebenshaltung der „arbeitenden Klassen" in den damals wichtigsten Industriestaaten England, Frankreich, Belgien, USA und Deutschland, um einen internationalen Vergleichsmaßstab zu gewinnen[44]. Dabei fielen ihm die relativ hohen Fleischpreise in Deutschland im Vergleich zu den anderen genannten Ländern auf. Die von ihm ermittelten Kosten in deutschen Großstädten übertrafen die meisten vergleichbaren französischen und amerikanischen Preise. Deutsche Arbeiter verzehrten dagegen verhältnismäßig viel Kartoffeln, deren Preis niedrig lag. Der größere Konsum wirkte sich weniger auf das allgemeine Ausgabenbudget aus. Im internationalen Maßstab verzehrte man in Deutschland viel Margarine bzw. Schmalz und wenig Butter, prozentual zum deutschen Gesamtverbrauch wenig, gegenüber dem Ausland aber viel Milch. Die Preisunterschiede bei den einzelnen Lebensmitteln besagen freilich bei diesem internationalen Vergleich wenig, da dies noch kein Bild der tatsächlichen Belastung ergibt. Hinter den Zahlen standen verschiedene Warenkörbe und Nahrungsgewohnheiten. Insgesamt war das Preisniveau für Lebensmittel in den USA am höchsten, in England am niedrigsten. Natürlich waren die Marktnotierungen (Nominalpreise) nicht mit den konsumierten Mengen und gezahlten Realpreisen identisch. Stellt man zwei Untersuchungen von Arbeiterhaushalten gegenüber, die zufällig im Oktober 1905 in Deutschland und England gemacht wurden, dann ergibt sich nach Tyszka folgendes Bild[45]:

---

[43] August Busch: Preisbewegungen und Kosten der Lebenshaltung in Frankfurt a. M., in: Schriften d. Vereins für Socialpolitik 145, 1, S. 133.

[44] Carl von Tyszka: Die Lebenshaltung der arbeitenden Klassen in den bedeutenderen Industriestaaten: England, Frankreich, Belgien und Vereinigte Staaten von Amerika, Jena 1912.

[45] A. a. O. S. 37.

Tab. 6:
Ausgaben von Arbeiterfamilien in Deutschland und England im Oktober 1905 in v. H. der Gesamthaushaltskosten

Einkommensstufen	Ausgaben für Nahrung im Rahmen der Gesamtausgaben		Ausgaben für Fleisch und Fisch im Rahmen der Gesamtausgaben	
	Deutschland[a)]	England	Deutschland	England
unter 25 s	66,5	67,8	20,5	18,0
25 – 30 s	62,3	66,2	18,6	18,1
30 – 35 s	59,2	65,1	18,8	18,7
35 – 40 s	57,7	61,1	18,4	17,6
über 40 s	56,3	57,0	18,8	16,4

a) Deutschland hatte noch eine unterste Einkommensstufe, bei der die Ausgabenquote für Nahrungsmittel bei 68,7 v. H. der Gesamtausgaben lag. Sie mußte hier wegfallen, da keine englische Vergleichszahl zur Verfügung stand. Die deutschen Nahrungsausgaben wurden zu Vergleichszwecken in englische Schillinge umgerechnet.

In England wurden damit zum Zeitpunkt der Untersuchung bei 1944 befragten Arbeiterfamilien durchschnittlich 64 v. H. aller Einnahmen für die Nahrung ausgegeben, in der untersten Einkommensgruppe 67,8 v. H. und in der obersten 57 v. H. Die Ergebnisse weichen im Grunde nur wenig von den deutschen ab. Auch hier bestätigt sich das Engelsche Gesetz, daß bei steigenden Einkommen die Nahrungskosten sich relativ vermindern. Der deutsche Arbeiter mußte aber in den meisten Einkommensstufen relativ mehr für Fleisch und Fleischwaren ausgeben. Die Kluft zwischen oben und unten ist beim Fleisch-Fisch-Konsum allerdings nicht so beträchtlich wie in der Tabelle über die Nahrungskosten im Rahmen der Gesamtlebenskosten. Dies bestätigt die von W. Gerloff damals aufgestellte These, daß bei steigendem Realeinkommen die Ausgabenquote für pflanzliche Nahrung schneller fällt als die für animalische[46]. Insgesamt gaben die englischen Arbeiterhaushalte etwas mehr für Nahrung aus als die deutschen, kauften aber sehr viel billiger ein, da der wichtigste Posten Fleisch weniger ins Gewicht fiel. Die deutschen Arbeiter verbrauchten nach Tyszka, was hier zahlenmäßig nicht im einzelnen belegt zu werden braucht, weniger Brot und Mehl als die englischen, besonders bei den niedrigsten Einkommensstufen, glichen sich in den höheren Lohnstufen diesen aber wieder fast an. Warum in Deutschland um 1900 mehr Fette konsumiert wurden, läßt sich von der Preisseite her schwer interpretieren, da die verausgabten Beträge fast gleich waren. Möglicherweise war die Margarineindustrie um diese Zeit in Deutschland schon besser für den

[46] Gerloff: Wirtschaftsführung und Haushaltsaufwand deutscher Volksschullehrer.

Massenkonsum entwickelt, was aber noch einer Nachprüfung bedürfte. Milch und Eier waren dagegen in Deutschland billiger. Am meisten fällt der Gegensatz beim Kartoffelverzehr auf: deutsche Arbeiter aßen fast die Hälfte mehr als ihre britischen Kollegen! Die Inselbewohner waren wiederum größere Konsumenten von Tee, Kaffee und Zucker, weil die Steuern und Zölle dieser Waren niedriger lagen. Interessanterweise aßen Deutsche nach Tyszkas Zusammenstellungen öfter außer Haus als die Engländer, obwohl die Lebenshaltung in Deutschland rund 18 v. H. teurer als in England war[47].

Auch die Erhebungen des „Kaiserlichen Statistischen Amtes" 1909 über den Lebensstandard minderbemittelter Familien im Deutschen Reich zeigen eine prozentuale Abnahme der Ausgaben für Nahrungsmittel bei steigendem Einkommen: In den höchsten Einkommensstufen über 3 000 M im Jahr werden nur 36,2 v. H., in den mittleren zwischen 2 000 und 3 000 M im Jahr 45,9 v. H. und in den untersten Einkommensschichten unter 2 000 M im Jahr noch 52,3 v. H. aller Ausgaben für die Nahrung aufgewandt[48]. Betrachtet man die relativen Ausgaben bei jeder Einkommensstufe genauer, dann erkennt man, daß der Aufwand für Fleisch absolut und relativ anfangs zunimmt, dann aber relativ abnimmt. Eine gleiche Kurve ergibt sich bei Butter und Eiern. Der Verzehr von Wurst, Fisch, Milch, Schmalz und Kaffee nimmt absolut zu, aber von Beginn an relativ ab, während sich der Kartoffelkonsum mit steigendem Einkommen sowohl absolut wie relativ vermindert[49]. Ganz deutlich kommt dieser Trend auch bei den 320 Haushaltsrechnungen heraus, die 1909 vom Deutschen Metallarbeiterverband bei seinen Mitgliedern aufgenommen wurden[50]. Bei steigendem Einkommen vermehrten sich die Nahrungsausgaben um das Dreifache bei Obst, um das Zweifache bei Milch, Fetten und Getränken, um das Anderthalbfache bei Eiern und Wurst sowie um das Halbfache bei Butter und Suppeneinlagen. Die Ausgaben für Kartoffeln sanken dagegen absolut um 2,9—1,6 v. H. durchschnittlich im Rahmen der Gesamtausgaben. Setzt man bei diesen großen Erhebungen bei vielen hundert Arbeitnehmerhaushalten die vegetabilische und die animalische Nahrungsausgabe in Beziehung, so zeigt sich, daß der Anteil der tierischen Nahrungsmittel in den Haushalten mit geringerem Einkommen weiterhin sehr viel kleiner war als bei den höheren Einkommensgruppen. In den

---

[47] Tyszka: Lebenshaltung, S. 46.

[48] Wirtschaftsrechnungen minderbemittelter Familien im Deutschen Reiche. Hrsg. vom Kaiserlich Statistischen Reichsamt, Berlin 1909.

[49] Henning: Entwicklung der Preise in der Stadt Chemnitz, S. 201—320. — Deutscher Metallarbeiterverband (Hrsg.): 320 Haushaltsrechnungen, S. 63.

[50] A. a. O., S. 47.

Haushalten mit dem geringsten Einkommen machte die Pflanzennahrung allein vom Gewicht her noch 80–90 v. H. der verzehrten Nahrung aus[51].

Überblickt man abschließend das Problem der Nahrungsausgaben im Rahmen der Gesamtausgaben für die Lebenshaltung bei den sozialen Unterschichten im späten 19. Jahrhundert, dann muß man feststellen, daß die Wirkungen der Lebensmittelpreissteigerungen die Haushalte verschieden belasteten. Es hing jeweils davon ab, wie stark die einzelnen Nahrungsmittel im jeweiligen Haushaltsbudget vertreten waren[52]. Sie belasteten die etwas besser gestellten Arbeiterhaushalte wegen des größeren Fleischverzehrs ungleich mehr als diejenigen Haushalte, wo das Fleisch traditionell noch eine geringere Rolle spielte. Steigende und fallende Preise beeinflußten nicht nur die Quantität, sondern vor allem auch die Qualität des Nahrungskonsums. Minderbemittelte Familien pflegten bei einer überraschenden Erhöhung der Lebensmittelpreise, die zunächst von keiner Lohnerhöhung kompensiert wurde, auf minderwertige Surrogate der Hauptnahrungsmittel auszuweichen. Die Möglichkeit des Substitution von Nahrungsmitteln war am Ende des 19. Jahrhunderts ungleich gewachsen. Der Gedanke, daß die Nahrung einmal ganz ausgehen könnte und Hungerkrisen auftreten könnten, kam offenbar niemand mehr. Das Erlebnis der letzten Hungerkrise in Deutschland 1846/47 infolge der Kartoffelkrankheit war bereits weitgehend in der Erinnerung verblaßt. Die Ausgaben für Nahrungsmittel wurden insgesamt von folgenden Faktoren bestimmt[53]:

a) Größe des Haushalts
b) Alterszusammensetzung der Familie
c) Soziokulturelle Umwelteinflüsse
d) Umfang der typisch verbrauchten Lebensmittel, die von Preiserhöhungen betroffen wurden
e) Einkommensschichtung und Beruf
f) Möglichkeiten des Ausweichens auf billige Surrogate der Hauptlebensmittel bzw. andere Lebensmittel und Eigenproduktion.

Bei dem starken Reallohnanstieg im späten 19. Jahrhundert, der sich unter anderem in der Verstärkung des animalischen Nahrungsanteils auf Kosten des vegetabilischen dokumentierte, mußten natürlich alle Preissteigerungen den einzelnen Haushalt sehr viel stärker berühren als früher. Waren in den 60er Jahren viele Haushalte wegen des hohen Anteils an Eigenproduktion

---

[51] Frömmelbein: Massenverbrauch, S. 157. – Lichtenfelt: Über Ernährung, S. 311.
[52] Else Neißer: Preisbewegung und Haushaltskosten in Breslau 1893–1912, in: Schriften d. Vereins für Socialpolitik 145, 1, S. 457.
[53] Tägtmeyer, Lebensmittelpreise, S. 228.

gegen die Schwankungen der Marktpreise noch relativ immun, so hatte sich nach 1880 die Lage hier völlig verkehrt: Jede Teuerung machte sich sofort und schmerzlich im monatlichen Ausgabenbudget bemerkbar. Rückschauend erschienen die Zeiten der Eigenwirtschaft, in der man in der Regel sehr viel bescheidener gelebt hatte, nun als die „gute alte Zeit". Die Nahrung der Arbeiterhaushalte hatte sich innerhalb weniger Jahrzehnte seit 1850 spürbar und durchgreifend verbessert, zugleich war man aber vom Geld bei der Nahrungsbeschaffung abhängig geworden. Als dann beim Übergang zur Schutzzollpolitik zuerst die teuren Nahrungsmittel Fleisch und Brot im Preis anzogen, wurde dies als ein harter Schlag empfunden. Das Ausweichen auf die weniger geschmacksanreizende und schwerer verdauliche Pflanzenkost oder die Konsumtion billiger Surrogate bzw. minderwertiger Formen der Hauptnahrungsmittel wurde nun zu Recht als ein Unterschreiten des Existenzminimums empfunden. Niemand war aus psychologisch verständlichen Gründen bereit, einen einmal erreichten Ernährungsstandard wieder preiszugeben. Daß viele Lebensmittelpreise konstant blieben oder sogar relativ billiger wurden und die Palette des Nahrungsmittelangebots sich innerhalb einer Generation ungemein verbreitert hatte, trat gegenüber der neuen Marktunsicherheit weniger ins Bewußtsein. Die großen Lebensmittelpreissteigerungen, die zwischen 1890 und 1912 etwa 40 v. H. betragen haben[54], hatten nicht nur einkommensmäßig und regional unterschiedliche Folgen, sondern trafen auch die Angehörigen einer Sozialgruppe recht ungleichmäßig. Es gab starke Konsumverschiebungen, bei denen die Grenze des Existenzminimums entsprechend dem steigenden Reallohn stark angehoben wurde. Wie sehr die Klagen über die Ernährungssituation psychologisch bedingt waren, geht aus einer Gegenüberstellung von Haushaltsrechnungen aus den Jahren 1913/14 und 1920/21 hervor: Nach dem Zusammenbruch von 1918 erschien das letzte Friedensjahr vor dem Ersten Weltkrieg wieder als die berühmte glückliche alte Zeit[55]. Die Zahlenreihen Henriette Fürths, die sich besonders gut in der Mentalität kaufender Hausfrauen auskannte, belegen in der Tat, daß man in den letzten Friedensjahren des Kaiserreichs tatsächlich im Durchschnitt besser gespeist hatte als zu Beginn der Weimarer Republik. In den ersten schweren Nachkriegsjahren war es auch in bürgerlichen Haushalten zu einem Rückgang des Fleischkonsums und einem Anstieg des Kartoffelverzehrs sowie zu einer Verschiebung im Verbrauch vom Weißbrot zum Schwarzbrot gekommen, während sich Milch, Obst und Gemüse verteuerten sowie Delikatessen zur Unbedeutenheit im Haushalt herabsanken. Gerade diese Klagen von 1920/21, die sich

[54] Katz: Lebenshaltung in der Stadt Hannover, S. 185.

[55] Henriette Fürth: Mittelbürgerliches Budget. — Dies.: Haushalt vor und nach dem Kriege, S. 30. Vgl. ferner dies.: Die soziale Bedeutung der Käufersitten, Frankfurt/M. 1917.

an dem letzten Jahr vor dem Ersten Weltkrieg 1913/14 orientierten, zeigen, wie zeitbedingt der Blick bei Äußerungen über die Nahrung immer gewesen ist. Ausreichende Nahrung war ein Bestandteil des Sozialprestiges, weshalb man besonders empfindlich auf jede Verschlechterung reagierte. Die Klagen über die Ernährungssituation hatten freilich auch einen berechtigten Kern: Sie richteten sich gegen jene Zeitgenossen, die nicht müde wurden, den angeblich „unstandesgemäßen Luxus der arbeitenden Klasse" anzuprangern und dort die Wurzel allen Übels zu suchen. Dies war eine präindustrielle Einstellung, bei der die einzelnen Stände durch die Formen der Nahrungsauswahl und des Verzehrs stark voneinander abgehoben waren. Eine solche Haltung war längst systeminkongruent geworden und wurde mit Recht von der Arbeiterbewegung empört zurückgewiesen. In Wahrheit handelte es sich um veränderte Konsumstrukturen und Lebensansprüche, verbunden mit einer sehr starken Ausweitung der Nahrungsauswahl und Qualitätsverbesserung.

Im Jahre 1909 hat, wie schon erwähnt, der „Deutsche Metallarbeiterverband" durch eine umfassende Befragung seiner Mitglieder den Preisanstieg bei Lebensmitteln deutlich machen wollen. Die Antworten sind durchweg pessimistisch und anklagend im Sinne der Gewerkschaften gehalten, die natürlich diese Enquête als Unterlage für ihre Lohnforderungen benutzen wollte. Wenngleich der subjektive Charakter dieser Umfrage beachtet werden muß, so geben doch die Antworten interessante Einblicke in die tägliche Ernährungssituation bei den sozialen Unterschichten. In Auszügen seien hier folgende Antworten von Metallarbeitern mitgeteilt [56]:

„Meine lange Krankheit hat verschuldet, daß es bei uns sehr traurig aussieht. Es war mir nicht möglich, trotzdem meine Frau minderwertiges Fleisch und Pferdefleisch gekauft hat und wir uns mit Abfallwurst und schlechten Waren begnügten, ohne Schulden durchzukommen."

„So habe ich viel Knochenfleisch verbraucht, vereinzelt ist auch Pferdefleisch gegessen worden ... An Wurstwaren haben wir meistens die zweite Qualität verwendet, teilweise hat aber der Belag auf's Brot überhaupt gefehlt."

„ ... namentlich am Fleisch wird gespart, Butter kommt kaum auf den Tisch, dafür essen wir Margarine."

„Das Fleisch wurde meistens von der Freibank geholt, die Wurst ist durchgehend letzte Qualität. In der Hauptsache haben wir uns von Kartoffeln und Mehlspeisen ernährt."

„Trotzdem beschränken wir uns in den Ausgaben wie es geht. Die Quantität Fleisch, die wir verbrauchen, ist so gering, daß das Vierfache noch als mäßig bezeichnet werden müßte, auch der Konsum von sonstigen Nahrungsmitteln entspricht nicht dem wirklichen Bedarf."

„Unsere Hauptnahrung sind Hülsenfrüchte und Mehlspeisen. Bohnenkaffee wird nicht gekauft, wir konsumieren nur Malzkaffee, da dieser billiger ist." [57]

---

56 Deutscher Metallarbeiterverband (Hrsg.): 320 Haushaltsrechnungen, S. 89ff.

57 In dieser Stellungnahme wird interessanterweise hinzugefügt, daß man allerhand

„Die Hauptnahrung besteht aus Brot, Margarine und Kartoffeln; das Fleisch fehlt die meiste Zeit auf dem Tische, und auch Wurst erhalte nur ich, Frau und Kinder müssen sich mit trocken Brot begnügen oder aber mit Margarine. Die eingetragene Milch ist hauptsächlich für die Kinder, wir trinken den Kaffee schwarz, um Milch zu sparen."

„Der in der Rubrik Fleisch eingetragene Betrag ist deshalb nicht sehr hoch, weil wir meist minderwertiges Fleisch verwendet haben, ebenso war es mit der Wurst ... den Belag auf's Brot mußten wir uns meistens bloß denken, das können sich die Oberschlesier nicht leisten."

„Unsere Lebenshaltung geht ungefähr jeden Tag folgendermaßen vor sich: Früh für 20 Pf. Semmeln, meist mit Mus oder Leinöl; sonntags gestatten wir uns als Ausnahme Weizengebäck. Zum zweiten Frühstück für mich eine Schmalz- oder Margarinestulle, dazu Kaffee, selten eine Flasche Bier; Frau und Kinder essen ein Brot, meist ohne Belag, oder aber Leinöl, Sirup und Musstulle. Das Mittagessen kommt meist ohne Fleisch auf den Tisch. Wenn wir Fleisch haben, dann ist es billiges von der Freibank oder Pferdefleisch. Vesper und Abendbrot wie zweites Frühstück. Samstag ist Zahltag, da bekommen die Kinder und Frau eine Wurst zum Brot ... indem wir häufig Pferdefleisch verwenden, weil ich glaubte, wegen meiner schweren Arbeit auf Fleischgenuß nicht verzichten zu können."

„Die für Fleisch eingesetzten Posten entsprechen nicht den im allgemeinen hier zu bezahlenden Preisen; wir haben viel Fleisch auf der Freibank und in der Markthalle geholt, wo es billiger ist. Der eine Posten ... betrifft eine auf dem Land gekaufte 6 1/2 Pfund schwere Katze, die wir als besonderen Leckerbissen verspeist haben. Mit unseren billigen Fleischeinkäufen sind wir aber nicht immer gut weggekommen. In der Markthalle wurde uns einmal verdorbenes Fleisch aufgehängt, und daher rührt die in der Liste verzeichnete Krankheit von September bis Oktober."

„Mit dem Fleisch helfen wir uns viel mit Kaninchen, Butter ist selten im Haus; meist Margarine, Wurstfett und Schweineschmalz zum Brotbelag verwendet."

„Der Posten für Brot ist deshalb so hoch, weil mein Sohn und ich den ganzen Tag kalt essen, also auf Brot angewiesen sind. Brotbelag kommt bei meiner Familie nicht vor; nur ich und mein Sohn nehmen Wurst, Bücklinge, Käse oder dergleichen als Mittagbrot mit. Außerdem wird als Brotbelag auch Latwerge usw. benützt. Die Frau und die Kinder machen in der Regel Fische, d. h. trocken Brot in den Kaffee gebrockt, Fleisch

---

Geld für Genußmittel ausgebe, da der Haushaltungsvorstand ein eifriger Versammlungsbesucher sei. In dieser Summe stecke vor allem ein großer Teil der Ausgaben für Mineralwasser, „was hier in keiner Haushaltung fehlt". Soweit man erkennen kann, war man schon seit Ende des 18. Jahrhunderts in Deutschland beschäftigt, künstliches Mineralwasser herzustellen. Die schlechte Wasserversorgung in den Städten beförderte das Aufkommen. In Hamburg bestanden 1855 bereits 11 Mineralwasserfabriken, um 1900 waren es schon 60 derartige Betriebe. Das größte Unternehmen war die 1853 gegründete Firma Steinike & Weinlig, die Brauselimonade, Sodawasser, Selters und moussierende Fruchtlimonade produzierte. Sie begann auch als eine der ersten mit dem Bau von „Trinkhallen" und Erfrischungspavillons, wo man in Nachahmung der Bäder und ihrer natürlichen Brunnen synthetisches Mineralwasser zu verkaufen begann. Die Propaganda gegen den Alkohol kam dem Absatz dieser alkoholfreien Getränke zugute. Schon bald begann die Firma nicht nur in die Tropenländer zu exportieren, sondern versorgte auch 1870/71 das deutsche Heer in Frankreich sowie die Fahrgast- und Frachtschiffe mit ihren Getränken. Vgl. R. Segebrecht: 100 Jahre Steinike & Weinlig, Hamburg 1953.

wird im allgemeinen nur einmal in der Woche (sonntags) gekocht und dann minderwertiges Kuhfleisch. Das Schweinefleisch ist hier zu teuer."

Zur Vervollständigung sollen gleich anschließend die Tagesabläufe verschiedener Arbeiterfamilien aus verschiedenen Regionen und Berufen geschildert werden, die die täglichen Nahrungsgewohnheiten noch deutlicher heraustreten lassen:

1. Die Nahrung einer Leipziger Arbeiterfamilie 1887[58]

Eltern, drei Kinder (Mädchen 11, Knaben 8 und 4 Jahre). Mann arbeitet in der Knochenstampfe, Lohn pro Tag 2,20 Mk. Frau sortiert die alten Knochen, die Kinder machen Botengänge. Wocheneinnahmen insgesamt ca. 20,00 Mk.

Tagesablauf (Wochentags):
4 oder 1/2 5 steht die Frau auf und die beiden größeren Kinder. Die Frau macht Feuer für's Frühstück, weckt den Kleinsten und wäscht ihn.
1/2 5 oder 5 1/4 Uhr steht der Mann auf. Die Frau packt die Rationen für den Tag ein. Die Rationen für die Fabrik bestehen aus a) gemahlenem Kaffee, b) etwas Wurst, c) dem nötigen Brot (Hauptnahrungsmittel neben der Kartoffel). Die Frau schneidet den Kindern das Brot für den Tag (nur Schwarzbrot), die Kinder bekommen Butter auf's Brot. Wochenbedarf: 4 Brote à 8 Pfund je 88 Pfg. (das ist das Doppelte, was eine begüterte Familie von gleicher Kopfzahl verwenden würde).

1. Frühstück
Schwarzbrot, schwarzer Kaffee (nie Milch oder Zucker). Kaffee wird viermal täglich getrunken. Er ist ein wässriger Aufguß von wöchentlich 1/4 Pfund Kaffee zu 30 Pfg. und 1 Lot Gerste zu 2 Pfg. Der Mann erhält statt des Kaffees eine Mehlsuppe mit etwas Butter und einer Kleinigkeit Zucker. Ganz, ganz selten bekommt er auch ein Ei. Butter ist Faßbutter, das Pfund zu einer Mark. Der Verbrauch beträgt pro Woche 2 Pfd. Die Beschaffenheit war so, daß bei 21 Grad C die Butter flüssig wie dünnes Öl war; zeugt von schlechter Qualität, denn sie sollte erst bei 32–37 Grad C schmelzen. Wegen der schlechten Qualität aß die Frau nur wenig oder gar keine Butter zum Brot, nicht um zu sparen, sondern wegen des unangenehmen Geschmacks. In der Fabrik müssen die Eheleute das Brot gestrichen essen, weil die Arbeiter gegenseitig ihre Lebenshaltung kritisieren.[59]

2. Frühstück der Eltern
Butterbrot mit Käse oder Wurst, manchmal fettes Schweinefleisch (hiervon kostet 1/2 Pfund 35 Pfg., und diese Menge reicht für drei Tage). Wurst und Käse werden in Stücken von 10 Pfg. gekauft, wovon beide gemeinsam essen. Zum Frühstück wird nur die Hälfte verbraucht, dazu wird Kaffee (Pulvergemisch mit Wasser übergossen) getrunken, in den sie das Brot tauchen.

---

[58] H. Mehner: Der Haushalt und die Lebenshaltung einer Leipziger Arbeiterfamilie, in: Jb. f. Gesetzgebung, Verwaltung und Volkswirtschaft im Deutschen Reiche N. F. 11 (1887), S. 301ff.

[59] In dem Bericht wird ferner angeführt, daß es sonntags manchmal auch Weißbrot ohne Butter für 20 oder 30 Pfg gibt. Wenn in der Woche die Eltern in die Fabrik gehen, essen die Kinder zu Hause Schwarzbrot mit Faßbutter, manchmal kocht das ältere Mädchen auch Kartoffeln oder eine Wassersuppe.

Mittag:
Die Eltern verzehren Brot, Butter und die zweite Hälfte (wieder zusammen) der Wurst oder des Käses, dazu trinken sie wieder schwarzen Kaffee. Wurst – das 10 Pfg.-Stück, von dem beide jeweils zwei Mahlzeiten bestreiten, wiegt im Durchschnitt 63 g und ist von der billigsten Qualität.

Vesper:
Die Eltern essen wieder ihr Butterbrot; der Mann trinkt für 6 Pfg. Braunbier, oft aber nur Wasser oder kalten Kaffee vom Mittag; die Frau trinkt ebenfalls Wasser oder vom Mittag aufgehobenen, kalten Kaffee. Wenn sie das trockene Brot fast gar nicht „runter kriegen", dann kaufen sie sich etwas Zubrot, z. B. eine Gurke für 6 Pfg. oder einen halben Hering (gesalzen) zu 10 Pfg. Diese Ration ist wieder für beide zusammen und wird höchstens einmal die Woche gekauft. Nach der Arbeit – wenn der Mann zur Vesper kein Braunbier getrunken hat, trinkt er beim Nachhausegehen einen halben Liter zu 6 Pfg. Alkohol. Der Mann verzehrt vormittags und vor dem Nachhausegehen meistens für 5 Pfg. Schnaps „zur Erhaltung der Arbeitskraft", wie er sagt. Die Frau verzehrt den ganzen Tag nichts an Alkohol.

Abendbrot:
Es gibt eine warme Mahlzeit, die das Mittagessen ersetzen soll. Hauptteil: Mit Schale gekochte Kartoffeln, pro Woche ca. 1/3 Zentner. Diese Menge entspricht gewichtsmäßig dem Brotkonsum pro Woche. Einmal gibt es pro Woche statt der Kartoffeln Graupen oder Reis, jeweils ein Pfund.
Zuspeise: Manchmal gibt es braune Zwiebeln zu den Kartoffeln, manchmal gar nichts. Zweimal die Woche gibt es einen Hering zu 10 Pfg., einmal die Woche Quark zu 10 Pfg. (ca. 5/4 Pfund) und einmal die Woche „geröstetes Salz". Hier wird Salz mit Talg und Mehl in der Pfanne braun gebraten. Zu den Graupen oder dem Reis gibt es 1/2 Pfund Rindfleisch zu 30 Pfg. und für einige Pfennige Zwiebeln. Sonnabends wird nicht gekocht. Es gibt wieder Brot und für 30 Pfg. Wurst (drei Scheiben à 10 Pfg.), die folgendermaßen aufgeteilt wird: Der Mann ißt von der ersten Scheibe zwei Drittel, das letzte Drittel und ein Drittel der zweiten Scheibe ißt die Frau, den Rest dieser Scheibe und ein wenig von der dritten Scheibe essen die Kinder. Der Rest der dritten Scheibe bleibt für das Frühstück des Mannes am Sonntag. Dazu werden 2–3 Glas Lagerbier, das Glas für 13 Pfg., getrunken.
Nachspeise: Nach jedem warmen Abendessen gibt es wieder Brot und Kaffee.

Tagesablauf sonntags:

1. Frühstück
Semmeln und Butter

2. Frühstück
Butterbrote, für den Mann den Rest der Wurst.

Hauptmahlzeit:
1/2 Pfund Rindfleisch zu 30 Pfg., eine Schüssel Reis oder Graupen oder Klöße; Gemüse, besonders die preiswerten Möhren gibt es selten, da sie umständlich in der Zubereitung sind.

Vesper:
Fällt aus.

Abendbrot:
Gegen 1/2 6 Uhr. Es gibt wieder Brot und Kaffee, hinterher für die Eltern zwei Glas Bier zu je 13 Pfg.

Wochenverbrauch (zusätzlich zu den hier aufgeführten Nahrungsmitteln): 1 Pfund Mehl = 22 Pfg., Rindertalg (das Pfund 50 Pfg.) = 20 Pfg., 1 Pfund Salz = 10 Pfg., einige Eier = 4 Pfg. (im Sommer in der Salatzeit gibt es mehr Eier, da sie als Fleischersatz dienen), pro Woche dreimal Salat, davon zweimal mit Ei und einmal ohne Beilage, sechs Zigarren für den Mann = 24 Pfg. und 1/4 Pfund Tabak für abends = 12 Pfg.

2. *Nahrung einer Frankfurter Arbeiterfamilie um 1890*[60]

Morgens:
Der Vater nimmt, ehe er zur Arbeit geht, Anteil am Frühstück.

Frühstück:
Bestehend aus Kaffee (ohne Zucker, ohne Milch, nur ganz selten von einem der beiden Dinge etwas), Brötchen (die werden altbacken gekauft, weil sie dann billiger sind), Herstellung des Kaffees – wöchentlich ca. 1 Pfund – Kornkaffee (gebranntes Korn, bei armen Leuten das übliche Kaffeesurrogat) gemischt mit 1/2 Pfund echtem Kaffee. Auf das Pulver wird heißes Wasser gegossen. Wie selten Milch hinzukommt, zeigt der Gesamtkonsum von Milch für 539 Mark pro Jahr für die ganze Familie, wobei in den letzten sechs Monaten der Milchkonsum des Neugeborenen enthalten ist.

Mittag:
Auf dem Weg zur Arbeit hatte sich der Mann für 10 Pfg. Wurst gekauft (er kauft nicht nach Gewicht, da er Fleisch- und Wurstreste kauft, die nicht nach Gewicht bemessen werden). Im Jahr hat er ungefähr 181 mal Wurst zu 10 Pfg. und 20 Pfg. gekauft (eine 10 Pfg.-Portion entspricht etwa einem Gewicht von 80 g gewöhnlicher Fleischwurst). Diese Wurst und das von zu Hause mitgenommene Brot und Kaffee bilden das Mittagsmahl des Mannes. Selten ißt er eine Suppe zu Brot und Wurst, manchmal etwas Gemüse und ein Glas Bier.

Abendbrot:
Um 1/2 8 Uhr kommt er von der Arbeit zurück, dann ißt die Familie zusammen Abendbrot. Hauptmahlzeit bestehend aus Suppe, abwechselnd mit Gemüse oder Hülsenfrüchten oder Kartoffeln. Zuspeise pro Woche für die ganze Familie 2–4 Pfund Fleisch. Die Überreste von den Hauptmahlzeiten bilden für die Frau und die Kinder das Mittagessen des nächsten Tages. (Manchmal essen die Kinder in der Schule, dort bekommen sie einen großen Teller Suppe und ein Stück Butterbrot für zusammen 5 Pfg.)

3. *Nahrung eines ostpreußischen Landarbeiters 1902*[61]

1. Frühstück:
Morgens gab es meistens einen Topf gesüßten oder ungesüßten Kaffee mit Milch und Brot, das für den Mann meist mit Schmalz gestrichen, seltener mit Aufschnitt belegt war.

2. Frühstück:
Der Arbeiter nahm eine Flasche Kaffee und dazu meist mit Wurst belegtes und gestrichenes Brot von zu Hause mit. Einzelne tranken auch bisweilen eine Flasche Bier.

---

60 Frankfurter Arbeiterbudgets, S. 38ff.
61 Mulert: 24 ostpreußische Arbeiter, S. 164.

Mittagessen:
Kaffee bildete wieder das Hauptgetränk, in selteneren Fällen wurde er durch Milchsuppe oder auch durch Bier ersetzt. Dazu gab es Kartoffeln, Fleisch und Gemüse, letztere beide jedoch nicht regelmäßig.

Vesper:
Nicht angegeben (wahrscheinlich Brot und Kaffee bzw. Bier).

Abendbrot:
Kartoffeln, Hering und Brot, wozu es wieder Kaffee oder Milchsuppe gab.

4. *Nahrung einer Mannheimer Arbeiterfamilie 1892*[62]

Der Mann ist Modellschreiner in einer Maschinenfabrik. Der Vater hatte in Bruchsal einen kleinen Frucht- und Mehlhandel. Er wanderte mit seiner Familie, als der Sohn 10 Jahre alt war, nach Amerika aus und kehrte, da er dort seine Erwartungen nicht erfüllt sah, in die alte Heimat zurück. M. kam mit 14 Jahren bei einem Schreiner auf drei Jahre in die Lehre und besuchte zugleich die Gewerbeschule. Dann arbeitete er drei Jahre lang an verschiedenen Orten in Süddeutschland und der Schweiz, wurde 1864 vom Militär durch das Los frei, ging im Jahre 1868 nach Mannheim, wo er bis jetzt in der gleichen Fabrik arbeitete. Mit 27 Jahren heiratete er; die Frau war vorher Dienstmädchen. Aus der Ehe gingen acht Kinder hervor, von welchen drei starben. Die Familie ist gesund. Die Mutter lebte als Witwe bis zu ihrem Tode in der Familie ihres Sohnes.

1. Frühstück:
Kaffee und Weißbrot

2. Frühstück:
Vater und mitarbeitender Sohn verzehren Brot mit Wurst oder Käse, dazu ein Glas Bier.

Mittag:
Fünfmal in der Woche gibt es 3/4—1/2 Pfund Fleisch mit gewöhnlichen Zuspeisen.

Vesper:
Brot mit Wurst oder Käse, dazu ein Glas Bier.

Abendbrot:
Kartoffelsalat mit etwas Wurst, Fleisch vom Mittag u. ä. und dazu ein Glas Bier.

Vom heutigen Standpunkt aus sind diese hier mitgeteilten Speisezettel eintönig, einfallslos zusammengestellt, wenig appetitlich und ernährungsphysiologisch schlecht zusammengesetzt. Auch ohne Umrechnungen in Ernährungswerte und heutige Sollsätze für eine ausreichende Ernährung läßt sich erkennen, daß die befragten Arbeiterfamilien nicht besonders gut ernährt waren; besonders Frauen und Kinder müssen in einigen Fällen noch als unterernährt gelten. Cerealien, Kartoffeln, Kaffee und Bier bildeten das eigentliche Rückgrat der Kost. Der notwendige Kaloriensatz

[62] Wörrishoffer: Mannheimer Arbeiterfamilien, S. 245f.

wurde auf sehr billige, freilich nicht immer auf die ökonomischste Weise erworben. Unübersehbar ist der hohe Anteil der vegetabilischen Nahrung. Ganz anders wirken diese Ernährungsbudgets allerdings, wenn man sie mit Speisezetteln aus dem frühen 19. Jahrhundert oder noch früheren Perioden vergleicht. Die Berichte aus medizinischen Orts- und Reisebeschreibungen, Waisen-, Armen- und Arbeitshäusern sowie die Verpflegungssätze bei Militär und Hospitälern weisen eindeutig darauf hin, daß die sozialen Unterschichten vor 1850 sehr viel schlechter gelebt haben müssen [63]. Herrschten früher Getreidebreie und dann die Kartoffeln vor, so konnte demgegenüber im späten 19. Jahrhundert schon eine vergleichsweise abwechslungsreiche und nahrhafte Kost geboten werden. Sicherlich fehlten bei den Arbeiterfamilien um 1900 wegen des geringen Gemüse-, Obst- und Milchverzehrs noch entscheidende Vitamine und Spurenelemente, und die tierische Eiweiß- und Fettzufuhr war zu gering, aber von echten Hungerzuständen und Mangelkrankheiten war man doch in der Regel weit entfernt. Alle Klagen über die Ernährungszustände sind von dieser Betrachtung her zu relativieren. Vor allem gehörten Fleisch, Zucker, Fett, Weißbrot, Milch, Kaffee und Alkohohl zu den regelmäßigen Bestandteilen der Grundnahrung. Wenngleich sie oft in minderwertiger Form oder als Surrogate genossen wurden, so stellte das doch eine durchgreifende Verbesserung der Nahrung dar. Diese Konsumhöhe und -vielfalt ist bei den sozialen Unterschichten um 1800 noch nicht möglich gewesen, soweit man erkennen kann [64].

III.

Ehe man zu einer abschließenden Wertung kommen kann, müssen die einzelnen Grundnahrungsmittel gesondert behandelt werden, um die Strukturen der Volksernährung von einer anderen Seite her zu beleuchten. Hier ist dann zunächst das Fleisch zu erwähnen, das 25–33 v. H. aller Ausgaben im Rahmen der Gesamternährungsausgaben verursachte. Ohne

---

[63] Auf die Darstellung der Kost sozialer Unterschichten vor 1850 kann an dieser Stelle nicht eingegangen werden. Vgl. Teuteberg/Wiegelmann: Nahrungsgewohnheiten, S. 26ff., 63 und 243ff. – Edith Schlieper: Nahrungsmittel und Ernährung im alten Kassel (1585–1632), in: Zschr. d. Vereins f. hessische Geschichte und Landeskunde 79 (1968), S. 55ff. – Dies.: Lebensmittel und Ernährung in der Landgrafschaft Hessen-Kassel 1650–1730, in: ebd. 81 (1970), S. 65. – Wilhelm Abel: Massenarmut und Hungerkrisen im vorindustriellen Europa, Hamburg-Berlin 1974. – Albert Hauser: Vom Essen und Trinken im alten Zürich, Zürich 1962. – Ders.: Bäuerliche Wirtschaft und Ernährung vom 15. bis 18. Jahrhundert, in: Zschr. f. Agrargeschichte und Agrarsoziologie 19 (1971), S. 170ff.

[64] Wilhelm Abel: Zur Lage der deutschen Land- und Ernährungswirtschaft um 1800, in: Jbb. f. Nationalökonomie und Statistik N. F. 175 (1963), S. 319ff.

Zweifel ist in dem Zeitraum zwischen 1870 und 1914 ein ungewöhnlicher Preisanstieg in ganz Deutschland zu beobachten gewesen, der sich je nach den einzelnen Fleischarten und Regionen zwischen 25 v. H. und 75 v. H. bewegte. Bringt man die Preissteigerungen von fünf deutschen Städten in eine Tabelle, dann ergibt sich folgendes Bild[64a]:

Tab. 7:
Preissteigerungen bei Frischfleisch in fünf deutschen Städten zwischen 1893 und 1912 in v. H.

Fleischart	*Breslau*	*Halle*	*Lübeck*	*Kiel*	*Königsberg*
Rindfleisch	35,8	35,6	25,0	Alles	70,5
Schweinefleisch	22,9	36,0	35,3	Fleisch	35,5
Kalbfleisch	40,7	69,0	51,0	zusammen	64,9
Hammelfleisch	46,4	44,0	47,6	29,0	68,5
Durchschnitt	36,5	46,2	39,9	29,0	59,9

Dies ergibt, alle fünf Städte zusammengenommen, einen durchschnittlichen Preisanstieg von 42,3 v. H. in 20 Jahren oder 2,2 v. H. jährlich. Ohne Zweifel hing dies mit der Heraufsetzung der landwirtschaftlichen Schutzzölle, noch mehr aber mit der steigenden Massennachfrage und Verstädterung zusammen[65]. Die untersten Einkommensgruppen, zu denen in der Regel die kinderreichen Familien zählten, konnten am wenigsten den Anteil an tierischem Eiweiß in der täglichen Nahrung verstärken. Der Preisanstieg wirkte sich am meisten bei Kalb- und Hammelfleisch aus, weshalb diese beiden Fleischarten auch fast nirgendwo in der Kost der sozialen Unterschichten auftauchen. Da Schweinefleisch am geringsten von den Preiserhöhungen betroffen war, wurde der schon vorher vorhandene Übergang von Rind- zum Schweinefleisch noch verstärkt[66]. Zusammen mit Schinken, Speck und Wurst war das Schweine-

[64a] J. Hartwig: Die Änderung in den Kosten der Lebenshaltung in Lübeck 1891–1912, in: Schriften d. Vereins für Socialpolitik 145, 1, S. 133. – Franz Thieme: Die Entwicklung der Preise und ihre Bedeutung für die wirtschaftliche Lage der Bevölkerung der Stadt Halle, in: ebd. S. 34. – Else Neißer: Preisbewegung und Haushaltungskosten in Breslau 1893–1912, in: ebd. S. 444. – Rudolf Fischer: Lebensmittelpreise und Wohnungsmieten in Kiel, in: ebd. S. 149. – Reinhold Gohr: Die Verteuerung der Lebensmittel in Königsberg in Pr. in den letzten 20 Jahren, in: ebd. S. 361.

[65] Fischer: Lebensmittelpreise und Wohnungsmieten in Kiel, S. 142. – Thieme: Entwicklung der Preise S. 6f. (Vgl. Tabelle IV).

[66] Der prozentuale Anteil des Schweinefleisches am Gesamtfleischverzehr wuchs von

fleisch am Ende des 19. Jahrhunderts bei den Unterschichten die beliebteste Fleischart und machte 55 v. H. allen Fleischverzehrs pro Kopf (1907) aus. Folgende Gründe können für diese Verlagerung genannt werden: Einmal hatte Schweinefleisch einen höheren Gehalt an Fett und tierischem Eiweiß als die anderen Fleischsorten und brachte vergleichsweise mehr Kalorien. Zum anderen ließ es sich schneller zubereiten und hatte mehr Verwendungsmöglichkeiten beim täglichen Verzehr. Es war, wie die befragten Arbeiter häufig formulierten, als „Beikost" ergiebiger[67]. Schweine konnten auch unter Umständen von dem Arbeiter gehalten und gefüttert werden, da sie keinen Weidegang brauchten und mit jedem Küchenabfall zufrieden waren. Das Tier war relativ knochenarm, billig in der Aufzucht und fast bis auf den letzten Rest verwertbar. Ein rationelleres Schlachttier läßt sich gar nicht denken. Im Gegensatz zum frischen Fleisch war geräuchertes und gesalzenes ebenfalls billiger, wobei ebenfalls wieder das Schweinefleisch dominierte. Wie eine Untersuchung in Köln feststellte, gab es bei den geräucherten Waren nur einen Preisanstieg von 21 v. H., während er beim Frischfleisch über 40 v. H. lag[68]. Nach dem erwähnten Hamburger Statistiker Carl von Tyszka entfielen 1912 beim Fleischkonsum auf die einzelnen Sorten[69]:

Tab. 8:

Anteile der Fleischsorten am Fleischkonsum im Jahre 1912 in v. H.

Rindfleisch	29,8	
Schweinefleisch (frisch)	21,3	Schweinefleisch zusammen 58,4
Speck, Schinken	10,4	
Wurst	26,7	
Kalbfleisch	5,9	
Hammelfleisch	3,5	
Sonstiges Fleisch	2,4	
	100,0	

29 v. H. im Jahre 1816 auf 55 v. H. im Jahre 1907, während der prozentuale Anteil des Rindfleisches im gleichen Zeitraum von 42 v. H. auf 35 v. H. sank. Das Kalbfleisch ging von 16 v. H. auf 7 v. H. und das Hammelfleisch von 13 v. H. auf 2 v. H. zurück. Heute entfällt etwa die Hälfte des Fleischkonsums auf den Schweinefleischverzehr. Vgl. Teuteberg/Wiegelmann: Nahrungsgewohnheiten, S. 127.

[67] Tägtmeyer: Lebensmittelpreise, S. 210f.

[68] Josef Schölkens: Die Gestaltung der Lebensmittelpreise zu Cöln seit 1890 und ihre Bedeutung für die Haushaltskosten, in: Schriften d. Vereins für Socialpolitik 145, 2, (München-Leipzig 1914) S. 251 (Tabellen IV–VI.).

[69] Tyszka: Lebenshaltung der arbeitenden Klasse, S. 37.

Wie die Berechnungen des Prokopfkonsums aus der Steuer, Handels- und Schlachtstatistik ergeben haben, gab es etwa seit der Mitte des 19. Jahrhunderts einen steilen Anstieg des durchschnittlichen Fleischverbrauchs. Um 1900 aß man praktisch doppelt soviel Fleisch in Deutschland als um 1800[70]. Im Jahre 1907 wurde schon der Prokopfverzehr von 1959/60 in der Bundesrepublik erreicht. Wenngleich die Ober- und Mittelschichten pro Kopf sehr viel mehr und vor allem besseres Fleisch aßen, so ist doch die gewaltige Steigerung des Fleischverzehrs nur vom Massenkonsum her erklärbar. Die prozentual geringe Oberschicht hätte allein rein statistisch gar nicht diese Zunahme bewirken können. Ganz im Gegenteil zeigt sich auch, daß der Fleischverzehr der „reichen Leute" seit dem 18. Jahrhundert relativ stabil geblieben ist, weil nach der Grenznutzentheorie eine Steigerung gar nicht mehr möglich war[71]. Auch die erwähnte Umschichtung des Verbrauchs vom Rind- auf den Schweinefleischkonsum ist ein Indiz dafür, daß die sozialen Unterschichten an dem Anstieg des Fleischkonsums den größten Anteil hatten. In den vorgelegten Haushaltsschilderungen wurde zwar immer wieder geklagt, daß man am Fleisch sparen müsse, aber es kam doch mindestens einmal in der Woche auf den Tisch, in Form von Wurst und Speck sogar fast jeden Tag. Auch verzehrte der städtische Industriearbeiter in der Regel mehr als der ländliche Tagelöhner. Dies hatte nichts mit der Wohnform, sondern mit den höheren Reallöhnen und dem generell höheren Lebensstandard in den Städten zu tun[72]. Bezeichnenderweise war der Fleischkonsum in der Stadt Düsseldorf nach den Untersuchungen des Gewerkschaftlers Otto Most höher als in der umliegenden ländlichen Gegend[73].

Bei allen quantitativen Beobachtungen darf freilich nicht übersehen werden, daß sich der Mehrverzehr bei Frischfleisch meist auf die billigsten Fleischteile erstreckte wie Rind- und Schweinebauch, Schweinefüße, Rippe, Innereien usw. So stiegen in Breslau die Preise für Schweinebauch nur um die Hälfte im Vergleich zu den anderen Preissteigerungen des Schweinefleisches, beim Rind machte das Bauchfleisch nur 4/5 der üblichen Preissteigerung mit[74]. Ferner wurde in den Haushaltsrechnungen oft der Bezug von „Freibankfleisch" angegeben. Dies war kein verdorbenes oder von Finnen durchsetztes Fleisch, sondern alle die minderwertigen Fleischteile, die nach der Gründung der öffentlichen Schlachthöfe und entsprechender Verordnungen der Reichsgewerbeordnung von

[70] Hans J. Teuteberg: Variations in Meat Consumption in Germany in the 19th Century, in: Ethnologia Scandinavica, ed. Nils-Arvid Bringéus, Lund 1971, S. 131–141.

[71] Teuteberg/Wiegelmann: Nahrungsgewohnheiten, S. 130–31.

[72] A. a. O.

[73] Otto Most: Die Verteuerung der Lebensmittel in Düsseldorf innerhalb des letzten Jahrzehntes, in: Schriften d. Vereins für Socialpolitik 145, 2, S. 314.

[74] Neißer: Preisbewegung und Haushaltskosten in Breslau, S. 445.

1869 nicht mehr in den Handel gelangen durften. Sie wurden direkt auf dem Schlachthof unter deutlicher Kennzeichnung der Minderwertigkeit an die Bevölkerung abgegeben, oft in abgekochter Form. Kranke oder krankheits- und seuchenverdächtige Tiere mußten nach diesen Vorschriften ausgesondert und in besonderen Räumen (Polizeischlachthäuser, Sanitätsanstalten) unter Aufsicht des staatlichen Veterinärs geschlachtet und beseitigt werden. Die Abgabe minderwertigen Fleisches, vor allem der weniger geschätzten Innereien, hatte es seit dem Mittelalter in den besonderen „Kuttelhöfen", „Metzgen" und „Freibänken" immer schon gegeben, wie es überhaupt selbstverständlich war, alles verwendbare Fleisch und nicht wie heute nur das Muskelfleisch zu verzehren. Es handelte sich hier um eine alte Gewohnheitseinrichtung, die man beim Aufbau der modernen Schlachthöfe übernommen hatte. Neu waren dagegen die Roßschlachtereien, die seit der Mitte des 19. Jahrhunderts nach englischem Vorbild vor allem in den Großstädten eingerichtet wurden. Pferdefleisch ist, wenn es sich nicht um alte und abgemagerte Tiere handelt, ein ernährungsphysiologisch hochwertiges Fleisch, dessen Fett sogar vielfach besser ist als von anderen Schlachttieren. Durch religiöse Tabuisierung, die noch in die vorchristlichen Zeiten des Tieropfers zurückreicht, war der Genuß des Pferdefleisches aber immer verboten worden [75]. Auch nach der Errichtung der Schlachthöfe mußten die Roßschlächtereien nach § 18 des Reichsfleischbeschaugesetzes von den übrigen Fleischereien getrennt bleiben. So blieb die Tabuisierung, die sich stets mit der Abdeckerei verknüpft hatte, auch noch im späten 19. Jahrhundert am Pferdefleisch hängen, obwohl es natürlich auch vorher tierärztlich untersucht wurde. Im Jahre 1926 gab es 167 195 Pferdeschlachtereien im Deutschen Reich, deren Umsatz allerdings ingesamt gemessen keine große Rolle spielte.

Auch Wildfleisch zählte gelegentlich zur Arbeiterkost; besonders in den Wintermonaten, wenn es billiger zu haben war. Hier dominierten die Wildkaninchen, die als Plage in Mengen abgeschossen auf den Markt kamen.[76] Eigene Kaninchenzucht war natürlich in den Großstädten oft möglich und verbesserte den Fleischfahrplan. Insgesamt erscheinen Freibank-, Pferde- und Kaninchenfleisch als typische Substitutionslebensmittel und Versuche der sozialen Unterschichten, eine Aufbesserung des insgesamt noch zu geringen Fleischanteils in der täglichen Nahrung zu erreichen.[77]

---

[75] Vgl. zu diesem Problem: Brita Egardt: Hästlakt och rackarskam. En etnologisk undersökning av folkliga fördamar (Pferdeschlachtung und Abdeckerschande. Eine ethnologische Untersuchung volkstümlicher Vorurteile), in: Nordiska Museets Handlingar 57 (Stockholm 1962).

[76] Tägtmeyer: Lebensmittelpreise, S. 216f.

[77] Thieme: Entwicklung der Preise, S. 96f.

Ein wichtiges Äquivalent für das fehlende Frischfleisch bildete die Wurst in den Arbeiterhaushalten. Nach den Haushaltsrechnungen dominierten folgende Wurstsorten: Stadtwurst, Roter Preßsack, Preßsack, Rohwurst, Fleisch-, Leber- und Blutwurst 2. Sorte, Schwartenwurst, Gehacktes 2. Wahl und Knoblauchwurst. Alle Wurst wurde nicht nach Gramm, sondern in kleinen Stücken zu 10, 20 oder 30 Pfg. gekauft. Nach den Berichten waren die billigen Wurstsorten sehr wasserreich und oft von „zweifelhafter Herkunft". Wie bei wenigen anderen Lebensmitteln konnte hier Verfälschung betrieben werden. Alle sonst nicht mehr verwertbaren Abfallstoffe aus der Metzgerei wurden mit dem gehackten Fleisch und Fett in die Wurstdärme gestopft. Eine Kontrolle der Wurstfabrikation bei dem einzelnen Fleischer war den Behörden schlecht möglich. Ein Zeitgenosse bemerkte nach einer entsprechenden Untersuchung zum Thema Wurst: „Sie ist dauerhaft und bequem für den Esser, da sie überall mundgerecht ist, aber auch für den Fabrikanten, da sie alles verwertet, was er ihr anvertraut. Würste sind Wechselbriefe, nur dann zuverlässig, wenn man über ihre Herkunft beruhigt ist".[78] Die Wurst spielte im täglichen Haushalt der Unterschichten eine so große Rolle, weil sie im Rahmen des Gesamtfleischkonsums sehr preiswert war, in kleinsten Mengen täglich bezogen und nicht besonders zubereitet werden mußte. Sie ersparte besonders den berufstätigen Arbeiterfrauen sehr viel Arbeit und konnte bequem in den Arbeitspausen verzehrt werden. Schließlich war auch die Haltbarkeit ein nicht unwichtiger Grund für den häufigen Verzehr. Die Würste scheinen im allgemeinen die gewaltigen Preissteigerungen im späten 19. Jahrhundert nicht mitgemacht zu haben. Allerdings gab es auch Ausnahmen: So stieg der Durchschnittspreis für Leberwurst, Rotwurst und Knoblauchwurst in Breslau zwischen 1896 und 1912 von 2 M auf 2,50 M oder um 25 v. H. und in Nürnberg zwischen 1890 und 1912 um 18 v. H.[79] Die relativ konstanten Wurstpreise konnten auch mit schlechter werdender Qualität einhergehen. Das Auftauchen der Wurstfabriken und des Würstchens in der Dose, das sich schnell als warme Mahlzeit zubereiten ließ und daher bei den Gaststätten sofort durchsetzte, wirkte wahrscheinlich preisstabilisierend.[80] Der jährliche Prokopfverzehr von Fleisch und Fleischproduktion veränderte sich wie folgt:[81]

---

[78] Braun: Haushaltsrechnungen Nürnberger Arbeiter, S. 47. — Tägtmeyer: Lebensmittelpreise, S. 213. — Max Meyer: Lebensmittelpreise und Wohnungsmieten in Nürnberg, in: Schriften d. Vereins für Socialpolitik 145, 2, S. 8.

[79] Neißer: Preisbewegungen und Haushaltskosten in Breslau, S. 445. — Gohr: Verteuerung der Lebensmittel in Königsberg, S. 364 (Tabelle VIII).

[80] Vgl. Emmerich Reek: Die Frankfurter Würstchen, hrsg. von Franz Lerner, Frankfurt/M. 1939.

[81] Errechnet nach Walther G. Hoffmann: Das Wachstum der deutschen Wirtschaft seit der Mitte des 19. Jahrhunderts, Berlin-Heidelberg-New York 1965. — Statistisches Jahrbuch für die Bundesrepublik Deutschland, hrsg. vom Statistischen Bundesamt,

Tab. 9:
Jährlicher Prokopfverbrauch von Fleisch 1850-1965 in kg

	1850	1860	1900	1910	1938	1950	1955	1959	1962	1965
Schweinefleisch	8,2	9,7	25,1	24,3	29,3	20,4	27,8	30,9	32,0	33,5
Rindfleisch	8,8	8,3	14,1	14,6	16,0	12,0	15,2	17,4	19,3	19,5
Kalbfleisch	2,3	2,2	1,7	3,0	3,0	2,0	1,9	2,0	2,1	1,8
Geflügel	2,3	2,2	2,7	1,8	2,0	1,2	1,8	4,2	5,1	6,3
Hammelfleisch	1,4	3,6	3,4	3,0	3,1	2,2	2,9	3,1	5,8	5,4
Zusammen	23,0	26,0	47,0	46,7	53,4	37,8	49,6	57,6	64,3	66,5

Seltsamerweise taucht in den Nahrungsbudgets der sozialen Unterschichten im späten 19. Jahrhundert der Fisch nur ganz am Rande auf, obwohl der Hering keine allzugroßen Preissprünge machte (1907 ein grüner Hering = 5 Pfg., 1912 = 5,5 Pfg.[82]) Nur in den Küstenstädten Norddeutschlands spielten Kabeljau und Schellfisch im Massenkonsum eine nennenswerte Rolle, da die Preise in dem betrachteten Zeitraum sogar rückläufig waren. Ein großes Hindernis war es natürlich, daß sich der Fisch durch Konservierung, Fracht und Zwischenhandel für den Binnenländer stark verteuerte. Bis zur Mitte des 19. Jahrhunderts kannten die sozialen Unterschichten in küstenfernen Regionen nur den getrockneten, geräucherten und marinierten Fisch, der in lufttrockenen Ballen gepreßt oder in Fässern ankam. Erst mit dem enger werdenden Eisenbahnnetz sowie neuen Fang-, Vertriebs- und Konservierungsmethoden wurde dem frischen Seefisch ein größerer Absatzmarkt eröffnet. Ein Zeichen dafür war, daß

Wiesbaden 1955–1965. – Statistisches Jahrbuch für das Deutsche Reich, hrsg. vom Statistischen Reichsamt, Berlin 1880–1913. – Statistisches Jahrbuch über Ernährung, Landwirtschaft und Forsten der Bundesrepublik Deutschland, hrsg. vom Bundesministerium für Ernährung, Landwirtschaft und Forsten, Hamburg-Berlin 1957ff. – D. Grupe: Die Nahrungsmittelversorgung Deutschlands seit 1925, in: Agrarwirtschaft 1957 (Sonderheft 3–4). – Dieter Petzina: Materialien zum sozialen und wirtschaftlichen Wandel in Deutschland seit dem Ende des 19. Jahrhunderts, in: Vjschr. f. Zeitgeschichte 17 (1969) H. 3, S. 308–338. – Arthur Hanau: Entwicklungstendenzen der Ernährung in marktwirtschaftlicher Sicht, in: Entwicklungstendenzen der Ernährung, München 1962, S. 33ff.

[82] Raphael Ernst May: Kosten der Lebenshaltung und Entwicklung der Einkommensverhältnisse in Hamburg seit 1890, in: Schriften d. Vereins für Socialpolitik 145, 4 (München-Leipzig 1915) S. 398. – Emil Hofmann: Preisbewegung und Kosten der Lebenshaltung in der Stadt Mannheim für die Jahre 1890–1912, in: Schriften d. Vereins für Socialpolitik 145, 2, S. 197. – Schoelkens, Lebensmittelpreise zu Cöln, S. 201. – Fischer: Lebensmittelpreise und Wohnungsmieten in Kiel, S. 149. – Gohr: Lebensmittel in Königsberg, S. 402.

innerhalb kürzester Zeit um 1900 mehr als 400 Fischfabriken an der Nord- und Ostseeküste entstanden, die meist den billigen Salzhering verarbeiteten. Dieser blieb bis 1914 daher auch die beliebteste Fischspeise des kleinen Mannes. Der Süßwasserfisch war dagegen wie das Wild wegen des geringen Angebots und der Fangprivilegien eine Luxusspeise. Allerdings blieb die Bedeutung des Fisches als wertvoller Lieferant des tierischen Proteins und anderer wertvoller Nährsubstanzen lange unerkannt. Die geringe Haltbarkeit und die Angst vor Fischvergiftungen standen ebenfalls einer schnellen Verbreitung des Frischfisches entgegen. Natürlich wirkte auch die besonders hohe Abfallquote zwischen 20 und 50 v. H. auf den Konsumenten abschreckend. In den Haushaltsrechnungen der Lohnarbeiter wird der Fisch im Binnenland daher nur selten erwähnt. Mit Angaben wie „14 Heringe und 3 Bücklinge im Jahr" (Frankfurter Arbeiterfamilie 1888) oder 7,1 g pro Tag (ostpreußischer Landarbeiter 1908) läßt sich quantitativ wenig anfangen. Leider gibt es im Gegensatz zu England noch keine Untersuchung über die langfristigen Tendenzen des Fischverbrauchs in Deutschland, so daß nur auf die weniger aussagekräftigen jährlichen Prokopfangaben zurückgegriffen werden muß:

Tab. 10:
Jährlicher Pro-Kopfverbrauch von Fisch 1850–1965 in kg

1850	1860	1900	1910	1938	1950	1955	1959	1962	1965
2,9	3,1	6,2	9,0	13,4	12,5	13,3	13,3	13,4	10,7

Wie die Zahlen zeigen, hat sich der Konsum seit den dreißiger Jahren bei etwa 13 kg pro Kopf und Jahr eingependelt und ist neuerdings seit 1962 etwas rückläufig. Da der Fisch als Surrogat des Fleisches galt, muß der Rückgang mit dem steigenden Fleischkonsum zusammengesehen werden.[83]

Bei niedrigem Fleisch- und Fischverzehr ist in den Haushaltsrechnungen stets ein relativ großer Brotkonsum zu verzeichnen, wenn dieser nicht durch einen noch größeren Kartoffelverbrauch ersetzt wird. Ohne Zweifel ist das Brot neben der Kartoffel für die sozialen Unterschichten das wichtigste Grundnahrungsmittel im späten 19. Jahrhundert gewesen. Im Gegensatz zum Fleisch war eine Einschränkung des Brot- und Kartoffelkonsums kaum möglich, die Ausgaben erwiesen sich hier als preisunelastisch. Der prozentuale Anteil der Brotausgaben im Rahmen der Gesamt-

[83] Vgl. W. H. Chaloner: Trends in Fish Consumption in Great Britain 1700 to 1850, in: T. C. Barker, J. McKenzie, J. Yudkin (ed.): Our Changing Fare, London 1966.

nahrungsausgaben war in der untersten Einkommensschicht fast doppelt, in einigen Fällen sogar dreimal so hoch wie derjenige bei höhereren Einkommensgruppen. In einer Nürnberger Untersuchung nahm die Ausgabe für Schwarzbrot bei den ärmeren Haushalten über ein Fünftel der Nahrungsausgaben ein, der Konsum von Weißbrot war offenbar eine Seltenheit.[84] Aber eine solche Aufteilung war regional sehr verschieden und wurde stark von älteren Nahrungstraditionen bestimmt. Alle Brotteuerungen mußten im späten 19. Jahrhundert wie früher die minderbemittelte Bevölkerung besonders hart treffen. In der Preisgestaltung ist in ganz Deutschland eine ungefähr gleichlaufende Entwicklung festzustellen: Im Verlauf der neunziger Jahre nahmen die Brotpreise enorm zu, um in den ersten sechs Jahren des neuen Jahrhunderts relativ stabil zu bleiben. Insgesamt gab es zwischen 1890 und 1912 etwa eine Preissteigerung von 50 v. H., d. h. rund 10 Pfg. pro Kilogramm.[85] Zu den Eigentümlichkeiten des Brotpreises gehörte es, daß dieser von der Zu- und Abnahme des Brotgewichtes abhing. So konnte es auch geschehen, daß sich der Preis für ein 50-Pfg.-Roggenbrot im Laufe der Zeit kaum änderte, das Gewicht aber erheblich. Eine Aufzeichnung aus Königsberg zeigt folgende Gewichtsveränderung:[86]

Tab. 11:

Gewichte eines Roggenbrotes in Königsberg 1902–1912 in g

Jahr	50-Pfg.-Roggenbrot	30-Pfg.-Roggenbrot
1902	2 325	1 384
1904	2 413	1 446
1908	1 827	1 074
1910	2 171	1 288
1912	1 978	1 163

---

[84] Braun: Haushaltsrechnungen Nürnberger Arbeiter, S. 54 (Tabellen XXVII und XXXII). – Ignaz Gruber: Die Haushaltung der arbeitenden Klassen, Jena 1887, S. 62.

[85] Gustav Brutzer: Die Verteuerung der Lebensmittel im Laufe der letzten 30 Jahre und ihre Bedeutung für den Berliner Arbeiter-Haushalt, in: Schriften d. Vereins für Socialpolitik 154, 2, S. 23. – Tägtmeyer: Kosten der Lebenshaltung in Stuttgart, S. 218. - Katz: Kosten der Lebenshaltung in der Stadt Hannover, S. 178. – Gohr: Verteuerung der Lebensmittel in Königsberg, S. 389. – Fischer: Lebensmittelpreise und Wohnungsmieten in Kiel, S. 150. – Neißer: Preisbewegungen und Haushaltskosten in Breslau, S. 446. – August Busch: Preisbewegungen und Kosten der Lebenshaltung in Frankfurt a. M., in: Schriften d. Vereins für Socialpolitik 145, 2, S. 109.

[86] Gohr: Verteuerung der Lebensmittel in Königsberg, S. 387.

In zehn Jahren sank also das Gewicht des Brotes um rd. 15 v. H., bei Semmeln sogar um 20 v. H. Auch dies ist ein Beispiel dafür, wie wenig die nominellen Marktpreise die Veränderungen des realen Lebensstandards unter Umständen aufzuhellen vermögen. Nach diesen beiden Zahlenreihen hätte der Tiefstand des Gewichtes 1908 gelegen. Danach bekam man für das gleiche Geld wieder mehr Brot, ohne daß aber das alte Ausgangsgewicht wieder erreicht wurde. Ebenso charakteristisch scheint gewesen zu sein, daß mit steigendem Realeinkommen der Brotkonsum in dem Maß abnahm, wie der Fleischverbrauch zunahm. In den Haushaltsrechnungen gehörte das Brot nicht wie heute nur zu den Nebenmahlzeiten oder als Zugabe zur Hauptmahlzeit, sondern bildete vielfach noch den Hauptbestandteil der täglichen Nahrung. Allerdings dürfte der Brotverbrauch entsprechend den differenzierten älteren Nahrungsgewohnheiten in den einzelnen deutschen Landschaften sehr verschieden gewesen sein. In einer Haushaltsuntersuchung wird behauptet, den höchsten Brotkonsum im damaligen Deutschen Reich habe es in der Arbeiterstadt Chemnitz gegeben.[87] Aber eine solche Behauptung steht mangels ausreichender Vergleichszahlen auf schwachen Füßen. Sicher scheint dagegen, daß im Gegensatz zu den westlichen Industriestaaten das Roggenbrot vor dem 1. Weltkrieg in Deutschland noch die gangbarste Brotsorte blieb. Weizenbrot kam relativ selten auf den Tisch des Arbeiters. Weizengebäck, vor allem die Semmel, bildete selbst bei besser gestellten Einkommensgruppen der sozialen Unterschichten eine Fest- und Sonntagsspeise. An Kuchen war nur ganz selten oder gar nicht zu denken. Auch alle anderen Verfeinerungen auf dem Getreidenahrungssektor wie Biskuit (Zwieback), Keks („Cakes"), Pumpernickel- und Steinmetzbrot haben die einfachen Bevölkerungsgruppen um diese Zeit noch nicht erreicht.[88] Die aufkommende Gebäckindustrie war wie die übrige Konservenindustrie fast nur auf den gehobenen Konsum abgestellt.[89] Nur wenigen industriellen Mehlproduk-

[87] Henning: Entwicklung der Preise in der Stadt Chemnitz, S. 103. — Thieme: Entwicklung der Preise in der Stadt Halle, S. 10. — Most: Verteuerung der Lebensmittel in Düsseldorf, S. 325. — Brutzer: Die Verteuerung der Lebensmittel für den Berliner Arbeiter-Haushalt, S. 24. — Neißer: Preisbewegung und Haushaltskosten in Breslau, S. 451.

[88] Biskuit oder Zwieback bedeutete „zweimal Gebackenes". Bei der Schiffsproviantierung spielte diese Form der Brotkonservierung allerdings schon lange eine große Rolle. Die Bezeichnung Keks leitet sich von dem englischen Wort „Cakes" her. Pumpernickel oder „Pompernickel" hatte ursprünglich etwas mit dem „Polterkobold" (Nickel = Kobold) zu tun. Dies war ein Hinweis darauf, daß das grobe schwarze Brot schwer verdaulich war und oftmals Blähungen verursachte. Es wurde in seiner Heimat Westfalen aus zweimal geschrotetem, aber nicht gebeuteltem Roggenmehl mit Kleie vermischt gebacken. Bekanntlich machte Liebig als erster auf den besonderen Nährwert des westfälischen Pumpernickelbrotes aufmerksam.

[89] Zur Geschichte der Keksindustrie vgl. H. Bahlsen Keksfabrik KG, Hannover (Hrsg.): Bahlsen 1889—1964, o. O. o. J. [Hannover 1964].

ten wie Grieß und Suppennudeln gelang es, sich von Beginn an einen etwas breiteren Markt zu schaffen. Natürlich war der Brot- und Mehlverbrauch auch ganz entscheidend von der Größe der Familie abhängig. Er stieg regelmäßig von der zweiköpfigen Familie stark an; eine ähnliche Relation bestand zum Gesamteinkommen.[90] Wie sich der Brot- und Mehlverbrauch in den letzten einhundert Jahren entwickelt hat, zeigt folgendes Zahlenbild:[91]

Tab. 12:
Jährlicher Pro-Kopfverbrauch von Brot und Mehl
1850–1965 in kg

<table>
<tr><th></th><th>1850</th><th>1860</th><th>1900</th><th>1910</th><th>1938</th><th>1950</th><th>1955</th><th>1959</th><th>1962</th><th>1965</th></tr>
<tr><td>Roggenbrot u. Roggenmehl</td><td>56,5</td><td>72,8</td><td>69,9</td><td>63,6</td><td>56,7</td><td>37,2</td><td>29,9</td><td>24,6</td><td rowspan="2">72,3</td><td rowspan="2">71,3</td></tr>
<tr><td>Weizenbrot u. Weizenmehl</td><td>25,8</td><td>34,4</td><td>64,0</td><td>63,9</td><td>52,5</td><td>64,9</td><td>65,9</td><td>60,7</td></tr>
<tr><td>Zusammen</td><td>82,3</td><td>107,2</td><td>133,9</td><td>127,5</td><td>109,2</td><td>102,1</td><td>95,8</td><td>85,3</td><td>72,3</td><td>71,3</td></tr>
</table>

Die Tabelle läßt erkennen, daß der Weizenbrot- und Weizenmehlkonsum bereits im späten 19. Jahrhundert zunahm und dann seit der Jahrhundertwende relativ stabil blieb. Erst in allerjüngster Zeit gibt es eine Abnahme. Der Verbrauch von Roggenbrot- und Roggenmehl hat dagegen nach anfänglicher Zunahme seit dem Eintritt in die Phase der Hochindustrialisierung ständig abgenommen. Im Jahre 1959 erreichte der Jahreskonsum nur noch rund ein Drittel des Jahres 1860. Insgesamt erreichte der Brotkonsum um 1900 die Spitze. Er ist heute etwa auf die Hälfte zusammengeschrumpft.

Ganz ähnliche Beobachtungen lassen sich bei der Kartoffel machen. Diese bildete, wie schon erwähnt, zusammen mit dem Brot das eigentliche Rückgrat der Volkskost. Quantitätsmäßig rangierten die Kartoffeln eindeutig an erster Stelle, wertmäßig aber weit hinter dem Brot. Preissteigerungen spielten hier kaum eine Rolle, auch wenn man berücksichtigt, daß der Arbeiter bei kleinen wöchentlichen Einkaufsmengen relativ mehr zahlte. So nahm der Preis für 100 kg Kartoffeln im Berliner Kleinhandel

[90] Braun: Haushaltsrechnungen Nürnberger Arbeiter, S. 56, 65 und 73 (Tabelle XXXVIII).

[91] Vgl. die Literatur unter Anm. 81.

zwischen 1882 und 1909 durchschnittlich nur um 4 v. H. zu.[92] An anderen Orten gab es zwar größere Preissteigerungen, aber dann waren die Ausgangspreise tiefer als in Berlin, oder die betreffenden Märkte lagen verkehrsungünstig zu den großen Kartoffelanbaugebieten. Im Gegensatz zu anderen Nahrungsmitteln eignete sich die Kartoffel wegen ihres hohen Wassergehalts schlecht zum längeren Transport, so daß trotz Ausbau der Eisenbahn und des Binnenschiffsverkehrs die örtlichen Kartoffelpreise nach wie vor unter Umständen stark abwichen. Gewisse Preisstabilisierungen wurden dadurch erreicht, daß die deutsche Landwirtschaft auch auf schlechteren Böden Kartoffeln anbauen lernte und Überschüsse zu Trink- und Brennspiritus, Stärke sowie Kartoffelmehl weiterverarbeitet werden konnten.[93] Überdies standen der Verbrauch von Brot und Kartoffeln immer in einem reziproken Verhältnis: Nach einer reichen Kartoffelernte sanken die Brotpreise stark ab (weshalb man auch keine eindeutigen Preisreihen über eine längere Periode hinweg aufstellen kann!), was auf einen Rückgang des Brotkonsums deutet. Bei steigenden Kartoffelpreisen besonders in den Monaten vor der Ernte wuchs umgekehrt fast regelmäßig wieder der Brotkonsum.[94] Dies ist ein wichtiger Hinweis darauf, wie sehr sich die Höhe des Verbrauchs noch an saisonalen Einflüssen orientierte und die Erntetermine eine Rolle spielten. Im Grunde hatte die Kartoffel die Funktion, das jeweilige Defizit im täglichen Nahrungsbudget der sozialen Unterschichten abzudecken. Je weniger Fleisch und tierische Fette genossen wurden und je geringer das Einkommen bzw. je größer die Familie war, umso mehr Kartoffeln wurden in der Regel gegessen. Diese Korrelation kehrt in den Haushaltsrechnungen so oft wieder, daß sie eine ebensolche Gültigkeit wie das vielzitierte Engelsche Gesetz beanspruchen kann. Betrachtet man den Prokopfkonsum im Jahr, dann ergibt sich folgendes Bild:[95]

---

[92] Brutzer: Die Verteuerung der Lebensmittel für den Berliner Arbeiter-Haushalt, S. 38 (Tabelle XXXVIII).

[93] Busch: Preisbewegungen und Kosten der Lebenshaltung in Frankfurt a. M., S. 106. – Tägtmeyer: Kosten der Lebenshaltung in Stuttgart, S. 216.

[94] Henning: Entwicklung der Preise in der Stadt Chemnitz, S. 112. – Thieme: Entwicklung der Preise in der Stadt Halle, S. 25. – Katz: Kosten der Lebenshaltung in der Stadt Hannover, S. 177.

[95] Vgl. Anm. 81.

Tab. 13:
Jährlicher Pro-Kopfverbrauch von Kartoffeln
1850–1965 in kg

1850	1860	1900	1910	1938	1950	1955	1959	1962	1965
137,7	145,9	271,1	226,6	173,5	188,8	166,0	141,7	126,0	108,0

Der Kartoffelverbrauch in Deutschland hat also ganz ähnlich dem Brotverzehr bis zum Beginn dieses Jahrhunderts eine starke Steigerung erfahren und befindet sich seitdem mit geringen Unterbrechungen in der Nachkriegszeit im starken Rückgang. Im Jahr 1971/72 wurden nur noch 101,0 kg pro Kopf und Jahr verbraucht, also 62 v. H. weniger als im Jahre 1900. Die Zeitgenossen haben den hohen Kartoffelkonsum stets als ein Zeichen der Armut betrachtet. Auch nach Ansicht der damaligen Mediziner füllten die „Erdäpfel“ nur den Magen, ohne genügend wertvolle Nährstoffe zuzuführen. Vor allem wurde der geringe Gehalt an Fett und Eiweiß bemängelt. Diese Geringschätzung der Speisekartoffel ist aber nach Ansicht der modernen Ernährungsphysiologie ziemlich unangebracht.[96] Mit einem Stärkegehalt von 10–15 v. H. ist sie nämlich trotz eines relativ geringen Gehaltes von pflanzlichem Eiweiß (2 v. H.) Träger eines hochwertigen Proteins, das dem des Hühnereis vergleichbar ist. Besonders wertvoll erscheinen das Vitamin C, die Vitamine des B-Komplexes sowie einige Spurenelemente, besonders das Kalium. Im Vergleich zu anderen Nahrungsmitteln geben die Kartoffeln zwar relativ wenig Kalorien her, dafür treten aber z. B. beim Braten trotz des zugesetzten Fettes und der hohen Temperaturen in der qualitativen Zusammensetzung kaum Nährwertänderungen auf. Bei den Pell- und Salzkartoffeln, die auf den Tischen der sozialen Unterschichten des späten 19. Jahrhunderts dominierten, traten gegenüber den rohen und ungeschälten Kartoffeln die wenigsten Nährstoffverluste auf. Die Verteuflung der Kartoffel war ernährungsphysiologisch zum Teil unsinnig. Heute wird der fallende Kartoffelkonsum lebhaft beklagt, zumal die Industrienationen immer mehr dazu übergehen, diese Erdknollenfrucht nur noch in verarbeiteter Form zu genießen. Man hat fast ganz vergessen, daß um die Mitte des 19. Jahrhunderts die sozialen Unterschichten in einigen Gegenden Deutschlands fast nur von Kartoffeln lebten.[97] Diese einseitige Ernährung war natürlich für die tägliche

[96] Werner Schuphan u. a.: Die Kartoffel. Ihr Wert für die Ernährung in verschiedener Zubereitung, in: Ernährungs-Umschau 15 (1968) Nr. 10, S. 336ff.

[97] Johannes Ranke: Die Ernährung des Menschen, München 1876, S. 238 (Tabelle XXXVIII). – Vgl. Hans J. Teuteberg: Zur sozialgeschichtlichen Bedeutung der

Energiezufuhr ungünstig. Zweifellos wurde aber dadurch der Nahrungsspielraum trotz rasch wachsender Bevölkerung erheblich ausgeweitet. Die Kartoffel hatte damit etwa die Funktion, die der Reis heute in manchen Entwicklungsländern wahrnimmt. Auch er deckt die entstehenden Nahrungslücken ab, ist aber allein keine vollwertige Nahrung.

Gegenüber den Kartoffeln ist der Verbrauch von Hülsenfrüchten, Gemüse und Obst nach den überlieferten Haushaltsberichten gering gewesen. Das hat offenbar recht verschiedene Gründe gehabt. Die Leguminosen wie Erbsen, Linsen und Bohnen mit ihren Abarten haben eine bis in prähistorische Zeiten zurückreichende Vorgeschichte und sind immer schon als Volksnahrung bekannt gewesen, vor allem in getrockneter Form. [98] Die Kichererbsen bzw. grünen Erbsen, im Spätmittelalter aufgekommen und von Holland aus sich verbreitend, waren dagegen ein Gericht für Feinschmecker, das u. U. teuer bezahlt werden mußte. Erst langsam wurde die grüne Erbse im 19. Jahrhundert zu einem billigen Gemüse, das sich jedermann leisten konnte. Welche überragende Rolle die Hülsenfrüchte vor dem Kartoffelzeitalter bei den sozialen Unterschichten spielten, kann man sich heute nur noch schlecht vorstellen. In einem Bremischen Armenhaus wurden 1785 im Jahr 78mal gelbe Erbsen, 78mal kleine Bohnen, 20mal graue Erbsen und 20mal weiße Bohnen (Sau- oder Pferdebohnen) als alleinige Hauptgerichte gekocht. [99] Die grauen Erbsen waren vor allem in Norddeutschland heimisch, während die Pferde- oder Saubohne im südwestlichen Deutschland bevorzugt wurde. Gelbe Erbsen und Linsen waren dagegen in ganz Deutschland zu finden und wurden in der Mitte des vorigen Jahrhunderts vor allem in Bayern und Württemberg angebaut.[100] Nach den Statistiken betrug die Anbaufläche der Hülsenfrüchte in Preußen zwischen 1805 und 1815 etwa 3,9 v. H. (Kartoffeln 1,2 v. H.) der gesamten Ackerfläche. Im Jahre 1862 war die Anbaufläche noch immer 3 v. H. (Kartoffeln nun aber 9 v. H.)[101] Dies stimmt mit einer Aussage des Nationalökonomen Johannes Conrad überein, der zum Konsum der

---

Kartoffel und ihrer regionalen Eingliederung in die deutsche Volkskost, in: Ernährungs-Umschau 21 (1974), Beilage 12, S. 45—47 und 22 (1975), Beilage 1, S. 1—3.

[98] L. Reinhardt: Kulturgeschichte der Nutzpflanzen, Bd. 4, München 1911, S. 260f. — J. Becker—Dillingen: Handbuch des Hülsenfruchtbauers und des Futteranbaus, Berlin 1929, S. 1ff. — A. Scheibe: Art. Hülsenfruchtbau, in: Handbuch der Landwirtschaft, Bd. 2 (2. Aufl. Berlin—Hamburg 1953), S. 285ff. — Moriz Heyne: Das deutsche Nahrungswesen von den ältesten geschichtlichen Zeiten bis zum 16. Jahrhundert, Leipzig 1901, S. 65.

[99] Teuteberg/Wiegelmann: Nahrungsgewohnheiten, S. 166.

[100] Georg von Viebahn: Statistik des zollvereinten und nördlichen Deutschlands Bd. 2, Berlin 1862, S. 893.

[101] A. a. O. S. 912. — H. W. Graf Finck von Finckenstein: Die Entwicklung der Landwirtschaft in Preußen und Deutschland 1800—1930, Würzburg 1960, S. 248.

wichtigsten Nahrungsmittel in Berlin zwischen 1780 und 1880 feststellte, daß sich in diesem Zeitraum der Verbrauch von Hülsenfrüchten praktisch kaum verändert habe.[102] Gegen Ende des 19. Jahrhunderts sank dann aber die Anbaufläche stark ab, wie die folgende Tabelle ausweist:

Tab. 14:
Entwicklung der Anbaufläche für Hülsenfrüchte 1878–1900 in ha

Jahr	Erbsen	Linsen	Speisebohnen
1878	468 878	39 865	18 099
1883	407 102	29 989	12 906
1893	328 011	23 798	9 772
1900	236 172	18 995	7 984

Aus dem rapiden Rückgang der Anbaufläche kann auf ein tendenzielles Absinken des Verbrauchs geschlossen werden, wenngleich die Importe von Hülsenfrüchten aus Österreich–Ungarn und Rußland in dieser Zeit zunahmen. Diese Abwendung ist leicht verständlich: Leguminosen galten seit altersher in getrocknetem Zustand als eine Armenspeise. Die schwere Verdaulichkeit infolge des harten Samens bzw. der harten Hülse, die geringe Geschmacks- und Geruchsanreizung, die lange Zubereitungszeit beim Kochen und die hohen Preise für den frischen Zustand standen einer weiteren Ausdehnung des Konsums hindernd im Wege. Es war dies eine wenig bekömmliche Pflanzenkost, von der man möglichst wegzukommen trachtete. Die moderne Frischkonservierung war noch in den Anfängen und spielte mengenmäßig kaum eine Rolle. Die in den Haushaltsrechnungen auftauchenden Verzehrangaben sind unsicher und schwankend. In Nürnberger Arbeiterfamilien findet man beispielsweise den Verbrauch nach der Familiengröße wie folgt differenziert:[102a]

[102] Johannes Conrad: Der Konsum an notwendigsten Nahrungsmitteln in Berlin vor 100 Jahren und in der Gegenwart, in: Jbb. f. Nationalökonomie und Statistik N. F. 3 (1881), S. 513.

[102a] Braun: Haushaltsrechnungen Nürnberger Arbeiter, S. 75.

Tab. 15:
Jährlicher Pro-Kopfverbrauch an Hülsenfrüchten in Nürnberger Arbeiterfamilien im Jahr 1901 in g

Personen pro Familie	Verbrauch an Hülsenfrüchten
2	2000
3	792
4	962
5	1029
6	911
7	769
8	1479
9	1350

Diese Zahlen ergeben einen durchschnittlichen Jahresverbrauch pro Kopf von 1,7 kg oder nicht ganz 3,2 g pro Tag, was aber nach anderen Haushaltsrechnungen als viel zu wenig erscheint. Johannes Conrad hat in seiner erwähnten Berliner Untersuchung errechnet, daß sich der Konsum von Hülsenfrüchten zwischen 1780 und 1880 mit 5,8 kg Erbsen und 1,2 kg Bohnen und Linsen pro Kopf und Jahr kaum geändert habe.

Auch die anderen Hauptgemüsearten spielen in den Arbeiterhaushaltsrechnungen eine vergleichsweise geringe Rolle. Um 1900 lag der Anteil der Gemüseausgaben im Rahmen der Gesamternährungsausgaben nur bei ca. 2–2,4 v. H. (heute 3,3 v. H.). Für die Familie eines Schlossers (Mann, Frau, 3 Kinder) in Köln mit einem Jahreseinkommen von 2 351,19 M wurden folgende Gemüseausgaben im Jahre 1908 errechnet:[103]

[103] Schoelkens: Die Gestaltung der Lebensmittelpreise zu Cöln, S. 265. – Vgl. ähnliche Zahlen bei Gohr: Verteuerung der Lebensmittel in Königsberg, S. 400. – Katz: Kosten der Lebenshaltung in der Stadt Hannover, S. 178. – Busch: Preisbewegungen und Kosten der Lebenshaltung in Frankfurt a. M., S. 104. – An sich waren die Preissteigerungen bei Gemüse wegen des geringen Anteils an den Gesamtnahrungskosten nicht besonders gravierend. Wenn man, wie es etwa in Hannover der Fall war, innerhalb kurzer Zeit eine Preissteigerung von 360 v. H. erreichte, dann mußte dies auch auf den Konsum abschreckend wirken. Solche örtlichen Preistreibereien, die wegen des fehlenden interregionalen Ausgleichs möglich waren, hielten aber offensichtlich nie lange an, da dies stets zum vermehrten Anbau und Ausweichen auf Eigenproduktion anlockte. Der allgemeine Trend zum Mehrverbrauch konnte dadurch nicht aufgehalten werden.

Tab. 16:
Ausgaben einer Kölner Schlosserfamilie für Gemüse 1908

Gemüseart	Mark	in v. H. des Einkommens
Grüngemüse	18,99	1,70
Kraut	4,19	0,38
Sauerkraut	2,88	0,26
Erbsen	1,31	0,12
Zusammen	27,37	2,46

Auch beim Gemüsekonsum ergibt sich eine deutliche Staffelung der Ausgaben nach den Einkommensschichten. Die untersten Gruppen gaben nach den Wirtschaftsrechnungen höchstens 1,8 – 2 v. H. der Gesamtnahrungsausgaben dafür aus.[104] Bei einem Jahreseinkommen zwischen 6 000 – 7 000 M (z. B. höhere Beamtenfamilie mit Mann, Frau, 3 Kindern und einem Dienstboten) erreichte der Anteil von Gemüse, Grünwaren und Obst zusammen schon 10,12 v. H. aller Nahrungsausgaben.[105] Aus den Verbrauchsstichproben kann vorsichtig angenommen werden, daß sich der Verbrauch nach Familiengröße, Gewohnheiten, Lebensweise und finanziellen Möglichkeiten richtete. Die städtische Bevölkerung verzehrte mehr als die ländliche, die oberen Schichten mehr als die unteren. Der preußische Statistiker Georg von Viebahn, der als erster diese Tatsache erwähnte, begründete dies mit dem Umstand, daß Frischgemüse im Gegensatz zu den Hülsenfrüchten immer einige Zutaten verlangte, die manchmal teurer als das Gemüse selbst waren. Das Gemüse diente nach Viebahn noch um 1860 der ständisch klassenmäßigen Unterscheidung in Deutschland, denn „die sogenannten Vornehmen sind sehr wählerisch ... sie mögen häufig gewisse Gemüse nur so lange, als Unbemittelte diese nicht haben können, verschmähen sie aber, wenn sie allgemein sind, wollen sie wenigstens früher im Jahre haben."[106] Während das gehobene Bürgertum jede Art von Gemüße aß, waren die „arbeitenden Klassen" um die Mitte des 19. Jahrhunderts nach Viebahn im wesentlichen auf Kohl, Rüben, Möhren, Gurken und Zwiebeln beschränkt. Allerdings machten sich beim Gemüseverzehr sehr viel stärker als bei anderen Nahrungsmitteln noch die regionalen Eigenheiten bemerkbar. Der Bayer liebte sein Sauerkraut und die Weiß- und Stoppelrüben, verschmähte dagegen Möhren und grüne Bohnen. Kraus-, Winter- und Grünkohl (Braunkohl) wurde im

[104] Henning: Entwicklung der Preise in der Stadt Chemnitz, S. 230.
[105] Thieme: Entwicklung der Preise in der Stadt Halle, S. 116.
[106] Viebahn: Statistik, Bd. 2, S. 712.

Norden bevorzugt, während im Süden diese Kohlarten weniger verbreitet waren. Große Bohnen wurden hauptsächlich in Württemberg, aber auch in Nordwestdeutschland angebaut. Erstaunlicherweise glaubte Viebahn, der sich auf Umfragen bei großen Gärtnereien stützte, eine durchgängige Abneigung gegen Spinat festgestellt zu haben. Nur in einigen vornehmen Kreisen soll er neben den Möhren regelmäßig gegessen worden sein. [107] Überall in Deutschland wurde dagegen das Sauerkraut in gekochter und roher Form genossen, sodaß man schon damals von einer Nationalspeise sprach. [108] Eisbein mit Sauerkraut und Erbsen mit Speck waren auch in der „bürgerlichen Küche" eine stets wiederkehrende Mahlzeit.

Insgesamt scheint der feldmäßige Gemüseanbau in der zweiten Hälfte des 19. Jahrhunderts stark zugenommen, der gartenmäßige dagegen abgenommen zu haben. [109] Neben den Anbau für die Eigenproduktion mit einem beschränkten Kreis von Naturpflanzen traten nun spezielle Großkulturen, die alle Gemüsesorten anpflanzten und sich auch der Gewürz- und Zutatpflanzen annahmen. Nach Viebahns Erkundigungen sind Spargel, Teltower Rübchen, Meerrettich, Gurken, Petersilie, Majoran usw. zuerst in solchen Gemüsegroßbetrieben massenhaft erzeugt worden. [110] Durch die Produktion von Gemüse und Küchengewächsen (die beide unter dem Namen „Grünwaren" zusammengefaßt wurden) gelangten einige Gegenden und stadtnahe Ortschaften zu hohem Wohlstand. Viebahn bedauerte zu Beginn der sechziger Jahre, daß in manchen Gegenden noch überhaupt kein Gemüseanbau im Großen getrieben werde, und warf der Bevölkerung dort Gleichgültigkeit und Unwissenheit vor. Er vertrat die Meinung, daß noch Tausende von Morgen durch den Gemüseanbau wertvoller genutzt werden könnten. Offenbar schritt die Nachfrage nach Gemüse der Erzeugung voraus, weshalb in Preußen kurz vor der Reichsgründung Gemüse aus den Nachbarstaaten eingeführt werden mußte.[111] Der wachsende Gemüseverzehr ging mit der Industrialisierung und Verstädterung einher. Die Landarbeiter waren und blieben in diesem Punkt Selbstversorger. Bei den Agrarreformen in Preußen war z. B. vielen Landarbeitern als Teil der Entlohnung ein kleiner Obst- und Gemüsegarten von meistens einem halben Morgen überlassen worden. [112] Auch die Industriearbeiter in der Stadt hatten vielfach ihre Schrebergärten, in denen

---

[107] A. a. O., S. 713.

[108] A. a. O., S. 714.

[109] August von Meitzen: Der Boden und die landwirthschaftlichen Verhältnisse des Preußischen Staates, Bd. 2, Berlin 1869, S. 439.

[110] Viebahn: Statistik, Bd. 2, S. 712.

[111] Meitzen: Der Boden und die landwirthschaftlichen Verhältnisse des Preußischen Staates, S. 439.

[112] Finckenstein: Entwicklung der Landwirtschaft, S. 166f.

die verschiedensten Gemüsesorten gezogen wurden. [113] Den übrigen Bedarf kaufte man auf dem Wochenmarkt hinzu, so daß sich in den meisten Städten ein spezieller Gemüse- oder Grünwarenhändler erübrigte. Wegen der Transport- und Konservierungsschwierigkeiten war Frischgemüse auch nicht über einen bestimmten Umkreis hinaus zu vermarkten. Das lokale Angebot blieb für den Speisezettel der sozialen Unterschichten daher bestimmend. Viele Städte hatten ein besonders charakteristisches Gemüse, wie etwa Braunschweig den Braunschweiger Kohl, Erfurt sein Weinkraut und München seinen Bierrettig. Stellt man abschließend zur besseren Übersicht den Gemüse- und Hülsenfrüchtekonsum gegenüber, dann ergibt sich folgende interessante gegensätzliche Entwicklung: [114]

Tab. 17:
Jährlicher Pro-Kopfverbrauch von Gemüse und Hülsenfrüchten 1850/54–1965/69 in kg

	1850/54	1855/59	1860/64	1865/69	1870/74	1875/79	1880/84
Gemüse	38,4	42,1	44,7	47,4	50,6	52,6	52,7
Hülsenfrüchte	17,1	11,3	12,7	12,4	10,6	10,3	6,2

	1885/89	1890/94	1895/99	1900/04	1905/09	1910/13	1925/29
Gemüse	57,1	59,3	60,5	61,6	62,0	63,5	55,0
Hülsenfrüchte	5,8	6,2	5,7	4,3	5,0	6,7	2,2

	1930/34	1935/38	1950/54	1955/59	1960/64	1965/69
Gemüse	51,9	52,0	50,4	48,7	54,0	60,0
Hülsenfrüchte	2,3	2,2	1,7	1,6	1,5	1,3

Der geringe Verbrauch von Obst bei den sozialen Unterschichten des späten 19. Jahrhunderts hatte wohl ähnliche Gründe wie der von Gemüse. Auch das Obst hat einen großen Wassergehalt bis zu 85 v. H., und der Kalorienwert ist gering. Der Statistiker Viebahn betrachtete daher das Obstessen um 1860 noch als reinen Luxus. Obst war der einzige Nahrungsstoff, „der nicht die Befriedigung des Hungers zum Zwecke

[113] In der näheren Umgebung Königsbergs war z. B. Gartenland an russische Arbeiter zum Zwecke des Gemüseanbaus verpachtet. Vgl. Gohr: Verteuerung der Lebensmittel in Königsberg, S. 400. [114] Vgl. Anm. 81.

hat". [115] Äpfel, Birnen, Kirschen und Pflaumen dienten vor allem in getrockneter Form nur als Zutaten für die tägliche Nahrung. Pfirsische, Quitten, Feigen, Mandeln und Rosinen wie auch alle Südfrüchte waren seit altersher allein den „höheren Ständen" vorbehalten. Soweit man erkennen kann, war die Obstbauerei wie der Gemüseanbau nie ein besonderes landwirtschaftliches Gewerbe, sondern wurde viele Jahrhunderte nur als Muße- und Liebhaberbeschäftigung von Monarchen, Adligen und reichen Klöstern im Gartenbau nebenbei betrieben. Erst im 18. Jahrhundert versuchte die aufkommende experimentelle und rationelle Landwirtschaft, von der sich ausbreitenden Hausväterliteratur und „Ökonomischen Sozietäten" angeregt, dem Obstbau eine größere Verbreitung zu geben. [116] Aber erst im 19. Jahrhundert wurde die Obstbaumzucht durch „Pomologische Vereine" und Bücher wirklich populär, wobei sich vor allem einzelne Landpastoren besonders hervortaten. Nun erst ging man daran, die Pflege der Obstbäume systematisch zu verbessern und aus dem großen Angebot je nach Klima und Boden die passenden Sorten auszusuchen. 1858 waren die inzwischen angelegten „Baumschulen" kaum noch in der Lage, genug Stämme zu liefern. [117] Die bepflanzten Flächen wuchsen in den Haus- und Obstgärten einschließlich der Obstbaumschulen wie folgt: [118]

Tab. 18:
Die Obstbaumfläche in Preußen zwischen 1878 und 1900 in ha

1878	1883	1893	1900
113.126,2	209.253,8	256.931,6	254.595,6

[115] Viebahn: Statistik, Bd. 2, S. 719.

[116] A. a. O., S. 717. – Reinhard: Kulturgeschichte der Nutzpflanzen, S. 72. – Vgl. ferner J. H. Knoop: Pomologica, das ist Beschreibungen und Abbildungen der besten Sorten der Äpfel und Birnen, welche in Holland, Deutschland, Frankreich, England und anderwärts gebaut werden. Aus d. Holländischen von Georg Leonhardt Huth, Nürnberg 1760. – A. Fr. A. Diel: Versuch einer Beschreibung der in Deutschland vorhandenen Kernobstsorten, Frankfurt/M. 1799–1819. – C. F. Berg: Über die vortheilhafte Benutzung unserer Obstsorten in landwirthschaftlicher, kaufmännischer und medicinalpolizeilicher Beziehung, Stuttgart 1828. – G. C. Bayer: Anweisung zum Obstbau und zur Benützung des Obstes, Hannover 1836. – E. C. Lämmerhirt: Tabellarisch-systematische Zusammenstellung der vorzüglichsten in Deutschland vorkommenden Äpfel- und Birnensorten, Suhl 1836. – Ders.: Handbuch über die Aufzucht aller Arten von Bäumen des Kern- und Steinobstes, Leipzig 1843. – V. Funk: Der Obstbau und die Obstverwertung im Großherzogtum Baden, Karlsruhe 1871. – W. Lauche: Deutsche Pomologie, 6 Bde. Berlin 1882/83. – R. Goethe u. a.: Äpfel und Birnen, Berlin 1894.

[117] Viebahn: Statistik, Bd. 2, S. 718.

[118] Meitzen: Boden u. landwirtschaftl. Verhältnisse des Preußischen Staates, Bd. 2, S. 105.

Die Anbaufläche wurde damit allein in Preußen im Laufe von zwanzig Jahren mehr als verdoppelt. In anderen deutschen Bundesstaaten mag es ähnlich ausgesehen haben. Erst von diesem Zeitraum an läßt sich also von einer Obsterzeugung im Großen sprechen. Handel, Gewerbe und Landwirtschaft wandten sich dem Obstbau wie viele kleine Land- und Gartenbesitzer zu, da man hier eine neue lohnende Einnahmequelle sah. Das meiste Obst wurde freilich noch zunächst an Ort und Stelle verbraucht oder nur in nächster Umgebung abgesetzt. Der überschüssige Rest wurde zu Trockenobst, Essig, Wein, Obstbranntwein oder aber in Musform verwertet. In dieser konservierten Form war dann sogar eine Ausfuhr über Stettin, Rostock oder Danzig in die skandinavischen Länder möglich, wo aus klimatischen Gründen kein Obst mehr gedieh. Nach England wurde um die Mitte des 19. Jahrhunderts unreifes Obst zum Einmachen versandt. Im Jahre 1820 wurden allein über Rostock 20 000 t unreifer Äpfel ausgeführt, ebenso exportierten die hannoverschen, braunschweigischen und badischen Obstbauern ihre Früchte ins benachbarte Ausland. Daraus erhellt sich, daß frisches Obst bis auf die kurzen Ernteperioden ein Luxusartikel war. Sonst hätte es niemals frachtmäßig diese großen Strecken überspringen können. Bis zur Reichsgründung spielte sich der wichtigste Obstverkauf sonst nur zwischen den Städten und ihrem nahen Umland ab. Wie bei anderen Nahrungsmitteln brachte die aufkommende Eisenbahn hier einen entscheidenden Wandel. Gleich nach der Einrichtung der Köln-Mindener Eisenbahn beförderte diese in der Kirschenzeit täglich mindestens 100 Körbe von Westfalen ins gewerblich verdichtete und städtische Rheinland. Die städtischen sozialen Unterschichten wurden freilich mit solchen Angeboten noch nicht erreicht. Was man im eigenen Garten erntete oder auf dem Wochenmarkt erstand, wurde nach wie vor in alter Weise haltbar gemacht: Man trocknete die auf Schnüre gezogenen Obstschnitzel in der Luft oder brachte sie in einen heißen Backofen. wonach man es dann auch „Backobst" nannte. An manchen Orten bevorzugte man auch Obst- oder Rauchdarren, die auf ein offenes Herdfeuer gestellt wurden. In der verbesserten Form waren diese Dörrvorrichtungen sogar selbst beheizt. Eigene „Dörrstuben" wurden nur bei sehr großer Obstverwertung benutzt. Die kostspieligen Rauchdörren wurden von Familie zu Familie weiter verliehen, weshalb man sie auch gelegentlich „Wanderdörren" nannte. Das so getrocknete Obst hatte meistens ein Drittel seines Wassers verloren und war nun ernährungsphysiologisch von schlechter Qualität. Nicht alle Obstsorten liessen sich gleich gut dörren. Nur sehr gutes Obst ohne faule Stellen eignete sich dazu. Jede Sorte hatte ihren eigenen Trockenprozess, für den es seit altersher Rezepte gab, die innerhalb einer Familie von Generation zu Generation überliefert wurden. Dörr- und Backobst (das noch Schale und Kern enthielt!) war bis zum Ausgang des 19. Jahrhunderts am weitesten verbreitet. Das Einmachen nach dem Appertschen Verfahren (Hitzesterilisierung) bzw. mit Alkohol („Rumtopfobst"), Senf („Senfobst") oder Zucker („kandierte Früchte") war nur für reiche Feinschmecker gedacht. Im „niederen Volk" wurde das Obst sonst zu Mus gekocht oder zu Fruchtsaft gemacht. Im Rheinland kannte man noch die Spezialität des „Apfelkrauts" und das Gelee, während man in Schwaben die Birnen zu Most verarbeitete. In Norddeutschland wollte dieses Getränk, das man in anderen Gegenden auch aus Äpfeln herstellte, nicht so recht munden. Das Pflaumenmus (Latwerg) ist dagegen in fast allen deutschen Landstrichen eine beliebte Art der Obstverwertung gewesen. Viebahn stellte Pflaumenmus in Thüringen, Hessen, in ganz Süddeutschland, am Rhein, in Sachsen und in Schlesien fest. Es fehlte nur in nördlichen Küstengegenden. Pflaumenmus wurde in dicken Steinkrügen eingemacht und sogar ins Ausland verschickt.

Bezeichnenderweise tauchte in den Arbeiterhaushaltsrechnungen das frische Obst so gut wie gar nicht auf. Natürlich waren außerhalb der Erntezeit die hohen Preise daran schuld. Eine Nürnberger Arbeiterfamilie hatte 1901 pro Tag nur 1 Pfg. dafür übrig. [119] Bei den besser gestellten Unter- und Mittelschichten nahm der Obstverbrauch dann regelmäßig zu. Der geringe Obstverbrauch hatte freilich nicht nur ökonomische und technische Gründe: Zeitgenossen wiesen darauf hin, daß eine Bevölkerungsgruppe, die gewohnheitsmäßig viel Alkohol konsumiert, ein geringes Bedürfnis nach zuckerhaltigen Früchten hat. Dazu kam die weit verbreitete Angst vor Krankheitserregern, vor allem den Würmern.[120] Gerade durch ungewaschenes Obst ist häufig Typhus und Ruhr verbreitet worden. [121] Erst später lernte man etwas über Bakterien und fing an, das Obst vor dem Genuß zu waschen. Wegen der Eigenproduktion und des Sammelns von Wildobst (Himbeeren, Brombeeren, Heidelbeeren, Holunderbeeren, Walderdbeeren usw.) läßt sich die Verbrauchsentwicklung besonders am Anfang schlecht übersehen. Johannes Conrad ermittelte für Berlin, daß sich der Obstkonsum zwischen 1780 und 1880 dort etwa vervierfachte. [122] Aber der wahre Konsum dürfte früher etwas höher gelegen haben. Die ökonomische Langzeitreihe ergibt hier folgendes Bild:

---

[119] Braun: Haushaltsrechnungen Nürnberger Arbeiter, S. 60.

[120] A. a. O., S. 7.

[121] Hans Glatzel: Wandel der Ernährungsgewohnheiten, in: Der Volkswirt 14 (1960) (Beilage zu Heft Nr. 7) S. 7.

[122] Conrad: Konsum an notwendigsten Nahrungsmitteln in Berlin, S. 122.

Tab. 19:
Jährlicher Pro-Kopfverbrauch an Obst und Südfrüchten
1850–1965 in kg

	1850	1860	1900	1910	1938	1950	1955	1959	1962	1965
Obst	15,1	17,4	43,4	38,2	21,0	67,3	47,2	52,3	65,5	59,2
Südfrüchte	0,3	0,3	1,9	3,2	5,5	8,2	15,5	22,9	22,1	25,3

Die Zahlenkurve zeigt eine starke Zunahme und bestätigt den Eindruck, den man beim Blick auf die Veränderung der Anbauflächen erhält. Das Obst ist in der zweiten Hälfte des 19. Jahrhunderts erst zum wahren Volksnahrungsmittel geworden. Dabei muß freilich angenommen werden, daß das Frischobst nur eine geringe Rolle spielte. An der Steigerung des Südfrüchtekonsums hatten die sozialen Unterschichten vor dem 1. Weltkrieg so gut wie keinen Anteil: Zitronen, Apfelsinen, Bananen, Pampelmusen usw. galten als hohe Luxusgegenstände und fast als Zeichen von Verschwendung. Die Veränderung der Obstverzehrgewohnheiten bis zur Gegenwart kann nur mit dem Begriff revolutionär bezeichnet werden: 1965 bestand nämlich die Hälfte des verzehrten Obstes aus Südfrüchten, während im Jahre 1900 diese nur 2 v. H. ausmachten. Insgesamt wurde hier die gewaltigste Konsumsteigerung bei einem einzelnen Nahrungsmittel erzielt. Der Anstieg des Südfrüchteverzehrs, der sich seit 1950 vervierfachte, hält immer noch an.

Im Gegensatz zu Obst und Gemüse nahmen die tierischen Fette natürlich in den Arbeiterhaushaltsrechnungen einen breiten Raum ein, wurden doch hierfür 12–14 v. H. aller Nahrungsausgaben geleistet. Wie beim Fleisch war ein erhöhter Fettverbrauch ein Zeichen gehobener Lebensführung. [123] Außer der Koch- und Faßbutter, die meist als „zweite Qualität" bezeichnet wurde, spielten Margarine, Öl, Talg und Schweineschmalz eine große Rolle. Butter war bei weitem das teuerste tierische Fett, weshalb die Ausgaben mit steigender Familiengröße und sinkendem Einkommen abzunehmen pflegten. Schon lange vor dem Aufkommen der modernen Ernährungsphysiologie war in volkstümlicher Umschreibung bekannt, daß das tierische Eiweiß für die Erhaltung der körperlichen Leistungskraft eine wichtige Rolle spielt. Man wusste noch nichts von Kalorien, Wärmebildung und Erhaltung des Körperfetts, aber es war ein weit verbreiteter Erfahrungssatz, daß man bei schwerer körperlicher Arbeit reichlicher

[123] Brutzer: Verteuerung der Lebensmittel für den Berliner Haushalt, S. 40 (Tabellen XXVII, XXIX und XXXIX).

Fettzufuhr bedarf. Bei den niedrigen Einkommensgruppen überwogen die Ausgaben für andere tierische Fette regelmäßig die für Butter.

Führt man sich vor Augen, daß nach heutigen Ernährungssollsätzen der erwachsene Mensch 95 g Fett zu sich nehmen soll, dann stellt man fest, daß in den meisten Haushaltsrechnungen dieser Satz nicht erreicht worden zu sein scheint. Die Fettzufuhr war vor allem bei den Frauen und Kindern ungenügend, selbst wenn man in Rechnung stellt, daß besonders fettes Fleisch und fette Wurst gekauft wurde und manches indirekte Fett in der täglichen Nahrung noch enthalten war. Der generelle Fettmangel wird in den Untersuchungen von den sachverständigen Kennern der Nahrung immer wieder einhellig festgestellt.[124] Alle Preissteigerungen mußten die Haushalte hier besonders hart treffen. Bei einem Preisvergleich zeigt sich freilich, daß sich Margarine und Schweineschmalz erheblich weniger verteuerten als die durch Agrarzölle geschützte Butter. Offensichtlich wirkte sich hier der starke Anstieg des Schweinefleischkonsums und der starke Konkurrenzkampf der Margarineindustrie, die vom mächtigen „Bund der Landwirte" heftig bekämpft wurde und keinerlei Zoll- und Steuerpräferenzen genoß, auf den kleinen Verbraucher günstig aus. Bei steigenden Butterpreisen bestand daher immer die Möglichkeit, auf diese Ersatzfette auszuweichen. Insgesamt stieg der Butterpreis zwischen 1900 und 1912 in repräsentativen deutschen Großstädten zwischen 10 und 20 v. H., während sich Margarine nur um rd. 2,4 v. H. und Schweineschmalz um 3 v. H. verteuerten.[125] Stellt man den Reallohnanstieg dabei in Rechnung, dann gibt es keinen Zweifel, daß sich im Laufe der Zeit mehr und mehr Teile der Unterschichten auch tierisches Fett täglich leisten konnten.

Eier spielten wegen des relativ hohen Preises im Arbeiterhaushalt um 1900 nur eine untergeordnete Rolle. Eine Berliner Haushaltsrechnung errechnete 25–35 M pro Jahr Ausgaben für eine vierköpfige Familie. Bei einem Preis von rd. 8 Pfg. pro Stück wären das 91 Eier pro Person im Jahr oder ein bis zwei Eier in der Woche gewesen.[126] Als Durchschnittskonsum bei den sozialen Unterschichten war dies sicherlich zu hoch gegriffen, da der Reichsdurchschnitt 1900 bei 1,7 Eiern pro Woche und Kopf lag. Eier machten unter dem Schutz der Agrarzölle ebenfalls einen tüchtigen Preisanstieg von rd. 50 v. H. mit und waren wie üblich besonders in den

---

[124] Most: Verteuerung der Lebensmittel in Düsseldorf, S. 40. – Braun: Haushaltsrechnungen Nürnberger Arbeiter, S. 52, 48, 65 und 71f.

[125] Busch: Preisbewegungen und Kosten der Lebenshaltung in Frankfurt/M., S. 108. – Gohr: Verteuerung der Lebensmittel in Königsberg, S. 398. – Neißer: Preisbewegungen und Haushaltskosten in Breslau, S. 447. – Katz: Kosten der Lebenshaltung in der Stadt Hannover, S. 177.

[126] Brutzer: Verteuerung der Lebensmittel in Berlin, S. 41.

Wintermonaten teuer. Der Verbrauch von Eiern ist gegenüber der Zeit vor dem ersten Weltkrieg um mehr als das Doppelte gestiegen. Wurden damals rd. 100 St. jährlich verbraucht, so sind es heute rd. 225 Stück.

Auch der Milchkonsum ist weit hinter dem heute gewünschten Ausmaß zurückgeblieben. Dafür gibt es eine ganze Reihe von Gründen. Zunächst einmal war der Milchertrag pro Kuh noch außerordentlich niedrig gegenüber heute. Der Statistiker Viebahn schätzt, daß eine Milchkuh in Preußen 1868 zwischen 1300–1400 Quart, also 1625–1750 kg Milch gegeben hat. [127] Daraus läßt sich eine Prokopfproduktion von 321 Quart (rd. 400 kg) und ein Prokopfverbrauch von 164 Quart (205 kg) im Jahr errechnen. Die Wirtschaftstatistik nimmt heute einen Jahresprokopfverbrauch von 295,6 kg für die Periode 1865–1869 an. Aber darin sind auch alle anderen Milchprodukte wie Butter, Käse und Quark einbegriffen. Der reine Trinkmilchkonsum läßt sich im späten 19. Jahrhundert nur schwer schätzen, vermutlich war er sehr niedrig. Der sehr sachverständige Münchner Mediziner Johannes Ranke meinte, die Arbeiterschaft hätte vor 1870 nur „geringste Mengen Milch“ zu sich genommen. [128] Diese Angabe läßt sich von den verschiedensten Seiten her bestätigen. So enthielt die Verpflegung der 1870/71 in Frankreich stationierten deutschen Truppen, die ausdrücklich als reichlich und „mustergültig gemischt“ bezeichnet wurde, zwar 750 g Fleisch und Speck und einen halben Liter Wein oder einen Liter Bier pro Tag, aber bezeichnenderweise keinen Tropfen Milch. Offenbar war selbst höchsten Regierungskreisen der Wert der Milch für die Ernährung noch nicht bekannt. Im Jahre 1871 veröffentlichte Benno Martiny ein erstes umfassendes Werk über dieses Nahrungsmittel: „Die Milch, ihr Wesen und ihre Verwertung“. Der Verfasser interessierte sich freilich nur für die naturwissenschaftlichen und ökonomisch-technischen Aspekte in diesem Zusammenhang, der Konsum blieb außerhalb seiner Betrachtung. Im gleichen Jahr brachte er in Danzig die erste Ausgabe seiner „Milchzeitung“ heraus und gründete 1874 anläßlich einer internationalen Landwirtschaftsausstellung einen ersten „Milchwirtschaftlichen Verein“, dem auch Kaiser Wilhelm I. als förderndes Mitglied beitrat. [129]

---

[127] Viebahn: Statistik, Bd. 2, S. 508.

[128] Ranke: Ernährung des Menschen, S. 237.

[129] Vgl. zur Geschichte der Milchwirtschaft und des Milchkonsums allgemein u. a. J. von Schreiber: Die Milchwirtschaft im Innern großer Städte und deren nächster Umgebung, Prag 1847. – Benno Martiny: Die Milch, ihr Wesen und ihre Verwerthung, 2 Bde., Danzig 1881. – C. Graf von Belrupt: Die internationale Molkereiausstellung in Hamburg 1877 und ihre Beziehungen zum gesamten Molkereiwesen, Bremen 1878. – F. Baumeister: Milch und Molkereiprodukte, Wien–Pest–Leipzig 1895. – W. Kirchner: Handbuch der Milchwirtschaft, 4. Aufl. Berlin 1898. – F. Stohmann: Die Milch und Molkereiprodukte, Braunschweig 1898. – W. Fleischmann: Lehrbuch der Milchwirtschaft, Berlin 1893 (3. Aufl. Leipzig 1901). – Ders.: Art. Milch und

Nun erst begann das Zeitalter des massenhaften Milchkonsums, das aber noch vielerlei traditionelle Vorurteile hinwegzuräumen hatte.

Die Preise für Milch zeigten lange Zeit eine besonders feste und einheitliche Gestaltung. Sie veränderten sich im Vergleich mit anderen Nahrungsmitteln nur unwesentlich. Dies lag einesteils an der von saisonalen Einflüssen ziemlich unabhängigen Produktion und dem Aufbau einer städtischen Milchversorgung im großen Zuschnitt wie auch andernteils an der gleichbleibenden Nachfrage. Milch diente auch zur Substitution anderer Getränke und umgekehrt. Durch die geringe Preiselastizität wurden einkommensschwache Haushalte natürlich relativ mehr belastet. Mit dem Aufbau der Großmeiereien und Molkereien zur Versorgung der industriellen Großstädte stieg wahrscheinlich auch der Konsum stark an. Nach der Jahrhundertwende wurde in Berlin bei minderbemittelten Familien bereits ein Jahreskonsum von 400–500 l ermittelt, wofür in den Haushaltsrechnungen 70–110 M angesetzt wurden. In Königsberg dagegen betrug trotz der ländlichen Umgebung der Verbrauch 1903 aber nur 102,1 l und 1912 109,3 l, was eine tägliche Menge von 0,28 l bzw. 0,29 l pro Familie bedeutete. Offensichtlich war der Konsum sehr unterschiedlich, in den Städten höher als auf dem Lande.

Auch die Ausgaben für Käse zeigen in den Haushaltsrechnungen starke Schwankungen, die mit regional-geschmacklichen wie ökonomischen Gründen zusammenhingen. Zeitgenössische Statistiken behaupteten, der Käseverzehr sei in Preußen besonders hoch gewesen, weil es dort viele Molkereien und Käsereien gegeben habe. Ganz sicher wurde der Verzehr auch vom Aufbau einer neuen rationellen Großmilchwirtschaft beeinflußt, aber auf der anderen Seite war gerade der Käse ein uraltes Volksnahrungsmittel. Landschaftliche Eigenheiten in der Herstellung behielten auch im Zeitalter der beginnenden Industrialisierung und Verstädterung noch ihre Gültigkeit. Die aufkommende Industrie versuchte ganz im Gegenteil, sich den vorhandenen Geschmacksrichtungen anzupassen. Die einzelnen Käsesorten machten relativ unabhängig von ihrem Fettgehalt ganz verschiedene Preissteigerungen mit. So stieg z. B. in Hannover zwischen 1890 und 1912 der Tilsiter Käse nur um 10,3 v. H., der Schweizer Käse um 46 v. H., der

---

Molkereiprodukte, in: Handwörterbuch d. Staatswissenschaften (3. Aufl. 1910) S. 699ff. – C. O. Jensen: Grundriß der Milchkunde und Milchhygiene, Stuttgart 1903. – C. Meinert: Die Milchversorgung von Hamburg und Nachbarstädten (Hamburg, Altona, Wandsbek), in: Schriften d. Vereins für Socialpolitik 140, 2: Die Milchversorgung norddeutscher Städte und Industriegebiete (München–Leipzig 1914). – A. Oeser: Die Milchversorgung von zehn Städten der Provinz Westfalen, in: ebd. – Georg Berg: Die Milchversorgung der Stadt Karlsruhe, in: ebd. – Milchwirtschaftlicher Verein im Allgäu (Hrsg.): Geschichte der Allgäuer Milchwirtschaft (100 Jahre Allgäuer Milch im Dienste der Ernährung), Kempten 1955. – Ulrich Neuhaus: Des Lebens weiße Quellen (Das Buch von der Milch), Berlin 1954.

beliebte heimische Harzer Käse aber um 117 v. H.[130] Verbrauchsmessungen sind im späten 19. Jahrhundert wegen der vielen höchst unterschiedlichen Sorten sehr schwierig, zumal der Käse nicht nach Gewicht, sondern nach vorgeschnittenen fertigen Stücken verkauft wurde. Für den gleichen Preis konnte man je nach dem Ort ganz unterschiedliche Mengen erstehen. Insgesamt dürfte natürlich bei den Unterschichten Magerkäse dominiert haben. Quark und dicke Milch spielten sicherlich eine Rolle, doch läßt sich der Verbrauch vor 1935 nur annähernd schätzen. Will man den Verzehr von Fetten, Milch und Milchprodukten quantifizieren, dann ergibt sich folgendes Bild:

Tab. 20:
Jährlicher Pro-Kopfverbrauch von Margarine, Speiseöl und sonstigen Fetten sowie von Milch und Milchprodukten 1850–1965 in kg

	1850	1860	1900	1910	1938	1950	1955	1959	1962	1965
Margarine, Speiseöl u. sonstige Fette	4,6	4,5	3,2	4,5	8,7	12,8	17,1	16,2	–	18,0
Butter	–	–	–	6,7	8,1	6,3	7,0	8,5	9,0	8,4
Trinkmilch	–	–	–	113,0	137,2	120,7	132,2	123,4	119,1	114,6
Kondensmilch	–	–	–	–	1,1	2,1	–	6,8	8,1	8,0
Käse	–	–	–	4,9	4,4	5,2	6,1	7,0	7,5	8,2
Milch und Milchprodukte	267,8	284,0	355,5	371,0	391,0	307,7	342,9	342,9	378,3	–

Wie die Tabelle zeigt, ist der Verbrauch von Voll-, Mager- und Buttermilch seit 1935/38 rückläufig, so daß wir heute etwa wieder den Stand der Jahrhundertwende erreicht haben. Ein Grund ist die Substitution der Trinkmilch durch die Kondensmilch, die zwar schon um die Mitte des 19. Jahrhunderts erfunden war, aber erst nach dem 2. Weltkrieg eine größere Rolle zu spielen begann. Beim Käse ist eine fortlaufende Verbrauchssteigerung festzustellen. Der Aufwärtstrend ist ein wichtiger Hinweis auf den

[130] Fischer: Lebensmittelpreise und Wohnungsmieten in Kiel, S. 151. – Katz: Kosten für Lebenshaltung in der Stadt Hannover, S. 177. – Gohr: Die Verteuerung der Lebensmittel in Königsberg, S. 399. – Braun: Haushaltsrechnungen Nürnberger Arbeiter, S. 64 (Tabellen XVIII und XXIII).

Wandel der Nahrungsgewohnheiten, der durch den höheren Lebensstandard ausgelöst wurde. Das Gewicht verlagerte sich vom Mager- auf den Halb- und Vollfettkäse. Die letzten Steigerungen des Käseverbrauchs dürften vor allem auf den Speisequark (Yoghurt) entfallen. Im Gesamtkonsum von 8,2 kg 1965 entfielen allein 3,4 kg auf industriell hergestellte Quarkspeisen. Um 1900 dürften höchstens 1 kg pro Kopf und Jahr gegessen worden sein. Während der Butterkonsum seit 1910 im ganzen erstaunlich stabil geblieben ist, verzeichneten die übrigen Fette, vor allem aber die Margarine, einen starken Anstieg, der sich inzwischen bei 9–10 kg pro Kopf und Jahr eingependelt hat. Vor dem 1. Weltkrieg wurden durchschnittlich nur 3 kg gegessen.

Abschließend soll noch ein kurzer Blick auf die sogenannten Genußmittel Kaffee, Tee, Kakao, Zucker, Gewürze und vor allem den Alkohol geworfen werden. Ihre Bedeutung ist bei den sozialen Unterschichten im späten 19. Jahrhundert sehr unterschiedlich gewesen.

Über die Geschichte des Kaffees ist vom kultur- und medizingeschichtlichen Standpunkt viel geschrieben worden. [131] Dies darf aber nicht darüber hinwegtäuschen, daß der reine Bohnenkaffee ein hoher Luxus war, den sich die Masse der Bevölkerung nur selten bei festlichen Anlässen oder in kleinsten Mengen mit Ersatzkaffeestoffen vermischt leisten konnte. Da man aber immer nur vom „Kaffee" sprach, haben sich hier mancherlei Irrtümer und Legenden in die Literatur eingeschlichen. Verständlicherweise gehen auch die Konsumberechnungen stark auseinander. Die amtliche Statistik gibt folgendes Bild:

Tab. 21:
Jährlicher Pro-Kopfverbrauch an Bohnenkaffee 1850–1965 in kg

1850	1860	1900	1910	1938	1950	1955	1959	1962	1965
0,8	1,3	2,3	2,1	2,3	0,6	1,9	2,9	3,4	4,0

[131] Carl Friedrich Wilhelm Dieterici: Der Volkswohlstand im preußischen Staate, Berlin 1864, S. 137 und 208. – Karl Biedermann: Deutschland im 18. Jahrhundert, Bd. 1, Leipzig 1854, S. 354. – Viebahn: Statistik, Bd. 2 S. 905. – Wolf Mueller: Bibliographie des Kaffees, des Kakaos, der Schokolade, des Tees und anderer Surrogate bis zum Jahre 1900, in: Bibliotheca bibliographica 20 (Bad Bocklet–Wien–Zürich–Florenz 1960). – Edith Heischkel-Artelt: Kaffee und Tee im Spiegel der medizinischen Literatur des 17. und 18. Jahrhunderts, in: Med.hist. J. 4 (1969), S. 250–60. – Gerhard Söhn, Kleine Kaffeekunde, o. O. 1964. – Gunther Franke: Nutzpflanzen der Tropen und Subtropen, Bd. 1, Leipzig 1967. – Alexander von Gleichen-Rußwurm: Das Kulturbild des 19. Jahrhunderts, in: Kultur- und Sittengeschichte aller Zeiten und Völker, Bd. 23, Wien–Hamburg–Zürich o. J., S. 474ff.

Da auf dem Kaffee schon früh eine Steuer lag, läßt sich der Verbrauch sogar bis ins 18. Jahrhundert zurückverfolgen. In Preußen wurden 1895 rd. 0,3 kg, 1804 = 0,34 kg, 1831 = 1,1 kg und 1842 = 1,3 kg konsumiert. Wenngleich solche Zahlen wegen des Schmuggels und der großen regionalen Abweichungen mit Vorsicht zu betrachten sind, so kann es doch keinen Zweifel daran geben, daß der eigentliche Aufschwung des Kaffeetrinkens erst im späten 19. Jahrhundert erfolgte. Alle Berichte, die von einem „Volksgetränk" im 18. Jahrhundert sprechen, haben keinerlei historisch-reale Grundlage. Der mit der Landarbeiterfrage besonders gut vertraute Schriftsteller Heinrich Sohnrey meinte, erst im späten 19. Jahrhundert habe jedenfalls in Norddeutschland der Kaffee das berühmte Gläschen Schnaps beim Frühstück zu verdrängen begonnen. Er zitierte dazu den Oberförster Lange, Bismarcks Bevollmächtigten für Friedrichsruh, der im Jahre 1895 sagte: „Unsere Arbeiter haben dies Getränk liebgewonnen und verzichten seit seiner Einführung freiwillig auf den Genuß von Branntwein". [132] Auch der bekannte Agrarwissenschaftler August Skalweit hat in seinen Untersuchungen über die Ernährungslage vor dem 1. Weltkrieg ausdrücklich betont, daß Kaffee in reiner Form fast nur von den wohlhabenden Schichten getrunken wurde. [133] Eine Geschichte des Kaffees vom Standpunkt der Volksernährung ist bis zum Ende des 19. Jahrhunderts vor allem eine Geschichte der Kaffee-Ersatzmittel.

Angesichts des hohen Preises der echten Kaffeebohnen, die aus orientalischen und dann später aus überseeischen Ländern herbeigeschafft werden mußten, hatte frühzeitig eine Suche nach billigen Ersatzmitteln eingesetzt. 1770 hatten der Holzmindener Major von Heine und der Braunschweiger Hotelier Christian Gottlieb Förster, die 1769 eine Zichorienkaffeefabrik in Försters Wohnhaus eingerichtet hatten, Privilegien von der braunschweigischen Regierung erhalten, nachdem von Heine schon 1763 und unabhängig von ihm auch Förster die Regierung auf die Tatsache aufmerksam gemacht hatten, daß in der Gegend des Nordharzes die blaublütige, bis zu 1,25 m hoch werdende Zichorienpflanze (Cichorium intybus, auch Feldwegwart oder Sonnenwende genannt) von der dortigen Bevölkerung seit mehr als hundert Jahren zur Herstellung von Zichorienkaffee oder „deutschem Kaffee" genutzt werde. Die lange, möhrenförmige, etwas bitter schmeckende und nach Lufttrocknung geruchslose Wurzel wurde unter Zusatz von Zuckerrüben, geringen Mengen von Speisefetten und kohlensaurem Alkali nach vorherigem Waschen zerklei-

---

[132] Heinrich Sohnrey: Die Wohlfahrtspflege auf dem Lande, Berlin 1896, S. 205.

[133] August Skalweit: Die deutsche Kriegsernährungswirtschaft, Stuttgart 1927, S. 153. – Vgl. Fritz Bürstner: Kaffee-Ersatzmittel vor und während der Kriegszeit, Berlin 1918.

nert, getrocknet, geröstet und dann zermahlen, wobei das Erzeugnis gelegentlich noch mit Wasser oder Wasserdampf behandelt wurde.[134] Wahrscheinlich ist diese Form des Kaffee-Ersatzes schon seit Mitte des 17. Jahrhunderts in ähnlicher Form produziert worden. Seit 1790 stellten Magdeburger und Braunschweiger Kaufleute den Zichorienkaffee in größeren Mengen für den Handel her, der dann bei der einsetzenden Kontinentalsperre mit der Abschnürung von den Kolonien große Verbreitung fand. Auch aus dem Schrifttum ist der nun einsetzende Siegeszug des Kaffee-Ersatzes gut ablesbar.[135] 1862 wurden in Preußen allein mehr als 80 000 Zentner Zichorienkaffee im Wert von 4 Mill. Talern produziert.[136] Magdeburg war und blieb aber der Hauptlieferant des Rohstoffes für die vielen Zichorienkaffeefabriken, von denen die größten ihren Sitz in Dresden und Bad Schandau hatten. Kleine Zentren der Zichorienproduktion blühten in Braunschweig, Schlesien und Württemberg. Belgien, Frankreich, Holland, Ungarn und Rußland schlossen sich diesem Zug zur „Cichorie" an.[137] Ärmere Kreise tranken ihn unvermischt, die etwas besser gestellten Einkommensgruppen des Bürgertums mit echten Bohnen. Wie der Statistiker Viebahn um die Mitte des 19. Jahrhunderts nachwies, wurde das Zichorienwasser ziemlich unabhängig von den schwankenden Kaffeepreisen getrunken. Offenbar entsprach dieser Ersatzkaffee einer bestimmten Gewohnheit und Geschmacksrichtung. Auf jeden Fall war er nicht nur ein Notgetränk. Eine an sich naheliegende Substitution durch Milch fand z. B. kaum statt. Andere Kaffee-Ersatzstoffe waren Malzkaffee (ausschließlich aus Malz hergestelltes Rösterzeugnis), Roggenmalzkaffee (auch Kornmalzkaffee genannt), Weizenmalz-, Gersten-, Roggen- und Weizenkaffee (auch Kornkaffee genannt) sowie Eichel-, Feigen- und Erdmandel- (Erdnuß-) Kaffee. Manchmal wurden dem Weizenkaffee auch geröstete Erbsen zugesetzt. Um den Geschmack zu verbessern, stellte man allerhand Kaffeezusatzstoffe, Kaffee-Essenzen und Kaffeegewürze her. Sie bestanden in der Hauptsache aus gebranntem Zucker, zuckerhaltigen Säften, Melasse oder aus einer Mischung dieser Stoffe. Aus den verschiede-

---

[134] Walter Artelt: Das medizinische Braunschweig 1770, in: Med.hist. J. 1 (1966), S. 259. — Fries: Praktische Anleitung zum Kaffeezichorienanbau, o. O. 1886.

[135] J. L. Christ: Nachtrag zum neuesten und besten deutschen Stellvertreter des indischen Kaffee's etc., Frankfurt/M. 1803. — J. Sedlacek: Kurzgefaßter und auf praktische Erfahrung gegründeter Unterricht über den Anbau der Erdmandel und über den Gebrauch derselben statt Kaffees, 3. Aufl. Leipzig 1810. — J. E. von Reider: Beschreibung, Kultur und Gebrauch aller in Deutschland wildwachsenden und im Freien zu kultivierenden Gewürz- und Arzneipflanzen, der Kaffee- und Zucker-Surrogate etc., Augsburg 1838. — C. Q. Juch: Deutschlands vorzüglichste Bedürfnisse des Auslandes und deren Surrogate, Augsburg 1811.

[136] Viebahn: Statistik, Bd. 2, S. 505.

[137] Vgl. die Firmenfestschrift: 100 Jahre Franckh 1828—1928, o. O. [Stuttgart] o. J. [1928].

nen Kaffee-Ersatzstoffen und Kaffeezusätzen entstanden wiederum neue Mischfabrikate, die unter Umständen dann wieder mit echten Kaffeebohnen vermengt wurden, so daß eine reinliche Scheidung in Ur- und Ersatzprodukte kaum möglich ist. Wenn in den Haushaltsrechnungen vom „Kaffee" die Rede ist, so konnten damit höchstverschiedene Erzeugnisse gemeint sein. Eine bahnbrechende Erfindung gelang der Dresdnerin Melitta Bentz im Jahre 1908, als sie einen alten Messingtopf durchlöcherte und ein Löschblatt ihres Sohnes darin einlegte. Ihr Mann nahm nun die Produktion von Kaffeefiltern auf, was bewirkte, daß heute 80 v. H. allen Kaffees nur noch gefiltert getrunken wird. Im Zuge der Reformhausbewegung und der neuen Diätetik unter dem Einfluß der modernen Ernährungsphysiologie wurde dann der berühmte Malzkaffee des katholischen Pfarrers Sebastian Kneipp populär. 1894 beschäftigten sich schon 64 Fabriken mit der Herstellung dieser einzigartigen Gerste-Malz-Mischung, die seitdem nicht mehr aus der deutschen Volksnahrung verschwunden ist. Franckhs und Kathreiners Malzkaffee, der „Gesundheitskaffee" von Louis Wittich aus Köthen, Kaisers Schrotkaffee in Berlin und der „Haushaltungskaffee" von Wilhelm Eppler aus Untertürkheim ahmten diesen Kneippschen Malzkaffee mehr oder weniger erfolgreich dann nach. Der Kaffee wurde auch zu Tafeln gepreßt, um das Brennen und Zermahlen zu sparen, womit vor allem die Großküchen und Gaststätten gewonnen wurden. Eine Hamburger Firma verarbeitete im Freihafen den aus Übersee kommenden Kaffee gleich in diese handliche Form. Auch flüssige Kaffeeauszüge (Kaffein), die nur noch mit heißem Wasser verdünnt zu werden brauchten, waren ein wichtiger industrieller Fortschritt in der Kaffeeherstellung. Der moderne Nescafé (Instant-Kaffee) hatte hier seinen ersten Vorläufer gefunden. Von Kaffein für 1,50 M konnte man vor dem 1. Weltkrieg schon 200 Tassen Kaffe herstellen. Große Arbeitermassen, wie sie etwa beim Bau des Nordostseekanals oder im Hamburger Hafen eingesetzt waren, konnten nun erstmals regelmäßig draußen Kaffee trinken. Auch die obersten Militärbehörden ließen ein besonderes Kaffein für die Truppe produzieren. In den Arbeiterhaushaltsrechnungen des späten 19. Jahrhunderts taucht nur der Begriff „Kaffee" auf, doch war damit meistens ein Kaffeesurrogat gemeint. Je geringer das Einkommen und je größer die Familie, desto mehr Kaffee-Ersatz wurde getrunken. Der zwischen 10 und 30 v. H. sinkende Preis für den industriell nachgemachten Kaffee gibt eine gute Erklärung für den sich ausdehnenden Konsum.

Die Gewerbeaufsichtsbeamten waren in ihren Berichten oft der Meinung, Kartoffeln, Schnaps und Zichorienkaffee hätten in der Arbeiternahrung so etwas wie eine Einheit gebildet. Es erschien ihnen sonderbar, daß die unteren Sozialschichten dem Kaffeesurrogat den Vorzug vor der billigeren und gesünderen Milch gaben. Eine Erklärung fand man darin, daß der

„Kaffee“ helfe, die vielen Kartoffeln schneller zu verdauen.[138] Diese These ist nicht ganz von der Hand zu weisen. Auch die Kaffeesurrogate dienten wie der reine Bohnenkaffee als ein den Magensaft und das Nervensystem anreizendes Genußmittel. Die meisten einigermaßen medizinisch gebildeten Zeitgenossen sahen allerdings in dem Kaffee-Ersatz „ein diätetisches wie nationalökonomisches Unglück“.[139] Er lieferte in ihren Augen für Millionen Menschen tagtäglich statt wertvoller Nährstoffe nur ein braunes Spülwasser. Das dafür ausgegebene Geld hätte ihrer Meinung nach besser in Milch- oder konsistenten Mehlsuppen angelegt werden können. Die Volksgewohnheit, die einfache und rasche Herstellung und vor allem aber der Wunsch nach einer wärmenden und anregenden Flüssigkeit, die nicht zu teuer war, erwiesen sich im Endeffekt aber als stärker. Wie die mehrfach erwähnten Nürnberger Haushaltsrechnungen aus Arbeiterfamilien zeigen, wurden um 1900 dort durchschnittlich 4 g Ersatzkaffee täglich pro Person getrunken. 1914 wurden 3,0 kg Ersatzkaffee pro Kopf und Jahr im Deutschen Reich ermittelt, während wie erwähnt nur 2,1 kg echter Bohnenkaffee verbraucht wurden.

Über Tee und Kakao kann schnell hinweggegangen werden, da beide Genußmittel in der Volksnahrung nur eine verschwindende Rolle spielten. In den Haushaltsrechnungen wurden sie zwar gelegentlich erwähnt, aber der reale Konsum war, nimmt man das teetrinkende Ostfriesland aus, ohne Belang. Die ältere Kulturgeschichte, die sich liebevoll mit der Geschichte des Tees und der Schokolade beschäftigt hat, hat die wahren Verbrauchsprobleme wie beim Kaffee nie recht gesehen. In Nürnberger Arbeiterhaushalten wurden beispielsweise für Tee nur ein Drittel der Ausgaben aufgewandt, die für Kaffeesurrogate ausgegeben wurden. Insgesamt waren dies damit nur 1/17 aller Getränkeausgaben. Immerhin waren die Teeausgaben in Nürnberg noch doppelt so hoch wie die für Kakao und Schokolade. Interessanterweise kostete ein Pfund Kakao der mittleren Sorte in Königsberg 1893 fast ebensoviel wie ein Pfund echter Bohnenkaffee.[140] Offenbar waren auch hier nicht nur Preis-, sondern auch Geschmacksüberlegungen im Spiel. Dies ist ein nicht unwichtiger Punkt, da die Kakaopreise wie die Kaffeepreise um 1900 eine generell sinkende Tendenz hatten. Interessant wäre in diesem Zusammenhang auch ein Einblick in die deutschen Teesorten (Pfefferminz, Lindenblüten, Salbei

---

[138] Fridolin Schuler: Über die Ernährung der Fabrikbevölkerung und ihre Mängel, Zürich 1883. – Ders.: Zur Alkoholfrage. Die Ernährungsweise der arbeitenden Klassen in der Schweiz und ihr Einfluß auf die Ausbreitung des Alkoholismus, Bern 1884, S. 25.

[139] Sonderegger: Vorposten der Gesundheitspflege, 4. Aufl. Berlin 1892.

[140] Gohr: Die Verteuerung der Lebensmittel in Königsberg, S. 402. – Vgl. Braun: Haushaltsrechnungen Nürnberger Arbeiter, S. 60 und 67.

usw.). Leider fehlen darüber jegliche Angaben. Offenbar wurden diese Getränke mehr den Heil- als den Genußmitteln zugerechnet.

Eine äußerst wichtige Funktion beim Wandel der Nahrungsgewohnheiten in der zweiten Hälfte des 19. Jahrhunderts spielte der Zucker, dessen Produktions- wie Konsumtionsgeschichte Edmund O. von Lippmann bereits 1890 in einer bis heute vorbildlichen Form aufklärte. [141] Aus den von ihm zusammengetragenen Zuckerpreisen läßt sich entnehmen, daß die unteren Sozialschichten in früheren Jahrhunderten den aus den Kolonien kommenden teuren Rohrzucker kaum anrührten. Dieser war wie alle tropischen und subtropischen Erzeugnisse ein Luxusprodukt, das für den täglichen Verzehr nicht in Frage kam. Der Honig mußte wie seit altersher in geringem Umfang das Süßen der Speisen übernehmen. Auch die während der napoleonischen Kontinentalsperre einsetzende Rübenzuckerproduktion ist zunächst für die Volksernährung noch ohne große Bedeutung geblieben. Da der geringe Lebensstandard noch keinen vollständigen Übergang zum Zucker erlaubte, griff man zu einem billigen Abfallprodukt. Der nicht mehr kristallisierungsfähige Sirup, der sowohl bei der Rohr- wie Rübenzuckerproduktion als „lästiges Nebenprodukt" anfiel, mußte bis weit über die Mitte des 19. Jahrhunderts als Substitution dienen. Der Sirup ist, überspitzt formuliert, der erste Schritt ins Zeitalter des Zuckers gewesen. Im linksrheinischen Gebiet, wo sich unter Förderung Napoleons I. der Zuckerrübenanbau besonders breitgemacht hatte, spielte das „Rübenkraut" als Zuckerersatz eine beträchtliche Rolle, da es bis zu 60 v. H. billiger als der Zucker war. [142] Im Bericht der Kölner Handelskammer von 1863 wurde der Sirup in Verbindung mit dem Brot als ein Hauptnahrungsmittel der ärmeren Bevölkerung bezeichnet. Um diese Zeit gab es in der gesamten preußischen Rheinprovinz über 300 Rübenkrautfabriken. Allein in der Nähe Kölns wurden 1863 rd. 4 000 Zentner Rübenkraut in Fässern produziert und 16 000 Zentner aus den umliegenden Gegenden herbeigeführt. Die Produktionsziffern haben dann zwischen 1865 und 1880 zwischen 15 000 und 22 000 Zentnern pro Jahr in den preußischen Rheinlanden geschwankt. Große Mengen wurden davon in die benachbarten deutschen Bundesstaaten und sogar ins westliche Ausland ausgeführt. Erst mit steigendem Reallohnanstieg ging dieser florierende Gewerbezweig ein, um nach 1945 noch einmal für kurze Zeit ein kurzes Come back zu feiern.

---

[141] Edmund O. von Lippmann: Geschichte des Zuckers, Leipzig 1890.

[142] Josef Zentis: Die rheinische Rübenkrauterzeugung, rer. pol. Diss. [Masch.] Köln 1922. – Vgl. Hermann Kellenbenz: Die Zuckerwirtschaft im Kölner Raum von der napoleonischen Zeit bis zur Reichsgründung, Köln 1966.

Der Zuckerkonsum kann wegen der relativ früh erlassenen Zuckersteuer im 19. Jahrhundert gut verfolgt werden. Aus den verschiedenen Statistiken ergibt sich folgende Steigerung (ohne Sirup und Melasse):

Tab. 22:
Jährlicher Pro-Kopfverbrauch an Zucker 1850–1965 in kg

1850	1860	1900	1910	1938	1950	1955	1959	1962	1965
2,1	3,1	12,6	17,8	25,0	30,8	29,7	30,7	30,7	32,2

Ganz allgemein läßt sich sagen, daß sich der Zuckerkonsum in der zweiten Hälfte des 19. Jahrhunderts fast verzehnfachte, wobei der eigentliche Aufschwung erst Mitte der achtziger Jahre erfolgte. Wie groß der Aufschwung gewesen ist, zeigt sich daran, daß 1780 in der preußischen Hauptstadt Berlin nicht mehr als 0,5 kg pro Kopf und Jahr konsumiert wurden. [143] Wie die Produktion, so ist natürlich auch die Konsumtion nicht gleichmäßig verlaufen. Not- und Kriegsjahre, Mißernten und Wirtschaftskrisen haben die Aufwärtsentwicklung zuweilen nicht unerheblich gedämpft. Dennoch ist der riesenhafte Anstieg unübersehbar, zu dem vor allem die stark fallenden Zuckerpreise beitrugen. Wie Wilhelm Abel in seinen verdienstvollen agrar- und preisgeschichtlichen Untersuchungen gezeigt hat, gehört der Zucker zu den wenigen Nahrungsmitteln in Deutschland, die zwischen 1792 und 1913 im Durchschnittspreis tendenziell immer billiger geworden sind. [144] Die fallenden Preise hingen natürlich mit dem Aufbau einer nationalen Zuckerrübenindustrie zusammen, die es nach und nach fertig brachte, die unbeliebte braune Färbung des Rübenzuckers verschwinden zu lassen. Nun wandten sich auch Bäckerei und andere Gewerbe dem deutschen Zucker zu, nachdem sie lange noch dem weißen Rohrzucker der „Zuckerbäcker" den Vorzug gegeben hatten.

---

[143] Die ältere preußische Zuckerstatistik findet sich bei Dieterici: Volkswohlstand, S. 17. – Ernst Engel: Zur statistischen Ermittlung der Consumtion pro Kopf der Bevölkerung im Preußischen Staate, in: Zschr. d. Kgl. Preußischen Statistischen Bureaus 4 (1864), S. 128–135. – Ernst Glanz: Die Statistik des Zuckers im Deutschen Reiche seit Einführung der Zuckersteuer, in: Beil. im Aprilheft d. Vereins d. deutschen Zuckerindustrie, Leipzig 1900. – Lippmann: Geschichte des Zuckers, S. IV. – Statistisches Jb. für das Deutsche Reich, Bd. 23 (1914). Vgl. als zusammenfassende Studie Hans J. Teuteberg: Zuckerwirtschaft und Zuckerkonsum im historischen Rückblick, in: Zucker Zschr. für Zuckerindustrie u. Zuckerrübenanbau 27 (1974), H. 9, S. 484–88.

[144] Abel: Agrarkrisen und Agrarkonjunktur, S. 245.

Für den Arbeiterhaushalt bekam der Zucker in mehrfacher Hinsicht eine besondere Bedeutung. Da der wünschenswerten täglichen Kalorienzufuhr in Form von Eiweiß und Fetten durch die Preise bestimmte Grenzen gesetzt waren, bot sich der hochwertige reine Kalorienträger Zucker als willkommener Ausgleich an. Auf eine ökonomische Weise konnte hier das Nahrungsdefizit ausgeglichen werden. Wenngleich sich die meisten Verbraucher über diesen Zusammenhang nicht völlig klar waren, so kann doch an dem Substitutionscharakter des Zuckers im Nahrungsbudget nicht gezweifelt werden. Dazu kam, daß Zucker und Zuckerwerk zu den stimulierenden Genußmitteln gehörten, die im langen Arbeitstag willkommene Unterbrechungen brachten. Die Sucht der Arbeiter nach Kaffee und Leckereien ist mehrfach von den Zeitgenossen bezeugt worden. Der Zucker hatte damit über die Ernährung hinausgehend eine „Zeittöter-Funktion". Zuweilen scheinen die Ausgaben für Zucker bis zu einer bestimmten Familiengröße angestiegen zu sein, um danach wieder abzunehmen, wie die nachfolgende Zusammenstellung beweist:

Tab. 23:

Der Zuckerverbrauch in Nürnberger Arbeiterfamilien 1900

Zahl der Familienmitglieder	kg Zucker pro Kopf
2	8,36
3	11,75
4	12,91
5	18,10
6	7,43
7	6,27
8	10,95
10	5,98

Der Zucker war um 1900 anscheinend kein Luxusartikel mehr, denn der Konsum einer vierköpfigen Arbeiterfamilie entsprach hier ziemlich genau dem durchschnittlichen Jahresprokopfkonsum. Nur die einkommensschwächsten Familien wichen hier noch ab, während andere aber zum Teil erheblich darüber lagen. Das revolutionäre Eindringen des Zuckers in die deutsche Volksnahrung läßt sich aber auch an den Produktionsziffern ablesen. Zwischen 1836 und 1865 stieg in Preußen die erzeugte Rohzuckermenge von 14 000 dz auf 1,86 Mill. dz und von 1870 bis 1913 im Deutschen Reich von 2,63 Mill. dz auf 24,21 Mill. dz (!). [145] Diese steile Aufwärtsentwicklung hing u. a. mit der zunehmenden Ausbeute der

145 Engel: Zur statistischen Ermittlung. – Lippmann, Geschichte des Zuckers, S. IV.

Zuckerrübe, der fortschreitenden Mechanisierung und Rationalisierung der Zuckerfabriken, deren Anzahl sich zwischen 1836 und 1900 vervierfachte, sowie dem Ausbau des Eisenbahnnetzes zusammen, der den Einzugsbereich der Verarbeitungsstätten erheblich vergrößerte. Mit neuen Düngungsmethoden konnten die Anbaugebiete vergrößert und vor allem die ostelbischen Gebiete für den Zuckerrübenanbau voll erschlossen werden. Als die umfangreichen billigen amerikanischen Getreideeinfuhren auf den deutschen Markt drückten und einen Sturz der Getreidepreise auslösten, stellten viele Landwirte kurz entschlossen vom Getreide- auf den Zuckerrübenanbau um, zumal dies noch durch staatliche Subventionen gefördert wurde. Erst beim Übergang zu den landwirtschaftlichen Schutzzöllen nahm dieser Druck wieder ab. Aber trotz sinkender Zuckerpreise war der Zuckerrübenanbau weiterhin lohnend: Die sinkenden Produktionskosten wurden von einer rasch steigenden Nachfrage begleitet. Die Eingliederung des Zuckers in die Volksnahrung ist also agrartechnisch, handelspolitisch und ernährungsphysiologisch wie soziokulturell gut interpretierbar. Der höhere Zuckerkonsum läuft mit der Industrialisierung und Verstädterung parallel und kann als ein typisches Kennzeichen des neuen Zeitalters angesehen werden. Der Verbrauch ist seit 1900 weiterhin ständig steigend. Heute ist Zucker, da er ein reiner Träger von Kalorien ohne weitere Nährstoffe ist, zusammen mit dem Fett zur Gefahr geworden. Der übermäßige Genuß wird als Fehlernährung bezeichnet.

Beim Studium der Ernährungsbudgets taucht natürlich auch der Gedanke auf, die betreffenden Familien hätten ihre tägliche Energie in Form von Kalorien ökonomischer erwerben können. Vor allem fällt der starke Alkohol- und Tabakkonsum auf, der den verfügbaren Ausgabenspielraum hoch belastete und den Bezug zusätzlicher hochwertiger Nahrungsmittel verhinderte. Es hat den Anschein, als seien die Ausgaben für diese beiden Genußmittel relativ um so höher gewesen, je geringer das Einkommen war. Zum Thema Alkoholismus und soziale Frage gibt es eine große Literatur, ein Teil der Haushalts- und Ernährungsforschung des späten 19. Jahrhunderts hat sich gerade an diesem Thema entzündet. Henriette Fürth als eine der besten Kennerinnen der täglichen Daseinszustände vor dem 1. Weltkrieg meinte dazu: „Es kann keinem Zweifel unterliegen, ... daß neben schlechter Gewöhnung das Handinhandgehen von unverhältnismäßigem Alkoholverbrauch und kleinsten Einkommen in erster Linie der Unwirtschaftlichkeit und ungenügenden Schulung der Ehefrauen geschuldet wird. Hinzu kommt die irrige Auffassung, die das durch den Alkohol hervorgerufene Gefühl der Wärme und Sättigung mit Ernährung verwechselt, die durch die Erwerbstätigkeit der Frauen bedingte Vernachlässigung des Hauswesens und besonders der Küchenführung.“[146] Nach den Feststel-

[146] Fürth: Der Haushalt vor und nach dem Kriege.

lungen des „Vereins gegen den Mißbrauch geistiger Getränke" war die Trunksucht kein Charakteristikum des städtischen Lohnarbeiters, sie war auch auf dem Lande weit verbreitet. Die dörfliche Langeweile, die Feldarbeit bei Wind und Wetter sowie schwere Kost führten dazu, daß dort im ganzen mehr und vor allem schärfer getrunken wurde. Der eigentliche Säufer wurde überall verspottet, da er der Gemeinde zur Last fiel. Die vielfach bezeugten Dorfnarren waren oft mit Säufern oder Säuferkindern identisch. Trotz dieses lebendigen Anschauungsunterrichts wurde das Trinken aber nicht verachtet, es galt ganz im Gegenteil als ein Stück „Männlichkeit". Der merkwürdige Zwiespalt in der Bewertung des Alkoholtrinkens geht, wie die Trinkriten zeigen, auf urdämonische und magische Vorstellungen in der frühen Menschheitsgeschichte zurück. Die mit dem Kartoffelschnaps aufkommende Mäßigkeitsbewegung in den dreißiger und vierziger Jahren des 19. Jahrhunderts, die Pfarrer, Lehrer und Gutsbesitzer als Anführer hatte und ganze Dörfer zur Enthaltsamkeit antrieb, brachte es aber in Deutschland nicht zu einem solchem Umfang wie in Skandinavien oder England. Spätere Wellen der Mäßigkeitsbewegung gingen dann vor allem von den Städten aus. Eine gute Quelle für die Trunksucht sind die Berichte der Landärzte, die regelmäßig zwischen Trinkern und Nichttrinkern unterschieden, wenn sie an ein Sterbebett gerufen wurden. Viele Männer starben im besten Alter infolge zu hohen Alkoholgenusses. Max von Pettenkofer schuf in den achtziger Jahren am Starnberger See den ersten ländlichen „Verein gegen den Mißbrauch geistiger Getränke". Viktor Böhmert, der bekannte Nationalökonom und Statistiker, veranstaltete als erster eine Enquête über das Trinken bei Arbeitern.[147] Seit 1815 hatte die um sich greifende Kartoffelbrennerei den Branntweinpreis so sinken lassen, daß der Schnaps zum täglichen Volksgetränk wurde. 1834 wurden in Preußen 50 Mill. Taler dafür ausgegeben – so viel wie der ganze Staat an Einnahmen erzielte. 1845 kam auf 100 Menschen eine öffentliche Schnaps-Verkaufsstelle, unter 40–50 Personen war ein notorischer Trinker. Erst 1909 senkte ein neues Branntweinsteuergesetz den jährlichen Schnapskonsum im Reich von 2,6 Mill. hl (1908/09) um 30 v. H. auf 1,8 Mill. hl (1909/10). Immerhin wurden 1909 noch 3,5 Mrd. Mark für Alkohol ausgegeben, für Heer und Flotte 1,6 Mrd. Mark, für die Sozialversicherung 0,86 Mrd. Mark und für Volksschulen nur 0,63 Mrd. Mark.

---

[147] E. von Grabowsky: Der Trunk auf dem Lande im Königreich Sachsen, Leipzig 1891. Vgl. zur deutschen Antialkoholbewegung neuerdings die Münsteraner Dissertation von Wolfgang R. Krabbe: Gesellschaftsveränderung durch Lebensreform. Strukturmerkmale einer sozialreformerischen Bewegung im Deutschland der Industrialisierungsperiode (= Studien zum Wandel von Gesellschaft und Bildung im 19. Jahrhundert, Bd. 9), Göttingen 1974, S. 37–47.

Ohne Zweifel haben die Alkoholausgaben einen unverhältnismäßig hohen Anteil der Nahrungsausgaben beansprucht. Solche Feststellungen bedürfen allerdings der Differenzierung und statistischen Nachprüfung. Eine Auswertung englischer Zahlen zwischen 1850 und 1925 zeigt, daß Bier und Branntwein, die 90 v. H. aller Alkoholausgaben ausmachten, im Jahrzehnt zwischen 1870 und 1880 ihr Maximum erreichten, um dann schnell abzusinken.[148] Im Jahr 1925 wurde nur noch die Hälfte des Branntweins von 1850 getrunken. Bier blieb dagegen konstant und fiel erst zum Schluß der Berichtszeit, was mit der Nachkriegszeit zusammenhängt. Die Alkoholausgaben im Rahmen der Gesamtausgaben für die Lebenshaltung machten auf der Spitze des Alkoholkonsums 1876 15 v. H. aus, 1914 aber nur noch 8,5 v. H. Alle zeitgenössischen Schätzungen über den Umfang der Alkoholausgaben bei Arbeitern, die sich zwischen 30 v. H. und 75 v. H. bewegten, sind grundfalsch, weil man noch keine Übersicht über das Problem besaß. Auch in Deutschland, wo es noch an solchen Untersuchungen fehlt, werden die Alkoholausgaben vermutlich sehr viel geringer gewesen sein, als die Mäßigkeitsapostel annahmen. Der jährliche Bierkonsum ergibt folgendes interessante Bild:

Tab. 24:
Jährlicher Pro-Kopfverbrauch an Bier 1850–1965 in l

1850	1860	1900	1910	1938	1950	1955	1959	1962	1965
41,2	45,0	118,8	99,3	68,5	41,3	79,2	102,2	137,0	164,0

Der Bierkonsum erreichte damit um 1900, was mit anderen Nahrungsmitteln auffällig korrespondiert, die Spitze vor dem 1. Weltkrieg. Der heutige Wohlstandskonsum (1969 = 178 l Bier) hat nichts mehr mit der sozialen Frage zu tun und kann außer Betracht bleiben. Wie schon ein flüchtiger Blick in die zeitgenössische Alkoholliteratur lehrt, ist dies ganze Problem mit mehr Emotion als Sachlichkeit diskutiert worden. Die von den Kirchen und anderen bürgerlichen Initiativen gesteuerten Mäßigkeitsvereine wollten den Alkohol gänzlich aus der Volksnahrung verbannen, da man in ihm einen „Menschheitsfluch“ sah. Dabei wurde aber übersehen, daß gerade das Bier seit der frühgermanischen Zeit ein tägliches Volksgetränk bildete und mehr zur Nahrung als zu den Genußmitteln gerechnet

---

148 A. E. Dingle: Drink and Working Class Living Standards in Britain, 1870–1919, in: Economic History Review, 2nd ser., 25 (1972) S. 608–22.

wurde. Wassertrinken war auf dem Lande wie in den Städten vor dem Beginn der modernen Hygiene oftmals nicht ungefährlich. Auch fehlte es oft an Brunnen und Wasserleitungen. Die fehlende Wasserversorgung ist ein wichtiger Aspekt dieses Problems. Auch bei der Arbeit mangelte es meist an Trinkgelegenheiten. Um das Wasser schmackhafter zu machen, wurde es wie in der Bibel mit Essig, Hafer- oder Gerstenmehl sowie Honig oder Zucker versetzt. Diese Brühe wurde dann durch ein Tuch geseiht. Der russische Kwass, im Wasser gegorene Brotkrumen, geht auf gleiche Ursprünge zurück. Bier hat vielfältige Formen: Die Unterschichten tranken wochentags Leichtbiere wie Braunbier, Weizenbier, Hausbier, Füll-, Weiß- oder Schneiderbier. Erst im späten 19. Jahrhundert setzten sich mit den Großbrauereien die schweren Lagerbiere und das bayerische Bier durch. Auf jeden Fall war dieser Gerstensaft sehr viel gesünder als der schale Zichorienkaffee. Ein Glas Bier brachte es auf 200–400 Kalorien je nach der Stärke des Brauwertes. Der regelmäßige Biergenuß kompensierte ohne Zweifel gewisse Mängel der Ernährung. Wie hoch die wirklichen Ausgaben in den Arbeiterhaushalten waren, läßt sich nur äußerst schwer ermitteln. Bei der massiven obrigkeitlich geförderten Propaganda gegen die Trunksucht wurde der tatsächliche Alkoholkonsum in den Haushaltsrechnungen meistens verschleiert. In den Haushaltsrechnungen Nürnberger Arbeiter wurden bei den gesamten Getränkeausgaben in Höhe von 9,6 v. H. der Gesamtnahrungsausgaben allein 9,2 v. H. in Bier angelegt. Die Ausgaben für andere Getränke einschließlich des Branntweins nahmen danach nur 0,4 v. H. der Gesamtnahrungskosten ein. Aber das braucht, obwohl es erstaunlich nahe an die englischen Ziffern herankommt, noch nicht typisch für Deutschland zu sein. Regionale Sonderheiten spielten hier eine besondere Rolle. Nach der Reichsstatistik wurden bei minderbemittelten Familien nur 4,8 v. H. aller Gesamtnahrungsausgaben in Alkohol angelegt. Aber auch solche Angaben bedürften noch der Nachprüfung.

Die Quantifizierung ist deshalb so schwierig, weil das Alkoholtrinken, wie erwähnt, weit über den Bereich der täglichen Nahrung hinausreichte. Es war ein Ausweg aus trostloser Umgebung, die willkommene Unterbrechung eines langen Arbeitstages, machte die schwer verdauliche und wenig geruchs- und geschmacksanreizende Kost anziehender sowie bekömmlicher. Das Trinken diente aber vor allem der sozialen Berührung und Solidarisierung. Die Eck- und Stehbierkneipen in den Industrievierteln waren wie der Dorfkrug gesellschaftliche Kristallisationskerne und soziale Kommunikationszentren. Den Arbeitern fehlte es häufig an anderen Erholungs- und Freizeitmöglichkeiten. Die Gaststätten dienten überdies der Arbeitsvermittlung, waren Treffpunkte der frühen Arbeiterbewegung und erschienen gerade dem vom Lande kommenden jungen „Schlafgänger“, der sonst als Untermieter in der Wohnküche oder im Dachverschlag hauste, tagsüber als der einzig warme Aufenthaltsort. Durch das Anschreibesystem wurde der Arbeiter an seine „Stammkneipe“ gekettet.

Das regelmäßige Trinken von Alkohol wirkte insofern unsozial, weil der männliche Ernährer allein von dieser Form der Kalorienzufuhr profitierte. Die Ausgabe ging eindeutig zu Lasten der schwächeren Glieder der Familie. Interessanterweise korreliert der Anstieg des Alkoholkonsums mit dem Reallohnanstieg im späten 19. Jahrhundert, so daß die Hypothese naheliegt, die sozialen Unterschichten seien mit dieser Hebung des Lebensstandards zunächst nicht ganz fertig geworden. Vielfach fehlte es sicher an Erfahrung, was man mit der neu verfügbaren Konsumspitze anfangen sollte. Man legte das Geld dort an, wo man auch früher scheinbar überschüssiges Einkommen hingebracht hatte: in der Gastwirtschaft. Der Sozialhistoriker wird in diesem Zusammenhang daran erinnern müssen, daß auch die Tradition des handwerklichen „Blauen Montags“ hier noch hineinspielte. Erst mit weiter steigenden Einkommen wurden dann neue Verwendungsmöglichkeiten erkannt und genutzt. Die Arbeiterbewegung und besonders die Gewerkschaften hatten hier eine große Aufgabe. Da die Ausgaben für Tabak, insbesonders für Zigaretten, nach der Jahrhundertwende stark anwuchsen, muß dieser Konsum mit der sinkenden Alkoholkurve in Beziehung gesetzt werden. Auch der Beginn des Zigarettenzeitalters hat so seine Spuren in der deutschen Volksnahrung hinterlassen.

IV.

Überblickt man abschließend die hier gegebene Darstellung der Ernährungsverhältnisse bei den sozialen Unterschichten im späten 19. Jahrhundert, dann lassen sich folgende generelle Thesen formulieren:

1. Das Problem des Hungers oder ernährungsphysiologisch gesprochen des Kalorienmangels wurde seit der Mitte des 19. Jahrhunderts in Deutschland definitiv überwunden. Jahrhundertelang immer wiederkehrende schwere Ernährungskrisen infolge von Mißernten, Viehseuchen, Kriegen oder anderen Versorgungsschwierigkeiten aufgrund wenig entwickelter extensiver Landwirtschaft und ungenügender Transportsysteme gehören seitdem endgültig der Vergangenheit an. Trotz einer in diesem Ausmaß vorher nicht beobachteten Bevölkerungsverdichtung konnte die Lebensmittelversorgung ganz entscheidend verbessert werden. Sowohl die Jahresprokopfstatistik wie die Haushaltsstichproben zeigen, daß insbesondere die sozialen Unterschichten um 1900 ernährungsmäßig wesentlich besser ausgestattet waren als ihre Vorfahren um 1800. Alle pessimistischen Thesen früherer Sozialkritik, die eine tendenziell fortschreitende Unterkonsumtion und Verschlechterung der Nahrungssituation insbesondere bei den städtischen Lohnarbeitern behaupteten, lassen sich historisch-

statistisch nicht verifizieren. Die ökonomischen Langzeitreihen zeigen vielmehr einen deutlichen Aufwärtstrend, der mit dem übrigen Industrialisierungsgeschehen ziemlich synchron verläuft. Nach neuesten Berechnungen hat sich die tägliche Kalorienzufuhr im deutschen Volk seit 1913 nicht mehr wesentlich verändert.[149] Es ist daher nicht abwegig, das späte 19. Jahrhundert als eine „Periode der Nahrungsrevolution" zu bezeichnen.

2. Für die endgültige Sicherstellung der Volksnahrung sprechen viele Indizien. So läßt sich ein deutlicher Rückgang der Nahrungskosten im Rahmen der Gesamtlebenshaltungskosten in den Arbeiterbudgets nachweisen. Das Engelsche Gesetz, wonach bei steigenden Einkommen tendenziell immer weniger für die Nahrung verausgabt wird, findet sich immer wieder bestätigt. Weniger Einkommen für die tägliche Kost wird erfahrungsgemäß aber erst dann verausgabt, wenn diese sich quantitativ wie qualitativ verbessert hat. Vor allem ist der Anteil an tierischen Nahrungsmitteln mit höheren Nährwerten im täglichen Nahrungsbudget der sozialen Unterschichten erkennbar angewachsen.

3. Die Analyse aller wichtigen Lebensmittel zeigt, wie die Verbesserung der Ernährung im einzelnen verlaufen ist. So stieg der Jahresprokopfverbrauch für Fleisch seit Mitte der fünfziger Jahre stark an. Um 1900 wurde etwa doppelt soviel Fleisch verzehrt wie um 1800. Schon im Jahre 1907 wurde der Stand des Jahres 1959/60 erreicht. Dieser gewaltige Anstieg ist nur vom Massenkonsum her erklärbar, zumal ein Übergang vom teuren Rind- zum billigeren Schweinefleisch erfolgte. Städtische Arbeiter verzehrten im ganzen mehr Fleisch als die Landbewohner, was nicht mit der Wohnform, sondern dem Lebensstandard zusammenhängt. Die Konsumtion von Fisch verdreifachte sich sogar zwischen 1850 und 1900, um sich dann später auf einem etwa gleichbleibenden Niveau einzupendeln. Eine Erklärung für diesen Trend liegt darin, daß der frische Seefisch mit Hilfe neuer Fang-, Verkehrs- und Konservierungsformen erstmals im großen Stil den binnenländischen Markt eroberte. Die moderne Fischindustrie erwies sich hier als ein großer Schrittmacher. Der Roggenbrotverzehr überschritt schon 1875 seinen Höhepunkt, um danach tendenziell immer schneller abzusinken. Weizenbrot und Weizenmehl nahmen dagegen im Verbrauch zu, um erst in der allerjüngsten Gegenwart wieder abzunehmen. Auch der Gebrauch der Speisekartoffel zeigt nach einem Maximum in der Periode 1900/04 eine starke Abnahme, ebenso wie die wenig geschätzten und schwer verdaulichen Hülsenfrüchte.

Noch interessanter ist die sprunghafte Zunahme des Verzehrs von frischem Gemüse und Obst. Viele Sorten sind erstmals im ausgehenden 19.

---

149 Deutsche Gesellschaft für Ernährung (Hrsg.): Ernährungsbericht 1969, Frankfurt/M. 1969, S. 50.

Jahrhundert für die sozialen Unterschichten zugänglich und erschwinglich geworden. Wie ein Blick in die heutige Gemüse- und Obststatistik der Welt zeigt, ist die Verbrauchshöhe von frischem Obst und Gemüse vom Volkseinkommen und dem Lebensstandard abhängig: Die meisten Entwicklungsländer sind trotz manchmal reichhaltiger natürlicher Ressourcen hiermit unterversorgt.[150] Der Aufschwung ist also auch hier kein Zufall. Ohne Übertreibung kann man sagen, daß besonders das Frischobst erst nach 1850 zu einem echten Volksnahrungsmittel in Deutschland geworden ist. Die untersten Einkommensgruppen verzehrten freilich noch viel zu wenig davon, häufig nur aus Unkenntnis. Die Vitamine und Spurenelemente waren vor dem 1. Weltkrieg noch weitgehend unbekannt. Südfrüchte, die heute 50 v. H. allen Obstverzehrs ausmachen, wurden bezeichnenderweise um 1900 noch als reine Luxusnahrungsgüter betrachtet. Sie kamen so gut wie niemals auf den Tisch des kleinen Mannes.

Tierische Fette nahmen dagegen einen breiten Raum bei den Unterschichten ein, da ihr Gebrauch ein gesellschaftliches Rangabzeichen war. Man wußte auch, daß sie zur Erhaltung der menschlichen Arbeitskraft wichtig waren. Im ganzen scheint der Konsum, besonders bei Frauen und Kindern, aber noch hinter heutigen Sollsätzen zurückgeblieben zu sein. Margarine und Schweineschmalz mußten oft zusammen mit dem Speiseöl die Butter ersetzen. Der Wert der frischen Milch, gegen die es mancherlei altüberlieferte Vorbehalte gab, wurde vor 1870 nicht einmal von höchsten Regierungsstellen erkannt. Erst danach beginnt in Deutschland das eigentliche Zeitalter der rationellen Milchwirtschaft und der Milchversorgung der Großstädte.

Den größten Aufschwung nahm aber der Zucker, der sich in der zweiten Hälfte des 19. Jahrhunderts verbrauchsmäßig verzehnfachte. Der Rübenzucker war ein typisches Produkt der Industrialisierung, das sich tendenziell immer mehr verbilligte. Um 1900 war der Zucker, der um 1800 selbst bei Oberschichten noch als ein Luxusprodukt gegolten hatte, bereits in jeder Arbeiterfamilie zu finden. Als hochwertiger, wenn auch einseitiger Kalorienträger konnte er gewisse Defizite in der täglichen Nahrung abdecken. Der immer noch steigende Zuckerkonsum ist längst zum Übel geworden, das von der modernen Ernährungswissenschaft heftig bekämpft wird.

4. Mit der generell steigenden Kalorienzufuhr in der zweiten Hälfte des 19. Jahrhunderts war freilich noch keine optimale Ernährung aus heutiger Sicht erreicht. Vor allem fehlte es den untersten Einkommensgruppen noch an tierischem Eiweiß und Fett, gemessen an heutigen Sollsätzen,

---

[150] W. Mante: Der Obst- und Gemüseverbrauch in der Welt, in: Ernährungs-Umschau 20 (1973) S. 102–106.

aber auch an lebenswichtigen Vitaminen und Spurenelementen. Die primitive Stufe chronischer Unterernährung – definiert durch den fast ausschließlichen Gebrauch pflanzlicher Nahrungsmittel, Fehlen von tierischem Eiweiß, ungenügende Kalorienzufuhr, Vitaminmangel, allgemein schlechten Gesundheitszustand, geringe Arbeitsproduktivität – wurde überwunden, aber von einer reichlichen Ernährung der heutigen Wohlstandsgesellschaft war man noch weit entfernt. Die Ernährungssituation läßt sich nach dem von A. Hanau entwickelten Stufenschema am besten mit einer „vorwiegend ausreichenden Ernährung" charakterisieren.[151] Bei den einkommensschwachen Haushalten handelte es sich noch um die Deckung eines Zwangsbedarfs von Nahrungsgütern; eine wirklich freie Wahl wie heute fand nicht statt. Die vermehrte Kalorienmenge wurde oftmals auf die billigste Art erworben, wobei die Lebensmittel der Ober- und Mittelschichten in minderwertiger oder surrogatartiger Form nachgeahmt wurden. Die Benutzung von Sirup anstelle von Zucker, Zichorienkaffee, Schweineschmalz und Margarine, Freibank-, Pferde- und Kaninchenfleisch bzw. Innereien und Wurst 2. Wahl, Magerkäse usw. sind dafür Beispiele. Eine Rückkehr zur vorwiegend vegetabilischen Breikost oder ausschließlichen Kartoffelnahrung, wie sie in der vor- und frühindustriellen Zeit vorherrschte, fand aber auch in den Zeiten der Not und höchster Lebensmittelteuerung nicht mehr statt.

5. Tendenziell gab es einen Übergang von den voluminösen, ballastreichen, schwer verdaulichen sowie wenig geschmacks- und geruchsanreizenden Nahrungsmitteln (Hülsenfrüchte, Kartoffeln, Roggenbrot) zu den leichter verdaulichen, nährwertreicheren und schmackhafteren Produkten (Fleisch, Zucker, Weißbrot, Obst, Milch usw.). Bei den einkommensschwachen Gruppen bestand dies vor allem in der Umwandlung derber, lokalen Charakter tragender Landkost in eine geschmacklich feiner differenzierte und qualitativ höheren Ansprüchen genügende Ernährung. Damit einher ging eine Verbesserung der alten vegetabilischen Hauptkost durch Einführung neuer Gewürze und Genußmittel sowie durch bessere Vor- und Zubereitung. Der Anteil der Ausgaben für Nahrungsmittel, die auf landwirtschaftliche Produktionsleistungen entfielen, nahm schon 1900 ab, während gleichzeitig die Anteile der Ausgaben für das Nahrungsmittelgewerbe, den Lebensmittelhandel und das Gaststättengewerbe (einschließlich Straßenhandel und Gaststätten) zunahmen.

6. Speise und Trank der sozialen Unterschichten in Stadt und Land ähnelten sich bis zum Beginn des Bismarckreiches aber noch sehr. Bis dahin war man vor allem auf die Erzeugnisse der heimischen Landwirt-

---

151 Arthur Hanau: Entwicklungstendenzen der Ernährung in marktwirtschaftlicher Sicht, in: Forschungsrat für Ernährung (Hrsg.): Entwicklungstendenzen der Ernährung, München 1962, S. 37.

schaft angewiesen. Erst danach begannen sich die billigen Lebensmitteleinfuhren aus dem Ausland und besonders aus Übersee deutlich bemerkbar zu machen. Der Wandel der Nahrungsverhältnisse durch die Industrialisierung und Verstädterung darf also nicht zu früh angesetzt werden. Noch 1910 gab es z. B. im saarländischen staatlichen Bergbau bei 52 745 Arbeitern 36,83 v. H., die ein eigenes Haus mit Garten und 19,25 v. H., die sogar eigene Äcker und Wiesen besaßen, worauf 9 618 Rinder, 12 868 Ziegen und 9 372 Schweine gehalten wurden. [152] Auch in anderen deutschen Gewerbelandschaften ging die Eigenproduktion von Nahrungsmitteln nur langsam zurück und behielt vielfach noch eine wichtige Funktion. Die Nahrungsverhältnisse lassen sich daher nicht nur an den Preisen ablesen. Insgesamt wurden allerdings die unteren Bevölkerungsschichten immer mehr vom Marktgeschehen abhängig. Das Medium Geld begann bei der täglichen Nahrungsbeschaffung eine immer größere Rolle zu spielen, was bei den Betroffenen eine große Verhaltensunsicherheit erzeugte. Die Zeit der älteren überwiegenden Eigenproduktion erschien nun als die „gute alte Zeit". Es wurde aber dabei leicht übersehen, daß keineswegs alle Lebensmittel ständig im Preis stiegen und die Möglichkeiten der Nahrungsauswahl sich innerhalb einer Generation stark verbreiterten.

7. Es waren überhaupt nicht nur ökonomisch-technische Gründe, die die Nahrungsweise der sozialen Unterschichten ungünstig beeinflussten. So spielten bei dem insgesamt noch zu geringen Verzehr von Fisch, Frischgemüse, Obst und Milch noch viele überlieferte Nahrungsvorurteile hinein. Angst vor Vergiftungen und Krankheiten, Abneigung vor zu langen Zubereitungszeiten, die Unkenntnis der Nährwerte, traditionelle Kochgewohnheiten und Kücheneinrichtungen, die mangelnde Marktübersicht und die schichtentypischen Nahrungsgüterpakete haben eine ernährungsphysiologisch optimale Ernährung verhindert. Die tägliche Nahrungsauswahl und Mahlzeitenzusammenstellung war aus heutiger Sicht oft falsch und ungenügend. Milch anstelle von Zichorienkaffee, Frischgemüse anstelle von Hülsenfrüchten, eine feste Mehlsuppe anstelle von Bier usw. hätte den Speisezettel wesentlich aufbessern können.

8. Besonders große Schwierigkeiten machte es, die tägliche Kost an die veränderten Wohn- und Nahrungsverhältnisse anzupassen. Die ständig sitzende oder stehende Tätigkeit in lärm- und stauberfüllten bzw. überheizten Räumen, wo es mehr auf psychische als auf physische Beanspruchung ankam, erforderte eine ganz andere Kost als in der

---

[152] Klaus Fehn: Das saarländische Arbeiterbauerntum im 19. und 20. Jahrhundert unter besonderer Berücksichtigung der landwirtschaftlichen Nebenerwerbstätigkeit der Bergleute. Vortrag auf der 6. Arbeitstagung der Gesellschaft für Sozial- und Wirtschaftsgeschichte in Nürnberg am 26./27. April 1973.

Landwirtschaft oder im alten Handwerk. Die schwere „Hausmannskost", die die Arbeiterfrauen weiterhin nach Mutters Rezepten kochten, erwies sich im neuen industriell-städtischen Dasein als systeminkongruent. Viele Mängel der damaligen Ernährung müssen auch in der mangelnden sozialen Anpassung, dem Hinterherhinken der Lebensansprüche hinter den wirtschaftlichen und technischen Strukturveränderungen gesucht werden. Die tendenziell steigenden Reallöhne wurden nicht immer zur rationellen Verbesserung der Nahrung aufgewandt.

9. Aber auch die einfache Landbevölkerung, die von 63,9 v. H. im Jahre 1871 auf 50,3 v. H. im Jahre 1890 zurückging, wurde vom Sog der Veränderungen erfaßt. Die geruhsame Haushaltsführung, die vor allem von den Ernte- und Schlachtterminen diktiert wurde, fand nun ein Ende. Rationelle Wirtschaft und Technik drangen auch hier ein. Die Bäuerin versuchte nun, beim Buttern, Käsemachen und in der Geflügelhaltung den größten Nutzen zu erwirtschaften. Der alte Weg, der Mutter in Küche und Keller zur Hand zu gehen, reichte nicht mehr aus. Seit 1870 gingen immer mehr Frauen und Landmädchen in mehrmonatige Haushaltskurse.[153] Wanderausstellungen, Wanderkurse, Haushaltsfibeln, Landwirtschaftskalender, Mustergärten usw. suchten Beispiele für eine abwechslungsreiche und ökonomische Nahrung zu geben.[154] Vor allem drangen die Kochbücher, einst ein Privileg der höheren Stände, nun auch in die Landbevölkerung ein. Die Töchter der Kleinbauern und Tagelöhner lernten beim Dienst in der Stadt neue Kochformen und Nahrungsverhaltensweisen. Alles dies sind Hinweise darauf, daß nicht nur zu geringes Einkommen bzw. Mangel an Bargeld oder die zu geringe Lebensmittelauswahl, sondern auch die Unfähigkeit von Frauen und Mädchen, die Lebensmittel richtig auszuwerten und schmackhaft zuzubereiten, eine Verbesserung der Ernährung häufig verzögert haben.

10. Mangels ausreichender Daten läßt sich nicht exakt bestimmen, wann in Deutschland der Ausbruch aus der berühmten „malthusianischen Falle" (Carlo M. Cipolla) gelungen ist. Alle vorhandenen Materialien weisen lediglich darauf hin, daß die grundlegende Verbesserung der Ernährung in den einzelnen Regionen und Einkommensschichten zu verschiedenen Zeitpunkten erfolgt ist. Da es sich um einen längeren und komplex verlaufenden Prozeß handelt, erscheint es nicht sinnvoll, sich auf eine definitive zeitliche Zäsur hier festzulegen. Die Begrenzung auf einen bestimmten Zeitpunkt oder ein bestimmtes Problem bringt vielmehr die

---

[153] Walter Herstatt und Otto Kamp: Die hauswirtschaftliche Unterweisung der Landmädchen und Frauen in Deutschland und im Auslande, 2 Bde., Wiesbaden 1894–95.

[154] C. ten Brink: Über die Ernährung des Volkes. Für meine Arbeiter geschrieben, Konstanz 1894.

Gefahr mit sich, die Richtung des gesamten Wandlungsprozesses aus den Augen zu verlieren. Die Ernährung einer einzelnen Arbeiterfamilie konnte im Einzelfall noch recht erbärmlich sein und sich nur auf Kartoffeln, Roggenbrot, Zichorienkaffee, Käse- und Wurstzipfel sowie Bier und Mehlsuppen beschränken. Aber die Unterschiede zwischen den einzelnen Einkommensschichten wie den einzelnen Familienmitgliedern waren nach heutigen Maßstäben immer sehr beträchtlich: Der Mann als Haupternährer bekam z. B. immer den Löwenanteil der Kalorien, während Frau und Kinder wesentlich schlechter lebten. Der Alkoholkonsum, der die mögliche Kalorienzufuhr nach englischen Untersuchungen etwa um 17 v. H. minderte, ging vor allem zu ihren Lasten. Alle Vorstellungen eines einheitlichen Nahrungsverhaltens und uniformer Daseinsverhältnisse greifen daher historisch daneben. Weitere Untersuchungen müssen danach trachten, diesen differenzierten Wandel der Ernährungsverhältnisse noch weiter aufzuhellen. Vor allem bedürfen diese Thesen und Einsichten noch einer weiteren Überprüfung durch die medizingeschichtliche Seite.

Die Ernährung der Kinder im 19. Jahrhundert

von Eduard Seidler

Im Jahre 1970 erschien ein Themenband der französischen „Cahiers des Annales“ mit dem vorsichtigen Titel: „Pour une histoire de l'alimentation“.[1] Das relativierende „Pour“ in der Überschrift sollte dabei offenbar nicht nur einen rein beitragenden Charakter der verschiedenen Aufsätze charakterisieren, sondern auf die grundsätzliche Notwendigkeit hinweisen, den methodischen Ansatz ernährungshistorischer Fragestellungen zu bedenken. Daher wird schon im ersten Satz der Einleitung die Feststellung getroffen, daß der Sektor der Ernährungsgeschichte zwar ein mindestens ebenso wichtiges Forschungsfeld der Geschichtsschreibung sei wie alle anderen, jedoch mit den gleichen heuristischen und interpretatorischen Gefahren versehen: „il se présente donc avec les mêmes monotones régularités que les autres“.[2]

Auf das mir gestellte Thema angewandt, würde dies heißen, daß bei der Darstellung des Wandels der Kinderernährung im 19. Jahrhundert die Gefahr darin läge, durch die Aufzählung von Nahrungsformen, ihrer wissenschaftlichen Begründung und ihrer praktischen Anwendung eben jener Monotonie zu verfallen, die schon so manchen historischen Arbeitsansatz von Anfang an in sich fragwürdig gemacht hat. Die Themenstellung würde dagegen allein schon dadurch komplexer, wenn man das Problem der Kinderernährung in allen seinen, und sei es nur objektbedingten Abschattierungen erfassen wollte bzw. überhaupt erfassen könnte; es stellt sich je anders, wenn man die Kindheit in die verschiedenen Entwicklungsstufen aufteilt, wenn man das gesunde Kind oder das kranke Kind einzeln ins Auge faßt und wenn man letztlich die Kinderernährung vor dem Hintergrund der Familie, der Gruppe, der verschiedenen sozialen Schichten, eines Heimes oder des Krankenhauses sehen muß.[3]

---

[1] Jean-Jacques Hémardinquer (Hrsg.): Pour une histoire de l'alimentation, Cahiers des Annales 28 (Paris 1970).

[2] Fernand Braudel: Alimentation et catégories de l'histoire, in: ebd. S. 15.

[3] Es wäre daher verfehlt, die Sorge um die Ernährung der Kinder als ein ausschließliches Problem etwa der Pädiatrie zu sehen. Die wissenschaftliche Ernährungslehre, so dominant sie in der Kinderheilkunde war und ist, muß als Teilgebiet der gesamten Entwicklungsproblematik des Kindesalters gelten und beinhaltet damit auch die Kategorien aller anderen Wissenschaften, die sich mit dem Kind befassen. Vgl.

Auch damit ist es aber noch nicht getan. Gerade der hier zu besprechende Zeitraum, das 19. Jahrhundert, zeigt wie kaum ein anderer die Abhängigkeit der Theorie und Praxis auch eines scheinbaren Spezialfeldes wie der Kinderernährung von bestimmenden und motivgebenden Konzeptionen vom Kind und von dem, was man aus ihm machen will. Vor der eigentlichen Frage nach dem Ernährungswandel stehen daher die verschiedenen Perspektiven der Auffassung vom Kind und der Wandel der Instanzen, die sich mit ihm abgeben. Wir müssen folglich – eigentlich ganz more scholastico – über das ganze Kapitel die nur scheinbar banale Frage stellen: wer wird von wem wann, womit und wozu ernährt – eine Frage, die wir heute freilich in ihrem ganzen Umfang bestenfalls andeuten können.

Wenn wir uns letztlich der vornehmsten Pflicht des Medizinhistorikers erinnern, seine Fragestellungen an den aktuellen klinischen Problemen zu überprüfen, so wurde im vergangenen Sommer anläßlich des 125jährigen Bestehens des Haunerschen Kinderspitales in München in einem Vortrag von Stickler aus der Mayo-Klinik in Rochester ein praktisches Ergebnis unserer Überlegungen in lapidarer Weise vorweggenommen. „Die Frauenärzte“ so sagte er „haben es verstanden, aus der Geburt eines Kindes eine Krankheit zu machen und heutzutage kann die normale Frau nur in einer voll ausgerüsteten Klinik entbinden . . . Wir Kinderärzte machten eine Krankheit aus der Aufzucht des Säuglings: alle Babys müssen periodisch zum Kinderarzt; keine Mutter oder Großmutter ist von sich aus imstande zu entscheiden, wann und was ein Säugling zu essen bekommt“.[4] Harris aus der gleichen Klinik befragte Prüfer der kinderärztlichen Facharztprüfung, Kinderärzte der freien Praxis sowie Klinikassistenten, was sie empfehlen, wie lange sterilisiert werden soll, wann Vollmilch, wann Zusätze usw. gegeben werden. Gleichzeitig befragte er eine große Gruppe von Müttern, was sie wirklich tun. Er stellte fest, daß erstens keine Übereinstimmung unter den Ärzten bestand, daß zweitens die Mütter sich in keiner Weise an die Vorschläge hielten und schließlich, daß die Kinder alle prächtig gediehen sind.[5] Abschließend wird hervorgehoben, daß Vorschläge, die heute Kinderärzte den Eltern ihrer Patienten geben, nach wie vor sicher mehr auf eigener Erfahrung und Vorurteilen basieren, als auf wissenschaftlich bewiesenen Erkenntnissen. Wenn solches nach 150 Jahren wissenschaftlicher Ernährungsforschung in der Kinderheilkunde

---

hierzu Eduard Seidler: Das Kind im Wandel wissenschaftlicher Betrachtung, in: Heidelberger Jbb. 10 (1966), S. 83–96.

[4] G. Stickler: Der Kinderarzt in der Praxis, was er tun und was er nicht tun soll, in: Aufgaben und Verantwortung des Kinderarztes. Vortragsveranstaltung anläßlich des 125-jährigen Bestehens des Dr. v. Haunerschen Kinderspitals (Univ.-Kinderklinik München). Wiss. Dienst Alete, München 1971, S. 69–73.

[5] Zit. nach Stickler, S. 70.

konstatiert wird, dann liegt gerade hier die Verlockung und auch die Notwendigkeit, die Anamnese da anzusetzen, wo die Grenzen der reinen Wissenschaftlichkeit durch das Faktum des Alltäglichen permanent gesprengt werden. Kaum irgendwo anders tritt dies so augenfällig zutage als im Umgang mit dem Kind, dem „in-fans", dem „nicht-sprechenden" Glied der Gemeinschaft, und aller ihm zugeordneten Theorien, Tendenzen, Motive und praktischen Konsequenzen.

Es ist daher nur eine der möglichen Perspektiven, wenn wir nunmehr das vielschichtige Panorama unseres Themas von der Medizin her, im engeren Sinn aus der Sicht der Kindermedizin entwerfen.[6] In der Betrachtung des Kindesalters durch die Medizin dominiert im Anfang unseres Zeitraumes, also zu Beginn des 19. Jahrhunderts, die Zeitsignatur der Aufklärung. In ihrer Zielvorstellung von der Änderung des allgemeinen Lebens mußte das Kind einen besonderen Platz erhalten, weil an ihm als bildungsfähigstem Element der Gesellschaft das Ziel einer allgemeinen Wohlfahrt und Glückseligkeit am besten demonstriert werden konnte. Die Zeit selbst nannte dies „Physische Erziehung", womit die alte pragmatische-diätetische „Practica puerorum" in neue Dimensionen erweitert wurde: der Gesamtkomplex „Physische Erziehung" erforderte in zunehmendem Maße, daß alles, was die Natur zur gesunden Entwicklung des kindlichen Körpers verlangt, gleichzeitig auch seine Rechtfertigung in der Erlangung moralischer, religiöser und politischer Ziele der Kinderentwicklung findet.

Wir haben an anderer Stelle schon darauf hingewiesen, daß der alte Topos der kindlichen Schwäche wie auch die antike „Paideia" als Verknüpfung von Pädagogik und Gesunderhaltung des Leibes immer wieder derlei Intentionen hervorgebracht haben. Unter den Stichworten „Paidotrophia", „Callipaedia" und „Orthopaedia" sind vom 16. bis ins 18. Jahrhundert hinein Bestrebungen zu verfolgen, kräftige, schöne und gradgewachsene Kinder heranzuziehen und heranzuernähren; nunmehr erwächst aus der Aufklärung der Auftrag an die Ärzte, die Kinder „zu gesunden Staatsbürgern zu erziehen" – so vielfach schon im Titel pädiatrischer Lehrbücher der Zeit, und dies in allen Sprachen. Die alten diätetisch-medizinischen Vorsorgebestrebungen der Heilkunde am Kinde trafen sich mit den Konzeptionen der aufgeklärten Pädagogen und überschnitten sich in dem Ziel, „éducation médicinale" und „éducation morale" zusammen zu sehen.

Die Zeit, vor allem der nachgerade zur Mode gewordene Rousseauismus, hatte es zusätzlich verstanden, die Kinderliebe fast ins Sentimentale zu

---

[6] Vgl. zum folgenden: Eduard Seidler: Die Entwicklung der neueren Pädiatrie (El desarollo de la pediatría moderna), in: P. Laín Entralgo (Hrsg.), Historia Universal de la Medicina Bd. 6. Barcelona 1974, S. 203–215.

wenden. Kindermord und Kindersterblichkeit waren zentrale Themen von der Medizin bis in die dramatische Literatur, allerdings auch handfeste Motivationen der Gesundheits-, Wirtschafts- und Populationspolitik. Diese Bewegung war allgemein und ergriff alle Kulturländer der Epoche; die Ärzte waren hierbei aufgerufen, weniger sich selbst, als das breite Publikum aufzuklären. Sie wurden angeregt, Pädiatrie erneut mit dem Blick auf die Mütter und Ammen zu betreiben; es entstand teilweise eine nahezu staatspolitisch motivierte Populärpädiatrie, die ihre Intentionen vornehmlich auf die Selbsterkennung und Selbstbehandlung kindlicher Erkrankungen durch die Familie, die Schule und durch das Kind selbst richtet.

Suchen wir in diesem Kontext nach den Vorstellungen von der Ernährung der Kinder, so muß auch hier als zentrales Motiv die zu belehrende Mutter, Amme oder Hebamme herausgestellt werden. Hufelands „Guter Rath an Mütter über die wichtigsten Punkte der physischen Erziehung der Kinder in den ersten Jahren" aus dem Jahre 1799[7] mag hier für eine Flut populärpädiatrischer Literaturen stehen, die inzwischen auch mehrfach inhaltlich aufgearbeitet worden ist[8]. Hufeland, der die ersten zwei Jahre des kindlichen Lebens als eine „noch fortgesetzte Erzeugung" ansieht, faßt die gängigen medizinischen Ansichten über die Kindheit wie folgt zusammen: „Der Charakter der Kindheit ist Zartheit, Schlaffheit der Fasern, große Reizbarkeit, leichte Erschöpfung der Lebenskraft, schnelleres Leben, beständige innere Thätigkeit der Natur zur Ausbildung und Entwicklung des Körpers, Disproportion der verschiedenen Theile und Kräfte, große Neigung zu Anhäufungen der Säfte im Kopf und der Brust, zur Verschleimung, Säure und Würmern". „Alles", so folgert er hieraus, „was in dieser Periode auf ihn wirkt, ist nicht blos für die Gegenwart, sondern für sein ganzes künftiges Leben wichtig und entscheidend". Konkret heißt dies — und dies ist durchgängig bei allen Zeitgenossen —

---

[7] Benutzt wurde die „Zehnte rechtmäßige Auflage, durchgesehen und mit Anmerkungen vermehrt von L. W. Mauthner Ritter von Mauthstein", Leipzig 1865. Diese Auflage ist wegen der kritisch-vergleichenden Anmerkungen des großen Wiener Pädiaters besonders interessant. So setzt er z. B. der Klage Hufelands über das „Heer von Schwächlichkeiten", die das Kind bedrohen, die mittlerweile gewonnenen statistischen Ergebnisse entgegen, daß nach Duvillard und Bienaimé die mittlere Lebensdauer in Europa innerhalb von 20 Jahren von 36 auf 39,8 Jahren gestiegen sei. „Daß die Vaccination hieran einen großen Antheil habe, ist bekannt. Indess ist nicht zu leugnen, daß im Allgemeinen die Lebensweise jetzt naturgemäßer ist als sonst" (S. 14).

[8] Vgl. hierzu Lydia Kunze: Die physische Erziehung der Kinder. Populäre Schriften zur Gesundheitserziehung in der Medizin der Aufklärung, Med. Diss. Marburg 1971. S. auch Eduard Seidler: Wissenschaft und Populärpädiatrie in der Aufklärung, in: Der Kinderarzt 18 (1970), H. 5, S. 4—7.

daß man durch eine solcherart angelegte physische Erziehung nicht nur dem Körper, sondern „selbst den Seelenorganen eine ungemein glückliche Richtung geben kann, die die nachherige moralische Bildung unbeschreiblich erleichtert, ja die . . . ein wesentliches Stück derselben ist“. [9]

Vor diesem Hintergrund stellt sich das Ernährungsprogramm der Kinder zu Anfang des Jahrhunderts vergleichsweise empirisch und pragmatisch dar. Es würde zu weit führen, über die uferlos diskutierten Details etwa der Differenzen zwischen der Ammenernährung und der mütterlichen Brust Einzelheiten aufzuzählen, über die divergierenden Ansichten und zahlreichen Methoden der künstlichen Ernährung, über die Mutmaßungen, ob Mehlbrei drüsenverstopfend sei oder Würmer erzeugen könne oder über die Einführung der allgemein beliebten Molke auch in die Säuglingsernährung. [10] Erste chemische Vergleichsanalysen von Frauenmilch mit der Milch von Schaf, Rind, Ziege, Esel und Pferd fanden noch keinen Eingang in grundlegende ernährungsphysiologische Überlegungen; wichtiger waren noch die Diskussionen, ob ein Prinzip wie Lebenskraft nur der menschlichen oder auch der tierischen Milch zueigen war. Wichtig war auch die Vorstellung, von Anfang an „die Natur an eine gewisse Ordnung zu gewöhnen“, d. h. die Regelmäßigkeit der Nahrungsaufnahme mit einem pädagogischen Überbau zu versehen; dies gilt es besonders deshalb festzuhalten, weil hierzu keinerlei physiologische Grundlagen gegeben waren ausser zahlreichen empirischen Feststellungen wie die wiederum Hufelands: „daß die Kinder, die den ganzen Tag und unordentlich essen, kränklich und elend wurden“. [11]

Im Ganzen gesehen gewinnt man den Eindruck eines Erfahrungswettbewerbs in Ernährungsfragen, der auf der Basis traditioneller diätetischer Kenntnisse ruht, überbaut wird von einem mehr pädagogischen als medizinischen Gesundheitsziel, und gesteuert ist von den Präventivvorstellungen der aufgeklärten Staatsraison, wodurch vor allem das Säuglings-

---

[9] Hufeland (s. Anm. 7), S. 20. Dieser Passus findet sich nicht bzw. unvollständig in der 1. Auflage von 1799. Ab der von Hufeland noch selbst besorgten 4. Aufl. 1835 ist er in dieser Form nachweisbar.

[10] Vgl. hierzu die ausführlichen Details bei Albrecht Peiper: Chronik der Kinderheilkunde, 4. Aufl. Leipzig 1965, S. 433–525. Interessant ist in diesem Zusammenhang die Tatsache, daß ein wissenschaftliches Bedürfnis nach einer Systematisierung der Kenntnisse über die Kinderernährung in diesem Zeitraum nicht gegeben war; noch Friedrich Ludwig Meissner ordnet in seiner bibliographischen Übersicht: Grundlage der Literatur der Pädiatrik, Leipzig 1850, die zeitgenössischen Monographien nach den Ernährenden, nicht nach der Nahrung: Über das Selbststillen der Mütter; Über das Nichtstillen, oder die Nachtheile des Stillens der Mütter; Über die Ammen; Über das Aufziehen der Kinder ohne Brust.

[11] Hufeland (s. Anm. 7), S. 87.

und Kleinkindesalter in den Vordergrund der Betrachtung rückte. Allerdings kann dieser präventive bzw. modern gesprochen sozialpädiatrische Impetus als Grundidee des Umganges mit dem Kind nicht hoch genug veranschlagt werden. Noch blieb das Kind als Ganzes im Blickpunkt der Beschäftigung, wenn auch als transitorisches Wesen zum vollkommenen Erwachsenen hin; dies hat in einigen Ländern, vor allem im philanthropischen Österreich dazu geführt, daß man sich bis etwa zur Mitte des 19. Jahrhunderts intensiv mit Fragen nach der Eigengesetzlichkeit bestimmter Kindheitsstufen auseinanderzusetzen begann. [12]

Bednař's „Kinderdiätetik" von 1857 ist von der Tendenz her ein letztes Zeugnis einer solchen Einstellung zum Kind, die es sich darüberhinaus zunehmend zu eigen gemacht hatte, die Erziehung durch „Vernunftgründe" durch „die ganz einfache Idee des persönlichen Ansehens" zu vertiefen. Da für Bednař die Aufgabe des Kindes „nach der natürlichen Ordnung nur im Wachsthum" besteht, wirkt die Ernährung so auf die Kinder ein, wie die Zusammensetzung der Gartenerde auf die Pflanzen. [13] Zum letzten Male ist bei Bednař die Ernährungslehre eine individuelle Kunst; der Arzt hat „als Beobachter der Natur nach dem Vorbilde der Gesundheit zu forschen, damit er bestimmen kann, unter welchen Bedingungen es sich entwickelt und aus einer solchen Entdeckung die Grundsätze feststellen lernt, welche die physische Erziehung des Menschen im Kindesalter leiten sollen". [14] So kann er von einer Familie mit elf Kindern und „allen Kennzeichen einer musterhaften Gesundheit" schwärmen, die morgens einen Brei von Mais, zu Mittag ein Stück trockenes Brot, am Abend eine Suppe bekommen. „Auch bekommen sie", so berichtet er weiter, „davon nicht nach Willkür, denn die Mutter trägt große Sorge dafür, einem jeden von ihnen den seinem Alter angemessenen Antheil zu verabreichen. Selten bekommen sie Fleisch und Wein, welches nur bei besonderen Gelegenheiten geschieht". Mit der Demut des Empirikers konstatiert Bednař: „Wir haben niemals diese Familie von einer schweren Krankheit heimgesucht gesehen". [15]

---

[12] Vgl. hierzu Heidi Dorschel: Die frühe Wiener Pädiatrie (1780–1870), Med. Diss. Heidelberg 1967; Helmut Walter: Die frühe Wiener Kinderpsychologie und ihre Voraussetzungen, Med. Diss. Münster 1970.

[13] Alois Bednař: Kinder-Diätetik oder naturgemäße Pflege des Kindes in den ersten Lebensjahren, mit besonderer Berücksichtigung der noch dabei herrschenden Irrthümer und Vorurteile, Wien 1857, S. 18.

[14] A. a. o. S. 108.

[15] A. a. o. S. 109f. Bednař schreibt bewußt für die Mütter, wenngleich er das Problem der „Popularisierung" von wissenschaftlichen Erkenntnissen eingehend diskutiert (S. 12). Dies gilt vor allem für das Ernährungsproblem, das unter den „Hauptregeln der naturgemäßen Kinderpflege ... stets von den meisten Leuten mißkannt oder durch tausend Vorurtheile auf eine in den Familien beinahe traditionelle Weise verdunkelt und entstellt worden" ist (S. 6).

Der Schnitt, den wir jetzt zu legen haben, ist wiederum von weit allgemeinerer Art als etwa das reine wissenschaftliche Faktum der Zerlegung von Nahrung in Eiweiß, Fett und Kohlenhydrate durch die Ernährungsphysiologie.[16] Was sich nunmehr, in der zweiten Jahrhunderthälfte, begann, als Pädiatrie, als Spezialzweig einer naturwissenschaftlichen Medizin herauszubilden, wurzelte zunächst in der Orientierung der Pariser klinisch-pathologischen Schule. Dort war nicht nur eine vorzügliche erste Systematik der kindlichen Pathologie vorgelegt worden, sondern es wurde auch der Weg der vorläufig weiteren Einstellung der Medizin zum Substrat Kind als Objekt naturwissenschaftlicher Betrachtung vorgezeichnet. Da – wie seit altersher betont wurde – das Kind keine Auskunft über seinen Zustand geben kann, sehen wir in der Folge die Medizin bemüht, am Kind objektivierbare Einzelbefunde zu erheben und sie in den wissenschaftlichen Vergleich mit der Erwachsenenpathologie zu bringen. Das dominierende Motiv ist die Gewinnung normierender Erkenntnisse mit der methodischen Prämisse der Quantifizierung der erhobenen Befunde. Der Einbau der anatomischen, physiologischen, physikalischen und chemischen Untersuchungsweisen verlief konsequent und parallel zur allgemeinen Entwicklung der Medizin und hat unbestreitbar auch in der Beforschung des Kindesalters zu einer imponierenden Fülle von Einzelerkenntnissen geführt.

Das Kind als Gegenstand dieser neuen Pädiatrie erfuhr jedoch durch diese Entwicklung folgenschwere Umwertungen, wiederum in Richtung auf die Betrachtung der Kindheit als ein zu überwindendes Stadium des Menschseins, jetzt aber zusätzlich durch neue Zeitelemente motiviert. Die Neuformulierung des Entwicklungsgedankens durch Charles Darwin führte in seiner letzten Konsequenz zu einer grundsätzlichen Vergleichbarkeit der Erscheinungen auch von Tier und Mensch; was die bürgerliche Gesellschaft nach wie vor mit „Erziehung“ ansprach, wurde biologisch zu Problemen der „Aufzucht“. Körper und Seele des Kindes standen als vornehmste Substrate der Bildungsfähigkeit zwar weiterhin im Vordergrund der ärztlichen Diskussion, jedoch nur insoweit, als ihre Daten quantitativ zu erfassen waren.[17]

Demzufolge beginnt das erste deutschsprachige, 1877 durch Carl Gerhardt herausgegebene Handbuch der Kinderkrankheiten mit einem großangelegten Kapitel der Physiologie des Kindesalters von dem Tübinger Kliniker Karl von Vierordt.[18] Vorangegangen waren hierzu erste Entwicklungen zu

---

[16] Zur Geschichte der wissenschaftlichen Grundlegung einer Ernährungsphysiologie vgl. Lichtenfelt: Die Geschichte der Ernährung, Berlin 1913.

[17] S. Anm. 3.

[18] Carl Gerhardt (Hrsg.): Handbuch der Kinderkrankheiten. Bd. I, Tübingen 1877, S. 53–224. Nach eigenen Angaben von Vierordt war bisher, mit Ausnahme von Émile

technischen Quantifizierungsmaßnahmen, wie das konsequente Wägen der Säuglinge zur Kontrolle der Nahrungsmenge durch Natalis Guillot 1852, das getrennte Auffangen von Harn und Stuhl zur chemischen Analyse sowie Vorläufer der kalorimetrischen Verfahren des Energieumsatzes. Die Aufstellung von „Stoffwechselgleichungen für die verschiedenen Jahresklassen des Kindesalters" stand als Hauptaufgabe der Ernährungslehre allerorts zur Debatte, Tabellen und graphische Darstellungen sind keine Illustrationen mehr, sondern vermitteln den wissenschaftlichen Beweis. Das alte Feld der Diätetik als Lebensordnungslehre gewinnt seine spezifische moderne Einengung, wenn es bei Vierordt heißt: „Indem wir in Betreff der so wichtigen Ernährungsfrage des Kindes auf die Diätetik verweisen, haben wir uns auf die Verdauungsthätigkeiten ausschließlich zu beschränken".[19] Da das Kind dem objektivierenden Befundstreben bestimmte Eingriffs- und Erkenntnisgrenzen setzt, wird in erstaunlich breit und unbekümmert motivierter Weise nach Hilfskonstruktionen gegriffen: „Die zahllosen Einflüsse der Cultur, des gesellschaftlichen Lebens, der Beschäftigung usw. sind schon beim Kind so tiefgreifend, und in ihrer Wirkung oftmals so schwer zu bemessen, daß wir nicht selten die Eigenthümlichkeiten der kindlichen Verrichtungen, als solcher, besser und unzweideutiger am jungen Thier, als am menschlichen Kind erkennen können".[20]

Das engere Ernährungskapitel im gleichen Handbuch stammt von Abraham Jacobi, einem der wichtigsten und eigenwilligsten frühen Pädiater, der in späteren Jahren vor allem in Amerika zu Bedeutung gelangt ist.[21] Daß Diätetik des kleinen Kindes vorzugsweise Diätetik der Verdauungsorgane zu sein hat und daß dies nur auf physiologischer und chemischer Basis der Theorien geschehen kann, ist auch für ihn selbstverständlich. Motivgebend sind für ihn nach wie vor die Sterblichkeitsziffern, vor allem die der öffentlichen und privaten Anstalten, wo selbst in den um 1870 neugegründeten – wie er berichtet – „jede Vorstandsdame ihre

Allix, Étude sur la physiologie de la première enfance, Paris 1867, eine „Physiologie des gesammten Kindesalters" bisher noch nicht versucht worden. Der Abschnitt „Verdauung und Aufsaugung" bringt erstmals alle bis dahin zur Verfügung stehenden Stoffwechseldaten.

19 A. a. o. S. 110.

20 A. a. O. S. 59. Hier werden die für die weitere wissenschaftliche Kinderforschung vorerst bedeutsamen methodischen Wege vorgezeichnet: 1. der Tierversuch, 2. der Bezug zum Erwachsenen („Zur besseren Würdigung der kindlichen Funktionen ist die Vergleichung mit denen des Erwachsenen unumgänglich nöthig" [S. 55]), 3. der Modellcharakter kindlicher Funktionen „für die physiologischen Gesetze überhaupt" (ebd.). Erst 1923 wird Meinhard von Pfaundler für die Physiologie und Pathologie des Kindesalters endgültig einen eigengesetzlichen Methodenansatz fordern. Pfaundler-Schlossmann: Handbuch der Kinderkrankheiten, 3. Aufl. Leipzig 1923, S. 28.

21 Jacobi in: Gerhardt, S. 305–436, Die Pflege und Ernährung des Kindes. . . .

besonderen Erfahrungen über Ernährung, Wartung und Pflege zur Annahme zu bringen suchte", [22] und wo immer noch Jahresmortalitäten von 50 % zu verzeichnen sind.

Bemerkenswert sind indessen Jacobis zusätzliche, leicht sarkastische Reflexionen über die Notwendigkeit sachgerechter Diätetik. Zunächst, so sagt er, habe „die menschliche Gesellschaft, der Staat ein allgemeines Interesse für die Erhaltung und Vermehrung der Race". Weiterhin lehre „eine gesunde National-Oekonomie, daß auf die Entwicklung und die erste Pflege und Erziehung ein Kapital verwandt wird, welches mit dem etwaigen Tode des Kindes ein absoluter Verlust ist". Durch fehlerhafte physische und moralische Diät zu körperlichen und sittlichen Krüppeln erzogene Kinder seien darüberhinaus nicht im Stande, „die Kosten ihrer Existenz zurückzubezahlen, noch gar den Nationalreichtum zu vermehren, sondern sie sind eine Last für den Staat, der die Pflicht nicht abweisen kann, sie entweder zu unterstützen, oder sie in Heilanstalten oder in Zuchthäusern unterzubringen". Auf der Basis dieser Gesichtspunkte seien die sozialhygienischen Gesetzgebungen eher bestrebt gewesen, Nachteil zu verhüten, als Menschlichkeit zu üben. [23]

Das gleiche habe sich übrigens auch auf dem engeren Ernährungssektor abgespielt, wo sich die Nahrungsvorschriften seit „Mettlingers Zeiten wie eine ewige Krankheit fortgeerbt hätten" und wo trotz oder sogar gegen alle wissenschaftlichen Fortschritte das große Publikum noch kaum aufklärbar sei. Er, Jacobi, habe es daher vorgezogen, den „empirischen Standpunkt vollständig aus den Augen zu lassen" und sein Verfahren auf Physiologie und Chemie zu gründen. [24]

Angesichts dieser hohen Forderung muß zu dieser Zeit das Resultat der physiologisch-chemischen Überlegungen noch relativ schmal erscheinen [25]; es geht über — jetzt allerdings naturwissenschaftliche — Erörterungen über

---

[22] Jacobi zitiert hier J. Albu: Über Berliner Bestrebungen für Kinderschutz, Oest. Jb. Paed. 1872. Den unmittelbaren Zusammenhang vor allem der kindlichen Frühmortalität mit Ernährungsfehlern belegt Jacobi mit zahlreichen Statistiken. So starben von 100 Lebendgeburten in Baden 1852—1863 im ersten Lebensjahr 26,13; von diesen 10,60 im ersten, 3,06 im zweiten Monat. Generell konstatiert Jacobi eine Umkehr der Todesursachen vom ersten zum zweiten Lebensjahr: „im ersten Jahre liefern die Verdauungsorgane, im zweiten Jahre die Athmungsorgane dem Leichenbestatter die meiste Arbeit".

[23] A. a. O. S. 314.

[24] A. a. O. S. 413.

[25] Besonders in dem wichtigen Kapitel „Beurtheilung der Milch", das im Zentrum der wissenschaftlichen Diskussion stand (vgl. z. B. die Arbeiten Philipp Biederts seit seiner Dissertation: Untersuchungen über die chemische Unterscheidung der Menschen- und Kuhmilch, Giessen 1869), muß Jacobi konstatieren: „Somit sind die Acten über die scheinbar einfachsten Verhältnisse noch nicht geschlossen" (S. 352).

das Kochen von Milch, ihre reichliche Verdünnung, den Zusatz von Salz und die Wahl von Graupen oder von Hafermehl kaum hinaus. Sie erhalten allerdings die Generalcharakteristik der Medizin der zweiten Jahrhunderthälfte, indem aus der Beratung die Ordination gemacht wird; die überkommene Forderung: „Die Mutter muß ihr Kind kennen" ist zunächst obsolet geworden.

Hier arbeiteten sich freilich das wissenschaftliche Erfolgserlebnis der Medizin und die Struktur der bürgerlichen Gesellschaft Hand in Hand. Dies wird besonders dann deutlich, wenn man jene nach wie vor vorhandene Literaturgattung zu Rate zieht, welche die Mütter in Sachen Pflege und Ernährung belehren will. Es muß den hervorragenden Ernährungswissenschaftlern zugute gehalten werden, daß sie sich stets darum bemüht haben, das neue wissenschaftliche Faktum auch ausserhalb ihres Wirkungskreises praktikabel zu machen. Welche Situation sie dabei am Ende des 19. Jahrhunderts antrafen, mag ein längeres Zitat verdeutlichen, aus dem von dem wichtigen Ernährungswissenschaftler und Pädiater Philipp Biedert 1906 herausgegebenen Familienbuch: Das Kind, seine geistige und körperliche Pflege von der Geburt bis zur Reife. [26]

„Gar manche junge Frau", so heißt es da, „sieht mit einem gewissen Unbehagen der Ankunft ihres ersten Kindes, das sie doch mit glückseliger Freude erwartet, entgegen; weiß sie doch gar nicht, was sie mit dem zarten, hilflosen Geschöpfchen anfangen soll, wie sie es warten, baden, in seine mannigfachen Gewänder einhüllen und wie sie es lagern soll; sie weiß ja nicht, ob sie es selbst an ihrer Brust nähren und damit die hehrste Mutterpflicht erfüllen kann, und wenn sie dies aus irgend einem triftigen Grund nicht vermöchte, mit welcher Nahrung sie es großziehen soll. Sie schilt, weil man ihr eine gediegene Bildung hat zu teil werden lassen, ohne ihr die Grundregeln einer rationellen Kinderpflege und -erziehung mitgeteilt zu haben; sie beherrscht eine oder mehrere Sprachen, sie ist in der alten und neuen Literatur zu Hause, sie spielt vorzüglich Klavier, sie ist eine ausgezeichnete Tennisspielerin und läuft vorzüglich Schlittschuhe, aber von der Pflege, Ernährung und Erziehung eines kleinen Kindes hat sie nicht die leiseste Ahnung. Wohl war sie zu ihrer Ausbildung in einem der ‚renomiertesten' ausländischen Pensionate, wohl hat sie bei einem der ersten Meister Malunterricht gehabt, auch hat sie mehrere Wochen lang dem Küchenchef des ersten Hotels jeden Vormittag einige Stunden bei seiner appetitlichen Tätigkeit Gesellschaft geleistet. Sie hat auch die Feinstickerei gelernt und hat wollene Höschen und Jäckchen im Frauen-

[26] Stuttgart 1906. Dieses Buch ist unter den populärwissenschaftlichen Werken insofern eine Besonderheit, als es nicht nur die Eltern, sondern gleichzeitig die praktischen Ärzte unterrichten will, um damit eine „Verständigung" zwischen beiden anzubahnen (Vorrede).

verein gehäkelt und im Winter jeden Mittwoch in der Suppenanstalt den frierenden Gästen die kräftige Fleischbrühe in die metallenen Eßgeschirre gefüllt. Sie hat ihre Zeit gut ausgefüllt, aber sie hat nicht das ‚Glück' gehabt, als junge Dame ihrer Mutter oder der älteren Schwester bei der Pflege eines ‚Kleinchens' hilfreich zur Seite stehen zu können und Unterweisungen in den elementarsten Begriffen der Säuglingspflege zu erhalten. Wie beneidet sie jetzt die einfache Arbeitersfrau, die vor ihrer Verheiratung als Kindermädchen tätig war und jetzt ihrem Liebling die Pflege angedeihen lassen kann, deren er so nötig bedarf; sie ist jetzt auf eine Wärterin angewiesen, die ihr nun die Arbeiten abnehmen wird, die eigentlich nur der Mutter zukommen. Auf deren ‚vieljährige Erfahrung' muß sie sich nun verlassen und darf als Unerfahrene nicht einmal ihre Meinung äußern". [27]

Dies mag uns vielleicht anekdotisch anmuten, gewinnt aber über das nie gelöste allgemeine Prinzip der Aufklärung hinaus zusätzliche Bedeutung, wenn z. B. zur gleichen Zeit Hochsinger [28] erklärt: „Ich nehme keinen Anstand, ruhig zu erklären, daß die Methoden der künstlichen Säuglingsernährung nur für die materiell bevorzugteren Klassen sich eignen, bei denen die Gebote der Hygiene wegen des stets in Betracht kommenden Kostenpunktes leicht erfüllt werden können". Nur am Rande sei hierzu daran erinnert, daß um die Jahrhundertwende – trotz aller bereits bis in die letzte Kalorie durchgerechneten Säuglingsnahrungen – für nahezu alle damals bestehenden Kinderkliniken die Regel galt, daß Kinder unter einem Jahr nur in Ausnahmefällen zur Aufnahme gelangen sollen. Die Eröffnung eines Heimes ausschließlich für ernährungsgestörte und kranke Säuglinge durch Schloßmann in Dresden 1904 bedeutete eine kleine Sensation. [29] Dafür errichtete man an den meisten dieser Institutionen, meist nach dem Vorbild der französischen „Gouttes de lait", sehr differenziert arbeitende Milchküchen, die ihre Erzeugnisse nach außen abgaben. So verfügte die Milchküche der Heidelberger Luisenheilanstalt im Jahre 1902 „über einen Apparat, der 300 Flaschen im strömenden Dampf für 30 Pfg. an Gasverbrauch binnen einer Stunde trinkfertig macht. Sie liefert sowohl die verschiedenen Gemische von Milch mit Wasser und Schleim, als wie Biedert'sches Rahmgemenge, niederländische (Teixeira'sche) Buttermilchmischung, Keller'sche Malzsuppe, Milchmischung mit Muffler'schem Mehl etc., alle diese Nahrung trinkfertig in Einzelportionen,

---

[27] Fritz Gernsheim: Die normale Entwicklung des Kindes, in: Biedert (1906), S. 7.

[28] Carl Hochsinger: Die Gesundheitspflege des Kindes im Elternhause, Leipzig und Wien 1903, S. 74.

[29] Vgl. hierzu Peter Wunderlich: Arthur Schlossmann (1867–1923) und die Kinderheilkunde in Dresden, Düsseldorfer Arbeiten zur Geschichte der Medizin, Heft 27 (1967).

und zwar für Arme unentgeltlich oder zu 10 Pfg. pro Tagesration (6–8 Flaschen), für Bemittelte je nach deren pekuniärer Lage". Es wurden am Tage 300 Portionen abgegeben.[30]

Die neuen Ernährungserkenntnisse flossen auch in die Überlegungen zur Betreuung von Heimkindern, von sog. Kostkindern und in die Schulspeisung ein. Die Errichtung von Kinderkrippen und der Ausbau der Gemeindewaisenpflege wurde zusätzlich überhöht durch das Motiv, nicht länger nur Anstalten etwa für unheilbare idiotische Kinder, genauer „für die Erhaltung wertloser Menschen" zur staatlichen Aufgabe zu machen, sondern um „vollwertige vor dem Untergang zu bewahren".[31] Dort zog allerdings bald die kalorische Monotonie der wissenschaftlich normierten Speisepläne ein; die Klingel des Pawlowschen Hundes in Gestalt der Glocke über dem Speisesaal vertrat die natürliche Ordnung des Nahrungsbedürfnisses. Die Analogie zu Aufzucht und Fütterung beim Tier drückt sich beim Menschenkind in dem nunmehr wissenschaftlich normierbaren Begriffspaar Erziehung und Ver-pflegung aus.

Ganz besonders deutlich wird dies bei dem zweifellos bedeutendsten Ernährungsphysiologen des Kindesalters im ausgehenden 19. Jahrhundert, bei Adalbert Czerny angesprochen, wo es lapidar heißt: „Es besteht zwischen dem neugeborenen Kinde oder Säugling und dessen Eltern keinerlei kongenitale Wahlverwandtschaft. Alles, was als natürliche Mutterliebe bezeichnet wird oder als ein Ausdruck besonderer Beziehung des Kindes zur Mutter gedeutet wird, ist nur die Folge einer erworbenen gegenseitigen Anpassung. Das Kind kennt und würdigt nur denjenigen, der es nährt und pflegt".[32] Czernys großartige bis heute in der pädiatrischen Ernährungslehre gültigen Erkenntnisse gewinnen dadurch ein Doppelgesicht, unter dem die Kinderheilkunde auch heute noch zu leiden hat.

Einerseits ist Czerny derjenige gewesen, der durch eigene Untersuchungen und eine große Zahl von Schülern die natürliche, künstliche und die Ernährung kranker Kinder durchstandardisiert hat. Stoffwechsel und Nahrungsbedarf, Energieumsatz, die Erkenntnisse der neuen Bakteriologie, die Störungen des allgemeinen Ernährungszustandes und die Therapie durch Ernährung, all dies gewann Fundament und brauchbare Kontur für weitere Forschungen. Czernys Untersuchungen waren ein vorläufiger Abschluß der durch Biedert in Angriff genommenen systematischen Studien über die Prinzipien der Kinderernährung, die durch Baginsky, Rubner, Escherich, Heubner und seine Schule, Tissier, von Camerer,

[30] Eduard Seidler: Pädiatrie in Heidelberg, in: Annales Nestle, (Frankfurt 1960) S. 73.
[31] J. G. Rey: Anstalten und Einrichtungen für Kinder, in: Biedert (1906), S. 176.
[32] Adalbert Czerny: Der Arzt als Erzieher des Kindes, 9. Aufl. Wien 1942, S. 3.

Schlossmann, Soxleth u. v. a. weiter ausgebaut worden waren.[33] Sie betrafen den Chemismus und Metabolismus nahezu aller eingeführten Nahrungsmaterialien sowie ihrer Ausscheidungsprodukte, einschließlich der seit Liebigs „Suppe für Säuglinge" üppig ins Kraut geschossenen Ersatznahrungen oder „Nährpulver". Über diese, im industriellen Gründerrausch bis hin zur Bezeichnung „Muttermilch" hergestellten Gemenge hatte schon Jacobi 1877 geschrieben: „Die Zahl der Nährpulver, welche das Eigentümliche haben, vom Neugeborenen, Erwachsenen, Gesunden, Kranken und Genesenden mit gleichem Vorteil für den Verkäufer genommen werden zu können, ist Legion" – hierzu steht eine motivgeschichtliche Studie noch aus.[34]

Czerny hat vor allem die Nosologie im Kindesalter umfassend auf den Zusammenhang zwischen Ernährung und Krankheit gestellt. Sein neuer, die alten pathologisch-anatomischen Diagnosen Gastritis, Enteritis usw. ablösender Generalbegriff der „Ernährungsstörung" sollte auf die Schädigung des ganzen Körpers hinweisen; seine drei großen Gruppen der Ernährungsstörungen ex alimentatione, ex infectione und e constitutione schufen die Basis für ein umfassenderes funktionell-pathogenetisches Zusammenhangsdenken. Dies bekam noch eine zusätzliche Vertiefung in der Diathesenlehre, die von Czerny durch das Postulat der exsudativen Diathese eingeleitet wurde.[35]

Czerny hat aber auch – und dies scheint mir die zweite, problematische Seite seiner Lehre zu sein – seine Erkenntnisse in grandios simplifizierender Weise ins Allgemeine erhoben. „Die Grundzüge des Charakters eines Kindes", so sagt er, „entwickeln sich bereits im frühesten Alter und werden während desselben hauptsächlich von zwei Momenten beeinflußt. Eines derselben ist die Erziehung, das zweite ist der Gesundheitszustand".[36] Erziehung heißt hierbei Training des Nervensystems, der Gesundheitszustand wird durch zweckmäßige Ernährung erreicht. Diese Dualisierung des Kindes in Darm und Gehirn, diese konsequente Durchsomatisierung der kindlichen Entwicklung hat sich lange Zeit in der Beurteilung des Kindesalters durch den Arzt – nach Czerny der Erzieher des Kindes – verhängnisvoll ausgewirkt. Sie steht in einer Reihe mit den zeitgenössischen Versuchen der vergleichenden Psychologie, beim Kind nur „physiologische Bedingungen der psychischen Vorgänge" erforschen

---

[33] Ausführliches Schrifttum hierzu bei Peiper, S. 516–525. Das grundlegende Werk von Czerny und Keller: Des Kindes Ernährung, Leipzig und Wien 1906, erschien in 2. Aufl. 1925–1928.

[34] Jacobi (s. Anm. 21), S. 397–403: Die gebräuchlichsten Surrogate. In dieser äußerst kritischen Studie macht Jacobi die heute noch gültige Bemerkung: „Diese Nährmittel betreten den Markt wie Geheimmittel".

[35] Vgl. hierzu Peiper S. 526.

[36] Czerny, S. 30.

zu wollen, mit der fragwürdigen Position des Kindes im Sozialdarwinismus und mit der Konsequenz der Reflexlehre Pawlows, Aufzuchtprobleme des Menschenkindes durch die ausschließliche Beeinflussung der kortikalen Mechanismen des Großhirnes lösen zu wollen. [37]

All dies wird überfärbt durch ein neuformuliertes pädagogisches Eros – Erziehung = Anpassung an das Kulturmilieu, heißt dies bei Czerny – welches die alten Erziehungsziele zum Christenmenschen oder zum Staatsbürger usw. in ein Normziel umwandelt, das durch die Wissenschaft gesetzt ist. [38] Czernys Vorlesungen: Der Arzt als Erzieher des Kindes hatten – gemäß dem Vorwort zur 8. Auflage – den Zweck, die Ärzte aufmerksam zu machen, daß es ihre Aufgabe ist, sich mit der Erziehung der Kinder zu befassen. „Die Aufgabe" – so kann Czerny stolz feststellen – „ist gegenwärtig erfüllt". [39] Daß etwa andererseits ein anthropologisches Grundprinzip des Ernährtwerdens, die Oralität und die damit verbundene Lust zur gleichen Zeit von Freud als zentrales Charakteristikum des Kindesalters und der menschlichen Psychologie herausgearbeitet wurde, mußte zwangsläufig einen Sturm der Entrüstung hervorrufen, da sie der These von der Herstellbarkeit der kindlichen Unschuld widersprach. Daß sich das Stoffwechselbedürfnis des Säuglings durch Hunger, Trinklust und Sättigung in einem Selbst-Regulationssystem kundtut und daß alle formalen Ernährungspläne zumindest die Gefahr des psychischen und physischen Hospitalismus und der Frustration in sich bergen, sind erst mühsam wiedergewonnene Erkenntnisse der Verhaltensforschung unserer Tage. [40]

Abschließend soll noch begründet werden, warum die vorstehenden Darlegungen weniger auf die realhistorischen Fakten der kindlichen Ernährungslehre als auf deren problemgeschichtlichen Hintergrund Wert gelegt haben. Der rote Faden jeglicher ärztlichen Beschäftigung mit dem Kinde war von altersher und je kleiner das Kind war, in der Tat die Ernährungslehre. Die Mütter- und Ammenprobleme und die pragmatischen Regimina der alten, weitgefaßten und damit das Ganze des Phänomens

---

[37] Eduard Seidler: Seelische Fehlentwicklung und Gesellschaftsstruktur: Probleme der Tradition. In: Seelische Fehlentwicklung im Kindesalter und Gesellschaftsstruktur. Hrsg. von G. Nissen und R. Strunk. Neuwied und Berlin 1974, S. 1–12 S. auch Hildburg Kindt: Vorstufen der Entwicklung zur Kinderpsychiatrie im 19. Jahrhundert, Freiburg 1971 (Freiburger Forschungen zur Medizingeschichte N. F. 1).

[38] Vgl. Hans-Heinrich Raspe: Kinderärzte als Erzieher. Ein spezieller Beitrag zur allgemeinen Geschichte der deutschen Pädiatrie (1800–1908), Med. Diss. Freiburg i.Br. 1973.

[39] Vorwort zur 8. Aufl. Berlin 1934.

[40] Vgl. hierzu Wolfgang Behler (Hrsg.): Das Kind. Eine Anthropologie des Kindes, Freiburg 1971. Hier vor allem Bernhard Hassenstein: Tierjunges und Menschenkind, S. 31–53. S. auch Anm. 3.

Kind zwangsläufig erfassenden Diätetik gehen im 19. Jahrhundert in die wissenschaftliche Ernährungsbiochemie ein und erhalten damit einerseits eine unermeßliche theoretische Erweiterung wie andererseits gleichzeitig eine methodische Bedeutungsverlagerung. Die Stoffülle der Einzelerkenntnisse ist so gewaltig, daß sie hier unmöglich auch nur in der Andeutung wiedergegeben werden konnte; Albrecht Peiper – selbst Czerny-Schüler – widmet in seiner Chronik der Kinderheilkunde unter dem Stichwort „Wissenschaftliche Lehre" ganze zwei Seiten der kindlichen Physiologie, jedoch nahezu 100 Seiten der Ernährungslehre.[41]

Diese steht somit zweitens nicht nur im Zentrum der wissenschaftlichen Bestrebungen des 19. Jahrhunderts am gesunden und kranken Kinde, sondern sie ist das Vehikel für die Neubegründung der Pädiatrie als Naturwissenschaft, als zur Theorie gewordenen Methode. Die auf diesem Wege gewonnenen Ergebnisse möchte niemand missen, wenngleich sie in der Praxis ihre Notwendigkeit und Stichhaltigkeit immer neu beweisen müssen und auch vor den immer verdrängten Problemen der Gegenseite, nämlich des Hungers, zu bestehen haben werden. Das Kind kann sich nicht helfen, es kann sich aber auch nicht wehren; damit wird das Ernährungsproblem wie alle anderen Aufforderungen, sich kindgemäß des Kindes anzunehmen, zum Spiegel des gesamtgesellschaftlichen Verhaltens gegenüber seinem schwächsten Glied. Das 19. Jahrhundert hat uns hierzu immer noch Hypotheken hinterlassen, die wir teilweise erst heute langsam und mühevoll zu erkennen und neu zu bedenken beginnen.

[41] Vgl. Anm. 10.

Anstaltsernährung im 19. Jahrhundert

von Heinz Goerke

Unter den Anstalten sind in diesem Zusammenhang Einrichtungen zu verstehen, in denen Menschen unter weitgehend gleichartigen Bedingungen untergebracht und beköstigt werden. Meist kann auch die Ausübung einer vergleichbaren, zumindest aber nicht erheblich unterschiedlichen körperlichen Betätigung unterstellt werden. Dies trifft zu auf Kasernen, zivile Gefängnisse und Kriegsgefangenenlager, Krankenhäuser, Geisteskrankenanstalten und Sanatorien, Massenunterkünfte für Arbeiter, Waisenhäuser, Klöster und Altersheime. Wegen einiger Besonderheiten werden Kriegs- und Handelsschiffe nicht einbezogen, obwohl deren Besatzungen die genannten Voraussetzungen einer gleichförmigen Lebensgemeinschaft erfüllen.

Das Studium der Ernährung solcher vor allem durch die Unterbringungsbaulichkeiten gekennzeichneter Bevölkerungsgruppen setzt bei den gegebenen Bedingungen einen längeren Aufenthalt der Betroffenen voraus. Es scheiden also solche Einrichtungen aus, in denen nur kurzzeitiges Verbleiben üblich ist, wie Fremdenheime und Gasthäuser, nicht jedoch Pensionate und Internate. Andererseits können Massenverpflegungsstätten wie Betriebs- und Volksküchen in die Erörterung einbezogen werden. Die regelmäßige Beköstigung, wenn auch oft nur mit einer Mahlzeit, ist dafür ausschlaggebend, während eine Wohngemeinschaft im eigentlichen Sinne nicht besteht.

Alle erwähnten Einrichtungen hat es im 19. Jahrhundert bereits gegeben, wenn auch vielfach in anderen als den uns heute geläufigen Größenordnungen. Dies gilt vor allem für Krankenhäuser und Sanatorien, deren Bettenzahl im Durchschnitt erheblich unter 100 lag. Dafür aber war die Verweildauer wesentlich länger, so daß gerade bezüglich der Folgen einer Gemeinschaftsverpflegung Rückschlüsse eher gezogen werden dürfen. Massenunterkünfte für Soldaten mit Verpflegung aus zentralen Küchen entstanden in dem uns interessierenden Zeitabschnitt in zunehmendem Umfang. Die Kompanieküchen wurden durch die für ein ganzes Kasernement zuständigen Küchenanlagen abgelöst. Es verschwand die Verpflegung des Soldaten im Einzelquartier, die im 18. Jahrhundert noch in den meisten europäischen Staaten allein üblich gewesen war. Daß im letzten Jahrhundert auch Arbeiter in Massenquartieren untergebracht worden sind und erhebliche Anforderungen an die Verantwortlichen in hygienischer Hinsicht gestellt wurden, ist nur wenig bekannt. Es war weniger die ortsfeste Industrialisierung, die allerdings in wohnhygienischer Beziehung schwerwiegende Probleme mit sich brachte, als vielmehr der Ausbau der Verkehrswege, wie der Bau von Eisenbahnen und Schiffahrtswegen, der überall in Europa und Nordamerika die Kasernierung erheblicher Mengen von Arbeitern veranlaßt hat. Es sei nur an die großen Massenunterkünfte beim Bau des Nord-Ost-See-Kanals erinnert[1].

In den ‚siebziger Jahren des vorigen Jahrhunderts hat Karl (v.) Voit (1831–1908) zusammen mit seinen Schülern die Ernährungsgewohnheiten der Münchener Bevölkerung untersucht, darunter auch von Bewohnern „öffentlicher Anstalten". Voit, seit 1863 ordentlicher Professor der Physiologie und Vorstand des Physiologischen Instituts, hatte sich seit seiner Studentenzeit mit stoffwechselchemischen Untersuchungen befasst. In enger Zusammenarbeit mit Justus (v.) Liebig (1803–1901), der seit 1852 den Lehrstuhl für Chemie in München innehatte, und dem Hygieniker Max (v.) Pettenkofer (1818–1901) hat er eine Reihe grundlegender Arbeiten veröffentlicht und zuverlässige Verfahren zur Bestimmung von Stoffwechselbilanzen entwickelt. 1854 hatte er mit einer Arbeit „Beiträge zum Kreislauf des Stickstoffs im tierischen Organismus" promoviert, 1857 sich für Physiologie habilitiert[2].

Gerade in München war das Interesse an der Volksernährung nicht neu, hatte doch bereits im ausgehenden 18. Jahrhundert Benjamin Thompson (seit 1792) Graf von Rumford (1753–1814) Maßnahmen von nachhaltigem Einfluß veranlaßt. Thompson, ein gebürtiger Amerikaner, hatte am Unabhängigkeitskrieg auf britischer Seite teilgenommen, war bis zum Major aufgestiegen, dann nach England gegangen und 1784 in die Dienste des Kurfürsten Karl Theodor (1724–1799) getreten, zuerst als Oberst und Flügeladjutant, später als Staatsrat, Generalleutnant und einflußreicher Minister. Graf Rumford hat die Kartoffeln in Bayern eingeführt und die „ökonomischen, nach ihm benannten Suppen"[3]. Diese von ihm in erster Linie zur Verabreichung an Arbeiter, Soldaten, Gefangene und Bettler vorgesehene „Rumfordsuppe", die bis in unser Jahrhundert unter den Volksküchenrezepten weiterlebte[4] bestand aus einer Knochenbrühe mit

---

[1] Lütjohann: Die Baracken-Anlagen zur Unterbringung und Verpflegung der Arbeiter beim Bau des Nord-Ostsee Kanals, in: Dtsch. Vjschr. öff. Gsdh.pfl. 21 (1889) S. 577–593.

[2] S. dazu Heinz Goerke: Die Medizinische Fakultät von 1472 bis zur Gegenwart, in: Die Ludwig-Maximilians-Universität in ihren Fakultäten, hrsg. von Laetitia Boehm und Johannes Spörl, Berlin 1972, S. 218f.

[3] Allg. deutsche Real-Encyklopädie für die gebildeten Stände, Bd. 9 (Leipzig 1836) S. 496f.

[4] Max Rubner: Wandlungen in der Volksernährung, Leipzig 1913, S. 11f.

Hülsenfrüchten, Graupen, Kartoffeln, Karotten und kleingehacktem Schweinefleisch.

Graf Rumford ließ 1797 in München „Suppenanstalten" einrichten, in denen für billiges Geld seine Suppe verabreicht wurde. „Es kam dem Grafen Rumford zu jener Zeit lediglich darauf an, den knurrenden Magen der Armen mit einer an Nährstoffen nicht sehr reichen flüssigen Nahrung zu füllen und so wenigstens für eine kurze Zeit das Gefühl der Sättigung hervorzurufen"[5].

Die klassischen Veröffentlichungen Liebigs über die Bedeutung von Eiweiß für den Organismus (1840) und die durch ihn erfolgte Aufteilung der Nahrungselemente in Eiweiß, Kohlenhydrate und Fett (1842) sowie der Nachweis, daß im Körper aus Kohlenhydraten (KH) Fett gebildet werden kann (1843), gaben den Anstoß dazu, die Suppenküchen zu Volksküchen auszubauen und dort Speisen von größerer Konsistenz und mit größerem Nährwert anzubieten.

Die Kost in den *Volksküchen* hat Voit in den siebziger Jahren eingehend überprüft. Die Aufgabe dieser Einrichtungen hat er so definiert:„In den Volksküchen soll der ärmere Teil der arbeitenden Bevölkerung eine ausreichende Mittagskost, d. i. die Hauptmahlzeit, erhalten und zwar nicht als Almosen, sondern gegen Bezahlung, zum Selbstkostenpreis"[6]. Die von Voit vorgelegten Bedarfszahlen beziehen sich auf „einen kräftigen, in München lebenden Arbeiter" in vollem Bewußtsein der Tatsache, daß man sich bei der heterogenen Zusammensetzung der Besucher von Volksküchen, zu denen auch „Greise, Weiber und Kinder" gehörten, in qualitativer und quantitativer Hinsicht auf „einen mittleren Zustand" einstellen müsse. Bei der Zusammenstellung der Kost empfahl Voit, die landsmannschaftlichen Eigenarten zu berücksichtigen und verdeutlichte dies durch den Hinweis „ein Oberbayer würde sich z. B. nur mit Widerstreben dazu entschließen, die Speisen, welche in der Berliner Volksküche gegeben werden, zu verzehren. Aepfelreis mit Schmorfleisch oder geschmorte Gurken mit Speck und Kartoffeln wären ihm ungenießbare Gerichte."

Für den „mittleren Arbeiter" verlangte Voit die tägliche Aufnahme von 118 g Eiweiß, 56 g Fett und 500 g KH. Wegen der Einfachheit der Zufuhr empfahl er, einen „Teil des Eiweißes in Form von Fleisch zu verzehren" und deshalb „in der Kost der Volksküchen Fleisch einzuführen, was auch in den meisten Anstalten der Art schon längst geschehen ist." Nach seinen

[5] W. Schumburg: Hygiene der Einzelernährung und Massenernährung, in: Handb. d. Hygiene, hrsg. von Th. Weyl, 2. Aufl., Bd. 3, Abt. 3, Leipzig 1913; S. 299–478. Zit. S. 408.

[6] K(arl) Voit: Über die Kost in den Volksküchen, in: Untersuchung der Kost in einigen öffentlichen Anstalten, hrsg. von Karl Voit, München 1877, S. 14–65.

Erhebungen entfielen im allgemeinen auf das Mittagessen 50 % des Eiweiß-, 61 % des Fett- und 32 % des KH-Anteils der Kost. Daraus folgerte er, daß im Volksküchenmittagessen 59 g Eiweiß, 34 g Fett und 160 g KH enthalten sein müßten. Die Überprüfung der Speisezettel einiger Volksküchen ergab erhebliche Abweichungen nach unten.

Mit der Rumfordsuppe hatte man s. Zt. in einer Portion „15 g Eiweiß, 2 g Fett und 57 g Kohlenhydrate verabreicht." Man erschrickt in der Tat, wie weit es hier bis zu einer ausreichenden Mittagsmahlzeit fehlt, und wie primitiv und einförmig diese ersten Anfänge der Volksverköstigung noch waren. Die noch bestehenden Suppenküchen in München verabreichten eine Suppe, bei der auf die Portion 14 g Eiweiß, 3 g Fett und 32 g KH entfielen. Man war sich dabei bewußt, daß „keine vollständige Mittagsmahlzeit" abgegeben wurde[7]. Es ist jedoch sehr wahrscheinlich, daß für die Masse der armen Besucher dennoch eine solche Suppenportion die einzige warme Mahlzeit des Tages war, also ein Mittagessenersatz. Voit hat sich dazu nicht geäußert, immerhin ist es aufschlußreich, daß er die Rumfordsuppe als Pionierleistung würdigt, die Münchener Suppenküchen aber in einer Reihe mit den übrigen Volksküchen behandelt hat. Schumburg ist diesem Beispiel auch in seiner tabellarischen Aufstellung der von Voit mitgeteilten Berechnungen gefolgt[8]. Nimmt man die Münchener Suppenküchen aus, schwankten die Angaben für den Eiweißgehalt einer Volksküchenmahlzeit zwischen 24 g (Volksküche Leipzig) und 58 g (Speiseanstalt in Karlsruhe), für Fett zwischen 5 g (Speiseanstalt in Hamburg) und 19 g (Volksküche Berlin) und KH zwischen 71 g (Volksküche Leipzig) und 210 g (Egestorff in Hannover)[9]. Der Preis für die Portion belief sich fast durchweg auf 15–25 Pf., die Suppe in München kostete nur 6 Pf.

Voit versuchte unter Auswertung der Speisezettel der Einrichtungen in München, Berlin, Dresden, Leipzig, Hannover, Köln, Hamburg und Karlsruhe ein möglichst zuverlässiges Bild zu gewinnen. Er mußte allerdings mit einer Reihe von Unsicherheitsfaktoren bei seinen Erhebungen rechnen. Seine Vergleiche bewiesen jedoch, daß die damaligen Volksküchen „weit davon entfernt waren, in der Mittagsportion eine den Bedarf deckende Mahlzeit zu liefern, wenn auch die Gäste der Volksküchen sich mehr oder weniger gesättigt fühlten." Diese Küchen boten kaum das Kostmaß, das Voit für „altersschwache Pfründner" als notwendig errechnet hatte (40 g Eiweiß, 30 g Fett, 85 g Kohlenhydrate), ganz zu schweigen von den Bedürfnissen des „mittleren Arbeiters", der als Richtmaß dienen sollte.

---

[7] Voit, S. 32. [8] Schumburg, S. 409.

[9] Vgl. Voit, S. 30: „In Hannover hatte der Besitzer großer industrieller Etablissements und ein edler Menschenfreund, Egestorff, eine Speiseanstalt errichtet."

Seine Beobachtungen veranlaßten Voit, selbst zweckmäßige Volksküchenrezepte zusammenzustellen. Diese 20 Beispiele „wie Einsichtige bei der Aufstellung einer Mittagskost unter den angenommenen Bedingungen zu verfahren haben“, fanden große Beachtung. Besonderer Wert war darauf gelegt worden, große Schwankungen des Eiweißgehaltes der Kost zu vermeiden, wie sie beispielsweise in einer Berliner Volksküche zwischen 9 und 80 g festgestellt waren.

Die Voitschen Untersuchungen und seine Vorschläge regten überall in Deutschland Verbesserungen an. Zu mustergültigen Anstalten entwickelten sich die des Vereins der Berliner Volksküchen. Seit dem Jahre 1866 entstanden unter dem Einfluß der in der Sozialfürsorge sehr aktiven Schriftstellerin Lina Morgenstern (1830–1909) bis Ende des Jahrhunderts 15 Volksküchen, nach deren Beispiel in anderen deutschen Großstädten und im Ausland gleiche Einrichtungen begründet wurden. Den Höhepunkt ihrer Entwicklung erreichten die Berliner Volksküchen mit der Abgabe von 2 608 503 Portionen im Jahre 1873, wobei sowohl Mittags- als auch Abendkost und auch halbe Portionen sowie Getränke verabreicht wurden. Die volle Mittagsportion wurde für 25 Pf. abgegeben. Sie bestand aus 1 l gekochtem Gemüse und 3 Stück Fleisch oder 75 g gekochtem Fisch. Als Abendkost gab es 1 Pfd. Kartoffeln und einen Hering für 10 Pf., einen Teller Bratkartoffeln für 10 Pf., 1 Würstchen für 5 Pf. und eine Scheibe Brot mit Schmalz für 3 Pf.[10]

Die Bedeutung der Verpflegung in den *Gefängnissen* für den Gesundheitszustand der Insassen läßt sich aus der früher fast selbstverständlichen Häufung bestimmter Krankheiten ablesen. Cless hat in seinem Bericht über die gesundheitlichen Verhältnisse in den württembergischen Strafanstalten[11] neben der Tuberkulose vor allem Skorbut, Wassersucht und Marasmus sowie Nachtblindheit als wichtigste Gefängniskrankheiten genannt. Das epidemische Auftreten des Skorbuts in den Sommermonaten im Arbeitshaus in Ludwigsburg und der auffällige Rückgang der Gesamtzahl der Erkrankten und besonders der Skorbutfälle in den beiden letzten Jahren des Berichtzeitraums von 1850 bis 1861 bestätigte das Vorliegen einer Mangelernährung, d. h. einer fehlerhaft zusammengesetzten Kost. Die behördlicherseits 1842 und 1857 getroffenen Maßnahmen zur Verbesserung der Kost führten zu einer statistisch eindeutigen Verringerung des Krankenstandes. Die Gefangenen erhielten seit 1857 in Württemberg statt bisher einmal wöchentlich nunmehr dreimal innerhalb von 2 Wochen je 125 g Fleisch und statt dreimal nur noch zweimal wöchentlich

---

[10] Schumburg, S. 410f.

[11] Cless: Mitteilungen über den Gesundheitszustand unserer höheren Civilstrafanstalten in den Jahren 1858–61, in: Med. Corresp. Bl. Württemb. ärztl. Ver. 32 (1862) S. 17–22.

Rumfordsuppe. Die Schmalzportionen und der Salzgehalt des Brotes wurden erhöht, die Brotrationen für Häftlinge mit schwerer Arbeit vermehrt. Eine weitere Verbesserung erfolgte 1860. Seitdem gab es nur noch einmal in der Woche Rumfordsuppe und zweimal wöchentlich jeweils 125 g Fleisch. Die Annäherung der Mortalitätsziffern der Gefangenen an die der übrigen Bevölkerung war nahezu erreicht und Cless konnte abschließend feststellen: „dies alles wurde ausgerichtet mit der Zugabe von ein bischen Fleisch und Fett und Salz und mit der Sorge für eine gut bereitete Kost." Zugleich hatte man Art. 26 des Strafgesetzbuches erfüllt, in dem gefordert wurde: „Sämtlichen Gefangenen soll genügende und angemessene Kost gereicht werden"[12].

Auf Veranlassung von Pettenkofer hat Schuster in den siebziger Jahren nach dem gleichen Verfahren, mit dem die Kost in den Volksküchen untersucht worden war, auch die Verpflegung in zwei Münchener Gefängnissen überprüft[13]. Schuster hat dabei auch auf die besonderen Probleme der Gefangenenernährung hingewiesen. Erhebliche Unterschiede im Lebensalter und der geforderten Arbeitsleistung sind zu berücksichtigen, aber auch die psychischen Einflüsse der Gefangenschaft. „Nichtsdestoweniger könnte man, wenn man über die Nahrung unbeschränkt verfügen dürfte, viel Schädlichkeiten für die Gesundheit der Gefangenen abhalten." Schubert begann 1874 mit Untersuchungen im Zuchthaus in der Au und setzte sie im Gefängnis in der Badstraße fort. Diese beiden Münchener Haftanstalten unterschieden sich dadurch sehr wesentlich, daß im Zuchthaus gearbeitet werden mußte und dort nur Männer einsaßen, die zu mehr als 3 Jahren Haft verurteilt waren. Im Gefängnis in der Badstraße waren dagegen Untersuchungsgefangene und vor Strafantritt erkrankte Personen untergebracht. Es wurde festgestellt, daß im Zuchthaus in der Au 104 g Eiweiß, 38 g Fett und 521 g Kohlenhydrate in der einem Gefangenen verabreichten Kost enthalten waren, im Gefängnis dagegen nur 87 g Eiweiß, 22 g Fett und 305 g Kohlenhydrate.

In beiden Fällen lagen also die Werte vor allem hinsichtlich des Eiweiß- und Fettanteils der Kost eindeutig, im Gefängnis sogar ganz erheblich unter den Voitschen Werten für den „mittleren Arbeiter". Gut bekannt war Schuster die Tatsache, daß vor 25 Jahren in den Gefängnissen eine hohe Sterblichkeit bestanden hatte, „da ein sehr großer Teil der im kräftigsten Körperzustand in das Gefängnis Eingetretenen nach längerer Haft der Phthisis erlag". Die Verhältnisse waren jetzt wesentlich besser, leider gab es keine Angaben über die Zusammensetzung der Kost in

---

12 A. a. O. S. 22.

13 Ad. Schuster: Untersuchung der Kost in zwei Gefängnissen, in: Untersuchung der Kost in einigen öffentlichen Anstalten (s. Anm. 6), S. 142–185.

früheren Zeiten, so daß sich der vermutete Zusammenhang am hier überprüften Objekt nicht nachweisen ließ.

Schuster empfahl nachdrücklich, den Gefangenen mehr Fett zu verabfolgen und schloß sich damit der Auffassung von A. Baer an, dem schon damals durch seine Veröffentlichungen bekannten Gefängnisarzt in Plötzensee bei Berlin[14]. Eine von einem leitenden Gefängnisbeamten stammende Äußerung hat Schubert mitgeteilt, die der Beachtung wert ist. In einer bayerischen Strafanstalt hatte der behandelnde Arzt mehrere Fälle von Nachtblindheit festgestellt und zur Therapie Lebertran verabreichen lassen, „worauf sich nun bald eine ganz bedeutende Anzahl von Gefangenen meldete, welche alle ebenfalls von dieser Krankheit ergriffen worden zu sein angaben, so daß die Vermutung von Simulation nicht ferne lag." Schuster sah darin allerdings mehr eine „instinktive Begierde nach Fett", die so groß gewesen sei, daß sie selbst durch den „ekelhaften Geschmack des Lebertrans" nicht gedämpft werden konnte[15]. Ausgestattet mit dem heutigen Wissen und eigenen Erfahrungen aus Hungerzeiten wird man sich der Ansicht des Verf. ohne Bedenken anschließen, allerdings kaum bezweifeln, daß Nachtblindheit häufiger vorgekommen sein dürfte als aus den Krankmeldungen ersichtlich war. Unklar waren die Beziehungen zwischen Fettmangel und Skorbut, eine Frage, die Schuster mit einer gewissen Vorsicht behandelt hat. Er hielt es jedoch für „nicht unwahrscheinlich, daß diese Relation wirklich besteht." Er verweist dabei auch auf Feststellungen von August Hirsch[16], der sich über die Ernährung der Finnen, Lappen, Korjäken u. a. geäußert hat, allerdings nicht so, wie Schuster aus zweiter Hand mitgeteilt hat. Eine sorgfältige Auswertung der bei Hirsch niedergelegten Beobachtungen hätte seinen Gewährsmann zu größerer Zurückhaltung veranlassen müssen. Immerhin war die klassische Schrift von James Lind (1716–1794) seit über 120 Jahren bekannt[17], in der die prophylaktische Verabreichung von Zitrusfrüchten beschrieben worden ist.

Man findet in der Arbeit von Schuster auch wichtige Hinweise auf die Gefangenenverpflegung außerhalb Bayerns mit umfangreichen Tabellen. Bemerkenswerte Fortschritte waren in den letzten Jahren eingetreten. In

---

[14] A. Baer: Die Gefängnisse, Strafanstalten und Strafsysteme in hygienischer Beziehung, Berlin 1871. – Ders.: Die Morbidität und Mortalität in den Straf- und Gefangenenanstalten in ihrem Zusammenhange mit der Beköstigung der Gefangenen, in: Dtsch. Vjschr. öff. Gesdh.pfl. 8 (1876) S. 601–642. – Ders.: Die Hygiene des Gefängniswesens, Jena 1897.

[15] Schuster, S. 153.

[16] August Hirsch: Handb. d. historisch-geographischen Pathologie, Bd. 2: Die chron. Infektions- und Intoxikations-Krankheiten, parasitäre Wundkrankheiten und chronische Ernährungs-Anomalien, 2. Aufl. Stuttgart 1883, S. 382.

[17] James Lind: A treatise on the scurvy, Edinburgh 1753.

preußischen Gefängnissen war die Fleischration im Jahre 1872 von 88 g auf 210 g wöchentlich erhöht worden. Im Gefängnis in Bruchsal wurde 437 g Fleisch in der Woche gegenüber früher 234 g gegeben. Besonders hervorgehoben wurde der hohe Fleischanteil in den englischen und amerikanischen Gefängnissen und als Beispiel die Strafanstalt in Philadelphia mit täglich 351 g und Singsing mit 467 g Fleisch angeführt. Die Argumente für und gegen eine Verbesserung der Gefangenenkost hat Schuster nicht unbeachtet gelassen. Der Befürchtung, daß durch eine Verbesserung der Verpflegung die „Geschlechtsfunktionen der Gefangenen zu erhöhter Tätigkeit gereizt und dadurch die Gefahr der Überhandnahme der Unsittlichkeit in den Gefangenenanstalten heraufbeschworen" werde, begegnete er mit dem Hinweis, daß „Arbeit das beste Mittel zur Hintanhaltung unnatürlicher Ausbrüche des Geschlechtstriebs" sei.

Ein Blick in Arbeiten, die zu Beginn unseres Jahrhunderts zum Thema Gefängnishygiene erschienen sind, bestätigt, wie stark sich die Ergebnisse ernährungsphysiologischer Untersuchungen in den Gefängnissen ausgewirkt hatten[18]. Es wurde sogar bereits öffentliche Kritik an der angeblich zu guten Beköstigung geäußert. Leppmann hat dies anschaulich geschildert[19]: „In der Internationalen Hygiene Ausstellung zu Dresden stand vor einigen Monaten im Pavillon ‚Gefängniswesen' ein braver Bürger vor dem Tische, auf welchem ebenso plastisch wie appetitlich die Ernährung der Gefangenen veranschaulicht war. Der Mann betrachtete mit Interesse die Portionsnäpfe, die Hülsenfrüchte und Kartoffeln, Kohl und Reis, Hering und Käse, Brot und Kaffee, Speck und Talg – und faßte schließlich seinen Eindruck in die Worte zusammen: ‚Na ja, wenn es die Gefangenen so gut haben, dann werden sie schon wieder mausen, um ins Gefängnis zurückzukommen'."

Dieser weitverbreiteten Meinung mußten die Gefängnisärzte entgegentreten. Selbst waren sie davon überzeugt, daß sowohl die qualitativen Verbesserungen als auch die Möglichkeit, den Küchenzettel abwechslungsreich zu gestalten und im Bedarfsfall Diätkost verordnen zu können, die Krankheitsanfälligkeit erheblich gesenkt und damit zusätzliche Schädigungen der Gesundheit der Häftlinge zu vermeiden vermocht hatten. Die regelmäßige Kontrolle des Gesundheitszustandes der Häftlinge, u. a. auch mit Feststellung des Körpergewichts, bestätigte, daß die Beköstigung angemessen war, nicht aber über das Bedürfnis hinausging[20].

---

[18] Belin: Die Hygiene in den Gefängnissen und ihr Einfluß auf die Gesundheit der Sträflinge, in: Straßburger med. Ztg. 1909, S. 205–216.

[19] Friedrich Leppmann: Die wichtigsten Aufgaben der Gefängnishygiene, in: Hygiene 1911/12, S. 288–291.

[20] H. Hoffmann: Gefängnishygiene, in: Arch. Stadthygiene 1910, S. 7–16.

Besonders gern übernahm Karl Voit den Auftrag des Münchener Magistrats, die Kost im Städtischen Waisenhaus zu untersuchen. Dies war eine willkommene Gelegenheit, seine ernährungsphysiologischen Untersuchungen auch auf Kinder im Alter von 6 bis 15 Jahren ausdehnen zu können. Seinem Gutachten, das er im März 1875 vorlegte[21], mußte er allerdings die Feststellung vorausschicken, „daß es bis jetzt nicht möglich ist genau anzugeben, wieviel ein Mensch im Alter von 6–15 Jahren von den einzelnen Nahrungsstoffen täglich aufnehmen muß, um einen guten Körperzustand zu erhalten und den in diesem Alter noch stattfindenden Ansatz zu bewirken." Nach der Kostordnung von 1858 erhielten die Kinder im Städtischen Waisenhaus, das vom Orden der Englischen Fräulein betreut wurde, 67 g Eiweiß, 41 g Fett und 257 g KH. Nach dem Vorschlag der Kommission, den Voit zu begutachten hatte, sollten in Zukunft pro Tag 79 g Eiweiß, 37 g Fett und 247 g KH gegeben werden. Voit stimmte den Empfehlungen zu, hatte allerdings einige Änderungsvorschläge bezüglich der Zusammensetzung der einzelnen Mahlzeiten. Die für das Münchener Waisenhaus vorgesehene Kost hielt er für „völlig ausreichend", ein Vergleich mit der Verpflegung in anderen Häusern fiel sogar ausgesprochen günstig aus.

Im „Gurch'schen Gestift, einer Erziehungsanstalt für arme, der Verwahrlosung ausgesetzte Kinder von 6–15 Jahren" in Frankfurt a. O. erhielten die Insassen täglich im Durchschnitt 62 g Eiweiß, 25 g Fett und 300 g KH[22]. Voit kritisierte vor allem die Zusammensetzung der Kost. Die erheblichen Schwankungen im Nährstoffgehalt an einzelnen Tagen müßten ausgeglichen, das Essen könnte abwechslungsreicher gestaltet und durch „wohlfeile Eiweißträger" wie Käse und Fischmehl verbessert werden, ohne daß damit eine Kostensteigerung verbunden sein müßte. Einer Nachprüfung wurde auch die Verpflegung im Gossner-Haus in Berlin, einer Pflege- und Erziehungsanstalt für verwahrloste Mädchen im Alter von 6–17 Jahren unterzogen. Es fand sich bei etwa gleichem Eiweißangebot wie im Münchener Waisenhaus (74 : 79 g) ein wesentlich geringerer Fettanteil (18 : 37) und dafür ein erheblich höherer KH-Verbrauch (434 : 247). Der Anteil an nichtanimalischem Eiweiß war groß. Voit empfahl die Zugabe von Fleisch und Fett sowie die Verabreichung von weniger Kartoffeln und Gemüse. Ebenso wie in manchen Gefängnissen sollte der Arzt berechtigt sein, die Kost „zu individualisieren, und solchen Kindern zeitweilig eine bessere und reichhaltigere Kost, namentlich mit mehr Fleisch, gleichsam als Arznei zu verschreiben."

---

[21] K(arl) Voit: Untersuchung der Kost im Waisenhause, in: Untersuchung der Kost in einigen öffentlichen Anstalten (s. Anm. 6), S. 125–141.
[22] Voit, a. a. O. S. 139.

Die *Stadtarmenhäuser, Pfründneranstalten* und *Arbeitshäuser* waren wegen des hohen Durchschnittsalters der Insassen für ernährungsphysiologische Studien von erheblicher Bedeutung. Josef Forster (1844–1910) damals noch Privatdozent für Hygiene und Assistent am Münchener Physiologischen Institut, später Ordinarius für Hygiene in Amsterdam (1878) und Straßburg (1896) hat diese Einrichtungen nach den von Voit entwickelten Grundsätzen seit 1872 wiederholt untersucht[23]. In der Pfründneranstalt zum Heiligen Kreuz in München wurden pro Kopf und Tag 79,1 g Eiweiß, 48,6 g Fett und 265,9 g KH verabfolgt, im Heiliggeistspital in München, in dem 477 Personen untergebracht waren, 89,3 g Eiweiß, 45,2 g Fett und 308,7 g KH. Dabei wurde in Rechnung gestellt, daß die Mehrzahl der Insassen, insbesondere die Männer, täglich aus eigenen Mitteln 1 l Bier verzehrten. Die zum Vergleich herangezogenen Berechnungen der Nahrungsbestandteile der Kost in der Städtischen Arbeitsanstalt in Brandenburg/Havel (97,5 g Eiweiß, 27,8 g Fett, 561,3 g KH), dem Städt. Arbeitshaus in Halle/S. (121 g Eiweiß, 35 g Fett, 599 g KH), dem Stadtarmenhaus in Schwerin (91,7 g Eiweiß, 40,4 g Fett, 501,7 g KH) und dem Städtischen Armenhaus in Zwickau (152,9 g Eiweiß, 34,0 g Fett, 728,4 g KH), sowie dem Harkney Workhouse in London (70,0 g Eiweiß, 31,8 g Fett, 341,0 g KH)[24] und dem Armenhaus zu Gelenau (108,8 g Eiweiß, 545,0 g Stärkemehläquivalente) zeigten so große Schwankungen, daß die individuellen Bedingungen berücksichtigt werden mußten. Dazu gehörten in München der zusätzliche Bierverbrauch und überall die mehr oder weniger regelmäßige Zugabe von gekauften oder als Geschenke erhaltenen Speisen. Die Insassen der Altersheime und Arbeitshäuser benötigen mit Sicherheit, wie sich aus den Erhebungen ergab, weniger als der „mittlere Arbeiter". Beim Vergleich der Beköstigung in den verschiedenen Anstalten ergab sich, daß in Bayern am meisten Fleisch verabreicht wurde. Dies entsprach dem in der Bevölkerung auch sonst nachgewiesenen Verbrauch. Voit hatte die Angaben verschiedener Autoren mit den Ergebnissen seiner eigenen Erhebungen verglichen[25] und konnte zeigen, daß jährlich pro Kopf der Bevölkerung in den siebziger Jahren in Königsberg 92 g Fleisch verbraucht wurden, in Danzig 121 g, in Breslau 124 g, in Berlin 135 g und in München 177 g, in London sogar 274 g. In Deutschland stieg insgesamt von 1816 bis 1907 der Fleischverbrauch pro Kopf und Jahr von 13,6 kg auf 46,2 kg, d. h. um das 3,4-fache. Um die letzte Jahrhundertwende lag der jährliche Prokopf-Verbrauch in Königsberg bei 40,7 kg, in Berlin bei 70,9 kg und in

---

[23] J(osef) Forster: Über die Kost in Armen- und Arbeitshäusern, in: Untersuchung der Kost in einigen öffentlichen Anstalten (s. Anm. 6), S. 186–215.

[24] Zit. n. Beneke; vgl. Forster, a. a. O. S. 201.

[25] Voit: Volksküchen, S. 21f.

München bei 80,2 kg[26]. Wie wenig allerdings diese Zahlen im Einzelfall bedeuten können, zeigen die großen Tabellen von Alfred Grotjahn (1869–1931), die er im Jahre 1902 veröffentlicht hat. Daraus lassen sich die Verhältnisse in der zweiten Hälfte des vorigen Jahrhunderts gut rekonstruieren[27]. Vergleicht man diese Angaben mit den Ermittlungen über die Kost in Gefängnissen, Altersheimen, Waisenhäusern und Volksküchen, so bestätigt sich, daß wohl immer mehrere Faktoren im Spiel gewesen sein müssen, um eine bestimmte Zusammensetzung der Verpflegung zu ergeben.

Die stetige Verbesserung der Volksernährung im 19. Jahrhundert wirkte sich aber auch auf die genannten Anstalten aus. Die Untersuchungsergebnisse der Ernährungsphysiologen und Hygieniker boten nicht selten erst die gewichtigen Argumente, um die Verwalter der in der Regel öffentlichen Mittel zur Anpassung an die allgemeine Entwicklung zu veranlassen.

In vieler Hinsicht anders war die Situation jedoch in den *Krankenhäusern*. Die Beköstigung der Patienten war ein Teil der Behandlung und mußte oft auch auf die besonderen Umstände des Falles abgestellt werden. Schon um die Mitte des vorigen Jahrhunderts hatte man erkannt, daß zumindest mit zwei großen Gruppen hinsichtlich der Verpflegung zu rechnen war. Einmal gab es diejenigen Kranken, denen eine weitgehend normale Kost zugemutet werden konnte, außerdem aber diejenigen, für die eine ihrem Krankheitszustand gemäße Verpflegung notwendig war. Bei näherer Beschäftigung mit dieser Frage ist man verblüfft über das geringe Wissen um die Erfordernisse und Eigenschaften von Krankenkost im vorigen Jahrhundert. Pettenkofer und Voit hatten Stoffwechseluntersuchungen an einem Diabetiker und einem Kranken mit Leukämie vorgenommen, außerdem war der Eiweißumsatz im Fieber untersucht worden und der Nährstoffbedarf in der Rekonvaleszenz. Um die Mitte des Jahrhunderts wurde mit der Aufstellung der ersten Krankendiäten begonnen. In Deutschland fanden die Berichte über die in England entwickelten Sonderkostvorschriften viel Beachtung. Die Untersuchungen von Friedrich Georg Renk (1850–1928), Assistent am Hygienischen Institut Pettenkofers, im Städtischen Krankenhaus links der Isar[28] enthalten detaillierte Angaben über die Verpflegung der Patienten dieser renommierten, der Ludwig-Maximilians-Universität verbundenen Einrichtung[29]. Daß u. a.

---

[26] Rubner (s. Anm. 4), S. 65f.

[27] Alfred Grotjahn: Über Wandlungen in der Volksernährung, Leipzig 1902 (= Staats- und socialwiss. Forschungen 20, H. 2).

[28] Friedr(ich Georg) Renk: Die Kost im städt. Krankenhause zu München, in: Untersuchung der Kost in einigen öffentlichen Anstalten (s. Anm. 6), S. 66–124.

[29] Zur Geschichte des Krankenhauses links der Isar: Dieter Jetter: Geschichte des Hospitals, Bd. 1, Wiesbaden 1966 (= Beiheft 5 zu Sudhoffs Archiv) S. 184–192. –

Hugo von Ziemssen (1829–1902) im letzten Viertel des Jahrhunderts hier als Professor für innere Medizin gewirkt hat, unterstreicht den hohen wissenschaftlichen Rang dieser Krankenanstalt.

Die Beköstigung der Patienten im Münchener Städtischen Krankenhaus lag seit 1872 in den Händen des auch für die Pflege verantwortlichen Ordens der Barmherzigen Schwestern. Dem Magistrat wurden die zur Abgabe gekommenen Tagesportionen in Rechnung gestellt [30]. In fünf verschiedenen Formen wurde Krankenkost abgegeben: als Diät, 1/4-Kost, 1/2-Kost, 3/4- und Ganze (4/4) Kost. Die Diät war eine Milchdiät, die Viertelkost bestand aus flüssig-breiigen Mahlzeiten. Die übrigen drei Kostformen unterschieden sich dadurch voneinander, daß den Mittags- und Abendmahlzeiten unterschiedliche Fleischzulagen beigegeben waren. Zur „Halben Kost“ gab es Kalb- und Rindfleisch sowie Gemüse. Die Gestaltung des Speisezettels bot einige Abwechslung sowohl durch die unterschiedlichen Speisen als auch die wechselnde Art der Zubereitung. Zusätzlich konnten noch Getränke verabreicht werden, und zwar 1/4–1 l Bier oder 1/4–1/5 l Milch, sowie auf ärztliche Verordnung Extraspeisen wie Butter, Käse, Heringe, Eier und Brot. Renk hat von den an die Kranken ausgegebenen Speisen an Ort und Stelle Proben entnommen: „Ich begab mich zur Essenszeit in die Krankensäle, wohin die Speisen in größeren Quantitäten gebracht werden, um dort erst in Portionen geteilt zu werden; nur das Fleisch kommt gleich in Portionen aus der Küche. Ich nahm zu verschiedenen Zeiten und unerwartet einige Portionen zum Wiegen weg und bekam aus mehreren Wägungen ein Mittel, was mir als das wirkliche Gewicht der einzelnen Portionen gilt.“

Durch die verschiedenen Möglichkeiten des Austauschs der Bestandteile bei den einzelnen Kostformen erhöht sich die Gesamtzahl der beurteilten Kosttypen. Die Milchdiät enthielt je Portion in ihren drei Unterformen zwischen 4,1 und 30,6 g Eiweiß, 4,3 und 29,1 g Fett sowie 19,2 und 31,5 g KH. Bei den fünf Untergruppen der 1/4-Kost lag der Mittelwert bei 29,2 g Eiweiß, 21,2 g Fett und 130,3 g KH. Die 1/2-Kost enthielt im Mittel der sechs verschiedenen Einzelkombinationen 42,6 g Eiweiß, 27,4 g Fett und 155,6 g KH. In zwei Varianten (mit Rindfleisch bzw. Kalbfleischzugabe) wurde die 3/4-Kost gereicht, in der bei der Verwendung von Rindfleisch in der Tagesportion 63,0 g Eiweiß, 48,2 g Fett und

---

H(ermann) Kerschensteiner: Geschichte der Münchener Krankenanstalten, 2. Aufl. München–Berlin 1939. – Heinz Goerke: Münchener Medizin im 19. Jahrhundert, in: Fünfhundertjahrfeier der Medizinischen Fakultät der Ludwig-Maximilians-Universität München. 28. Juni 1972, hrsg. von Heinz Goerke, München-Gräfelfing 1972, S. 11–22.

[30] Text der vertraglichen Vereinbarung zwischen dem Magistrat der Stadt München und dem Orden der barmherzigen Schwestern s. Münchener Gemeinde-Ztg. 1872, Nr. 17 (Beilage).

175,1 g KH angeboten wurden. In der 4/4-Kost gab es die „gewöhnliche“, die „mit Mehlspeise“ und „mit Milchspeise“, deren Anteil an Eiweiß zwischen 48,1 und 92,9 g, an Fett zwischen 31,3 und 68,8 g und an KH zwischen 183,3 und 254,6 g lag.

Nach einer sorgfältigen Analyse der Kost in qualitativer Hinsicht, die Einblick in den recht dürftigen Entwicklungsstand der klinischen Diätetik bietet, hat Renk einige quantitative Überlegungen angestellt. Vorher hatte er die errechneten Mittelwerte durch Einbeziehung der durch das Biertrinken eingenommenen Nährstoffe berichtigt. Die Kranken mit 3/4-Kost erhielten im Durchschnitt täglich 390 ccm Bier und die mit 4/4-Kost 540 ccm; dadurch ergab sich eine Erhöhung der Gesamtkohlenhydratzufuhr um 20 bzw. 28 g.

Für die Leichtkranken war die Verordnung von 3/4- und 4/4-Kost die Regel. Männer waren meist mit der 3/4-Kost nicht zufriedenzustellen. In der 3/4-Kost fehlte es an Eiweiß, in beiden Formen war die KH-Menge zu niedrig. Renk empfahl die Verabreichung von mehr Brot. Die in preußischen Garnisonlazaretten bei Vollkost üblichen 672 g Brot sah er als „für einen Kranken ganz enorm viel“ an und schlug vor, bei der 3/4- und 4/4-Kost 100 g Brot zuzulegen. Man würde dann 103 g Eiweiß, 54 g Fett und 271 g KH in der Tagesration verabreichen und auf diese Weise „eine Normalkost für die Männer der chirurgischen und der syphilitischen Abteilung“ bekommen.

Für Kranke, bei denen eine akute fieberhafte Erkrankung aufgetreten war, kam vorwiegend die 1/4-Kost in Betracht. Renk hielt sie als Basiskost für geeignet, forderte aber die Zugabe von KH, sowie von Eiweiß und Fett je nach Notwendigkeit. „Es ist von der höchsten Bedeutung, daß der ordinierende Arzt weiß, wie wenig in der 1/4-Kost enthalten ist.“

Zum Vergleich finden sich bei Renk Angaben über die Zusammensetzung der Kost im Städtischen Krankenhaus Augsburg, dem Stadtkrankenhaus Schwerin, dem Städtischen Krankenhaus und dem Krankenhaus der Strafanstalt in Halle, sowie von vier Irrenanstalten in Norddeutschland. Daraus ist ersichtlich, daß in Augsburg nahezu die gleichen Verhältnisse wie in München bestanden, in Schwerin und Halle der Kohlenhydratanteil wesentlich höher lag und in den Irrenanstalten eine in jeder Beziehung wesentlich bessere Kost verabreicht wurde. Renk erklärt dies damit, daß sich die Geisteskranken „wie Gesunde verhalten, sich Bewegung machen und teilweise auch Arbeit verrichten“. Eine bessere Erklärung ist aber wohl darin zu suchen, daß diese Anstalten ausnahmslos große eigene Landwirtschafsbetriebe unterhielten und damit sich selbst mit den wichtigsten Nahrungsmitteln günstig versorgen konnten.

Für die Verbesserung der Beköstigung der Patienten in den Krankenhäusern waren die Arbeiten von Voit und Renk von erheblicher Bedeutung.

Der Vergleich von Kranken verschiedener Schweregrade mit anderen Personengruppen hinsichtlich des Bedarfs an den verschiedenen Nahrungsbestandteilen bot eine Berechnungsgrundlage. Das Prinzip der Gewährung von Zulagen im Einzelfall wurde anerkannt. Die bis zur Jahrhundertwende erfolgten Veränderungen lassen sich aber nur dann richtig verstehen, wenn man berücksichtigt, daß in diesen Jahrzehnten die Ernährung des Kranken zum echten Bestandteil der Therapie ausgebaut worden ist. Das Jahr 1898, in dem das von Ernst von Leyden (1832–1910) herausgegebene „Handbuch der Ernährungstherapie" und der erste Jahrgang der von ihm und seinem Schüler Alfred Goldscheider (1858–1935) redigierten „Zeitschrift für physikalisch-diätetische Therapie" erschienen, bezeichnet den Zeitpunkt einer echten Konsolidierung dieses Spezialgebietes der Inneren Medizin.

Der Stand der Krankenernährung zu Beginn unseres Jahrhunderts wird am besten ersichtlich aus den für die Militärlazarette gültigen Bestimmungen, die Schumburg aufgrund der Vorschriften der Friedenssanitätsordnung mitgeteilt hat[31]. Diese Vorschriften haben nicht nur für den militärischen Bereich ihre Bedeutung gehabt. Schumburg, Generalarzt in Hannover, konnte 1913 feststellen, daß „auch die meisten Zivilkrankenhäuser diese seit Jahrzehnten bewährten und je nach dem neuesten Stand der Wissenschaften immer weiter ausgebauten Krankenkostvorschriften der Militärverwaltung zum Muster genommen" hatten[32]. Man muß aber auch die allgemeine Soldatenkost noch kurz in diese Erörterungen einbeziehen. Wegen der zahlreichen Parallelen zu anderen Gruppenverpflegungen, und trotz der vielen Sonderbestimmungen, die manche interessante Einzelheiten aufweisen, empfiehlt sich eine Beschränkung auf die wichtigsten Tatsachen. „Die Voitschen Lehren haben natürlich auch den Vorschriften für die Ernährung des Soldaten, wenigstens in den letzten vier Jahrzehnten, deren Stempel aufgedrückt", konnte Schumburg feststellen. Im Deutsch-französischen Krieg 1870/71 wurden jedem deutschen Soldaten 157 g Eiweiß, 285 g Fett und 351 g KH verabfolgt, womit die von Voit erhobene Forderung, den im Einsatz befindlichen Soldaten wie einen Schwerarbeiter zu beköstigen, erfüllt wurde. Die tägliche Brotmenge ist ebenfalls nach seinen Vorstellungen auf 750 g beschränkt worden. Durch die genaue Reglementierung der Truppenverpflegung und die dadurch bedingte Normierung auch einzelner Nahrungsmittel erhielt der wehrpflichtige ebenso wie der längerdienende Soldat ein Beköstigungsmuster eingeprägt, das in erheblichem Maße auch die bürgerlichen Eßgewohnheiten beeinflußt hat. So wurden das Kommißbrot, der Zwieback und der Erbseneintopf schließlich aus der Kasernenverpflegung in den zivilen Speisezettel übernommen.

---

[31] Schumburg (s. Anm. 5), S. 458–468. [32] Schumburg, S. 468.

Die Erhebungen über die Anstaltsernährung im vorigen Jahrhundert, auf die wir Bezug genommen haben, sind nicht als ein Ausgangsmaterial zu werten. In den siebziger Jahren konnte bereits, das muß abschließend noch einmal nachdrücklich betont werden, ein erheblicher Wandel verzeichnet werden, der sich seit dem Beginn des Jahrhunderts angebahnt hatte. Seit der Jahrhundertmitte und zunehmend bis zur Jahrhundertwende ist dann unter Einsatz von Felduntersuchungen im Sinne der klassischen Epidemiologie gemeinsam mit den Laboratoriumsmethoden der physiologischen Chemie die wissenschaftliche Ernährungslehre begründet worden. Beide Verfahren konnten gerade in den „öffentlichen Anstalten" erfolgreich eingesetzt werden und deshalb auch besonders nutzbringende Resultate erbringen.

Die Ernährung der Seeleute im 19. Jahrhundert

von Hans Schadewaldt

Wenn heute jemand, sei es als Berufsseemann, sei es als Tourist zur See fährt, wird er sich kaum über unzureichende Ernährungsbedingungen an Bord beschweren können. Im Gegenteil, in der Regel klagen die Experten und insbesondere die Schiffsmediziner darüber, daß die heute angebotene Bordernährung viel zu viel Kalorien besitze und den modernen ernährungsphysiologischen Erkenntnissen nicht Rechnung trage. Das fettstrotzende Beefsteak am Morgen, die überquellenden Schüsseln und Saucieren zum Mittag- und Abendessen bieten eine Kost, die einem schwer arbeitenden Matrosen der Segelschiffzeit adäquat gewesen wäre, die aber im Zeitalter der Automation und der veränderten Vorstellungen über die Nahrungszusammensetzung nicht mehr gerechtfertigt ist. Dennoch sind alle Versuche, etwa Fett oder Kohlenhydrate durch eine stärkere Berücksichtigung von Gemüsen und frischem Obst zu ersetzen oder gar individuelle Tiefkühlportionen anzubieten, auf den erbitterten Widerstand der Seeleute gestoßen, und alle derartigen Neuerungen haben bei der traditionsbewußten Seefahrt eher dazu geführt, Seeleute zum Abmustern zu bewegen, als daß sie auf die Zustimmung der Betroffenen hätten rechnen können.

In der Tat, jeder, der einmal einige Zeit zur See gefahren ist, wird bestätigen, daß die Bordernährung ein Kardinalproblem, vor allem während längerer Seereisen, darstellt und die gute Stimmung und die Arbeitsfreude der Besatzung zum großen Teil von dem Geschick des Schiffskoches abhängen (83; 85, S. 91)*. So ist es auch kein Wunder, daß die berüchtigte Meuterei auf der englischen Kanalflotte im Jahre 1797, die beinahe zum Zusammenbruch Englands und zur Invasion der bereits bereitgestellten republikanisch-französischen Armee geführt hätte, zum Teil dadurch ausgelöst wurde, daß den britischen Seeleuten die Ernährungsbedingungen auf den die französische Kanalküste blockierenden Segelschiffen unerträglich schienen (2, S. 185; 40, Bd. 3, S. 85 u. 161f.), und die Aussage des englischen Archäologen, Diplomaten und Sprachforschers Thomas Edward Lawrence (1888–1935), der als politischer Geheimagent während des Ersten Weltkrieges die Schwierigkeiten der Lebensmittelversorgung in der Wüste am eigenen Leibe kennengelernt hatte, trifft auch für die Seefahrt zu (40, Bd. 4, S. 97):

* Die Nummern innerhalb der Klammern beziehen sich auf das Literaturverzeichnis.

The invention of bully beef has modified warfare more profoundly than the invention of gunpowder, because range is more important to strategy than force.

In der Tat war die Erfindung der Fleischkonserve, die in Frankreich als „Bouilli“ und in England als „Bully beef“ bezeichnet wurde (40, Bd. 3, S. 92), einer der wesentlichen Fortschritte in der Ernährung größerer Einheiten im 19. Jahrhundert. Und Lawrences Schlußbemerkung, daß eine gute Küche für die Strategie wichtiger sei als – wir würden heute sagen – die Feuerkraft der Armee, galt auch voll und ganz für die Kriegs- und Handelsmarinen jener Zeit (40, Bd. 3, S. 86). Horatio Nelsons (1758–1805) Seesiege während der Napoleonischen Kriege sind nach übereinstimmender Auffassung von Marine-Historikern zum großen Teil auf die sorgsame Nahrungsmittelauswahl und die von Nelson erstmals nach wissenschaftlichen Gesichtspunkten getroffene Nahrungsmittelzufuhr zurückzuführen, selbst bei Besatzungen, die zum großen Teil noch, wie in der englischen Marine im 18. und in der 1. Hälfte des 19. Jahrhunderts durchaus üblich, aus gepreßten Seeleuten und Seesoldaten bestanden (40, Bd. 3, S. 71). Auch die Erfolge von James Cook (1728–1779) auf seinen Entdeckungsreisen, bei denen er die Mortalität seiner Besatzungen außerordentlich niedrig halten konnte, sind zum großen Teil auf seine hervorragende Verproviantierungstaktik zurückzuführen (67, S. 2516).

Als das 19. Jahrhundert anbrach, hatte man in der Seefahrt die schwierigste Phase in der Nahrungsmittelversorgung bereits hinter sich. Während bei den antiken Flotten allenfalls die Wasserversorgung, kaum jedoch bei dem häufigen Anlaufen eines Hafens oder dem nächtlichen Anlandgehen die Proviantfrage ein Problem darstellte, sind erstmals während der Kreuzzüge an Bord der von Venedig auslaufenden Schiffe Schwierigkeiten in der Nahrungsmittelversorgung aufgetreten, obwohl die Kreuzfahrer es vorzogen, das Heilige Land mittels Küstenfahrt um Istrien herum und an der Dalmatinischen Küste bis Korfu und dann im Inselsprung über Zypern zu erreichen (71). Aber die Reisezeiten waren noch zu kurz, um damals schon Skorbut oder andere Mangelerkrankungen auftreten zu lassen (2, S. 7; 67; 70; 71).

Das war der Epoche der Entdeckungsreisen vorbehalten, und kein Geringerer als der berühmte portugiesische Dichter Luis de Camões (1524–1580) hat in seinen erstmals 1572 gedruckten „Os Lusiadas“ diese neue furchtbare Geißel der Seefahrt, die auf der Indienreise Vasco da Gamas (1468–1524) 1498 aufgetreten war, in erstaunlicher Realistik beschrieben. Freilich, man war noch weit davon entfernt, dieses Übel auf Nahrungsmittel oder gar auf das Fehlen von Nahrungsmitteln zurückzuführen. Erst allmählich gewann man den Eindruck, daß der Skorbut, für dessen Entstehen man ursprünglich die Seeluft oder das Salzwasser angeschuldigt hatte, irgendetwas mit der Ernährung mit vergammeltem

Schiffszwieback und verfaulendem Salzfleisch zu tun haben könnte, jedenfalls also mit der außerordentlich monotonen Verpflegung, wie sie im übrigen in der Tat noch bis weit ins 19. Jahrhundert hinein üblich war (siehe dazu: 2, S. 188ff.; 6; 8, S. 285; 10, S. 32ff.; 14; 18, S. 148ff.; 20, S. 552ff.; 21, Bd. 1, S. 231ff.; 22a; 27, S. 50ff.; 31; 32, S. 276ff.; 37; 49, S. 87ff.; 51; 52; 56; 62, S. 124ff.; 63; 65; 66, S. 21f.; 67; 70; 73; 82; 85, S. 84ff.).

Freilich, die völlig unzureichenden Nahrungsmengen, die man auf den ersten Entdeckungsreisen mit sich führte, wurden bald durch größere Proviantbestände an Bord ersetzt (49, S. 87), und bei allen Marinen wurden von den offiziellen Stellen Speiserollen aufgestellt, die in früherer Zeit meist in der Praxis nicht erreichte Höchstmengen, gelegentlich jedoch (siehe 36, S. 94), Mindestmengen bedeuteten, die heute kaum ein Reeder seinen Seeleuten mehr anzubieten wagte. Auch dies ist ein interessantes Indiz für die Änderung der sozialen Stellung des Seemannes im Laufe der Zeiten.

Eigenartigerweise unterschieden sich die Speiserollen bei den nord-, mittel- und südeuropäischen Marinen oft nur im Detail. Überall galten als Hauptnahrungsmittel der seit der Antike als Panis nauticus bekannte Schiffszwieback und gesalzenes Rind- oder gepökeltes Schweinefleisch. Überall wurden Hülsenfrüchte, getrocknete Stock- oder Klippfische sowie Käse mitgeführt (85, S. 84). Aber während die nordeuropäischen Marinen Bier und Spirituosen bevorzugten, kamen die südländischen Matrosen in der Regel in den Genuß des ihnen vertrauten Weines (20, S. 499; 29, S. 77; 34), und die Butter des Nordens wurde dort durch Olivenöl ersetzt (11, S. 29; 66, S. 21f.). Die Verwendung des Weins bei den südlichen Marinen wurde im übrigen auch als Ursache dafür angeführt, daß z. B. in der französischen Marine die Erkrankungen an Skorbut wesentlich seltener waren als in der englischen Navy (20, S. 499).

Interessanterweise finden wir in dieser Zeit außer in den USA weder die im 18. Jahrhundert sich allmählich in Europa einbürgernden Kartoffeln noch etwa die Teigwaren südeuropäischer Länder an Bord. Beides, die regelmäßige Verabfolgung von Kartoffeln oder die routinemäßige Verwendung von Reis, Spaghetti oder Makkaroni sind eigentlich erst in der zweiten Hälfte des 19. Jahrhunderts festzustellen (Tabelle VI, VII, VIII). Selbst in einem so kartoffelfreundlichen Land wie Schweden war noch 1889 dieses Nahrungsmittel nicht auf der Speiserolle zu finden, obwohl Kommentare von Seeleuten ausweisen, daß eine gewisse Menge Kartoffeln mitgeführt und sozusagen als Extraration bis zum Aufbrauchen der sicherlich bescheidenen Bestände verausgabt wurde (76; 85, S. 86). Im „Merchant Shipping Act" von 1906 sind dann für britische Schiffe etwa 6 Pfund Kartoffeln pro Mann und Woche vorgesehen worden (84; 85, S. 85).

So kann man sagen, daß die Speiserolle der Royal Navy von 1691 (Tabelle I) durchaus der Ernährungssituation auch an Bord französischer, italienischer und niederländischer Schiffe entsprach, wobei zweifelsohne die englische Kriegsmarine wohl zu jener Zeit den höchsten Standard aufzuweisen hatte, während die Situation bei den Handelsmarinen und bei den südlicheren Flotten oft etwas ungünstiger war. Auch die junge amerikanische Marine übernahm im allgemeinen die britischen Ernährungsvorschriften (5, S. 17).

Täglich gab es, wenn man die damaligen englischen Gewichtsmaße auf unser metrisches System umrechnet (Tabelle II), ca. 454 Gramm Zwieback, zweimal in der Woche, montags und samstags, 907 Gramm gesalzenes Rindfleisch und sonntags 454 Gramm des sehr viel höher bewerteten Schweinefleisches (siehe 20, S. 588; 62, S. 128). Viermal wöchentlich wurden 0,235 Liter Erbsen, dreimal in der Woche Stockfisch und 56,7 Gramm Butter sowie 113,4 Gramm Käse verabfolgt (32, S. 277).

Und erstaunlich ist, daß offiziell in der Speiserolle pro Mann und Tag 3,785 Liter (1 Gallone) Schiffsbier vorgesehen waren (32, S. 277). Bei dem Schiffsbier hat es sich sicherlich um ein ausgesprochenes Dünnbier gehandelt, denn die Ausgabe von stärkerem Bier wird in den Schiffsjournalen häufig besonders erwähnt. Im Zuge des Ersatzes der Alkoholika durch andere Getränke wie Tee, Kaffee und Kakao ist dann später die Biermenge vorübergehend reduziert worden und betrug 1811 1,14 Liter (40, Bd. 4, S. 92; siehe 17, S. 344). Daß aber derartige Flüssigkeitsmengen an Bord üblich waren, beweist z. B. eine schwedische Mitteilung aus dem Jahre 1889, wonach etwa 4 Liter Wasser pro Mann und Tag als Getränk und zum Kochen verausgabt wurden (76; 85, S. 86). Dem Bier wurden übrigens, insbesondere, seitdem Sir Gilbert Blane (1749–1834) in seinen „Observations on the Diseases Incident to Seamen“ von 1785 für zwei besondere Zubereitungsformen, den „Malt Liquor“ und das „Spruce-Beer“, eingetreten war (8, S. 307), gewisse antiskorbutische Qualitäten zuerkannt, was vielleicht die Bevorzugung dieses Getränks zum Teil verständlich werden läßt (72, S. 65). Beim „Malt Liquor“ handelte es sich um eine Art Malzbier mit niedrigem Alkoholgehalt, mit Malz und Hopfen als Grundsubstanzen, das „Spruce-Beer“ wurde unter Verwendung von Fichtennadelsprossen hergestellt. Alle drei Biersorten, das ordinäre Schiffsbier, das Malzbier und das Spruce-Bier, waren jedoch wegen des geringen Alkoholgehalts nur bedingt haltbar. Die Empfehlung von Blane, an ihrer Stelle das besser haltbare, stärker konzentrierte „Porter“ mitzuführen, scheiterte indes an finanziellen Erwägungen (72, S. 65).

In den nächsten hundert Jahren besserte sich die Ernährungssituation insofern, als einer Speiserolle der englischen Marine von 1780 zu entnehmen ist (Tabelle III), daß nunmehr bei der gleichen Schiffszwieback- und Rindfleischmenge zweimal wöchentlich 454 Gramm Schweinefleisch verabfolgt wurden und sich vor allem als Frühstück die allerdings an Bord wenig beliebte Hafergrütze, (40, Bd. 3, S. 83) dreimal in der Woche wurden 0,473 Liter angeboten, eingebürgert hatte und außer Rosinen, gelegentlich Reis, Olivenöl und gewissen Gewürzen nun auch pro Woche 170 Gramm Zucker, eine Kostbarkeit an Land wie an Bord, zugeteilt werden sollten.

Im Jahre 1811 allerdings, mitten im Kriege mit Frankreich, wurden täglich jedem Seemann an Brot 454 Gramm, an Rindfleisch 132 Gramm oder an Schweinefleisch 66 Gramm, an Weizenmehl 85,2 Gramm, an Fett 7 Gramm, an Butter 27 Gramm, an Zucker 27 Gramm, an Käse 19 Gramm und an Bier 1,14 Liter (1 Quart) verabfolgt. Weiter wurden geringere Mengen von Erbsen, Rosinen sowie Essig und Hafermehl ausgegeben (40, Bd. 4, S. 92). Daraus haben Sir Jack Cecil Drummond (1891–1952) und Anne Wilbraham (+1952) einen Gehalt von 80 Gramm Eiweiß und 100 Gramm Fett sowie 2900 Kalorien errechnet, was an der unteren Grenze der heutigen Vorstellung liegt (17, S. 344).

1844 (Tabelle IV) war die Zwieback- bzw. Brotmenge die gleiche geblieben, doch verschwanden nunmehr der Stockfisch, und es gab praktisch jeden Tag 342 Gramm Rind- bzw. Schweinefleisch, meist wohl als Salz- oder Pökelfleisch. Die Hafergrütze war erheblich auf einmal 0,284 Liter pro Woche reduziert, dafür erhielten die Seeleute nunmehr jeden Tag eine Zuckerration von 42,5 Gramm, und neu waren tägliche Rationen von Kakao 28,4 Gramm und Tee 7,1 Gramm aufgenommen. Außerdem gab es nun viermal in der Woche 342 Gramm Mehl und wie bisher auch wöchentlich Essig, Rosinen, Pfeffer, Zwiebeln, eventuell Sellerie und Knoblauch sowie Reis, Trockengemüse, Olivenöl und Suppen mit „Portable Soups“ oder Salepwurzeln gestreckt. Neu war die Anordnung, daß vom 15. Tag nach der Ausreise täglich 14,2 Gramm sogenannter „Rob“, eingedickter Zitronen- oder Limonensaft mit der gleichen Menge Zucker und eventuell mit Rumzusatz vom Schiffsarzt ausgegeben werden mußte. In der Speiserolle ist Bier nicht erwähnt, doch darf man davon ausgehen, daß nach einer vorübergehenden Reduzierung in den Napoleonischen Kriegen auf 1 Quart (1,14 Liter) seit 1825 wieder eine Gallone, d. h. 3,785 Liter, wie früher vorgesehen waren (40, Bd. 4, S. 93).

Erst den Interventionen des britischen Flottenarztes Blane war es zu verdanken, daß den Seeleuten zusätzlich neben dem schon seit Cook geschätzten Sauerkraut auch Melasse als sogenanntes Antiskorbutikum sowie gelegentlich brauner Zucker, getrocknete Früchte, Gerste, Reis, Sago und Salep, Karotten und andere Wurzeln zur Verfügung gestellt wurden (8, S. 285; 72, S. 51), doch handelte es sich dabei in der Regel um so geringe Mengen, daß sie kalorisch kaum zu Buche schlugen, oder es wurden andere Nahrungsmittel dafür ausgetauscht. Denn nach wie vor mußte sich der „Purser“ an die vorgeschriebenen Verpflegungssätze halten, die im Rahmen dieser Abhandlung aber nicht im einzelnen diskutiert werden können. Sie lagen z. B. im Jahre 1811 in der Royal Navy bei 1 s, 3 3/4 d (40, Bd. 4, S. 92).

Einen Speiseplan für Matrosen auf hoher See, der allerdings ebenso wie die englische Speiserolle im Ausland zum Teil austauschbar war, gab der französische Marinearzt Charlotte Polydore Forget (1772–1843) 1832 an (Tabelle V). Er enthielt ebenso wie die englische Speiserollen Mehl, Brot oder Zwieback, Salzfleisch oder Speck, Trockengemüse, Zucker und ersatzweise Reis, und nur an einem Tag, dem Freitag, wurde als Fastenspeise Fisch und Käse gereicht. Als Getränk kamen entweder 0,69 Liter Wein oder 1,58 Liter Apfelwein bzw. Bier in Frage, während die Spirituosenmenge (Eau de Vie) täglich mit 0,18 Liter angesetzt war (21, S. 277).

1867 betrugen bei der Royal Navy die Mengen für Brot bzw. Zwieback 681 Gramm pro Tag, an Zucker gab es erheblich mehr, nämlich 56,8 Gramm, und auch die Menge Frischfleisch im Hafen mit 454 Gramm und Rauchfleisch auf See mit 303 Gramm lagen wesentlich höher. Dazu gab es im Hafen 227 Gramm Gemüse und auf See 19 Gramm Fett, 42,5 Gramm Rosinen, 151 Gramm Erbsen, 341 Gramm getrocknete Kartoffeln und 263 Gramm Weizenmehl sowie wöchentlich noch Deputate an Senf, Pfeffer, Essig, Hafermehl und Sellerie, und schließlich nach Anweisung des Schiffsarztes täglich 14,2 Gramm Zitronensaft mit der gleichen Menge Zucker versetzt. Im übrigen benutzte der Schiffsarzt oft die Möglichkeit, den Zitronensaft in die tägliche Rumration zu integrieren, um auf diese Weise das angenehme mit dem nützlichen zu verbinden (Tabelle VI) (40, Bd. 4, S. 94).

Um 1875 sah die Speiserolle der nordamerikanischen Marine nicht wesentlich anders aus als die der englischen. Es waren eigentlich nur einige zusätzliche Nahrungs- oder Genußmittel hinzugekommen, und entsprechend den etwas andersartigen amerikanischen Ernährungsverhältnissen waren Reis, Trockenfrüchte, Mixed Pickles, Tee, Kaffee, Kakao und Trockenkartoffeln darin aufgenommen worden (Tabelle VII) (86, S. 55).

Wenn man davon ausgeht, daß tatsächlich zwischen 1825 und 1867 (Tabelle VI) pro Tag 342–454 Gramm Frisch- oder Salzfleisch für die Seeleute vorgesehen waren, dann würde das einen Jahreskonsum von ca. 125–167 kg bedeutet haben, und diese für jene Zeit unerhörte Menge kontrastiert deutlich mit dem von Hans Glatzel (geb. 1902) (22) bzw. Joachim Kühnau (geb. 1901) (32a) auf dem Colloquium Culinarium 1962 errechneten Durchschnittsfleischverbrauch der europäischen Bevölkerung für das Jahr 1834, wo in Großbritannien nur 18 kg verzehrt worden sein sollen (22). Auch Hans J. Teuteberg gab in seiner ausführlich dokumentierten Monographie z. B. für Preußen den Fleischkonsum im Jahre 1802 zwischen 23 und 17 kg, im Jahre 1840 zwischen 19 und 17 kg an (75, S. 106f.), und selbst in Hauptstädten mit dem für jene Zeit höchsten Fleischverbrauch wurden nur wesentlich geringere Mengen erreicht, so in Wien im Jahre 1850 nur 81 kg, in Berlin zwischen 48 und 53 kg (75, S. 115).

Wie ist diese Diskrepanz zwischen der See- und Landernährung zu verstehen? Und wie kann man bei dieser Sachlage die ständigen Klagen der Seeleute und der sich für ihr Schicksal verantwortlich fühlenden Schiffsärzte, Kapitäne und Admiräle werten, die bis ins 19. Jahrhundert hinein immer wieder auf die unzureichende und gesundheitswidrige Schiffskost aufmerksam machten?

Nun, es war in der Tat nicht die Menge, die man beanstandete, sondern die Qualität der Nahrung (32, S. 172; 53, S. 24; 66, S. 23; 87, S. 89), die häufig schon verdorben war, bevor sie von gewissenlosen Schiffshändlern an Bord geliefert wurde, die mit Sicherheit wußten, daß dieses Schiff nach 6 bis 8 Monaten in Indien landen und, wenn alles besonders gut ging, nach 1 bis 1 1/2 Jahren wieder in England zurückerwartet werden konnte. Mit Würmern und Maden durchsetzten, vom Urin der Ratten getränkten Schiffszwieback (4; 70) mußte man ebenso genießen wie das entsetzlich stinkende Bier und faulendes, tranig gewordenes Salzfleisch. Dem Mehl wurden oft andere, kaum verdauliche Ingredienzien wie Polygonum, schlecht ausgemahlener Mais oder sogar Gips beigemischt (9, S. 72ff,; 20, S. 556; 25), die Erbsen waren steinhart und die erst seit 1550 in Europa bekannten Kartoffeln schimmelten im feucht-warmen Mikroklima an Bord sehr schnell und keimten aus, was vielleicht ihre Unbeliebtheit bei den Seeleuten zum Teil erklären läßt (5, S. 52). Kaffee wurde mit geröstetem Mehlzusatz gestreckt, bereits gebrauchter Tee durch Anfärbung zu angeblich frischem geschönt (20, S. 535).

Die Empfehlung, den Schiffszwieback erst einmal auf der Bank auszuklopfen, um die tierischen Parasiten daraus zu entfernen (29, S. 73; 40, Bd. 3, S. 85; 62, S. 129; 76; 85, S. 87) oder gar einen frisch gefangenen Fisch auf das Brot zu legen, um damit Maden und Würmer anzulocken und es erst dann, wenn nach Auflegen eines neuen Fischstückes keine Maden mehr aus dem Brot herauskröchen, zu genießen, sprechen eine beredte Sprache (40, Bd. 4, S. 103). Dazu kam, daß die Ernährung an Bord in der Regel von einem schlecht bezahlten „Purser" beschafft wurde, der sehr oft versuchte, dabei selbst Geschäfte zu machen, und, wenn er schon nicht die Menge der Nahrungsmittel reduzieren konnte, so doch eine mindere Qualität einzukaufen (5, S. 29; 23; 40, Bd. 3, S. 82). Entscheidend aber waren die Verluste während der Reisen vor allem in tropische Gegenden.

Zwar rechnete man auch, vor allem bei den Ostasienfahrten, mit einer Reduzierung der Besatzung und Passagiere um mindestens ein Drittel (6). So sind z. B. von 400 aus Portugal ausreisenden Missionaren in Goa nur 100 angelangt, die anderen verstarben auf der Fahrt. Aber noch schneller, als sich die Reduzierung der Menschen vollzog, kam es zur Zersetzung der Nahrungsmittel, die in großen Mengen über Bord geworfen werden mußten. Dies ist übrigens auch heute noch trotz hervorragender Konservierungsmethoden und der überall auf den Schiffen eingeführten adäquaten Tiefkühlung des Proviants ein Problem der Seefahrt, das vielen Neulingen als Verschwendung erscheinen mag, aber nichts anderes als eine wohl bedachte Vorsorge gegenüber dem Auftreten der in den Tropen so häufigen Darminfektionserkrankungen sein dürfte.

Für wie wichtig die Konservierung der Lebensmittel an Bord gehalten wurde, dafür gibt es bereits ein Zeugnis aus dem Jahre 1562, als der englische Admiral Sir John Hawkins (1532–1596) vor Antritt seiner ersten Reise die Forderung aufstellte (62, S. 124): „Serve God daily, love one another, and preserve your victuals."

Die südlichen Marinen waren in diesem Punkte auf Grund ihrer größeren Erfahrung mit der Konservierung von Nahrungsmitteln in der heißen Jahreszeit etwas besser dran als die nördlichen (4). Die sparsame Royal Navy erließ sogar Vorschriften, die offensichtlich häufig ungenießbar gewordene Butter in die Depots zurückzugeben, um sie dort zu Schmierfett verarbeiten zu lassen. Und der Kommodore der „Queen Elizabeth" Sir James Bisset (geb. 1883) berichtete in seinen Memoiren, daß noch im Jahre 1903 das aus den Töpfen zusammengekratzte ranzige Fett zum Einfetten der Masten mit etwas Teer vermischt wurde (7). Das Olivenöl hielt sich sehr viel besser und wurde sogar in der sprichwörtlichen Form der Marinaden mit Essig zusammen als Konservierungsmittel für Fleisch, Eier und Fisch benutzt (4; 8, S. 17; 18, S. 190; 29, S. 64; 86, S. 96; 87, S. 70). Ebenso hielt sich der durch eine Ölschicht von der Luft abgeschlossene Wein in der Regel sehr viel länger als das sehr leichte Schiffsbier, das im übrigen meist nach einigen Wochen ausging (41, S. 163) und dann durch das faulige Wasser ersetzt werden mußte, so daß die Seeleute jener Zeit von einer „bierträchtigen" und „bierfreien" Phase ihrer Reise sprechen konnten, wobei die Grenze in der Regel die beiden Wendekreise waren, die auf der Hin- bzw. Rückreise überschritten wurden.

Ich erwähnte bereits die Meuterei von 1797. Ich muß aber auch noch auf ihre Konsequenzen aufmerksam machen, denn mitten in den Auseinandersetzungen Großbritanniens mit Napoleon I. wurden zweifelsohne als Reaktion auf diesen ganz England erschütternden Aufstand 1808 von der Admiralität neue Vorschriften erlassen. Ihr wichtigster Artikel war die nunmehr mögliche Austauschbarkeit der in der Speiserolle festgelegten

Lebensmittel und Spirituosen mit an Ort und Stelle in den Tropen wohlfeiler zu erwerbenden Nahrungsgütern (40, Bd. 3, S. 81 u. 93; siehe auch 5, S. 29; 36, S. 65). Und so konnte die eintönige Kost wesentlich ergänzt werden: Schiffszwieback wurde durch Reis, Butter durch Olivenöl, das häufig schlecht schmeckende Bier durch Wein ersetzt. Weintrauben und Rosinen wurden zusätzlich eingekauft. Frischfleisch trat anstelle des sonst obligaten Stock- oder Klippfisches, ortsübliche Gemüse und vor allem frisches Obst traten anstelle der Hülsenfrüchte.

Der norwegische Autor Øivind Larsen (geb. 1938) betonte, daß zumindestens bei der dänischen Flotte Extrazuteilungen und Abänderungen des Speisezettels bei längeren Seereisen fast an der Tagesordnung waren, und daß die Speiserolle als alleiniges Bild über die Ernährungsverhältnisse an Bord „ganz illusorisch" erscheinen müsse (36, S. 94). Wir würden jedoch meinen, daß man so streng bezüglich der Berechnung der Ernährung nicht urteilen kann. Wenn man nämlich die von Larsen angegebenen Änderungen betrachtet, so handelte es sich meistens um zusätzliche Gewürze wie Meerrettich und Weinessig oder Senf und Trockenfrüchte wie Zwetschgen und ganz selten um frisches Fleisch und, wie bei allen Marinen üblich, um die zusätzliche Verabfolgung von Dünn- oder auch gelegentlich von Starkbier. Daß Rum und Zucker bei Schiffen, die Westindien berührten, zusätzlich verausgabt wurden, ist im übrigen durchaus verständlich und war bei allen Marinen Brauch (36, S. 95).

Der „Purser" wurde nunmehr auch in die Lage versetzt, der Besatzung zusätzliche Kontingente an Rum, Tabak und Bekleidung in einer Art Kantine anzubieten (40, Bd. 3, S. 82, Bd. 4, S. 95). Die wichtigste Bestimmung war jedoch „all are to be equal in point of victualling" (40, Bd. 3, S. 82). Damit hat die Royal Navy erstmals ab 1808 das Prinzip der einheitlichen Ernährung für alle an Bord Eingeschifften eingeführt, was nach und nach von vielen Marinen befolgt wurde, jedoch heute noch weder in der russischen noch in der italienischen Marine üblich ist. Auch die modernen Ernährungsforscher sind im Zweifel, ob die völlige Gleichstellung der verschiedenen Chargen an Bord in Bezug auf ihre Ernährung heutigen wissenschaftlichen Auffassungen entspricht, weil z. B. schon das unterschiedliche Alter und die verschiedenen Funktionen von Besatzung und Offizieren doch wohl auch unterschiedliche Ernährungsregimina verlangen sollten. So ist die Diskussion in der amerikanischen und in der deutschen Marine wieder darüber entbrannt, ob man nicht doch differenzierte Ernährungsprogramme, besonders an Bord hochmechanisierter und automatisierter Schiffe, wiedereinführen sollte. Doch dieses Modell der gleichartigen Ernährung aller Besatzungsmitglieder, das in den Armeen an Land damals noch keine Nachahmung fand, sollte die soziale Situation wesentlich bessern und die psychologische erheblich entspannen.

Freilich, in der US-Marine z. B. konnten Offiziere, Decksoffiziere und Mannschaften einen Teil ihrer Ration sozusagen in Geld umtauschen und damit an Land oder von Schiffshändlern andere Nahrungs- oder Genußmittel kaufen. Ihre Rationen wurden jedoch dabei unterschiedlich bewertet (5, S. 24). Der Kapitän hatte wohl bei allen Marinen seine eigene Verpflegung, und bei der Royal Navy konnten die Offiziere über zusätzliche Weinmengen verfügen (40, Bd. 3, S. 82).

Doch bleiben nach wie vor in den Speiserollen die traditionellen Nahrungsmittel tonangebend: Schiffszwieback, Salz- oder Pökelfleisch, Hülsenfrüchte, Hafergrütze und als neu eingeführte Genußmittel im 19. Jahrhundert Schokolade, Kakao und Tee (siehe dazu allgemein 26). Damit versuchte man dem berüchtigten Mißbrauch von Spirituosen auf See zu begegnen. Am 21. August 1740 hatte bereits der englische Admiral Edward Vernon (1684–1757) einen Befehl herausgegeben, die bisher übliche, zum Teil erhebliche Rumration durch Zusatz von einer Quart Wasser (1,14 Liter) zu jeweils einer halben Pinte Rum (0,236 Liter), also etwa 1:5, zu verdünnen und dieses neue Getränk den Seeleuten durch einen Zusatz von Zucker schmackhaft zu machen (40, Bd. 3, S. 88). Die von den alten Seeleuten erwartete Revolution blieb aus, und nach und nach gelang es auch, die nunmehr spöttisch nach dem unansehnlichen Rock des Admirals Vernon und seinem Spitznamen „Grogram“ „Grog“ genannte Mischung zu verringern (41, S. 164; 62, S. 131; 67, S. 2523). Doch mußte man auf die Mentalität der Matrosen Rücksicht nehmen und konnte z. B. erst nach Beendigung der Napoleonischen Kriege 1815 anstelle der bisher üblicherweise zum Frühstück gereichten Grogration Tee oder Kakao anbieten, während der Kaffe bei der französischen Marine ab 1823 eingeführt wurde (10, S. 32; 20, S. 537; 40, Bd. 3, S. 89; Bd. 4, S. 95).

Schon vorher hatte der bekannte englische Flottenarzt Thomas Trotter (1761–1834) in einer Dissertation aus dem Jahre 1804 die Gefahren der Trunkenheit der Matrosen hervorgehoben und war damit einer der ersten, der das Krankheitsbild der Trunksucht deutlich erkannt hatte (79). Aber Tee oder Kakao bürgerten sich erst langsam bei der Royal Navy ein, und es dauerte noch über 160 Jahre, bis dann schließlich am 1. 8. 1970 endgültig, von allen alten Seeleuten sehr bedauert, die sogenannte „King's oder Queen's Allowance“, d. h. die je nach dem Dienstgrad abgestufte tägliche Rumration nunmehr bei der Royal Navy abgeschafft wurde. Immerhin konnte der britische Seemann bereits ab 1832 seine „Allowance“ in bar in Höhe von 3 Pence erhalten, wenn er auf den Rum verzichtete (62, S. 132).

Bei der französischen Marine hat man bis auf den heutigen Tag die zur Nahrung gezählte Weinration beibehalten. Um 1850 standen dem Seemann am Morgen 50 ccm Schnaps neben 1 Liter Kaffee zu, und zum

Frühstück-, Mittag- und Abendessen wurden etwa 1/2 Liter Bordeauxwein gereicht (20, S. 517; 21, Bd. 1, S. 277). Bei der Verwendung des Branntweins als Frühstücksgetränk scheint im übrigen die Auffassung Pate gestanden zu haben, daß nüchtern getrunkener Schnaps Würmer töten könne, eine These, der der französische Marinearzt Jean-Baptiste Fonssagrives (1823–1884) noch 1856 energisch entgegentreten mußte (20, S. 521; 33, S. 163).

Dafür führte die englische Marine allmählich fünf tägliche Mahlzeiten ein, die auch heute auf See noch verabfolgt werden (76; 85, S. 92): Die zur Wachablösung um Mitternacht gereichte heiße Schokolade, bei der deutschen Marine als „Mittelwächter" und in Form einer kräftigen warmen Suppe bekannt, das Frühstück, wobei der wenig ansprechende Haferbrei durch Brot, Butter und Kakao bzw. Tee ersetzt worden war (41, S. 271), das Mittagessen, das in der Regel ebenfalls aus Zwieback bzw. später an Bord gebackenem Brot und Rind- oder Schweinefleisch bestand – mit Ausnahme der beiden sogenannten Fastentage Montag und Freitag, die bei der englischen Marine als „Banyon Days" galten (40, Bd. 3, S. 81; 62, S. 128; 64, S. 1241), – ein Wort, das aus der Hindu-Sprache stammt und eine vegetarische Sekte bezeichnete –, an denen Fisch gereicht wurde – dem Abendessen, wobei sehr gern der typische englische Pudding, an Bord „Burgoo" genannt (40, Bd. 3, S. 83; 41, S. 15; 62, S. 128), aus Mehl, Rosinen, Melasse und Fett bestehend, gegessen wurde, und dem dazwischenliegenden obligaten englischen Fünf-Uhr-Tee. Auf Schiffen der Ostseeflotten gab es häufig jeden Morgen zum Frühstück einen Salzhering, solange der Vorrat von einer Tonne reichte (10, S. 33; 27, S. 40).

Im Hafen war die Verpflegung wesentlich spartanischer. Anstelle des Fisches gab es an den Fastentagen nur Gemüse, und auch die Fleischmengen wurden reduziert. Doch bei allen Marinen der Welt galten und gelten bis heute der Sonntag und der typische Seesonntag, der Donnerstag, als diejenigen Tage, an denen man relativ üppig leben konnte. Auch heute noch wird auf deutschen Schiffen jeweils am Sonntag und Donnerstag zum Nachmittag selbstgebackener Kuchen angeboten, und das Donnerstagmenu besteht selbst auf Schiffen, die in den Tropen fahren, aus obligatem Schweinebraten mit Rotkohl, wobei süddeutsche Besatzungen fette Klöße den Kartoffeln vorzuziehen pflegen.

Freilich, wenn das Wetter sehr schlecht wurde, mußten alle den Matrosen zustehenden Nahrungsmittel in den Kochkessel der Kombüse, häufig der einzige Ort an Bord, wo eine ummauerte Feuerstelle sich befand, geworfen werden, und daraus ist das typische Seemannsgericht, der „Labskaus", entstanden (40, Bd. 3, S. 83; 62, S. 130), der aus Kartoffeln bzw. früher Mehl, Salzfleisch, Stockfisch, Gurken, roten Beeten, Karotten und den an Bord üblichen Gewürzen bestand, und der besonders bei den nordischen

Seeleuten sich großer Beliebtheit erfreute, zumal, wenn der Koch noch ein Spiegelei zusätzlich spendierte.

Es war jedoch im ganzen 19. Jahrhundert üblich, die Nahrungsmittel, die den einzelnen Besatzungsmitgliedern zustanden, jeweils an eine zu einer sogenannten „Messe" zusammengefaßten Gruppe von 5 bis 12 Seeleuten, die an einer Back gemeinsam aßen, zu verteilen (5, S. 27; 49, S. 98; 64, S. 1243; 85, S. 93). Diese Seeleute wählten einen Sprecher, der jeweils vom „Purser" die zugeteilten Nahrungsmittel empfing, diese dem Koch in der Kombüse übergab und die Zubereitung der Speise aus den zugeteilten Proviantmengen überwachte, um sie dann seiner Messe zu servieren, und der auch für die aus Mitteln der Messe gekauften Zusatznahrungsmittel Sorge trug. Wie es in einer solchen Messe zuging, darüber berichtete Herman Melville (1819–1891), der selbst als Matrose zur See gefahren war und 1850 seinen weltberühmten Erlebnisbericht „White Jacket" publizierte (48; siehe auch 47):

Die gemeinen Matrosen auf einer großen Fregatte sind in etwa 30 oder 40 Messen eingeteilt, die in den Büchern des Zahlmeisters als Messe Nr. 1, Messe Nr. 2, Messe Nr. 3 usw. eingetragen sind. Die Mitglieder eines jeden Messeverbandes erhalten ihre Vorratszuteilung gemeinsam und nehmen ihr Frühstück-, Mittag- und Abendessen gemeinsam in vorgeschriebenen Abständen zwischen den Geschützen auf dem Batteriedeck ein. In unabänderlicher Reihenfolge obliegt es den Leuten einer Messe (ausgenommen den Unteroffizieren), das Amt des Kochs und Aufwärters zu versehen, und während dieser Zeit sind alle Angelegenheiten des Verbandes ihrer Aufsicht und Kontrolle unterstellt.

Es ist auch Sache des Kochs, die allgemeinen Interessen seiner Tischgemeinschaft im Auge zu behalten und dafür zu sorgen, daß, wenn die Gesamtheit der Portionen Rindfleisch, Brot usw. von einem der Zahlmeistergehilfen verteilt wird, die Messe, die ihm untersteht, den vollen Anteil ohne Abstrich und Einschränkung erhält. Im Zwischendeck hat er eine Lade, worin er seine Töpfe, Pfannen, Löffel und kleinen Zuckervorräte, Melasse, Tee und Mehl aufbewahrt.

Aber auch schon streng genommen zum Koch ernannt, ist der Messeführer keineswegs ein Koch, denn das Kochen für die Mannschaft wird ausschließlich von einem hohen und mächtigen Beamten, offiziell Schiffskoch benannt, besorgt. Daraus geht hervor, daß mit der eigentlichen Zubereitung der Speisen der Messekoch sehr wenig zu tun hat, er muß bloß seine Vorräte von und zur grossen Volksküche tragen.

Freilich, die Qualität dieser Schiffsköche war in früherer Zeit relativ gering. Häufig bediente man sich eines Invaliden, der für den Kriegsdienst oder die Arbeit in den Takelagen nicht mehr brauchbar war (5, S. 28 u. 44). So ist es zu verstehen, daß die Messen es oft vorzogen, mit den ihnen überlassenen Nahrungsmitteln auf dem kleinen Ofen, der ihnen im Deck gelegentlich zustand, ihre eigenen Gerichte zu kochen.

Generell gesehen kann man also feststellen, daß die Verpflegung im 19. Jahrhundert quantitativ offensichtlich ausreichend war. Verschiedene Autoren kamen auf Grund detaillierter Kalorienberechnungen auf Zahlen zwischen 2900 und 3750 Kalorien (5, S. 73; 17, S. 344; 29, S. 77; 40, Bd. 4, S. 92; 46; 62, S. 127), also Mengen, die über den die Leistungsfähigkeit und Gesundheit eines körperlich arbeitenden Menschen sichernden Mindestkalorienmengen von 2940 liegen (75, S. 160; siehe auch 77). Das sind Werte, die auch wir nach unseren Untersuchungen durchaus bestätigen können, und sie korrespondieren mit den Mengen, die Schiffsmediziner für unsere Verhältnisse in den gemäßigten Zonen mit ca. 3500 Kalorien errechnet haben (30; 53, S. 24). Doch ist bei allen diesen Kalorienberechnungen größte Vorsicht am Platze, weil einmal ein Teil der Nahrungsmittel in ausländischen Häfen ausgetauscht werden konnte (36, S. 94) und zum andern bei der britischen Marine die Übung bestand, daß 1/8 der den Matrosen bewilligten Nahrungsmittel dem „Purser" mehr oder weniger offiziell zuerkannt wurde und daher noch zum Anfang des 19. Jahrhunderts ein Sprichwort unter den Seeleuten kursierte (2, S. 186; 10, S. 33; 44, S. 169): „A sailors pound ist only 14 ounces." Im übrigen war es auch eine der Forderungen der Meuterer von 1797, daß dieses Recht der „Purser", von jedem Pfund Lebensmittel 2 Unzen einzubehalten, endlich von der Admiralität abgeschafft würde (2, S. 186).

Es wird in diesem deutschen Referat erstaunen, daß nicht näher auf die Verhältnisse bei der deutschen Kriegs- und Handelsmarine eingegangen wurde, aber, wie schon eingangs erwähnt, waren die entsprechenden Ernährungsvorschriften praktisch weitgehend mit den englischen identisch oder folgten den englischen Empfehlungen, so daß wir uns in unserem Referat hauptsächlich auf die beiden Marinen stützten, die besonders umfangreiche Erfahrungen mit ihren großen Flotten im 19. Jahrhundert gewonnen hatten: die britische und die französische. Wie wenig orginell die deutschen Vorschriften waren, möge nur ein Beispiel aus dem Reglement über die Schiffsverpflegung der Kaiserlichen Marine vom 13. Mai 1879 zeigen, wonach nach zweiwöchentlicher Seereise und sofern die Verabreichung frischen Proviants in den nächsten 4–5 Tagen nicht erfolgen konnte, als Antiskorbutikum eine Mischung von 16–18 Gramm Zitronensaft mit der gleichen Menge Zucker in 0,04 Liter Rum und 0,3 Liter Wasser pro Portion empfohlen wurde, aber auch noch die inzwischen in Großbritannien längst als verhängnisvoll anerkannte Ersatzempfehlung gegeben wurde, statt des Zitronensaftes auch 6–10 dg kristallisierte Zitronensäure zu verwenden (10, S. 47; 57, S. 69). Daß im übrigen ein so bekannter Autor wie der damalige deutsche Marineoberstabsarzt 1. Klasse Reinhold Ruge (1862–1936) noch in einer größeren Abhandlung im Jahre 1900 die Meinung vertrat, daß (64, S. 1402): „Citronensaft wie auch Citronensäure das bewährte Mittel gegen Skorbut noch heutzutage" sei, zeigt, wie lange die Vorstellung, daß der antiskorbutische Effekt an die Fruchtsäure gebunden sein müsse, in der Wissenschaft vorherrschte.

Andererseits waren die sehr detaillierten Vorschriften der Hansestädte Bremen und Hamburg für die Ernährung der Auswanderer keineswegs typisch für die Seefahrt als solche, da es sich hier ja unter anderem auch um Frauen und Kinder handelte, die nur eine einzige, relativ kurze Seereise nach den Vereinigten Staaten antraten. Die Probleme ihrer Verpflegung müßten, wie überhaupt die Darstellung der Hygiene auf Auswandererschiffen und sog. „Convict Ships" einer besonderen Abhandlung vorbehalten bleiben. (28; 40, Bd. 4, S. 124ff.)

Hier sei noch auf die Aufstellung aus dem Jahre 1905 verwiesen, die Markl veröffentlichte. Danach betrug der Nährwert der Speisen des italienischen Seemannes zu jener Zeit 3050 Kalorien, des französischen Seemannes 2550 Kalorien, des österreichischen Matrosen zwischen 3174 und 3681 Kalorien, je nachdem, ob er sich im Hafen oder auf See befand. Der deutsche Matrose erhielt zwischen 3864 und 4390 Kalorien, der englische durchschnittlich 3336, der russische 4746, der nordamerikanische 5953, der damit an der Spitze stand, während dem Japaner nur 3406 Kalorien zugebilligt wurden (46).

Zu Beginn des 20. Jahrhunderts betrug der Nährwert der Speiserolle in der österreichischen k.u.k. Marine im Durchschnitt 138 Gramm Eiweiß, 46 Gramm Fett und 517 Gramm Kohlenhydrate, was 3121 Kalorien entsprochen haben dürfte (46). Etwas höhere Werte zeigte die Speiserolle des „Österreichischen Lloyd" (Tabelle VIII). Hier standen dem Handelsmatrosen am Tag 149 Gramm Eiweiß, 79 Gramm Fett und 521 Gramm Kohlenhydrate, d. h. also 3481 Kalorien, zur Verfügung. Er konnte außerdem 22 Gramm Kaffee oder 6 Gramm Tee sowie Salz, Pfeffer und 0,6 Liter Wein fassen (46). Der wöchentliche Speiseplan der großen österreichischen Schiffahrtsgesellschaft ist in Tabelle IX wiedergegeben (46).

Weiter ist bemerkenswert, daß die Eintönigkeit der Ernährung allmählich aufgelockert wurde durch die Möglichkeit, in fremden Häfen dort übliche Nahrungsmittel wie Reis, Öl, Gemüse und Früchte zu kaufen. Die großen Bier-, Wein- und vor allem Spirituosenmengen wurden allmählich reduziert und durch Kaffee, Tee und Kakao sowie, vor allem bei der österreichischen, französischen und deutschen Marine, durch den Kaffee-Ersatz Zichorie und erst nach dem Zweiten Weltkrieg durch echten Bohnenkaffee ersetzt (21, Bd. 1, S. 287; 46; 65). Auch hierbei ging die Royal Navy mit gutem Beispiel voran, die in den ersten beiden Dekaden des 19. Jahrhunderts das bisher obligate Bier durch Tee ersetzte und schließlich 1831 die Ausgabe von Bier zum Frühstück überhaupt abschaffte. Wie schnell sich diese Maßnahme durchsetzte und wie beliebt der Morgentee von dieser Zeit an auch auf englischen Schiffen wurde, dafür zeugt das Gedicht in der Novelle „Jacob Faithful" des englischen Dichters Frederick

Marryat (1792–1848), das in dieser Zeit erschienen war und in dem ein alter Seebär ausruft (62, S. 131)

„No glory I covet, no riches I want,
Ambition is nothing to me.
But one thing I beg of kind heaven to grant
For breakfast a good cup of tea."

Der früher als außerordentlich kostbar angesehene Zucker wurde den Seeleuten mehr und mehr bis zu Tagesmengen von über 50 Gramm zugestanden, ebenso wie ihnen relativ große Mengen von Gewürzen, Rosinen, Senf usw. zur Verfügung standen, da sie natürlich an Bord der nach West- und Ostindien segelnden Schiffe wohlfeiler zu erhalten waren als in den entsprechenden europäischen Heimatländern.

Die eigentlichen Fortschritte in der Ernährung der Seeleute im 19. Jahrhundert lagen woanders. Das war einmal die seit James Linds (1716–1794) spektakulären Therapieversuchen im Jahre 1747 auf der „Salisbury" allmählich auch von den Admiralitäten akzeptierte Prophylaxe des Skorbuts mit Hilfe von Orangen-, Zitronen- oder Limonensaft. Zwar hatte Lind seine Untersuchungen, wobei er übrigens den ersten therapeutischen Auslassversuch durchgeführt hatte, bereits 1753 in seinem Werk „A Treatise of the Scurvy" veröffentlicht (38; siehe auch 74), doch dauerte es noch bis 1815, bis schließlich Blane die obligatorische Verabfolgung von 14 Gramm Zitronensaft mit der gleichen Menge Zucker vermischt als sogenannten „Rob" vom 15. Tag nach dem Auslaufen an allgemein einführte (2, S. 192), wenn auch Blanes ständige Intervention, unterstützt von seinem Kollegen Trotter, bereits ab 1795 dazu führte, daß auf den meisten britischen Schiffen, die sich längere Zeit auf hoher See befanden, Zitronen- oder Limonensaft ausgegeben wurde (40, Bd. 3, S. 321). Die anderen Marinen und vor allem die Handelsmarinen sind diesem Vorgehen nur zögernd gefolgt, die preußische und französische Flotte führten die Zitronensaftprophylaxe erst um 1856 ein (67), doch in der Mitte des 19. Jahrhunderts war es überall üblich, bei längeren Auslandsreisen Zitronen- oder Limonensaft zu verabfolgen.

Auf die merkwürdigen Zwischenfälle, die sich ereigneten, als die Franzosen dem Trinkwasser Zitronensaft zusetzten, um auf diese Weise die gesamte Besatzung mit dem wichtigen Antiskorbutikum zu versehen, sei hier nur kurz verwiesen. Dabei löste das angesäuerte Trinkwasser Blei aus den Bleirohren in relativ großen Mengen heraus und rief eine merkwürdige, lange nicht erkannte Bleikolik hervor (69), Skorbut trat auch wieder auf, als man den Zitronensaft durch Limonensaft oder die billigere synthetisierte Zitronensäure ersetzte (10, S. 47; 40, Bd. 4, S. 115;

54, S. 69), weil man glaubte, daß das antiskorbutische Prinzip die Säure war, ohne damals vom Vitamin C-Gehalt des Zitronensaftes etwas zu ahnen. Darauf kann aus Zeitmangel im einzelnen nicht eingegangen werden.

Lange Zeit erfreute sich auch das Sauerkraut besonderer Beliebtheit (4, S. 18; 18, S. 177f.), bis schließlich doch nachgewiesen werden konnte, daß sein skorbutverhindernder Effekt wesentlich geringer war als der kleiner Zitronensaftmengen. Schon 1753 hatte Lind empfohlen, das bei der holländischen Marine eingeführte Sauerkraut auch für die Royal Navy zu übernehmen (74, S. 160). Doch schon sein Nachfolger und Bewunderer Trotter war der Auffassung, daß Sauerkraut sein Geld nicht wert sei und als Antiskorbutikum praktisch nicht in Frage käme (40, Bd. 3, S. 87; 78, Bd. 1, S. 183; Bd. 2, S. 272). Der Weltumsegler Cook schwor darauf und hat dem Sauerkraut eine stärkere skorbutverhütende Wirkung zugetraut als dem schon zu seiner Zeit durchaus überall diskutierten Zitronensaft. Ein Grund dafür war, daß das Sauerkraut billig und haltbar war und daher in größeren Mengen eingekauft werden konnte als der sehr teure Zitronensaft, der häufig durch den billigeren, aber weniger wirksamen Limonensaft ersetzt wurde (8, S. 285; 20, S. 250f.; 40, Bd. 3, S. 86f. und 301f.; 41, S. 155f.).

Ein entscheidender Fortschritt war zweifelsohne auch die Erfindung der Konserve durch den schweizerisch-französischen Koch Nicolas François Appert (1750–1840) der auf Anregung Napoleons 1804 die Fleischkonservierung durch Sterilisation erfand (16; 24, S. 55; 40, Bd. 3, S. 92; 75, S. 79f.) und sie 1810 in einer Broschüre „L'art de conserver pendant plusieurs années toutes les substances animales et végétales" bekanntmachte (3). Ursprünglich hatte er dazu Glasbehälter benutzt, die er im Wasserbad während einer bestimmten Zeit erhitzte, um die Gefäße dann luftdicht zu verschließen. Durch Zusatz von Salz konnte die Verdampfungstemperatur auf 110 Grad gesteigert werden, und damit wurde die Wirksamkeit der Konservierungsprozesse noch beträchtlich erhöht. Das Verfahren wurde sofort nach Bekanntwerden auch bei der englischen Marine übernommen. Dort wurden allerdings anstelle der ursprünglichen Glasgefäße Eisen- und später Zinkgefäße benutzt, und damit war die heutige Konserve zuerst bei der Marine eingeführt, und sie wurde in der Tat zuerst von Schiffsärzten im Rahmen der Krankenkost erprobt und enthusiastisch empfohlen (21, Bd. 1, S. 252; 35; 46). Freilich waren bis etwa 1850 in England und Frankreich die nach dem Appertschen Verfahren hergestellten Konserven so teuer, daß sie praktisch nur in den Offiziers- und Kommandantenmessen Verwendung fanden (20, S. 600; 29, S. 69). Erst 1851 wurden Konserven dann auch in die Speiserolle der Mannschaften der französischen Kriegsmarine eingeführt (29, S. 69).

Fleischkonserven wurden erstmals vom Herzog von Wellington (1769–1853) 1813 in der englischen Armee und von Sir Joseph Banks (1743–1820) in der Flotte mit Erfolg verwandt (2, S. 190, 35) und auch bei einer Schiffsexpedition zur Baffinbucht 1814 mitgeführt (40, Bd. 3, S. 92). Ein Jahr später bereits berichtete der deutsche Dichter Adalbert von Chamisso (1781–1838), wie meine Doktorandin Irmgard Müller in ihrer umfassenden Studie erwähnte (49, S. 93), daß er auf seiner Weltreise mit der russischen Brigg „Rurik“ in den Jahren 1815–18 „frisches Fleisch und Brühe in Blechkasten eingefüllt, die ohne leeren Raum ausgelötet sind“ als englisches „Patentfleisch“ an Bord hatte (12).

Diese neue Möglichkeit der Fleischkonservierung bot sich vor allem dort an, wo, wie bei den Entdeckungsreisen vor allem in die Arktis und später in die Antarktis, keine Möglichkeiten zur Reproviantierung bestanden. Und so ist es kein Wunder, daß bei den Forschungsreisen von Sir John Ross (1800–1862) und Sir Edward Parry (1790–1855) in den Jahren 1818 bis 1821 auch derartige Konserven mitgeführt wurden (40, Bd. 4, S. 108). Sie hielten sich so ausgezeichnet, daß noch, als 1938 zwei von ihnen geöffnet wurden, ihr Inhalt als völlig einwandfrei beurteilt werden konnte (40, Bd. 4, S. 99). Freilich, es gab auch eine Reihe von Versagern, und man lernte erst allmählich, daß die Bombierung der Zinkgefäße auf einen nicht einwandfrei sterilisierten Inhalt hinwies. So konnte die Idee aufkommen, daß das in den neuartigen Gefäßen verpackte Fleisch für die menschliche Gesundheit gefährlich sein müsse, und das führte schließlich dazu, daß 1835 ein Arzt in Jamaika sogar das Gelbfieber auf derartige Fleischkonserven zurückführte (40, Bd. 4, S. 99), und daß das Scheitern der von Sir John Franklin (1786–1847) geleiteten Polarexpedition im Jahre 1845/46 von Zeitgenossen auf den Genuß angeblich vergifteter Konserven zurückgeführt wurde, was heute kaum noch für wahrscheinlich gehalten wird, weil von Suchexpeditionen später aufgefundene Konservendosen sich als absolut einwandfrei erwiesen hatten (40, Bd. 4, S. 111).

Bisher hatte man vor allem drei Verfahren der Konservierung von Fleisch gekannt: die Trocknung, die Räucherung und die Einsalzung (20, S. 549ff.; 50; 60; 86, S. 94). Das älteste Verfahren ist zweifelsohne die Austrocknung, die zu Präparaten wie dem Carne secca oder Tassajo oder dem indianischen Pemmican führte. Carne secca stellte man vor allem in Südamerika für die Negersklaven her. Das Fleisch wurde in lange Streifen geschnitten, mit Maismehl gepudert und in der Sonne getrocknet. Tassajo entstand, indem man Fleischstücke in Wasser legte, das man bis zum Verdampfen kochte. Der Pemmican wurde ebenfalls luftgetrocknet, dann zu einem Pulver zerrieben und in kleine Würfel gepreßt. Er ist jetzt wieder in die Notverpflegung der Bundesmarine aufgenommen worden.

Von größerer Bedeutung jedoch war die Konservierung mittels Salz.

Üblich war das Aufstreuen von Salz auf das Fleisch oder das Einlegen der Fleischstücke in Salzlösung, die oft mit Salpeter vermischt (20, S. 602; 29, S. 62; 50) und auch mit anderen Mineralien wie Kalziumchlorid, Natriumsulfat oder Ammoniumlaktat angereichert wurden. Schließlich gab es auch sowohl in der Alten wie in der Neuen Welt das Verfahren, das Fleisch durch Räucherung haltbar zu machen, wie das die mittelamerikanischen Bukaniere taten und wie es heute noch bei Rauchfleisch in bestimmten ländlichen Gegenden üblich ist, während es sich bei dem berühmten Bündener Fleisch um rein an der Luft getrocknetes Schinkenfleisch handelt (29, S. 58f.; 70).

Schon im 18. Jahrhundert hatte man indes Versuche unternommen, die beim Schlachten der Tiere anfallenden Abfallprodukte wie Knochen, Sehnen und dergleichen zu kochen und auf diese Weise gelatinehaltige Tafeln zu gewinnen, die als „Portable Soups" sich großer Beliebtheit auf See erfreuten, weil sie einmal sehr platzsparend waren und schnell unter Zusatz entsprechender Mengen Wasser zu einer schmackhaften Suppe verarbeitet werden konnten (4; 39, S. 338; 40, Bd. 3, S. 87; 41, S. 159; 55; 60; 66; S. 25, 75, S. 81; 87, S. 70). Nach englischen Autoren sollen sie angeblich von einer Mrs. Dubois 1756 erfunden worden sein (40, Bd. 3, S. 87). Sie gehörten z. B. auch zum Repertoire der Verpflegung der Cookschen Besatzungen, und eine berühmte Suppentafel aus dem Jahre 1772 wird heute noch im „National Maritime Museum" in Greenwich aufbewahrt (70).

„Portable Soups" wurden im übrigen auch in Frankreich von einem Apotheker Ozy in Clermont hergestellt und erstmals, wie dies Fonssagrives angab, 1869 in Brest bei der Marine erprobt (20, S. 596). Zu ihrer Herstellung kochte man Fleischbrühe in dem bekannten, von dem französischen Physiker Denis Papin (1647–1712) konstruierten Topf mit Gelatine auf (29, S. 80; 50). Fonssagrives, der 25 Jahre im Marinesanitätswesen tätig war, 12 Jahre als Schiffsarzt zur See fuhr und von 1853 bis zu seiner Berufung auf den Lehrstuhl für Hygiene an der Universität in Montpellier 1864 als Professor an den Marineärztlichen Akademien in Brest und Cherbourg lehrte, verdanken wir im übrigen die beste und ausführlichste Darstellung der Ernährungsproblematik bei der französischen Marine im 19. Jahrhundert, wie 1969 in einer Düsseldorfer Dissertation von Ursula Hinkelmann ausführlich erörtert wurde (29).

Die Suppentafeln wurden übrigens bald durch den sogenannten Liebigschen Fleischextrakt ersetzt, der allerdings in der üblichen Handelsform von dem Münchner Hofapotheker Franz Xaver Pettenkofer (1785–1850), dem Onkel des berühmten Hygienikers, hergestellt worden war (24, S. 56; 29, S. 71; 40, Bd. 4, S. 101; 49, S. 95; 50) und der ab 1865 in den Proviantlisten der Schiffe auftauchte. Ein ähnliches „Extractum carnis" hatte im übrigen 1866 der Schiffsarzt des englischen Kriegsschiffes „Salamander" Alexander Rattray angegeben (40, Bd. 4, S. 102).

Im 18. und wohl noch im 19. Jahrhundert versprach man sich viel von der sättigenden Wirkung der Gelatine (20, S. 598; 21, Bd. 1, S. 251; 29, S. 60; 43, S. 75f.; 68). Man wußte damals noch nicht, daß darin die wesentlichen essentiellen Aminosäuren fehlten, und erst betrübliche Erfahrungen mit der Gelatine-Ernährung von Bagno-Sträflingen und dem Auftreten von Hungerödemen machten auf die mangelnden Nährwerte aufmerksam. So glaubte man auch lange, daß die aus der Türkei eingeführte Salepwurzel, die eine gut sättigende Schleimabkochung ergab, ebenfalls ein wertvolles Nahrungsmittel wäre. Die Kombination beider wurde als die ideale Möglichkeit sättigender und nährender Mahlzeiten an Bord angesehen, weil beide wenig Platz in Anspruch nahmen und wohlfeil waren (39, S. 339; 40, Bd. 3, S. 87; 41, S. 159; 60; 72, S. 51). Im übrigen wurde auf der Pariser Weltausstellung im Jahre 1867 ein weiteres Verfahren zur Haltbarmachung von Fleisch, Fisch und Gemüse demonstriert. Die zuvor gekochten Nahrungsmittel wurden nämlich in eine feste Gelatinehülle eingeschlossen, und von nun an erfreute sich diese Fleisch-, Fisch- oder Gemüsesülze großer Beliebtheit. Allerdings war das Verfahren so teuer, daß es an Bord nur für die Krankenkost in Frage kam (20, S. 605; 29, S. 62).

Das Problem, platzsparende Nahrungsmittel für die Bordernährung zu finden, führte im übrigen im 19. Jahrhundert noch dazu, Gemüse zu trocknen und zu konzentrieren (5, S. 42; 10, S. 35; 20, S. 580; 27, S. 409; 49, S. 95; 87, S. 81). Verständlicherweise wurden dazu zuerst Hülsenfrüchte wie Erbsen, Bohnen und Linsen verwendet, die viele Monate lang ohne Veränderung ihres Geschmacks konserviert werden konnten. Bald ging man auch dazu über, Gemüse zu verarbeiten, und es gelang z. B., den an Bord so beliebten Weiß- oder Rotkohl so zu konzentrieren, daß man auf einem Quadratmeter 16–18 000 Rationen unterbringen konnte. Auch Kartoffeln sind unter Wasserentzug in dieser Form an Bord verwandt worden, erfreuten sich aber ebenso wie im Zweiten Weltkrieg keiner besonderen Beliebtheit (5, S. 52; 27, S. 409). Zwar wurde bereits 1789 von dem italienischen Autor Filippo Baldini (geb. 1728), Leibarzt des Königs Ferdinand IV. von Sizilien (1751–1825), auf den Nährwert der Kartoffeln und ihre angeblich lange Haltbarkeit an Bord hingewiesen, doch ist seine Ansicht, Engländer, Franzosen, Holländer und Spanier bedienten sich gern dieses Nahrungsmittels, aus den zeitgenössischen Speiserollen nicht zu stützen (4, S. 16). Getrocknete Kartoffeln scheint erstmals der amerikanische Schiffsarzt Edward Cutbush (1772–1843) empfohlen zu haben (5, S. 21; 15), wie überhaupt in Amerika offensichtlich die Kartoffeln bei der Seefahrt eher bekannt wurden als in Europa (5,

S. 13 u. 32f.). So wurden allerdings, nachdem sie bereits bei der US Navy eingeführt worden waren, 1880 die wöchentlichen 2 Unzen getrockneter Kartoffeln (ca. 56 Gramm) durch 6 Unzen (ca. 170 Gramm) getrockneter Tomaten ersetzt (5, S. 52). In der englischen Marine sind getrocknete Kartoffeln erst um 1850 eingeführt worden (2, S. 190). Dagegen empfahlen die Schiffsärzte im 19. Jahrhundert immer wieder die rohe Kartoffel als billiges und angeblich wirkungsvolles Antiskorbutikum (5, S. 57; 41, S. 161; 54; 72, S. 51).

Während man in früheren Jahrhunderten meist der besseren Haltbarkeit wegen auf Schiffszwieback zurückgriff, wurden im 19. Jahrhundert immer mehr Stimmen laut, die empfahlen, sowohl aus Platzgründen als auch aus Gründen der besseren Haltbarkeit Mehl in Metallkästen mitzuführen und daraus bei Bedarf frisches Brot zu backen. Eine begrüßte Neuerung in der Bordernährung des 19. Jahrhunderts war zweifelsohne der teilweise Ersatz des harten Schiffszwiebacks durch an Bord gebackenes frisches Brot, insbesondere bei den romanischen Marinen. Dies wurde freilich erst nach Einführung der Dampfschiffahrt und Konstruktion geeigneter Backöfen möglich. So wurde z. B. bei der französischen Marine ab 1866 die Verabfolgung von frischem Brot zweimal täglich angeordnet, weil es nunmehr ohne Schwierigkeiten möglich war, die entsprechenden Backöfen zentral von der Maschine aus zu beheizen (5; 6; 10, S. 35; 20, S. 569f; 23; 29, S. 72; 46; 66, S. 24).

Die Einführung der Dampfschiffahrt hatte im übrigen auch noch eine weitere Konsequenz. Erstmals 1805 hatte der Amerikaner Frederic Tudor (1783–1864) aus Boston die Idee, Eis aus Nordamerika in die tropische Welt zu verschiffen. Man lachte ihn seinerzeit aus, war man doch der Auffassung, daß das Eis auf dem langen Wege in den Tropen vor Auslieferung schmelzen und das Schmelzwasser eventuell sogar das Schiff zum Sinken bringen könnte. Tudor konnte jedoch nachweisen, daß mit Hilfe entsprechender Isolierungskammern dieses Eis durchaus auch eine längere Schiffsreise in warmen Klimazonen überstand, und damit kam es bald zum Einbau von Eiskisten an Bord zahlreicher Passagierschiffe (1). Häufig befanden sich diese sogenannten „Eiskeller“ inmitten der Provianträume. Sie waren mit schlechten Wärmeleitern wie Knochenkohle und Kieselgur isoliert, mit Bleiplatten beschlagen und mit Ventilen zum Ablaufen etwa angesammelten Wassers versehen (23).

Somit gelang es im 19. Jahrhundert erstmalig, mit Hilfe der Kühlung Lebensmittel relativ frisch über längere Zeit hin zu konservieren, ohne sie salzen, räuchern oder trocknen zu müssen, bis schließlich 1873 der erste selbsttätige Kühlschrank gebaut wurde, der auf dem bereits 1757 von Benjamin Franklin (1706–1790) entdeckten Prinzip beruhte, daß beim Verdampfen flüchtiger Flüssigkeiten Wärme entzogen wird und damit

Kälte entwickelt werden kann (43, S. 121; 70). Aber erst als Karl von Linde (1842–1934) 1876 die sogenannte Ammoniak-Kältemaschine mit Kompression entwickelte, kam es zu einem Siegeszug des Eisschrankes auf den Dampfern aller Welt, und mit einem Schlage schien das Problem der Frischproviant-Konservierung gelöst (23; 29, S. 72; 50; 61). Der französische Chemiker Charles Tellier (1828–1913), der sich besonders intensiv mit dem Gedanken der Konservierung von Fleisch durch Kälte befaßte, hat bereits 1876 das erste mit Kühlapparaten ausgestattete Schiff „Frigorifique" nach Buenos Aires gesandt, das ein Jahr später mit 5 500 gefrorenen Hammeln nach Rouen zurückkehrte. An ihn erinnert seit 1932, wie Robert von Ostertag (1864–1940) mitteilte, an der Städtischen Eisanstalt von Buenos Aires eine Gedenktafel (50).

Das Salzfleisch wurde allmählich immer mehr von Frischfleisch abgelöst, wenn es auch bis 1926 dauerte, bis zum letzten Mal in der Royal Navy gesalzenes Fleisch ausgegeben wurde (2, S. 190; 40, Bd. 4, S. 98).

Inzwischen war jedoch ein neues Problem aufgetaucht, das der Versorgung Tausender und Abertausender von Auswanderern auf den Auswandererschiffen aus Deutschland und Großbritannien (10, S. 37; 28). Sie führten häufig Säuglinge mit sich, die dringend Milch benötigten, und so ist es kein Wunder, daß etwa von 1866 an zuerst gezuckerte kondensierte Milch und später auch evaporierte ungezuckerte Milch in Konserven an Bord für diese Fälle mitgeführt wurden (10, S. 37; 87, S. 61), aber auch schon sehr früh Pulvermilch Verwendung fand, die heute, zusammen mit Margarine, Öl oder Butter in einer sogenannten „Eisernen Kuh" ad hoc zubereitet, gern von den Seeleuten als erfrischendes Getränk auf der Tropenfahrt genossen wird und ebenso wie früher der Kakao auch den Konsum alkoholischer Getränke zu drosseln erlaubt.

Leider gestattet es die Zeit nicht, auf einige typische ernährungsbedingte Schiffskrankheiten im einzelnen einzugehen wie die Segelschiff-Beriberi oder die Xerophthalmie, die Intoxikationen infolge Genusses unbekannter exotischer Früchte oder die auch noch im 19. Jahrhundert so außerordentlich häufigen Durchfallerkrankungen nach Essen von ungewaschenen Salaten, ungeschälten Früchten usw. Daß diese Beobachtungen aber ein Grund dafür waren, daß die Seeleute grundsätzlich allen Nahrungsmitteln in fremden Ländern mißtrauten und sich lieber an die wenn auch noch so eintönige Bordkost hielten, ist eine Feststellung, die man auch heute noch immer wieder an Bord machen kann. Die Erfahrung, die der Autor selbst in Suez leidvoll erleben mußte, als er nach einem Essen in einem typisch arabischen Lokal, dessen Boden mit Sägespänen bedeckt war, die jede halbe Stunde erneuert wurden und wohin die Speisegäste alle Abfälle des Mahles warfen, von einem mehrwöchigen außerordentlich lästigen Unwohlsein auf der Reise durch das Rote Meer, den Indischen Ozean und den Persischen Golf geplagt war, führt dazu, zu empfehlen, daß ein Europäer doch wohl die alte Kolonialweisheit beherzigen sollte: keine ungekochte Nahrung, keine unschälbaren Früchte und prinzipiell kein Wasser, kein Eis und keine fett-triefenden Speisen zu genießen.

Einen uns merkwürdig erscheinenden Vorschlag machte 1793 der südamerikanische Arzt Pedro Nolasco Crespo. Er war der Auffassung, daß die harten Bedingungen auf See durch das Koka-Kauen erleichtert werden könnten und besonders bei Genuß von salzhaltigem Fleisch dies sehr zuträglich sei (45; 81).

Daß im übrigen noch 1846 der berühmte Forschungsreisende und Naturforscher Johann Jakob von Tschudi (1818–1880), der über diese Sitte in seinem Reisebericht über Peru berichtete (80), diese Methode für durchaus prüfenswert hielt und glaubte, daß der mäßige Gebrauch von Koka ohne nachteilige Folgen für die Gesundheit sei, dürfte ein Licht auf die leichtfertige Behandlung der Rauschgiftprobleme in jener Zeit werfen, wie wir sie in unserer Zeit wieder bezüglich des Haschisch erlebt haben. Tschudi war im übrigen der Überzeugung, daß damit auch die Gefahren des sehr viel schädlicheren Branntweines gebannt und das seiner Ansicht nach ekelhafte Kauen des Tabaks verhindert werden könnten. Wenn Koka genau dosiert vom Schiffsführer in Notsituationen ausgegeben würde, könnten die Leistungen der Matrosen gehoben, die Nachtwachen verlängert und etwaige Hungerzeiten besser überstanden werden (80).

Auch im 19. Jahrhundert wurde im übrigen lebendes Geflügel und lebendes Vieh an Bord mitgeführt, aber fast ausschließlich zur Ernährung der Offiziere und der Passagiere (5, S. 40; 11, S. 61; 18, S. 192; 29, S. 64; 64, S. 1242; 87, S. 79). Die Mengen waren zum Teil beträchtlich, und Hühner, Schafe und Truthähne, Ochsen, Schweine und Enten waren besonders beliebt. Das Problem war nicht die Fütterung mit Hafermehl oder sonstigen Futtermitteln, sondern die für viele Tiere deletäre Seekrankheit und Wasserversorgung (21, Bd. 1, S. 243). Das Mitführen von lebendem Vieh war nach Ansicht vieler Autoren des 18. und des beginnenden 19. Jahrhunderts auch aus einem anderen Grund von Bedeutung. Man war nämlich der Auffassung, daß frisches Tierblut antiskorbutische Wirkung haben würde und empfahl den Genuß des frischen Blutes zur Skorbutprophylaxe (29, S. 66). Der schon erwähnte französische Schiffsmediziner Fonssagrives bestritt jedoch 1856 die antiskorbutische Wirkung, hielt aber die Verwendung von Tierblut als zusätzliches Nahrungsmittel wegen der wichtigen Nahrungsbestandteile, die es enthielte, doch für sinnvoll (20, S. 591; 29, S. 67).

Im 19. Jahrhundert galt auf vielen Gebieten immer noch der Satz des englischen Schiffsarztes Nikolai Detlef Falck, der in seinem „Seaman's Medical Instructor" vom Jahre 1774 durchaus zutreffend schrieb (19): „A ship at sea may be preferably considered as a floating kingdom." Noch war der Kapitän nächst Gott der unumschränkte Herrscher an Bord. Er trug in einer Zeit ohne Radiotelegraphie die volle absolute Verantwortung für seine Besatzung, und er war uneingeschränkt höchste und absolute Autorität. Aber schon ein weiterer Satz des britischen Schiffsarztes (19): „A seaman who launches into the main oceans is cut off from every assistance" stimmte in dieser Zeit nicht mehr ganz, denn als wertvolle Assistenz hatten sich die neuen Errungenschaften der jungen Industrie erwiesen. Die Einführung der Konserve, die Konstruktion von Eiskammern und Kühlschränken, die Trocknungsmethoden von Gemüsen verschiedener Art und die Ablösung der Segelschiffe durch Dampfschiffe hatten dazu geführt, daß die Nahrungsmittel qualitätsvoller und länger haltbar und die Reisezeiten überschaubarer wurden, und daß Hungerkatastrophen auf Segelschiffen, die infolge Flauten, vor allen in den Kalmen, oft wochen- bis monatelang liegenblieben, zu den Seltenheiten wurden. Das 19. Jahrhundert ist schließlich das Jahrhundert der Überwindung des Skorbuts geworden, ohne daß die Einführung des adäquaten Heil- und Vorbeugemittels, des Zitronensaftes, bereits zur Erkenntnis der wahren Ursache dieser Avitaminose geführt hätte.

Tab. I: Speiserolle der Royal Navy von 1691

	Sonntag	Montag	Dienstag	Mittwoch	Donnerstag	Freitag	Samstag
Zwieback	454 g	454 g	454 g	454 g	454 g	454 g	454 g
Rindfleisch	–	907 g	–	–	–	–	907 g
Schweinefl.	454 g	–	–	–	–	–	–
Erbsen	0,235 l	0,235 l	–	0,235 l	0,235 l	–	–
Stockfisch	–	1/8 Stck	–	1/8 Stck	–	1/8 Stck	–
Butter	–	56,7 g	–	56,7 g	–	56,7 g	–
Käse	–	113,4 g	–	113,4 g	–	113,4 g	–
Bier	3,785 l	3,785 l	3,785 l	3,785 l	3,785 l	3,785 l	3,785 l

(Nach: 32, S. 277)

Tab. II: Englische Gewichtmaße bis um 1830

1 lb (Pfund)	454 g
1 gallon	3,785 l
1 pint	0,473 l
1 ounce	28,4 g

(Nach: 88)

Tab. III: Speiserolle der Royal Navy von 1780

	Sonntag	Montag	Dienstag	Mittwoch	Donnerstag	Freitag	Samstag
Zwieback	454 g	454 g	454 g	454 g	454 g	454 g	454 g
Rindfleisch	–	–	907 g	–	–	–	907 g
Schweinefl.	454 g	–	–	–	454 g	–	–
Erbsen	0,235 l	–	–	0,235 l	0,235 l	0,235 l	–
Hafergrütze	–	0,473 l	–	0,473 l	–	0,473 l	–
Butter	56,7 g	56,7 g	–	56,7 g	–	56,7 g	–
Käse	–	113,4 g	–	113,4 g	–	113,4 g	–
Bier	3,785 l	3,785 l	3,785 l	3,785 l	3,785 l	3,785 l	3,785 l

Dazu wöchentlich: Zucker 170 g, Senf, Pfeffer, Sauerkraut, Zwiebeln, evtl. Karotten, Sellerie, Essig.

Nach Maßgabe der Vorräte *zusätzlich*: Reis, Rosinen, Olivenöl, evtl. Austausch Wein gegen Bier.

(Nach: 40, Bd. 3, S 81)

Tab. IV: Speiserolle der Royal Navy von 1844

	Sonntag	Montag	Dienstag	Mittwoch	Donnerstag	Freitag	Samstag
Zwieback	454 g	454 g	454 g	454 g	454 g	454 g	454 g
Rindfleisch	342 g	–	342 g	–	342 g	–	342 g
Schweinefl.	–	342 g	–	342 g	–	342 g	–
Erbsen	–	0,284 l	–	0,284 l	–	0,284 l	–
Hafergrütze	0,284 l pro Woche						
Mehl	342 g	–	342 g	–	342 g	–	342 g
Zucker	42,5 g	42,5 g	42,5 g	42,5 g	42,5 g	42,5 g	42,5 g
Schokolade und Kakao	28,4 g	28,4 g	28,4 g	28,4 g	28,4 g	28,4 g	28,4 g
Tee	7,1 g	7,1 g	7,1 g	7,1 g	7,1 g	7,1 g	7,1 g
Spirituosen	0,142 l	0,142 l	0,142 l	0,142 l	0,142 l	0,142 l	0,142 l
Bier	nicht erwähnt						

Dazu wöchentlich: Essig, Rosinen, Pfeffer, Zwiebeln, evtl. Sellerie, Knoblauch.

Nach Maßgabe der Vorräte *zusätzlich*: Reis, Gemüse (vor allem Rotkohl), Portable Soups, Salepwurzeln, Olivenöl.

Vom 15. Tag nach der Ausfahrt täglich:
Zitronen- oder Limonensaft 14,2 g mit gleicher Menge Zucker und evtl. Rumzusatz (Rob).

(Nach: 40, Bd. 4, S. 93)

Tab. V:
Tägliche Ration eines französischen Matrosen an Bord 1832

Mehl	250 g oder
Brot	750 g oder
Zwieback	550 g
Wein	0,69 l oder
Apfelwein/Bier	1,58 l
Spirituosen	0,18 l
Kaffee	20 g
Zucker	20 g
Speck	180 g oder
Rindfleisch	250 g
Trockengemüse	180 g oder
Reis	110 g
Sauerkraut	50 g
Käse	90 g
An Fastentagen (Freitag) anstelle von Fleisch Fisch (Kabeljau)	120 g oder
Käse	120 g

(Nach: 20, S. 278)

Tab. VI: Tägliche Ration eines englischen Seemannes

	1825[a)]	1867[b)]
Zucker	42,5 g	56,8 g
Zwieback oder Brot	454 g	681 g
Schokolade oder Kakao	28,4 g	28,4 g
Tee	7,1 g	7,1 g
Spirituosen	0,118 l	0,071 l
Frischfleisch (im Hafen)	454 g oder	454 g oder
Salzfleisch (auf See)	342 g	454 g oder
Rauchfleisch (bzw. Konserven)	–	303 g
Gemüse (im Hafen)	227 g	227 g oder
Mehl (auf See)	169,6 g	263,6 g
Fett	32,8 g	19,0 g
Rosinen	32,8 g	42,5 g
Erbsen	–	151 g
Kartoffeln (getrocknet)	–	341 g
Bier	3,785 l	nicht erwähnt
Zitronensaft	14,2 g	14,2 g (ab 15. Seetag)

a) Nach: 2, S. 190; 40, Bd. 4, S. 93; 89, 1836, S. 18

b) Nach: 40, Bd. 4, S. 94; 89, 1867, App. S. 139

Tab. VII: Speiserolle der US Navy um 1875

	Sonntag	Montag	Dienstag	Mittwoch	Donnerstag	Freitag	Samstag
Schiffszwieback	363 g	363 g	363 g	363 g	363 g	363 g	363 g
Rindfleisch	–	–	453 g	–	–	453 g	–
Schweinefleisch	–	453 g	–	453 g	–	–	453 g
Fleischkonserve	302 g	–	–	–	302 g	–	–
Mehl	–	–	227 g	–	–	227 g	–
Reis	227 g	–	–	–	–	–	–
Trockenfrüchte	–	–	–	56 g	–	56 g	–
Mixed Pickles	–	–	–	112 g	–	–	112 g
Zucker	56 g	56 g	56 g	56 g	56 g	56 g	56 g
Tee	7 g	7 g	7 g	7 g	7 g	7 g	7 g
Kaffee	28 g	28 g	28 g	28 g	28 g	28 g	28 g
Kakao	28 g	28 g	28 g	28 g	28 g	28 g	28 g
Butter	56 g	–	–	–	56 g	–	–
Trockenkartoffeln	–	–	–	–	56 g	–	–
Trockengemüse	–	–	–	–	–	–	28 g
Bohnen	253 g	–	–	253 g	–	–	253 g
Melasse	–	–	–	–	253 g	–	–
Essig	–	–	–	–	–	–	253 g

(Nach: 86, S. 55)

Tab. VIII: Tägliche Ration des Österreichischen Lloyd um 1913

	Sonntag	Montag	Dienstag	Mittwoch	Donnerstag	Freitag	Samstag	Summe	Tagesmittel
Mehl	400 g	400 g	400 g	400 g	400 g	400 g	400 g		
Fleisch	450 g	450 g	450 g	450 g	450 g	450 g	450 g		
Makkaroni	–	70 g	–	70 g	–	70 g	–		
Kartoffeln	700 g	700 g	300 g	700 g	700 g	700 g	300 g		
Schweinefett	32 g	20 g	15 g	35 g	17 g	35 g	20 g		
Öl	–	18 g	20 g	3 g	15 g	3 g	20 g		
Zwiebeln	30 g	40 g	35 g	35 g	35 g	35 g	35 g		
Bohnen	–	50 g	120 g	50 g	–	50 g	170 g		
Erbsen	40 g	–	–	–	40 g	–	–		
Reis	100 g	–	100 g	–	100 g	–	–		
Zucker	25 g	25 g	25 g	25 g	25 g	25 g	25 g		
Gemüse	–	80 g	–	120 g	–	80 g	–		
Käse	50 g	–	50 g	–	50 g	–	50 g		
Eiweiß	143 g	142 g	160 g	142 g	143 g	142 g	171 g	1043 g	149 g
Fett	75 g	69 g	77 g	68 g	73 g	111 g	82 g	555 g	79 g
Kohlenhydrate	544 g	517 g	515 g	516 g	535 g	520 g	500 g	3647 g	521 g
Kalorien	3513	3342	3483	3329	3457	3746	3613	24483	3481

Außerdem täglich: 22 g Kaffee oder 6 g Tee, 25 g Salz, 1 g Pfeffer, 0,6 l Wein (für Heizer 0,8 l). – Essig und Knoblauch nach Bedarf, Samstag Graupen 70 g. Das Mehl für Brot kann durch 470 g Zwieback ersetzt werden.

(Nach: 46, S. 593)

Tab. IX: Speiserolle des Österreichischen Lloyd (um 1913)

Tage	Früh	Mittags	Abends
Sonntag	Kaffee Käse	Reis mit Erbsen Fleisch mit Kartoffeln	Ragoutfleisch mit Kartoffeln
Montag	Tee 2 Sardellen	Makkaroni mit Bohnen Fleisch mit Kartoffeln	Fleisch mit Kartoffelsalat
Dienstag	Kaffee Käse	Reis mit Dörrgemüse Fleisch mit Kartoffeln	Fleisch mit Fisolensalat
Mittwoch	Tee Sardellen	Makkaroni mit Fisolen Fleisch mit Kartoffeln	Ragout mit Kartoffeln
Donnerstag	Kaffee Käse	Reis mit Erbsen Fleisch mit Kartoffeln	Fleisch mit Kartoffelsalat
Freitag	Tee Sardellen	Makkaroni mit Erbsen Fleisch mit Kartoffeln	Ragout mit Kartoffeln
Samstag	Kaffee Käse	Graupen mit Fisolen Fleisch mit Kartoffeln	Fleisch mit Fisolensalat

(Nach: 46, S. 592)

Literatur

1 Adams, W. T.: Volle Ladung Eis. Dtsch. Übers. v. F. Busch, in: Kehrwieder 16, 1972, H. 6, S. 15.

2 Allison, R. S.: Sea Diseases. The Story of a Great Natural Experiment in Preventive Medicine in the Royal Navy, London 1943.

3 Appert, N. F.: L'art de conserver, pendant plusieurs années, toutes les substances animales et végétales, Paris 1810.

4 Baldini, F.: La sanità dei naviganti per uso dell'Armata Navale di S. M. Siciliana, Neapel 1789.

5 Barboo, S. H.: A. Historical Review of the Hygiene of Shipboard Food Service in the United States, Public Health Thesis, University of California, Los Angeles, Ann Arbor 1966, Reg. Nr. 67–546.

6 Belli, C. M.: Die Entwicklung der Schiffshygiene im 19. Jahrhundert, in: Arch. Schiffs-Tropenkrkh. 7 (1903) S. 19–35.

7 Bisset, J.: Auf allen Ozeanen. Dtsch. Übers. v. S. H. Engel, München 1965, S. 104ff.

8 Blane, G.: Observations on the Diseases Incident to Seamen, London 1785.

9 Burnett, J.: Plenty and Want. A Social History of Diet in England from 1815 to the Present Day, London 1966.

10 Busche, R.: Beiträge zur Geschichte der Schiffshygiene, Med. Diss. Düsseldorf 1939.

11 Chaligne, C.: Chirurgiens de la Compagnie des Indes. Histoire du service de santé de la Compagnie (1664–1893), Thèse méd. Paris 1961.

12 Chamisso, A. v.: Reise um die Welt . . ., in: Ausgewählte Werke. Leipzig 1929, S. 100ff.

13 Clark, J.: Observations on the Diseases in Long Voyages to Hot Countries, London 1775.

14 Crumpacker, J. W.: Supplying the Fleet for 150 Years, in: U. S. Nav. Inst. Proc. 71 (1945) S. 705–713.

15 Cutbush, E.: Observations on the Means of Preserving the Health of Soldiers and Sailors, Philadelphia 1808, S. 99f.

16 Drummond, J. C., u. Lewis, W. R.: Examinations of Some Tinned Food of Historical Interest, in: J. Soc. Chem. Ind. 57 (1938) S. 808–814 u. S. 827–836.

17 Drummond, J. C. u. Wilbraham, A.: The Englishman's Food, London 1957.

18 Duhamel du Monceau, H. L.: Moyens de conserver la santé aux équipages des vaisseaux, Paris 1759.

19 Falck, N. D.: The Seaman's Medical Instructor, in a Course of Lectures on Accidents and Diseases Incident to Seamen, in the Various Climates of the World, London 1774, S. IIf.

20 Fonssagrives, J. B.: Traité d'hygiène navale, Paris 1856.

21 Forget, C. P.: Médecine navale ou nouveaux élements d'hygiène, de pathologie et de thérapeutique médico-chirurgicales, 2 Bde, Paris 1832.

22 Glatzel, H.: Der Wandel der abendländischen Ernährung von gestern auf heute in: Colloquium Culinarium 1962. Ernährung gestern, heute und morgen, hrsg. v. H. Kraut (= Schriftenreihe der Maggi GmbH Nr. 9, S. 52).

22a Grmek, M. D.: Les origines d'une maladie d'autrefois: le scorbut des marins. I. Congr. intern. hist. océanographie Monaco 1966, in: Bull. Inst. Océanographie Monaco, Nr. spéc. 2, p. 505–523.

23 Haack, R.: Über hygienische Einrichtungen auf Schiffen, in: Hyg. Rdsch. 1 (1891) S. 325–335.

24 Hansen, E. u. Wendt, W.: Geschichte der Lebensmittelwissenschaft, in: Handbuch der Lebensmittelchemie, Bd. 1, Berlin–Heidelberg–New York 1965, S. 1ff.

25 Hassall, A. H.: Food and its Adulteration, London 1855.

26 Heischkel-Artelt, E.: Kaffee und Tee im Spiegel der medizinischen Literatur des 17.–19. Jahrhunderts, in: Med. hist. J. 4 (1969) S. 250–260.

27 Henning, F.: Diätetisch-medicinisches Handbuch für Seeleute, Leipzig 1800.

28 Herwig, R.: Über Schiffshygiene an Bord von Auswandererschiffen . . ., Berlin 1887, S. 30f.

29 Hinkelmann, U.: Die Schiffshygiene im „Traité d'hygiène navale" von Jean Baptiste Fonssagrives 1856, Med. Diss. Düsseldorf 1969.

30 Horki, J.: Einige Probleme der Gemeinschaftsverpflegung von Seeleuten bei Schiffsfernfahrten, in: Nutr. et Dieta 1, (Suppl.) (1959) S. 105–109.

31 Hullu, J. de: De voeding op de schepen der O. I. Compagnie, in: Bijdr. Taal-, Land-, Volkenkd. Nederl. Indie 67 (1913) S. 245.

32 Keevil, J. J.: Medicine and the Navy 1200–1900, Bd. 2, Edinburgh u. London 1958.

32a Kühnau, J.: Strukturwandel der Ernährung in der hochzivilisierten Gesellschaft, in: Verh. Dtsch. Ges. inn. Med. 67 (1961), S. 769–783.

33 Krusenstern, A. J. L.: Reise um die Welt 1803–1806, St. Petersburg 1810–1812, S. 8 u. 201ff.

34 Lacroix, L.: L'age d'or de la voile, Paris 1949, S. 66f.
35 Laing, E. A. M.: The Introduction of Canned Food into the Royal Navy 1811–1852, in: Mariner's Mirror 50 (1964), S. 146–149.
36 Larsen, Ø.: Schiff und Seuche 1795–1799, Oslo 1968.
37 Leonhard, J.: A propos de l'hygiène navale sur les navires de guerre français dans la première moitié du XIX siècle. C. R. 91. congr. nat. Soc. sav. Rennes 1966, Bd. 1, Paris 1967, S. 56ff.
38 Lind, J.: A Treatise of the Scurvy, Edinburgh 1753.
39 Lind, J.: An Essay on Diseases Incidental to Europeans in Hot Climates, London 1768.
40 Lloyd, C., u. Coulter, J. L. S.: Medicine and the Navy 1200–1900. Bd. 3 u. 4, Edinburgh u. London 1961 u. 1963.
41 Lloyd, C. (Hrsg.): The Health of Seamen, London u. Colchester 1965.
42 McCay, C. M.: The Contribution of Naval Experience to Human Nutrition, in: N. Y. State J. Med. 52 (1952) S. 304–308.
43 McCollum, E. V.: A History of Nutrition, Boston 1957.
44 MacDonald, D.: Outlines of Naval Hygiene, London 1881.
45 Maier, H. W.: Der Kokainismus, Leipzig 1926, S. 15.
46 Markl: Die Ernährung des Seemannes, in: Arch. Schiffs-Tropen-Hyg. 18 (1914) S. 583–605.
47 Melville, H.: Redburn. His First Voyage, New York 1849, S. 77 u. 343.
48 Melville, H.: White Jacket, London 1850. Dtsch. Übers. v. W. Weber: Weissjacke, Zürich 1948, S. 101ff.
49 Müller, I.: Untersuchungen zur Arzneimittelversorgung an Bord, vom Beginn der Entdeckungsreisen bis zur Einführung der Dampfschiffahrt, Naturw. Diss. Düsseldorf 1969.
50 Ostertag, R. v.: Beiträge zur Geschichte der Lebensmittelkonservierung, in: Technikgeschichte 22 (1933) S. 87–92.
51 Peters, R. (Hrsg.): An Act to Provide a Naval Armament, Bd. 1, Boston 1845, S. 350ff., Bd. 2, Boston 1845, S. 110f.
52 Pezzi, G.: Sui progressi nell'igiene e della medicina navale nei secoli XIX e XX, in: Riv. stor. sci. med. nat. 44 (1953) S. 194–206.
53 Pezzi, G.: La medicina navale nella storia, in: Medicina navale, hrsg. v. G. Mirra, Padua 1961, S. 1ff.
54 Preston, T. J.: The Medical Service of the Navy in the Early Part of the Last Century, in: Brit. Med. J. 1 (1904) S. 612–614.
55 Pringle, J.: A Discourse Upon Some Late Improvements of the Means for Preserving the Health of Mariners, London 1776, S. 42.
56 Rattray, A.: Extract from the Journal of a Medical Officer 1865–66, in: J. Roy. Nav. Med. Serv. 22 (1936) S. 51–61.
57 Reincke, J. J.: Gesundheitspflege auf Seeschiffen, mit besonderer Berücksichtigung der Handelsflotte, Hamburg 1882.
58 Richelot: Geschichte der Schiffshygiene, in: Dtsch. mil. ärztl. Zschr. 35 (1906) S. 267–269.
59 Richelot: Die Entwicklung der Schiffshygiene. Zschr. Baln. 6 (1931) S. 260–263.
60 Rieck, W.: Zur Konservierung von Fleisch vor 190 Jahren, in: Schlacht-Viehhof Ztg. 69 (1969) S. 5–7.
61 Riegel, W.: Heizung, Beleuchtung, Wasserversorgung, Bade- und Wascheinrichtungen, Eisbereitung und Kälteerzeugung, Beseitigung der Abfallstoffe, Ungezieferver-

tilgung, in: Handbuch der Gesundheitspflege an Bord von Kriegsschiffen, hrsg. v. M. zur Verth u. a., Bd. 1, Jena 1914, S. 547ff.

62 Roddis, L. H.: A Short History of Nautical Medicine. New York u. London 1941. Auch in: Ann. Med. Hist. 3. ser. 3 (1941) S. 203–247, 326–352 u. 418–447.

63 Rosen, G.: Occupational Diseases of English Seamen During the Seventeenth and Eighteenth Centuries, in: Bull. Hist. Med. 7 (1939) S. 751–758.

64 Ruge, R.: Schiffsärztliches aus dem 17. und 18. Jahrhundert, in: Marinerundschau 11 (1900) S. 1011–1041, 1232–1248 u. 1376–1411.

65 Ruge, R.: Fortschritte in der Schiffshygiene während des 19. Jahrhunderts, in: Marinerundschau 24 (1913) S. 576–588.

66 Ruge, R.: Geschichte der Schiffshygiene, in: Handbuch der Gesundheitspflege an Bord von Kriegsschiffen, hrsg. v. M. zur Verth u. a. Bd. 1, Jena 1914, S. 4ff.

67 Schadewaldt, H.: Der Schiffsarzt, in: Ciba Zschr. (Wehr) 7 (1955) Nr. 76 (mit Beilage „Literatur und Nachtrag zum Thema").

68 Schadewaldt, H.: Zur Geschichte der Eiweißforschung, in: Münch. med. Wschr. 106 (1964) S. 229–234.

69 Schadewaldt, H.: Verwendung von Bleirohren für Trinkwasseranlagen, in: Münch. med. Wschr. 109 (1967) S. 2712–2713.

70 Schadewaldt, H.: Bordernährung in vergangener Zeit, in: Materia medica Nordmark 21 (1969) S. 669–681.

71 Schadewaldt, H.: Die Schiffsapotheken im Mittelalter, in: Intern. Symposium Pharmaziegeschichte Trogir 1971, Zagreb 1973, S. 297–311.

72 Schiller, G.: Die Schiffsmedizin in den „Observations on the Diseases Incident to Seamen" von Gilbert Blane 1795, Med. Diss. Düsseldorf 1973.

73 Schmitt, F. P.: Supplying the Continental Navy, in: Navy Supply Corps News Letter 28 (1964) S. 22–23.

74 Steward, C. P., u. Guthrie, D.: Lind's Treatise on Scurvy, Edinburgh 1953.

75 Teuteberg, H. J., u. Wiegelmann, G.: Der Wandel der Nahrungsgewohnheiten unter dem Einfluß der Industrialisierung, Göttingen 1972 (= Studien zum Wandel von Gesellschaft und Bildung im Neunzehnten Jahrhundert 3).

76 Thorman, A.: Fär panadernas vindar pä 1890-talet, Stockholm 1953, S. 66f.

77 Treue, W.: Die reale Stadt und die Krankheit im 17. Jahrhundert, Osterode–Homberg 1969, S. 39f.

78 Trotter, T.: Medicina nautica, Bd. 1, London 1797, S. 397ff,. Bd. 3, London 1803, S. 207ff.

79 Trotter, T.: An Essay Medical, Philosophical, and Chemical on Drunkeness, and its Effects on the Human Body, London 1804.

80 Tschudi, J. J. v.: Peru. Reiseskizzen aus den Jahren 1832–1842, Bd. 2, Sagan 1846, S. 299f.

81 Unanue, H.: Disertación sobre el aspecto cultivo, comercio y virtudes de la famosa planta del Peru, nombrata Coca; Lima 1794.

82 Underwood, E. A.: Naval Medicine in the Ages of Elizabeth and James, in: Ann. Roy. Coll. Surg. England 1 (1947), S. 115–136.

83 Villiers, A.: Sea-Dogs of to-day, London 1932, S. 119f.

84 Villiers, A.: The Way of a Ship, London 1954, S. 182ff.

85 Weibust, K.: Deep Sea Sailors. A Study in Maritime Ethnology, Stockholm 1969, S. 84 ff. (= Nordiska Museets Handlingar Nr. 71).

86 Wilson, J.: A Manuel of Naval Hygiene, 2. Aufl., London 1879.

87 With, O. H.: Die Gesundheitspflege auf Segelschiffen für Gebildete aller Stände namentlich für Schiffsofficiere und Auswanderer, Bremerhaven 1858.

88 Zupko, R. E.: A Dictionary of English Weights and Measures from the Anglo-Saxon Times to the Nineteenth Century, Madison–Milwaukee–London 1968.

89 Royal Navy Health Reports. 1836 und 1867.

Die deutsche Kochbuchliteratur des 19. Jahrhunderts

von Walter Artelt

Die Kochbücher bilden eine Literaturgattung besonderer Art[1], deren Stellung im Schrifttum nicht ohne einige Überlegungen zu bestimmen ist. Daß es sich um eine Spezialliteratur handelt, welche die Medizin angeht, kann nicht zweifelhaft sein. Hat sie aber ihren Standort im medizinischen Schrifttum? Einzelne Sondergebiete sicherlich: Kochrezepte für Krankenkost, diätetische Kochanweisungen und Kostformen für Gesunde. Schließlich geht aber auch jedes allgemeine Kochbuch als solches die Medizin an. Es ist Objekt ärztlicher Überlegungen, die sich teils in den Bereichen der theoretischen Medizin, teils in denen der klinischen abspielen.

Die literarische Form der Kochbücher aber verweist sie in den Umkreis des technisch-praktischen Fachschrifttums. Gerhard Eis, der immer wieder mit Nachdruck auf die Bedeutung derartiger Fachliteratur für die Germanistik hingewiesen hat, hat gezeigt, daß Rezeptarien die Grundform der mittelalterlichen Fachprosa im Bereich der artes mechanicae – der „Eigenkünste", denen Trivium und Quadrivium als artes liberales gegenüberstehen – insgesamt sind, daß also die Rezeptarien der Küche und die der Medizin wie die der Alchemie, der Landwirtschaft und der verschiedenen Handwerke als Literaturform hier ihre gemeinsame Wurzel haben[2].

Die Kochbücher enthalten also technische Anweisungen in Rezeptform, die in allen Einzelheiten auch für die Medizin relevant sind, von ihr analysiert und – wo nötig – korrigiert werden müssen. Wie weit aber der Schwerpunkt bei den Rezeptarien der Küche, die wir etwas ungenau als Kochbücher zu bezeichnen pflegen, außerhalb des Bereiches der Medizin liegt, läßt sich daraus ablesen, wie lange es dauerte, bis die grundlegenden Erkenntnisse der medizinischen Ernährungslehre des späteren 19. Jahrhunderts sich hier gegen das Gewicht der Tradition durchsetzen konnten.

---

[1] Zur Geschichte der Kochkunst sei insbesondere verwiesen auf Hans Wiswe: Kulturgeschichte der Kochkunst. Kochbücher und Rezepte aus zwei Jahrtausenden mit einem lexikalischen Anhang zur Fachsprache von Eva Hepp, München 1970, sowie Hans J. Teuteberg und Günter Wiegelmann, Der Wandel der Nahrungsgewohnheiten unter dem Einfluß der Industrialisierung, Göttingen 1972 (= Studien zum Wandel von Gesellschaft und Bildung im Neunzehnten Jahrhundert 3).

[2] Vgl. Gerhard Eis: Mittelalterliche Fachliteratur, 2. Aufl. Stuttgart 1967 (= Sammlung Metzler 14), S. 13ff., 27ff. und 58.

Wir werden davon zu sprechen haben, wenn wir die Entwicklung besonders verbreiteter, langlebiger Kochbücher an einem Beispiel verfolgen werden.

Die Frage, welcher Standort den Kochbüchern im System der Literatur gemäß ist, mußte vor allem die Bibliothekare bewegen, die die Bestände großer Bibliotheken systematisch aufzustellen hatten. Wo ordneten sie die Kochbücher ein?

Diese fanden – als der Hauswirtschaft zugehörig – ihren Platz unter dem Oberbegriff „Ökonomie", sofern nicht bei einzelnen Gruppen besonderer Anlaß bestand, sie der Medizin zuzuweisen[3]. So verfuhr auch der Großherzogl. Hessische Geh. Rath Andreas August Ernst Schleiermacher in seinem „Bibliographischen System der gesamten Wissenschaftskunde" (Theil 1 und 2, Braunschweig 1847), das als Kanon für die systematische Aufstellung großer wissenschaftlicher Bibliotheken diente. Wenn er aber der Rubrik, in der „Anleitungen zur Kochkunst", „Anleitungen zur Kochkunst nach den Jahreszeiten, den Tagen angeordnet", „Catechismen, Taschenbücher der Kochkunst" und „Anleitungen zur Kochkunst mit Rücksicht auf besondere Verhältnisse und Menschenclassen" als Untergruppen erscheinen[4], den Obertitel „Oeconomische Wissenschaften" gab, so will uns dieser Begriff für die praktischen Rezeptarien der Kochkunst als zu hoch gegriffen erscheinen. Der Historiker kann sich des Eindrucks nicht erwehren, als hätten die Hüter wissenschaftlicher Bibliotheken dieses volkstümliche Literaturgut nur mit einiger Verlegenheit ihren Beständen einverleibt, wenn sie das nicht vermeiden konnten.

So wird sich der Historiker, der sich der älteren Kochbuchliteratur in der Erwartung nähert, ein so gängiges, allgemein verbreitetes Schrifttum leicht über die nächste große Bibliothek bekommen zu können, alsbald bitter enttäuscht sehen. Er wird feststellen, daß es sich um eine Literaturgattung handelt, die in den Staats-, Landes- und Universitätsbibliotheken nur mehr oder weniger sporadisch vertreten ist. Er wird den Versuch, bestimmte

---

[3] Das gilt nicht nur für die Krankenkost und die nach den Grundsätzen der Diätetik revidierte Kost für Gesunde, sondern auch für Kochbücher, die eine besondere Kostform anbieten, wie z. B. die vegetarische.

[4] Theil 2, S. 19f. (Rubriken T. 349ff.); innerhalb der medizinischen Literatur führen die für Kochbücher zuständigen Rubriken die Bezeichnungen: „Von dem Gebrauch der Nahrungsmittel und einzelnen, denselben betreffenden Gegenständen, hinsichtlich des verschiedenen Verhältnisses derselben, deren Einfachheit, der Menge des Nahrungsstoffes, der Verschiedenheit nach Jahreszeiten und Ländern, des Unterschieds der festen und flüssigen, der warmen und kalten, der Zeit, sie zu nehmen, und mancherlei sich darauf beziehenden diätetischen Vorschriften" (R. 486 in Theil 1, S. 637f.) und „Von der Krankendiät" (R. 604, ebenda S. 646), bzw. für die vegetarischen Kochbücher: „Von den vegetabilischen Nahrungsmitteln im allgemeinen" (R. 488 in Theil 1, S. 638).

Auflagen – die ersten etwa – selbst der bekanntesten und verbreitetsten Kochbücher des 19. Jahrhunderts dort vor Augen zu bekommen, sehr bald als aussichtslos aufgeben und sich damit begnügen, die Auflagen zu benützen, die man ihm zu bieten hat. Sofern er aber versucht, solche Engpässe dadurch zu überwinden, daß er nach den gesuchten Quellen in den Buchantiquariaten und bei den großen Buchauktionen Ausschau hält, wird er schnell gewahr werden, daß alte Kochbücher längst ein begehrtes und hochbezahltes Objekt bibliophiler Sammelleidenschaft geworden sind, das sich – von seltenen glücklichen Ausnahmen abgesehen – seinem Zugriff entzieht. So verdanken auch bedeutende Bibliographien der Kochbuchliteratur ihre Entstehung der Bibliophilie[5]. Hier ist vor allem der „Catalog der Kochbücher-Sammlung von Theodor Drexel"[6] zu nennen, verfaßt von Moriz Sondheim, der mit fünf Nachträgen 1885 bis 1891 in Frankfurt am Main gedruckt wurde. Er verzeichnet – nach Sprachen in Abschnitte aufgeteilt und innerhalb der Abteilungen chronologisch angeordnet – auf 227 Seiten insgesamt 1214 Titel[7].

Schon allein die *Titel* geben ein eindrucksvolles und aufschlußreiches Bild dieser Literaturgattung im 19. Jahrhundert. Wer Werner Bergengruens „Titulus", einen ebenso vergnüglichen wie fesselnden und oft überraschenden Beitrag zur „Naturgeschichte des Büchertitels", kennt, wird sich bei den hier folgenden Abschnitten an ihn erinnert fühlen, obwohl die Verschiedenheit der Materie grundsätzliche Unterschiede alsbald erkennen läßt: auf der einen Seite die Titel von Büchern aus dem Bereich der schönen Literatur, Titel, die selbst Teil der literarisch-schöpferischen Gestaltung sind, im günstigsten Falle „Geschenk eines glücklichen Momentes" in einem Literaturbereich, in dem es nach Bergengruen nicht vornehmlich darauf ankomme, „was ein Titel uns mitteilt, oder gar, was er

---

[5] Vgl. die Charakterisierung solcher Bibliographien als „Zwitterbibliographien" bei Georg Schneider: Handbuch der Bibliographie, 4. Aufl. Leipzig 1930, S. 79.

[6] Die Kochbüchersammlung Theodor Drexels wurde von dem Bibliophilen Georg August Freund erworben. Mit dessen Sammlung gastronomischer Literatur kam sie als Vermächtnis 1916 in den Besitz der Preußischen Staatsbibliothek in Berlin. Die Sammlung als solche hat den letzten Krieg nicht überstanden. Nur einzelne Kochbücher aus der Sammlung Drexel blieben erhalten. Sie wurden von der jetzigen Deutschen Staatsbibliothek in Ostberlin, Unter den Linden 8, in den Gesamtbestand der Kochbücher dieser Bibliothek einbezogen.

[7] Da der Katalog nur die in der Bibliothek Drexels tatsächlich vorhandenen Bücher verzeichnet, ist hier häufig nicht die erste Auflage angegeben, sondern eine – oder mehrere – spätere. Den bibliographischen Nachweis *aller* Auflagen bieten die vielbändigen Bücher-Lexika von Heinsius und Kayser, sowie Hinrichs Bücherkatalog – oder doch *fast* aller Auflagen, denn auch hier fehlen häufig die ersten Auflagen. Die hier vorgelegte Untersuchung hat darauf verzichtet, in jedem Falle die erste Auflage zu ermitteln.

besagen will, sondern darauf, wie er klingt"[8]; auf der anderen Seite die Titel von Büchern, deren Aufgabe die sachgerechte und präzise Unterweisung bei praktischen Verrichtungen des täglichen Lebens ist, Titel, die also dem potentiellen Käufer eine Vorstellung davon geben sollen, ob das Buch seinen speziellen Bedürfnissen Rechnung trägt. Das ergibt Titel von dürrer Sachlichkeit: „Kochbuch für bürgerliche Haushaltungen" zum Beispiel. Aber da die Bedürfnisse sich wandeln, müssen auch die Titel sich wandeln, wobei nun freilich auch wieder modische Wendungen eine Rolle spielen, die kommen und vergehen. So lassen auch die Kochbuchtitel in ihren Hauptbestandteilen wie in ihrem Beiwerk den Wandel der Bedürfnisse, Möglichkeiten, Leitvorstellungen und — nicht zuletzt — der literarischen Moden erkennen. Darauf zielen die folgenden Abschnitte, nicht auf die Individualität ihrer Autoren[9].

Der Titel des Kochbuches zielte im vorigen Jahrhundert zunächst mit Vorliebe auf die Person, die als Leserin und Käuferin des Buches gewonnen werden sollte, charakterisierte und idealisierte sie, nannte Städte und Landschaften als Bezugspunkt: die erfahrene *Köchin*, die wohlerfahrne, wohlunterwiesene, wohlunterrichtete und die sich selbst lehrende, die sorgsame, die vollkommene, die bürgerliche Köchin, die Köchin aus eigener Erfahrung, die gelehrige Hauswirthin, die besorgte Hausfrau in der Küche, Vorrathskammer und dem Küchengarten, die deutsche Hausfrau, die Cölner Köchin, die Hamburger, Karlsruher, Nürnbergische, Augsburger, Frankfurter, die schwäbische, die böhmische Köchin, die famose Wiener Köchin in der Schürzentasche, aber auch: der Dresdner Koch.

Andere Titel nannten die Aufgabe des Buches, priesen es, wurden zum Programm: neues *Kochbuch*, neuestes, allerneuestes, allgemeines, allgemein brauchbares, vollständiges, neues vollständiges, vollständig unentbehrliches, bewährtes, gründliches, einfaches, neues einfaches, einfaches zum Selbstunterricht für junge Frauenzimmer, einfachstes, neues gemeinnütziges, großes, kleines, praktisches, durch Erfahrung geprüftes Kochbuch; Kochbuch für den Bürgerstand, für Hausmütter mittleren Standes, für herrschaftliche und bürgerliche Tafeln. Kochbücher „für alle Stände",

---

[8] Werner Bergengruen: Titulus, München—Zürich 1960, S. 11 und 13.

[9] Die Autorennamen sind daher im folgenden nur bei den für die Medizingeschichte unmittelbar wichtigen Kochbüchern — insbesondere den diätetischen, vegetarischen, homöopathischen — mitzitiert, und überall da, wo die Identität des Autors in dem hier verfolgten Zusammenhang von Interesse ist. Besonders bemerkt sei, daß sich die Kochbuchtitel selber bei neuen Auflagen häufig verändern, so etwa, daß der ursprüngliche Titel zum Untertitel unter einem neuen zugkräftigeren Obertitel geworden ist. Es kamen sogar gleiche Ausgaben unter verschiedenen Titeln auf den Büchermarkt.

wie sie 1817 oder 1828 erschienen, waren freilich eine Utopie, da die Eintönigkeit der Ernährung der Landbevölkerung und der einkommensschwachen Schichten [10] der Städte nicht durch Kochbücher hätte verändert werden können. Gleich im ersten Jahrzehnt des 19. Jahrhunderts führten Krieg, Kontinentalsperre, Wirtschafts- und Agrarkrisen zu Hungersnot, die sich auch in den folgenden Dezennien fortsetzte und – nach schweren Mißernten – in den „hungry forties" einen Höhepunkt erreichte. Hier konnten nur Suppenanstalten in den Städten die äußerste Not mildern, in denen nach dem Rezept von Benjamin Thompson, seit 1792 Graf Rumford, jene nach ihm benannte Armensuppe aus Graupen, Erbsen, Brot, Kartoffeln, Salz und sauer gewordenem Bier in tausenden von Portionen ausgegeben wurde [11]. Bezeichnend für die Lage am Anfang des Jahrhunderts ist etwa ein „Entwurf zu einer Rumfordischen Suppenanstalt für die Armen in mittleren Städten" des Görlitzer Arztes Christian August Struve [12] in der von der „Kurfürstl. Sächs. Oberlausizischen Gesellschaft der Wissenschaften" herausgegebenen „Neuen Lausizischen Monatsschrift" von 1805 [13]. Literarische Ratschläge konnten die Hungernden nicht erreichen [14].

Für das bürgerliche Publikum aber bot etwa „Das einfache Kochbuch, oder Anweisung, in den jetzigen theuern Zeiten wohlfeile, schmackhafte und starknährende Speisen zu bereiten" (1807) auf die Zeitumstände

---

[10] Vgl. dazu Teuteberg-Wiegelmann, a. a. O., Register unter „Speisemonotonie" und „Speiseabwechslung" auf S. 411.

[11] Vgl. Egon Larsen: Graf Rumford, München 1961, S. 91.

[12] Vgl. über ihn Dietrich Tutzke: Christian August Struve (1767–1807), in: Festschrift zur 150. Wiederkehr seines Todestages . . ., hrsg. vom Rat der Stadt Görlitz, Görlitz 1957 (= Schriftenreihe der Städtischen Kunstsammlungen, N. F., H. 6).

[13] Eine besonders aufschlußreiche Untersuchung über die Funktion der Rumfordschen Suppenanstalt am Beispiel von Hanau hat Hans-Heinz Eulner gegeben: Die Rumfordische Suppenanstalt in Hanau 1803–1813, in: Hanauer Geschichtsblätter 24 (1973) S. 177–202.

[14] So fehlt der Kochbuchtyp, der dazu bestimmt ist, in Hungerszeiten Hilfe zu leisten, im 19. Jahrhundert in Deutschland. Es gab ihn nur dann, wenn auch die Menschen vom Hunger hart betroffen waren, die es gewöhnt sind, sich Rat aus Büchern zu holen. Noch fehlt eine Geschichte dieser Sonderform der Kochbuchliteratur von der „ΣΙΤΟΠΟΤΙΑΜΑΤΕΧΝΙΑ – Antidotarii antitrimastigi, id est, medelae trium extremorum Dei flagellorum, Libri I. Adumbratio, qui est de corporali nec non spirituali Anchora famis, sitis, valetudinisque mortalium – Durch Gottes segen / neuwe Speißkammer / vnd speißkeller / in vorstehenden hungers nöten / Landstheuwerungen / vnd Kriegsläufften / Sampt anmütiger Haußapotheken vnd Kuchenartzney . . . Per Joach. Strüppium, à Geilhausen [Gelnhausen], Doctorem . . . Impressum Franckofurti Moeni, per Martinum Lechlerum Typographum, impensis ipsius Authoris . . . MDLXXIIII" (vgl. Wiswe, S. 77f.) bis zu „Davidis-Holle, Praktisches Kriegskochbuch von Luise Holle, 6. Aufl., Bielefeld und Leipzig 1918" und zu „Der heruntergekommene Lucull" von Karola Moll, Hamburg 1947, Beispiele für viele, viele andere!

abgestimmte Kochratschläge. In den Titeln der folgenden Zeit verschob sich der Akzent etwas vom „Starknährenden" auf das „Wohlfeile", wie: „Neues einfaches Kochbuch für bürgerliche Haushaltungen, oder deutliche Anweisung, wie man ohne Vorkenntnisse die Speisen auf die wohlfeilste ... Art zubereiten kann" (2. Aufl. 1812), „Kochbuch, oder meine vieljährigen Erfahrungen, wie man gesunde und schmackhafte Speisen bey einer Holz und Kohlen ersparenden Feuerung zubereiten kann" (1812) oder „Gründliches und auf Ersparung eingerichtetes Kochbuch für bürgerliche Haushaltungen" (1818). Zugleich gewinnt aber der Gegenpol an Boden, das Verlangen der „eleganten Welt" nach Anweisungen für die „feine Kochkunst" macht sich geltend: „Vollständiges Rheinisches Kochbuch, oder Anleitung zur Bereitung der ausgesuchtesten, geschmackvollsten und größtentheils noch nicht bekannten Speisen, als Suppen, Saftbrühen, Fleisch- und Mehlspeisen aller Art, Gemüsen, Backereien" (1816), „Neuestes norddeutsches Kochbuch, oder gründliche Anweisung, gewöhnliche, sogenannte bürgerliche Kost, wie auch Suppen, Fische, Gemüse, Fleisch, Braten, Backwerk etc. für herrschaftliche Tafeln von 8—40 Personen zu bereiten" (1818), „Kochbuch für Frauen der eleganten Welt" (1820), „Neuestes, für vornehme Herrschaften nach den jetzigen hohen Anforderungen der feinen Kochkunst abgefaßtes Kochbuch" (1822) oder „Der neue Apicius oder die Bewirthung vornehmer Gäste, so wie es die feinere Kochkunst und der Geschmack des 19. Jahrhunderts gebietet" (1829).

1822 erschien auch die erste Auflage des Buches über den „Geist der Kochkunst" von Karl Friedrich von Rumohr [15], das Rumohr unter dem Namen seines Mundkochs, Joseph König, herausgehen ließ. Rumohr hätte sich heftig beklagt, sein Buch unter einer Reihe von Kochbüchern aufgeführt zu finden, „denn diese Bücher — sowohl die halbhin brauchbaren, als vorzüglich die Masse der völlig unbrauchbaren — sind sämtlich entweder aus platter, unnachdenklicher Erfahrung, oder geradehin aus Kompilation entstanden und entbehren daher alles wissenschaftlichen Geistes", heißt es in der Vorrede, und in der Einleitung: die Kochbücher, „oder besser diese planlosen Anhäufungen von allerlei häufig höchst widersinnigen Vorschriften, haben sämtlich die Tendenz, die National- und Provinzialgerichte zu verdrängen, welche doch stets in der Volks- und Landesart begründet, und fast ohne Ausnahme schmackhaft und nahrsam sind." Und das zweite Buch endet mit der Aufforderung: „Wer nun der Kochkunst sich widmen soll, der werde frühzeitig an Ordnung, Reinlichkeit und Pünktlichkeit gewöhnt. Man verbiete ihm Romane zu lesen; will er seinen Geist bilden, so treibe er Naturwissenschaften, Geschichte,

---

[15] Moderne Ausgaben erschienen 1922 bei Georg Müller in München und 1966 im Insel Verlag in Frankfurt a. M. Beide sind derzeit vergriffen.

Mathematik; sie werden seinen Verstand üben, sein Gedächtnis stärken, ihm endlich in der Kochkunst anwendbare Kenntnisse zuführen. Übrigens lese er mein Buch und nichts als mein Buch." Darin findet sich der Leser dann aber überraschend doch wieder auf die Kochbücher verwiesen, wenn es da etwa heißt: „Zu allerlei Arten, aus Mehl, Eiern und Butter einen Teig zu bereiten, der, in Fleischbrühe gesotten, gesunde und schmackhafte Suppen gibt, finden sich in den besseren deutschen Kochbüchern gute Anweisungen." Oder: „Über die Bereitung des Gallertes geben selbst die gewöhnlichsten Kochbücher brauchbare Vorschriften, weshalb ich hier nicht sehr ins Einzelne gegangen bin. Nur erinnere ich meine Leser, daß sie ja nicht glauben mögen, daß alle Mischungen und Beisätze, welche solche Bücher anzugeben pflegen, durchaus erforderlich seien, um einen guten Gallert zustande zu bringen."

Kehren wir nun wieder zu den Kochbüchern selber zurück, die wir vom Beginn des Jahrhunderts bis in die 20er Jahre hinein – wenn auch nur gewissermaßen aus der Vogelschau – verfolgt haben, und sehen wir, was sechs Jahrzehnte später aus dieser Literaturgattung in Deutschland geworden ist. Kochbücher für die „bürgerliche" Küche beherrschen jetzt das Feld. Nur einige schließen auch die „feinere" Küche mit ein, und noch seltener wird die Palette noch weiter ausgedehnt: „Neues Koch- und Wirthschaftsbuch mit dreifachem Speisezettel, für große, mittlere und einfache Haushaltungen" (2. Aufl. 1880) oder „Österreichisches Kochbuch; vollständige Anleitung, sowohl die vornehmsten Tafeln als auch die gewöhnliche Hausmannskost ... herzustellen" (15. Aufl. 1886). Aber auch die Sparsamkeit ist wieder gefragt: „Die vollkommene Köchin; das beste und billigste Kochbüchlein für den kleineren Haushalt" (6. Aufl. 1883) oder „Die richtige und billige Ernährung; Kochbuch und Haushaltslehre für den sparsamen Haushalt" (2. Aufl. 1885). Sparsamkeit und Schnelligkeit verspricht die Verfasserin des Kochbuches „Vierzig Minuten Küche oder schnelle, sparsame Küche. Die längste Herstellungsdauer für jedes Gericht beträgt 40 Minuten. Größte Sparsamkeit in Bezug auf Feuerung und Zubereitung. Ein den modernen, wirtschaftlichen Verhältnissen angepaßtes Kochbuch, berechnet für den einfachen bürgerlichen Haushalt des Mittelstandes" (München 1907). Damit sind wir bereits über die Jahrhundertwende in das neue Jahrhundert hinübergekommen, in dem einige Jahrzehnte später ein Arzt, den wir weiter unten zu zitieren haben werden, noch viel schnelleres – freilich keineswegs mehr so sparsames – Kochen lehren wird: „Kochen in zehn Minuten oder die Anpassung an den Rhythmus unserer Zeit". Auch der Alleinstehenden begann sich die Kochbuchliteratur in den letzten Jahrzehnten des 19. Jahrhunderts besonders anzunehmen, wie z. B. in einem „Kleinen Kochbuch für Alleinstehende oder kleinere Haushalte; hundert einfache, schnell zu bereitende Speisen" (o. J.) oder dem „Kochbuch für Junggesellen; oder Anweisung, sich außer Thee und Kaffe [sic!] mit einem äußerst geringen Kosten- und Zeitaufwande noch eine Menge herrlicher Speisen und Getränke wohlfeil und gut auf dem Zimmer . . . zu bereiten" (o. J.), als dessen Gegenstück „Die mutterlose Jungfrau in ihrer Küche und ihrer Haushaltung" (5. Aufl. 1885) zu betrachten ist[16]. Entschloß sich ein junges Mädchen aber nach der Jahrhundertwende ohne Kochkenntnisse zur Heirat, so bot wieder die Verfasserin der „Vierzig Minuten Küche", Katharina Micheler, ihre literarische Hilfe an: „Flitterwochen in der Küche. Humoristische, belehrende Abhandlungen über die ersten Kochversuche einer unerfahrenen jungen Frau in den Flitterwochen" (1909). Kurz danach erschien von der gleichen Verfasserin ein weiteres Kochbuch: „Studentenküche. Praktische Anleitungen für Studenten und andere einsame Menschen, sich mühelos und billig eine einfache, kräftige und schmackhafte Mahlzeit zu bereiten", München 1910. Bemerkenswerterweise wurde im 19. Jahrhundert auch der einzelne Soldat zum Objekt der Kochbuchautoren und -verleger; so in einem kleinen Heftchen, bestimmt zum Gebrauch im Manöver und im Kriege, „prämiirt mit der broncenen Medaille auf der 1. Internationalen Ausstellung für Volksernährung und Kochkunst zu Leipzig 1887" mit dem Titel „Des Soldaten Kochbüchlein von Hanna" (2. Aufl. 1887).

Ein großer Teil auch dieser Titel, die nicht die *Köchin*, sondern das *Kochbuch* als Substantivum regens benützen, ist wieder mit einem geographischen Adjektiv verbunden. Das ganze Spektrum der deutschen Städte, Stämme, Provinzen, Länder und Landesteile präsentiert sich hier: Augsburger Kochbuch, Bamberger, Braunschweigisches, Breslauisches, Dresdner, Freiburger, Fuldaisches, Göppinger, Gothaisches, Hannöversches, Leipziger, Lindauer, Magdeburgisches, Münchner, Regensburger, Stettinisches, Stuttgarter, Würzburger, baierisches, fränkisches, oberrheinisches, rheinisches, hessisches, norddeutsches, preußisches, nieder- und obersächsisches, sächsisches, schwäbisches, schlesisches, thüringisches, thüringisch-Erfurtsches usw. usw., dazu aus den deutschen Sprachräumen jenseits der Grenzen Wiener, Linzer, Gräzer, Berner, Rigaisches, Mitauer, Moskauer Kochbuch, Kochbuch für die Ostseeprovinzen Rußlands und noch viele, viele andere.

Die Kochkunst Englands und Frankreichs hatten im ganzen 19. Jahrhundert Liebhaber im deutschen Kochbuchpublikum gefunden. Einem 1794 erschienenen „Londoner Kochbuch" war ein „Neuestes englisches Kochbuch" (2. Aufl. 1820) gefolgt, beide aus dem Englischen übersetzt. Einem

---

[16] Vgl. auch die unten in Anm. 40 zitierten Kochbücher von E. Jeitner und H. Müller, sowie von C. Schulz.

„allgemeinen Pariser Kochbuch“ von 1829 war die „Verbindung deutscher und französischer Kochkunst nach bewährten Vorschriften und eigener Erfahrung“ (Straßburg 1822) vorausgegangen, erschienen also im gleichen Jahr wie die erste Auflage von Karl Friedrich von Rumohrs „Geist der Kochkunst“, in dem mißbilligend festgestellt wird: „Die neueren deutschen Kochbücher sind leider meist bloße Nachäffung der französischen . . . Die Franzosen sind, wenn nicht die ersten Erfinder, doch die Verbreiter aller Gehäcksel und Vermengungen.“ Auf noch breiterer Basis hatte sich 1831 „Die vereinigte deutsche, französische und englische Koch- und Backkunst“ um einen internationalen Standard bemüht. Nach dem siegreich beendeten Krieg und der deutschen Reichsgründung im Jahre 1871 wurden nun Kochbuchtitel, die die deutsche Kochkunst[17] präsentieren, Ausdruck des neuen deutschen Selbstbewußtseins: „Das neue Kochbuch für das deutsche Haus“ (1879); „Neues deutsches Kochbuch“ (1882); „Deutsches Universal-Kochbuch“ mit dem geflügelten Obertitel „Kraft und Stoff“ – 1852 von Moleschott als Kapitelüberschrift in seinem Buch über den „Kreislauf des Lebens“ geprägt, 1855 von Ludwig Büchner zum Buchtitel gemacht und hier von Charlotte Böttcher als Kochbuchtitel gebraucht – (7. Aufl. 1884), usw.[18]. Daß die „deutsche“ Kochkunst nach wie vor den internationalen Standard anstrebte, zeigen Titel wie „Schlegel's Internationales Kochbuch für deutsche Frauen“ (2. Aufl. 1876).

Während das „Kochbuch“ als Gattungsbegriff sich als Substantivum regens der Titel einbürgerte und behauptete, trat die „Köchin“ vom gleichen Platz mehr und mehr in den Hintergrund. Dabei mag es eine Rolle gespielt haben, daß man ja keineswegs nur – wie es etwa der „Unterricht für ein junges Frauenzimmer, das Küche und Haushaltung selbst versorgen will“

---

[17] Schon in der Zeit der Romantik empfahlen sich „deutsche Kochbücher“ dem Publikum, so Sophie Wilh. Scheibler geb. Koblanck: Allgemeines deutsches Kochbuch (1. Aufl. Berlin 1815) oder Franz Anton Weilhuber: Teutsches Universal-Kochbuch, . . . als Wörterbuch verfaßt, Theil 1, Pappenheim 1823, Theil 2, Eichstätt 1823. Im Geleitwort zur ersten von Ida Schulze bearbeiteten Ausgabe des alten Kochbuches der Henriette Davidis, von dem sogleich noch ausführlich die Rede sein wird, heißt es dann freilich 1933: „Die Blütezeit der deutschen Kochkunst begann mit dem 20. Jahrhundert!“ Bei den zwölf von Ida Schulze redigierten Ausgaben (= 63. bis 74. Auflage des Davidisschen „Praktischen Kochbuches für die gewöhnliche und feinere Küche“) ist der alte Titel abgeändert in: „Das neue Kochbuch für die deutsche Küche“. Danach nahm Erna Horn, die an die Stelle von Ida Schulze trat, den alten Titel wieder auf, freilich mit einer kleinen, nur bei genauerem Hinsehen ins Auge fallenden Korrektur: aus der „gewöhnlichen Küche“ wird jetzt die „einfache Küche“!

[18] In diesem Zusammenhang sei auch die „Verdeutschung der Speisekarte, sowie der in der Küche vorkommenden entbehrlichen Fremdwörter“ (Dresden 1886) erwähnt. Wieviel damals noch der „Entwelschung“ entging, zeigt die Antifremdwortkampagne im Ersten Weltkrieg.

(1787), ausdrücklich getan hatte – auf die, die selber kochten, als Buchkäufer reflektierte, sondern auf die finanzkräftigere Schicht jener Haushalte, in denen die Hausfrau das Kochgeschäft selber dienstbaren Geistern überließ. Diesem Umstand hatte schon 1798 der Titel eines Kochbuches von Christ. Doroth. Gürnth ausdrücklich Rechnung getragen: „Vorkenntnisse der Kochkunst, für junge Frauenzimmer, die sich der Anordnung oder ausübenden Kocherei widmen". Im Laufe des 19. Jahrhunderts gewannen dann – neben den sehr sachlichen „Kochbuch"-Titeln – jene Titel an Beliebtheit, die den Ort der Handlung, die *Küche*, in den Mittelpunkt rückten. Auch die „Küche"-Titel traten besonders häufig in Verbindung mit Orts-, Landschafts- oder Landesnamen auf, wobei es sich – ebenso wie bei den so zahlreichen geographisch determinierten „Kochbuch"-Titeln, von denen oben Beispiele gegeben sind – keineswegs immer darum handelte, eine besondere Nuance aus der Vielfalt deutscher landsmannschaftlicher Kochkunst zu lehren, sondern um buchhändlerische Absatzkalkulationen. So ist Kaysers Bücher-Lexikon zu entnehmen, daß „Die Hamburger Küche" von Amalie S . . . g (1843) auch unter den Titeln „Die Hannoversche Küche", „Die Holsteinische Küche" und „Die Mecklenburger Küche" erschien. Auch bei den „Küche"-Titeln wiederholt sich die soziale Abstufung von der „feinen Küche" über die „bürgerliche Küche" bis zur „einfachen Küche in ihrem ganzen Umfange". Besondere Erwähnung verdient „Die 50 Pfennig-Küche, oder die Kunst, billig und gut zu kochen; 200 Küchenzettel für den Mittagstisch von der Großmutter in Thüringen" (2. Aufl. 1893), während das Gegenstück „Heiraten und gut leben mit einer Mark täglich" von Hermann Reuß (3. Aufl. 1885) aus dem Englischen übertragen ist.

Wer sind die *Autoren* aller dieser Produkte des Büchermarktes? Es sind Männer wie Frauen, die sich auf diesem Felde längst gleichberechtigt betätigt haben. Die Buchtitel verraten häufig – um die Kompetenz zu erweisen –, was sie sind. Da heißt es etwa: „Verfaßt und herausgegeben von einigen Magdeburgischen Hausmüttern"; „von einer praktischen Köchin"; Josepha Loray, „seit 50 Jahren Köchin in Frankfurt"; Sophie Armster, „Besitzerin der London-Schenke in Stade"; Christine Charlotte Riedl, „Gastwirtin, früher Köchin in einigen der ersten Hotels und Bäder"; Louise Seleskowitz, „gewesene Wirthschafterin des Stiftes Schotten in Wien, gegenwärtige Besitzerin des I. Wiener Kochlehr-Institutes und des Delicatessengeschäftes Wien, Freiung Nr. 1"; Lina Morgenstern, Vorsitzende des Berliner Hausfrauen-Vereins; Ottilie Ebmeyer, verwittwete Frau „Regierungsrath"; „Frau Major Emilie Jeitner, Graz". Ganze Familienclans treten auf: „Sailer'sches Familien-Handbuch. Ein vollständig belehrendes Werk für Küche und Haushaltung . . . von Klara Obermeier, geb. Sailer und ihren Schwestern Maximiliana, Katharina und Ursula Sailer"

(München 1865). Auch ein Küchentaschenbuch, enthaltend „eine Sammlung geprüfter, von einer erfahrenen Hausfrau hinterlassener Recepte, herausgegeben von ihrem Sohne“ (Berlin 1831), sei hier herausgegriffen, sowie das „Neue Augsburgische Kochbuch. Aus den Papieren der verewigten Herausgeberin des Augsburgischen Kochbuches, Frau S. J. W. zusammengetragen und zum Drucke befördert von einigen Verehrern und Verwandten derselben“ (Nördlingen 1821). Mit einer geradezu paracelsischen Wendung aber legitimiert sich die anonyme Autorin einer „wahren und bürgerlichen Kochkunst“ mit dem Untertitel: „Nicht aus Büchern abgeschrieben, sondern selbstgemachte Erfahrungen einer Hausmutter“.

Die männlichen Kochbuchautoren aber sind – um wieder einige Beispiele herauszugreifen – „erster Mundkoch weil. Sr. Maj. Maximilian II. von Bayern“, „Kgl. Haushofmeister und vorher Mundkoch Sr. Maj. des Königs von Preußen“, „Küchenmeister des Herzogs zu Sachsen-Coburg-Gotha“, „vorm. Herzogl. Braunschweigisch-Lüneburgischer Schlachter-Meister“; „Kgl. Hof-Offiziant“, „Dr. phil., Oberhofmarschall und Geheimrath“, „ehem. erster Koch im ‚weißen Schwan‘ in Frankfurt am Main“, „vorm. Koch im Gasthofe zu den 3 Mohren in Augsburg“. Auch jenes „Taschen-Kochbüchlein“ mag hier erwähnt sein, das „Aus den Notizen eines in der Küche 62 Jahre gewordenenen Koches“ zusammengestellt wurde, sowie das Koch- und Receptbuch „Gut und billig“, unter Mitwirkung des Klosterkochs Frater Candidus herausgegeben von Anna Speth. Daß dem Arzt als Kochbuchautor hier ein eigener Abschnitt zusteht, versteht sich im Hinblick auf das Rahmenthema von selbst.

Die Kochbücher des 19. Jahrhunderts erlebten z. T. bereits bemerkenswert hohe Auflagen. Die Sammlung Drexel besaß Kochbücher in der 14., 15., 16., 20. Auflage (= 45. Tausend!), und von „Supp‘, Gemüs’ und Fleisch, einem Kochbuch für bürgerliche Haushaltungen“ (erste Aufl. 1839) ein Exemplar des 125. bis 130. Tausends von 1885, dem noch viele weitere folgten.

Das berühmteste und langlebigste war das „Praktische Kochbuch für die gewöhnliche und feinere Küche“ von jener *Henriette Davidis*, der sogar die Ehre widerfuhr, in die „Allgemeine Deutsche Biographie“ (XLVII 626f.) aufgenommen zu werden. Den Artikel über sie hat der Nauener Konrektor Franz Brümmer verfaßt.

Henriette Davidis wurde 1801 als zehnte der dreizehn Kinder eines Pfarrers in Wengern an der Ruhr geboren. Ihre Mutter stammte aus Holland. Henriette schilderte später, was sie ihr verdankte:

Meine Mutter, als Großstädterin erzogen, war im Hauswesen gänzlich unkundig, ländliche Arbeiten kannte sie nicht einmal dem Namen nach, woraus denn in ihrem Berufe als Pfarrersfrau auf dem Lande die peinlichsten Verlegenheiten aller Art entstanden. Gottesfurcht, Klugheit, Umsicht, rege Willenskraft und das Bestreben, ihre

Familie zu beglücken, setzten sie jedoch nach und nach in den Stand, sich zu einer der tüchtigsten und erfahrensten Hausfrauen heranzubilden. Bei ihren Kindern sollte es anders sein, sie sollten ohne Vernachlässigung ihrer geistigen Ausbildung fürs häusliche Leben erzogen werden. Darum suchte sie in denselben schon früh den Sinn für Häuslichkeit zu wecken und, soviel es in ihrem unruhigen Hauswesen möglich war, sie gut anzuleiten. Läßt sich ja doch durch das Beispiel einer verständigen Mutter, welche das Leben praktisch zu behandeln versteht, vieles lernen, besonders in einem gastfreien Pfarrhause, wo viele Kinder und stets Gäste eine anständige und sparsame Einrichtung notwendig machen.

Sie selber – und hier sei die geraffte Darstellung Brümmers in seinem eigenen kleinen „Lexikon der deutschen Dichter und Prosaizisten von den ältesten Zeiten bis zum Ende des 18. Jahrhunderts" (Leipzig 1884, S. 87) wörtlich wiedergegeben, weil sie etwas vom gesellschaftlichen Hintergrund der Zeit und von der Atmosphäre, die das ältliche Fräulein mit dem respektheischenden Matronengesicht unter dem Spitzenhäubchen umgab, sichtbar werden läßt –

... besuchte nach ihrer Konfirmation die Töchterschule in Schwelm und bildete sich dann in Elberfeld zur Erzieherin aus, worauf sie als solche erst vier Jahre im Hause ihrer älteren Schwester und dann vier Jahre in einer hochgestellten Familie in Bremen lebte. Nachdem sie hierauf einige Zeit bei ihrer Mutter und dann mit einer gemütskranken Dame in der Schweiz zugebracht hatte, leitete sie seit 1841 eine Mädchenarbeitsschule in Sprockhövel bei Hattingen, gab dieselbe 1848 auf und lebte nun, ausschließlich schriftstellerisch tätig, an verschiedenen Orten, bis sie zuletzt ihren dauernden Wohnsitz in Dortmund nahm.

Einige Zeit hatte sie im Hause des Verlegers Langewiesche in Elberfeld gelebt. Aber nicht Langewiesche war es, der 1845 ihre „Zuverlässigen und selbstgeprüften Recepte der gewöhnlichen und feineren Küche" herausbrachte, sondern der junge Verlag Velhagen und Klasing in Bielefeld, unter dessen Obhut das Buch zu einem der ganz großen Erfolge des deutschen Büchermarktes wurde. Erst in der 1847 erschienenen 3. Auflage erhielt das Buch den Titel „Praktisches Kochbuch für die gewöhnliche und feinere Küche", unter dem es Auflage um Auflage erlebte [19]. Der ursprüngliche Titel wanderte in den Untertitel.

Es blieb nicht bei diesem einen Buch, das den Namen seiner Autorin zum Begriff machte, und das für viele Generationen von Hausfrauen. Es folgten „Der Gemüse-Garten mit Berücksichtigung der Schönheit und des reichlichsten Ertrages zu besorgen" (1850), „Die Jungfrau, Worte des Raths zur Vorbereitung auf ihren Beruf" (1856), „Die Hausfrau" (1861) [20], „Die

---

[19] Über einige Abweichungen vom alten traditionellen Titel vgl. oben Anm. 17; vgl. auch das weiter unten behandelte „Praktische Kriegskochbuch", das im ersten Weltkrieg unter den Autorennamen Davidis-Holle erschien.

[20] Henriette Davidis' schlichtem Buch über „Die Hausfrau" mit dem Untertitel „Praktische Anleitung zur selbständigen und sparsamen Führung des Haushalts, eine

Puppenköchin Anna, ein praktisches Kochbuch für kleine, liebe Mädchen" (1856) und „Puppenmutter Anna oder: Wie Anna sich beschäftigt und ihren Puppenhaushalt führt" (1858). Auch ihre Spezialkochbücher „Praktische Anweisung zur Bereitung des Roßfleisches" (1848)[21] und „Kraftbrühe von Liebig's Fleischextract" (1870) dürfen hier nicht fehlen. Und über ihre schöngeistige literarische Produktion mag wieder der Konrektor Brümmer zu Worte kommen: „Neben dieser, nur auf das Praktische gerichteten Tätigkeit gewährte Henriette Davidis auch der poetischen Muse Einlaß in die Stille ihres Heims, und so hat sie ihre Zeitgenossen auch mit einem Bändchen ‚Gedichte' (1848) beschenkt." (ADB XLVII 627)

Sie starb 1876 in Dortmund. Als das Pfarrwitwenhaus in Wengern, in dem Henriette Davidis viele Jahre ihres Lebens verbracht hat, der Bahnstrecke Witten-Schwelm weichen mußte, setzte die Bahnverwaltung ihr ein ungewöhnliches Denkmal: die Platten des Herdes des Pfarrwitwenhauses wurden zu ihren Ehren in die vorspringende Mauer einer Unterführung an gleicher Stelle eingemauert.

Ehe wir nun das berühmte Kochbuch der Henriette Davidis selbst ins Auge fassen, ist noch eine grundsätzliche Feststellung zu treffen. Es gibt so etwas wie eine Davidis-Legende: „Der kategorische Imperativ der Davidis ‚Man nehme' ist als geflügeltes Wort um den Erdball gegangen", so sagt Fritz Fröhling in seinem Nachwort „120 Jahre Davidis" zu der 1963 im Signum-Verlag in Gütersloh von Roland Gööck herausgegebenen Neuausgabe von Henriette Davidis' „Praktischem Kochbuch". Das „Man-nehme-Kochbuch" ist keineswegs eine Erfindung des 19. Jahrhunderts. Kochrezepte stehen ihrer formalen Herkunft nach neben den Heilmittelrezepten. Und wenn in früheren Jahrhunderten bei jenen neben dem „recipe" auch ein „sume" oder „sumatur" – „nimm" oder „man nehme" – Verwendung fand[22], so boten sich für Kochrezepte gerade die beiden letzteren

---

Mitgabe für junge Frauen zur Förderung des häuslichen Wohlstandes und Familienglücks" – einer kulturgeschichtlichen Quelle von besonderer Anschaulichkeit – sei ein Prachtwerk aus der gleichen Zeit gegenübergestellt: „Das Buch der Hausfrau. Mitgabe für Frauen und Jungfrauen zur Beglückung des Hauses sowie zur Sicherung häuslichen Wohlstandes und Komforts. Dritte völlig umgearbeitete Auflage. Gemäß den Anforderungen der Gegenwart vorbereitet von Johanna v. Sydow. Auf Grund eines neu aufgestellten Planes herausgegeben unter Mitwirkung von Frau Erna von Thirnau, Dr. E. Bahr, C. Gurlitt etc. Illustrirte Prachtausgabe, mit über 300 Text-Abbildungen sowie 5 Tonbildern von B. Morlins, nebst Titelbild von H. Vogel". Leipzig 1884 (Preis 12.– Mark).

[21] Über die Einführung von Roßschlächtereien in Deutschland um die Mitte des 19. Jahrhunderts nach englischem Vorbild vgl. Teuteberg-Wiegelmann, S. 98 u. ö.

[22] Vgl. dazu Liselotte Buchheim: Geschichte der Rezepteinleitung; Horussage – Jupiterzeichen – Recipe, Habil.-schr. Med. Fak. Bonn 1965 (Masch.), S. 133f., und die in den ersten Abschnitten dieser Arbeit angeführten Feststellungen von Gerhard Eis

Formeln wie von selbst. Blättern wir einen Augenblick in dem „Bernerischen Koch-Büchlein“, das 1749, also hundert Jahre vor der 4. Auflage des Davidisschen Kochbuches, erschien; da finden wir in der Tat als bevorzugte Wendungen ein „Nimm“ oder „Nimme“, daneben aber auch ein „Man nehme“, ein „Man macht“, „Man backet“, „Thue“, „Schütte“, „Verstoße“, „Klopfe“, „Brühe“, „Röste“, „Beitze“, so wie auch Henriette Davidis ihrerseits im Ausdruck wohl zu variieren weiß.

Doch nun zum Inhalt des Kochbuches der Davidis. Die Rezepte beginnen mit den „Suppen“ und schreiten alsdann über die „Gemüse und Kartoffelspeisen“, „Fleischspeisen aller Art“, „Pasteten“, „Fische“, „Warme und kalte Puddings“, „Aufläufe und Gerichte von Macaroni“, „Plinzen, Omelettes oder Eierkuchen und Pfannkuchen verschiedener Art, nebst einigen anderen in der Pfanne zu backenden Speisen“, „Eier-, Milch-, Mehl- und Reis-Speisen“ zu den „Gelees und Gefrornes“, „Verschiedenen kalten, süßen Speisen“, „Klößen“, „Compotes von frischen und getrockneten Früchten“, „Salaten“ und „Saucen“ zum „Backwerk“ fort, um schließlich mit den Abschnitten „Vom Einmachen und Trocknen verschiedener Früchte und Gewächse“, „Vom Einmachen und Trocknen der Gemüse“, „Getränke und Liqueure“, „Wurstmachen, Einpöckeln und Räuchern des Fleisches“ und „Essig“ zu enden. Man ist – vor mir liegt die 7. Auflage von 1858 – bürgerlich-sparsam. So findet sich vor den Rezepten selber u. a. eine „Hinweisung auf Speisen, welche von Resten verschiedener Art zubereitet werden“ (7. Aufl., S. 10–12). Im Abschnitt „Von der passenden Anwendung des verschiedenartigen Fettes zum Küchengebrauch“ heißt es: „Gute Butter gibt selbstredend den meisten Speisen den feinsten Geschmack, ist aber auch, besonders frisch gebraucht, das teuerste Fett. Es wird daher dem haushälterischen Sinne angemessen sein, auf eine vernünftige Weise darin zu sparen und Ersatzmittel zu Hülfe zu nehmen.“ (7. Aufl., S. 12) In der 22. Auflage von 1877 lautet diese Stelle: „Bei unseren hohen Butterpreisen hat man das in der englischen Küche übliche Rinds- oder Nierenfett als Ersatzmittel schätzen gelernt.“ (22. Aufl., S. 6)

Wenn wir die 22. Auflage von 1877 mit der 7. Auflage von 1858 vergleichen, fällt auf, wie wenig sich am Fundus der Rezepte geändert hat, zumal wenn wir bedenken, was alles in diesen zwei Jahrzehnten in der Medizin in Bewegung geraten ist. Ein paar neue Rezepte hier und da, eine Umsetzung der alten Maße und Gewichte in die neuen, Maß in Liter, Loth in Gramm. Beim „Gefüllten Kalbsbraten am Spieß“ ist nicht mehr ein Stück von 16 bis 17 Pfund zugrunde gelegt, sondern nur noch von – 15 bis 16 Pfund, und beim „Round of Beef“ statt 26 bis 30 Pfund nur 24 bis

---

über die Rezeptarien von Küche, Medizin, Alchemie, Landwirtschaft und Handwerk als Literaturform der mittelalterlichen Fachprosa (vgl. oben Anm. 2).

28, wobei im übrigen in einer Anmerkung ausdrücklich darauf hingewiesen wird, daß hier an ein Kochen auf Vorrat gedacht ist: „Es läßt sich dieses Fleisch lange aufbewahren, schmeckt auch kalt vorzüglich gut, und selbst aus den Überresten lassen sich wieder angenehme Speisen bereiten, z. B. Round of Beef-Omelette, Round of Beef-Auflauf mit Kartoffeln usw." (7. Aufl., S. 136) Entfallen sind die Anweisungen „Gute Butter zu machen" (7. Aufl., S. 40), „Ein gutes Kartoffelmehl zu bereiten" (7. Aufl., S. 42f.) oder „Tafelsalz zu machen" (7. Aufl., S. 44). Neu hinzugekommen ist das Kapitel „Verschiedene selten vorkommende in- und ausländische Speisen" (22. Aufl., S. 255–264) mit Batavia-Suppe von indischen Vogelnestern, Schildkrötensuppe, Schneckensuppe, Gerichten von Froschschenkeln, Fischottern, wilden Gänsen und Enten, Schnee-, Wasser- und Perlhühnern, Fischreihern, Pfauen, Auerhähnen, Dachsen, Gemsrücken, Gemsbraten auf Tyroler Art und Gemspfeffer.

Die 22. Auflage von 1877 ist die erste, an der die im Vorjahr verstorbene Verfasserin nicht mehr selber mitgewirkt hat. Ihr Kochbuch überlebte sie. Für die weiteren Auflagen fanden sich geeignete Bearbeiterinnen, die das Buch in ihrem Geiste weiterführten: Luise Rosendorf, Luise Holle und Ida Schulze übernahmen nacheinander diese Aufgabe. Die von Ida Schulze besorgte Auflage von 1951 war die letzte, die bei Velhagen und Klasing erschien. 1960 und 1963 kamen die 75. und 76. Auflage in Kleins Verlagsanstalt in Lengerich heraus, bearbeitet von Erna Horn, und ebenfalls 1963 eine Neubearbeitung der Erstauflage, besorgt von Roland Gööck, im Signum-Verlag in Gütersloh als Paperback-Ausgabe. Unter dem veränderten Titel „Mutters praktisches Kochbuch" – welche Untertreibung, Urgroßmutters Kochbuch wäre der Wirklichkeit weit nähergekommen – erschien Gööcks Bearbeitung der Urfassung 1964 im Südwest-Verlag in München, 120 Jahre, nachdem Henriette Davidis im November 1844 in Sprockhövel das Vorwort zur ersten Auflage geschrieben hatte. Gööck hatte die obsolet gewordenen Rezepte weggelassen, einige hundert an der Zahl, und die verbliebenen sprachlich und inhaltlich nur leicht modernisiert. Er hatte es wie ein Architekt getan, der die Zutaten der letzten hundert Jahre an einem alten Wohngebäude behutsam entfernt, um den historischen Kern deutlicher sichtbar zu machen, ohne den Gebrauchswert zu mindern. Das Kochbuch der Henriette Davidis wird – nunmehr getragen von der modischen Welle der Nostalgie unserer Tage – noch manche Neuauflage erleben.

Wie sehr das Kochbuch der Henriette Davidis im vorigen Jahrhundert zum Inbegriff der guten deutschen Küche geworden und somit besonders geeignet war, auch unter den deutschen Auswanderern in Nordamerika als Bindeglied zur alten Heimat einen beachtlichen Käuferkreis zu finden, zeigt eine Bearbeitung, die in einem Zentrum der deutschen Einwandererfamilien, in Milwaukee, Wisconsin von Georg Brumder's Verlag herausgebracht und 1879 als sein Verlagseigentum im Office of the Librarian of Congress at Washington, D. C. registriert wurde. Das Buch, das in deutscher Sprache erschien und das Schriftbild der deutschen Ausgabe wiedergab, so gut es ging, führte den Titel: „Praktisches Kochbuch für die Deutschen in Amerika ... Eine Bearbeitung des anerkannt besten deutschen Kochbuchs der Frau Henriette Davidis. Vermehrt und verbessert durch Aufnahme von Recepten zu den in Amerika landesüblichen Speisen, Backwerken etc., und durch Übertragung des deutschen in amerikanisches Maß und Gewicht, sowie eines Speisezettels für Kranke aller Art", den die Herausgeber, wie sie in ihrem Vorwort erläutern, „nach einem Abschnitt des diätetischen Kochbuchs von dem tüchtigen Schweizer Arzt Dr. Wiel" für ihre Absicht umgearbeitet haben. Von den besonderen Qualitäten des „Diätetischen Koch-Buches ... von Josef Wiel, Arzt in Constanz" (1. Aufl. Freiburg 1871), der zwar auch in der Schweiz wirkte, aber aus dem badischen Schwarzwaldstädtchen Bonndorf stammte, wird noch weiter unten die Rede sein; er war wenige Jahre zuvor von einer „sehr abenteuerlichen Reise nach Amerika" mittellos nach Deutschland zurückgekehrt, ehe er sein Kochbuch zu schreiben begann. Im übrigen bekunden die Herausgeber dieser deutsch-amerikanischen Bearbeitung, die den Originaltext auf weite Strecken unverändert wiedergeben, im Vorwort ihre Absicht, der augenblicklichen Situation dadurch Rechnung zu tragen, daß sie vor allem die Sparsamkeit im Haushalt lehren wollen. „Die Periode des Überflusses, des Verschwendens ist vorüber, sollte wenigstens überall vorüber sein ... Gerade hierzulande, wo nicht nur die Männer, sondern auch die Hausfrauen in gewisser Weise oft allzu ‚self made' sind, fehlt zum Sparen oft weniger der Wille als das Wissen." So seien also „die lucullischen Gerichte" fortgelassen, wenngleich die Herausgeber in Milwaukee „in einem kleinen Abschnitt für festliche Gelegenheiten auch dem Gaumen des Feinschmeckers einige Concessionen machen zu dürfen geglaubt" haben. Die Periode des Überflusses vorüber? Vergessen wir es nicht: 1865 war der amerikanische Sezessionskrieg mit einem Sieg der industrialisierten Nordstaaten über die Landaristokratie der Südstaaten beendet worden. Die Negersklaverei war aufgehoben worden. Papiergeld war ausgegeben worden, das 1875 bis 1879 wieder eingezogen wurde. Eine große Schuldenlast war zu tilgen. So spiegeln auch die Kochbücher trotz ihrer traditionsgebundenen konservativen Grundnote die Krisenzeiten der Weltgeschichte wider. Auch in ihrem Mutterlande trugen die Kochbücher, die den Namen der Henriette Davidis in das zwanzigste Jahrhundert hinübertrugen, den Notzeiten auf ihre Weise Rechnung. Das augenfälligste Beispiel ist „Davidis-Holle: Praktisches Kriegskochbuch. Von Luise Holle", ein schmaler kartonierter Band, der 1916 erstmals im Verlag von Velhagen und Klasing erschien und 1918 bereits die sechste Auflage erreichte – mit dem im Mai 1917 in Bremerhaven von Luise Holle unterschriebenen Vorwort zur vierten Auflage; der Verlag sah sich offenbar genötigt, Auflage um Auflage auf den Markt zu werfen, bestimmt, den ratlosen Hausfrauen zu helfen, mit „Hausfrauentatkraft und Hausfrauenerfindungsgabe die immer bedrohlicheren Engpässe der Lebensmittelversorgung zu überwinden. Wie wenig der Inhalt – außer der vertrauten äußeren Form der Kochvorschriften – mit den Rezepten der Henriette Davidis zu tun hat, zeigt bereits das Inhaltsverzeichnis, das mit „Suppen zum Sattessen in 39 Vorschriften" beginnt, unter denen nicht nur „Kaisers Lieblingssuppe" ins Auge fällt, sondern auch die „Wilde Kräutersuppe", die „Kartoffelsuppe mit Nährhefe" und die „Steckrübensuppe"; in den weiteren Abschnitten erscheinen die Steckrüben dann u. a. noch als „Steckrübengemüse nach Prof. Lehmann", „Steckrübenpudding", „Steckrübenauflauf", „Irisches Steckrübengericht", „Steckrübenberg", „Fischmischgericht mit Steckrüben", „Steckrübenklöße", „Gefüllte Steckrübe", „Steckrübensalat", „Steckrübensülze", „Süße Steckrübenspeise", „Steckrübenmarmelade" und „Steckrübenkuchen", oder auch als „Süßsauer eingemachte Steckrüben". Es ist selbstverständlich, daß in Kriegszeiten auch die „Hilfs- und Ersatzmittel für Küche und Kochkunst" eine besondere Rolle spielen. Das „Praktische Kriegskochbuch" der Luise Holle behandelt unter dieser Überschrift die Herstellung von Kochkiste und Papierkochbeutel, einige „Selbstsparkocher", den „Bratapparat Lukullus" und den Heißluftkochtopf.

Es entspricht der allgemeinen Tendenz des Buchmarktes seit dem späteren 19. Jahrhundert, daß sich die einzelnen Themenkreise, die in den allgemeinen Kochbüchern abgehandelt wurden, zu eigenen Monographien entwickelten. So gab es bald eine wachsende Zahl von *‚Spezialkochbüchern* für die *traditionellen Gruppen von Gerichten*, wie z. B. ein „Buch der Suppen" (1880), ein „Handbuch der Hors-d'oeuvre, kalte und warme Vorgerichte" (3. Aufl. 1908), ein „Buch der Ragouts und feinen Saucen" (1880), die „Waidmanns-Küche oder Zubereitung der verschiedensten Wildarten" (3. Aufl. 1870), die „Behandlung des Wildes und der Fische von ihrem Tode bis zur Verwendung in der Küche, mit einem Aufsatz über den Krebs" (1879), ein „Schellfisch-Kochbuch" (1896), ein Buch „Über Schnecken, Krebse und Frösche, oder Anleitung, wie sie gefangen, gezogen, gemästet und zubereitet werden sollen" (1837). Daß „Der gerechte und vollkommene Austernesser" von Moritz Busch (2. Aufl. 1868) für einen ganz anderen Benutzerkreis gedacht war, als Elise Hannemanns „Schellfisch-Kochbuch" (1896), versteht sich von selbst. Dem „Neuesten Klöß- oder Knödel-Kochbüchlein, nach fränkisch-bayrischer Weise" (5. Aufl. 1882) entströmt der Duft der Heimatküche, während Karoline Kümichers „Kartoffelküche" (5. Aufl. 1859) die vielseitige Verwendbarkeit eines Grundnahrungsmittels lehren will. Wer ein „Kochbuch für die Zubereitung der Kaninchen" (1908) in jedem Falle dem „Tisch der Minderbemittelten" zuordnen möchte, weil sie ja doch „weit billiger als die Hasen" seien, so Lina Morgensterns „Illustriertes Universal-Kochbuch für Gesunde und Kranke" (8. Aufl. 1906), der stutzt, wenn er auf Otto Grünhaldts „Kaninchenküche; eine Sammlung auserlesener und erprobter Vorschriften zur schmackhaften Zubereitung des Kaninchenfleisches für die feine Tafel und den bürgerlichen Tisch" (1907) stößt, oder „Die feine Kaninchenküche – Über 50 Kochvorschriften zumeist auf österreichische Art" von K. Roch-Nicolai (ca. 1910). Eindeutig auf eine sparsame Haushaltsführung aber zielen etwa Elwine von Burchardi, geb. Härtel, „Küchentrost – Altes und Neues für den Tisch nebst Resterküche und Lügenessen" (1878) ab, oder Marianne Stern, „Kochbuch der Küchenreste" (2. Aufl. 1908).

Auch die knappen, allzu knappen Anweisungen über die Bedienung der *Küchenmaschinen*, die schon im 19. Jahrhundert im Gebrauch waren, verlangten dringend nach einer ausführlichen monographischen Ergänzung mit beigefügten Kochanweisungen und Spezialrezepten, zumal die Hausfrauen sich hier einer ihnen wesensfremden und für sie mit vielerlei Gefahren verbundenen Aufgabe gegenübergestellt sahen[23]. Man denke nur an die modernen Betriebsanleitungen, verbunden mit genauen Rezepten, für Elektroherd, Tiefkühltruhe oder Dampfkochtopf.

Was gab es denn im 19. Jahrhundert bereits an Küchenmaschinen? Es gab schon seit dem 17. Jahrhundert den Papinschen Dampfkochtopf, dessen Geschichte[24] sich bis in die Antike zurückverfolgen läßt. Seine eigentliche Laufbahn im Dienste der Küche aber begann mit der klassischen Monographie des Arztes Denis Papin über „La manière d'amolir les os, et de faire cuire toutes sortes de viandes en fort peu de temps et à peu de frais. Avec une description de la Machine dont il se faut servir pour cet effet, ses proprietez et ses usages, Confirmez par plusieurs Expériences. Nouvellement inventé. Par Mr Papin, Docteur en médecine (1. Aufl. Paris 1682). Als die erste französische Ausgabe erschien, lag bereits eine englische vor: „A new Digestor or Engine for Softening Bones, containing the Description of its Make and Use in these Particulars: Viz. Cookery, Voyages at Sea, Confectionary, Making of Drinks, Chymistry, and Dying" (London 1681). Am Anfang des 19. Jahrhunderts erschien die deutsche Übersetzung einer kleinen Broschüre von Anton Alexis Cadet de Vaux,

---

[23] Die Kochbuchautorinnen fühlen sich hier auf so unsicherem Grund, daß sie nicht selten – wie Lina Morgenstern oder Luise Holle im Praktischen Kriegskochbuch, das wir soeben unter den gemeinsamen Autorennamen Davidis-Holle kennengelernt haben – selber auf eine technische Beschreibung der Apparate verzichtet haben.

[24] Vgl. zur Geschichte des Dampfkochtopfes bes.: Franz Maria Feldhaus: Die Technik, ein Lexikon der Vorzeit, der geschichtlichen Zeit und der Naturvölker, 2. Aufl. (Reprint der 1. Aufl. von 1914 mit wichtigen Nachträgen), Wiesbaden 1970, Sp. 180f.

dem die Verwaltung des Pariser Militärhospitals unterstand, in Deutschland: „Die Gallerte aus Knochen, ein angenehmes wohlfeiles und kräftiges Nahrungsmittel, deren leichte Bereitung in allen Haushaltungen und Hospitälern, und deren Wichtigkeit für Kranke und Arme", Frankfurt a. M. 1803, deren Vorrede die Bedeutung des Verfahrens in prägnanten Sätzen so für die bessere Ernährung der Armen in das allgemeine Bewußtsein einzuhämmern suchte: „Die Knochen der Thiere enthalten eine ernährende Substanz. Das ist eine allgemein anerkannte Wahrheit; aber was hat sie gefruchtet? Nichts. Die Knochen sind nichts desto weniger für die Haushaltung unbenutzt geblieben. Papin, der diesen Nahrungsstoff ausziehen wollte, erfand einen Topf, der seinen Namen führt. Einige Physiker haben sich bemühet, diese Maschine zu vervollkommnen; allein sie ist immer zu verwickelt geblieben, um sie zum Hausgebrauch anzuwenden." Cadet de Vaux war zu dem Schluß gekommen, daß man die Knochen pulverisieren müsse, um „die ernährende Substanz leicht daraus zu erhalten . . . Der Hund ist es, dem ich diese Idee der Pulverisierung zu danken habe; er ist es, der meine Meinung über die außerordentlich ernährende Kraft der Knochen bestättiget, und mir das Mittel angezeigt hat, auf eine leichte Art die Gallerte daraus zu bereiten: denn man muß es gestehen, daß in Betreff der Zerreibung der Knochen den Hunden der Vorzug gehöret. Papin hat die Bahn eröffnet, in welche ich zuletzt eintrete. Er wollte der häuslichen Oekonomie die Gallerte der Knochen verschaffen. Diesen Wunsch habe ich erfüllet, wenigstens schmeichle ich mir, durch die Einfachheit der Mittel diesen Zweck erlangt zu haben; denn warmer Eifer bringt auch uns zum Ziel, und die Arbeit des Genies kann durch ein tiefes Gefühl für die leidende Menschheit vervollkommnet werden." Auch diese Broschüre gehört in die Gruppe der Kochbücher, denn sie gibt genaue Vorschriften über „Gebrauch und Bereitung der Knochenbrühe in den Privat-Haushaltungen":

Der Hund, sagte ich mir, zerbricht, befeuchtet, und zertheilt die Knochen; ich will sie auch zerbrechen, befeuchten und zertheilen. Ich nahm fünf Pfund rohe Knochen, von Fleisch, Fett und Sehnen gereinigt; man zerschlug sie mit einer Keule, und stieß sie in einem eisernen Mörser, mit der Vorsicht, auf jedes Pfund Knochen vier Loth Wasser nach und nach hinzu zu gießen, um die Wirkung der Erhitzung des Stößels zu vermeiden. Die Knochen, in einen Zustand halber Pulverisirung versetzt, sind viermal in Wasser gekocht worden, jedesmal während vier bis fünf Stunden; diese vier Abkochungen, welche beym Erkalten die gallertartige Substanz annahmen, gaben vereinigt zwanzig Pfund starkes Gelée, welches, auf einen Tisch umgestürzt, sich mit einem Pferdshaar in Scheiben schneiden ließ, die fest stehen blieben . . . Jetzt kam es darauf an, diese Gelée in starke Brühe zu verwandeln. Ich ließ zu dem Zweck Gemüße in zwey Pfund Wasser mit etwas Salz abkochen, und mischte ein Pfund von dem Knochengelée hinzu, dies zusammen gab drey Pfund Brühe, welche in der Kälte noch einen halben gallertartigen Zustand annahm . . . Künftig also wird an die Stelle der verwickelten Maschine des Papin ein eiserner Mörser und ein gewöhnlicher Topf treten. Um aus den Knochen die Gallerte zu erhalten, hat er seine gefährliche Maschine erdacht, und ich bereite sie in einem bloßen Suppentopf, ohne Kosten, weit mehr und schmackhaftere Gallerte daraus. Hiermit will ich keinesweges der Maschine des Papin die Ehre rauben, welche ihr gebührt; denn dies verringert keinesweges den Ruhm dieses Gelehrten, dessen Versuche Epoche machen, aber es bedurfte eines Jahrhunderts mehr.

Und noch ein Jahrhundert mehr? Zeit und Energie sind teurer geworden, und die Apparate sicherer. Wir sind auch für die Knochenbrühe vielfach zum Dampfkochtopf zurückgekehrt, nachdem sich der große Dampfkessel mit Manometer und Sicherheitsventil schon vor der letzten Jahrhundertwende auch beim Kochen von Fleisch, Kartoffeln, Gemüse, Hülsenfrüchten usw. als kosten- und zeitsparendes Gerät für Volksküchen, Krankenhaus-, Garnisons- oder Etappenküchen, Küchenwagen in Truppen- oder Lazarettzügen oder Kantinen bewährt hatte, wie Josef Kühn, der damalige Präsident des Ersten Wiener Volksküchen-Vereines in einer 1895 in Wien erschienenen Broschüre über die „Vortheilhafte Benützung des Papin'schen Kochsystems zur Speisenzubereitung im Großen" nachweisen konnte, und auf diesem Umwege fand der verbesserte Dampfkochtopf den Weg in den Haushalt, wie der Anhang der Broschüre zeigt.

In engem Zusammenhang mit dem Papinschen Dampfkochtopf entwickelte sich im frühen 19. Jahrhundert ein technisches Verfahren[25], an dessen Anfang ebenfalls eine französische klassische Schrift steht: „L'art de conserver pendant plusieurs annèes toutes les substances animales et vègètales" (1. Aufl. Paris 1810) von Nicolas-François Appert, „ancien confiseur et distillateur, èlève de la bouche de la maison ducale de Christian IV." von Pfalz-Zweibrücken, wie der Titel der 3. Auflage von 1813 hinzufügt. Eine deutschsprachige Ausgabe folgte bald: „Die Kunst, alle animalischen und vegetabilischen Substanzen nähmlich alle Gattungen Fleisch, Geflügel, Früchte, Kaffeh usw. in voller Frische mehrere Jahre zu erhalten (3. Aufl. Wien 1831). Appert benützte dazu Glasflaschen oder andere Glasgefäße, die er mit „allergrößter Genauigkeit" zustöpselte, längere Zeit im Wasserbade kochte und dann in dem verschlossenen Glasbehälter bis zur Benützung verwahrte. Dazu kam die „Konservendose", die nach dem Vorbild des Papinschen Dampfkochtopfes an mehreren Plätzen Europas selbständig entwickelt wurde und so zu vielen Kontroversen Anlaß gab. Dieses komplizierte historische Problem können wir hier außer acht lassen und uns mit der Feststellung begnügen, daß das Konservieren von leicht verderblichen Lebensmitteln in luftdicht verschließbaren Einmachgläsern oder zu verlötenden Weißblechdosen sehr bald zur Domäne der Hausfrau und damit zum Gegenstand der allgemeinen Kochbuchliteratur wurde. Blicken wir in die schon mehrfach hier herangezogene 7. Auflage des Kochbuches der Henriette Davidis von 1858. Das Kapitel „Vom Einmachen junger Gemüse in Blechbüchsen"

[25] Vgl. ebenda Sp. 581f.

beginnt mit der Feststellung: „Das Einmachen derselben geschieht in Blechbüchsen, welche hermetisch verschlossen, Jahre lang aufbewahrt werden können. Das Gelingen hängt allein von der Güte der Büchsen ab“, freilich, wie die Leserin auf der folgenden Seite erfährt, doch nicht so ganz allein: ein Mann muß her, ein Klempner, zum Verschließen der lege artis von der Hausfrau vorbereiteten Büchsen und des ebenso vorbereiteten Inhalts: „Alsdann geht man zum Löthen der heiß angefüllten Büchsen über, welches einen geschickten und zuverlässigen Blecharbeiter erfordert, da von demselben ... das Gelingen des Ganzen abhängt. Die kleinste, unbedeutendste Öffnung von der Größe einer Nadelspitze bewirkt das Verderben des Gemüses; wird dagegen nachstehendes Verfahren vom Klempner genau befolgt, so ist das ganze Zulöthen eine Kleinigkeit.“ Auch beim „Eintragen der Büchsen muß der Klempner gegenwärtig sein und solche noch eine Viertelstunde in dem kochenden Wasser beobachten.“ Bemerkenswerterweise wird zum Öffnen der Büchsen nicht die Anwesenheit eines Arztes verlangt, das nach Henriette Davidis so vor sich zu gehen hat: „Das Aufmachen geschieht entweder durch Einschlagen des Deckels mittelst eines Beiles oder mit einem alten Messer und einem glühenden Purreisen.“ (7. Aufl., S. 516f.) Von dem allen hat die moderne Industrie die Hausfrau befreit, die nunmehr ihre in Dosen konservierten Lebensmittel in beliebiger Menge im Lebensmittelgeschäft kaufen kann (und einen industriell hergestellten Dosenöffner im Haushaltsgeschäft dazu), sofern sie das will. In welchem Umfange Hausfrauen noch immer Obst und Gemüse zumeist eigener Erzeugung – jetzt vor allem in Einmachgläsern – in ihrer Küche selber einkochen und zu Konserven verarbeiten, zeigen die umfangreichen einschlägigen Kapitel in den *allgemeinen* Kochbüchern auch nach der Jahrhundertwende und die auch hier längst zur Verfügung stehende Spezialliteratur.

Zu den Küchenmaschinen, die den Hausfrauen im vorigen Jahrhundert in vielen Variationen zur Verfügung standen, gehören selbstverständlich auch die Küchenherde, die „Kochmaschinen“, die zumeist mit Holz, Kohle oder auch mit Gas betrieben wurden. Hier bedurfte es noch keiner besonderen Kochrezepte, wie sie sich für die modernen Elektroherde mit ihren verschiedenen Schaltmöglichkeiten als unentbehrlich erwiesen. So lassen die Kochbücher es bei einem Hinweis auf die verschiedenen Beheizungsformen bewenden, und dementsprechend fehlen hier auch Spezialkochbücher. Nur für einige der Hausfrau ungewohnte Kochgeräte gibt es Anweisungen in diesem oder jenem allgemeinen Kochbuch oder Spezialkochbüchern[26].

So finden wir im Kochbuch von Elise Hannemann, Vorsteherin der Kochschule und des Haushaltungsseminars des Berliner Lettevereins (35.

[26] Daß das nicht die Regel war, ist weiter oben in Anm. 23 gesagt worden.

Aufl. 1914) einen Anhang über „Herstellung und Benutzung der schwedischen Kochkiste" (S. 651–53). Feldhaus bildet in seinem Lexikon „Die Technik der Vorzeit, der geschichtlichen Zeit und der Naturvölker"[27] eine „Cuisine automatique norvégienne" ab, eine Kochkiste, die von der Firma Beuttenmüller in Bretten 1867 aus Paris bezogen worden war und ihr als Modell für ihre eigene Fabrikation diente. Er zitiert Liebig, der in seinen „Chemischen Briefen" 1847 das Wirkungsprinzip der Koch- oder Heukiste erklärte, angekochte Speisen weiter zu kochen. Wir sind der Kochkiste bereits im „Praktischen Kriegskochbuch" aus dem Weltkrieg 1914–18 begegnet, in dem Luise Holle sich nicht gescheut hatte, die Kochbuchtradition der Henriette Davidis auch für die Kriegskohlrübenrezepte in Anspruch zu nehmen. Schon vor dem ersten Weltkrieg hatte eine andere renommierte Kochbuchautorin ein kleines Spezialkochbuch über dieses Aschenputtel unter den Kochgeräten veröffentlicht: Berta Dißmann, „Rezepte zur Behandlung der Speisen in der Kochkiste" (2. Aufl. 1905), das dann unter dem attraktiveren Titel „Das Kochkistenbuch" noch eine Reihe von Auflagen erlebt hat. Die Heukiste war ja keineswegs nur ein Gerät zur Ersparnis von Heizmaterial. Die badischen Bauern etwa hatten sie nach der Mitte des 19. Jahrhunderts dazu benützt, das Essen warmzustellen, ehe die Familie zur Arbeit das Haus verließ, bis sie nach getaner Arbeit vom Feld zurückkehrte.

Als Beispiele weiterer Spezialkochbücher für ungewohnte Kochgeräte seien hier noch Adele Winterberg, „Das Kochen auf dem Petroleum-Apparate; in 380 Recepten; nebst Anhang über die Bedeutung der Salicylsäure für die Küche"[28] genannt, mit einem Vorwort von J. Müller, Hofküchen-

---

[27] A. a. O., Sp. 578f.

[28] Über die Verwendung der Salizylsäure als antiseptisches Konservierungsmittel erfuhr die Hausfrau etwa aus Lina Morgensterns „Illustriertem Universal-Kochbuch für Gesunde und Kranke" (8. Aufl., Berlin 1906, S. 64): „In neuerer Zeit ist die Salizylsäure als eines der schätzenswertesten Konservierungsmittel auch dem großen Publikum bekannt geworden. Wir verdanken diese Entdeckung und Popularisierung Professor Kolbe in Leipzig, der zuerst die kräftige konservierende Wirkung der Salizylsäure auf die mannigfachste Weise erprobt hat und dann ein Verfahren erfand, dieselbe auf billigste Weise herzustellen, welches durch ein Patent geschützt, als Salizylsäurefabrikation von der chemischen Fabrik des Dr. v. Heyden übernommen wurde. Salizylsäure erhalten wir als ein leichtes, weißes, ganz geruchloses Pulver, welches einen schwach süßlichen, hinterher etwas kratzenden Geschmack besitzt. In Wasser löst sich Salizyl sehr schwer auf, dagegen leicht in Weingeist, Fett oder Öl und in Glyzerin. Durch die Anwendung der Salizylsäure vollzieht sich eine wahre Umwandlung der Konservierungsmethoden, denn schon durch einen einfachen Zusatz von Salizylsäure zu irgend einem Nahrungsmittel, wenn man sie in richtiger Weise benutzt, kann dasselbe auf die Dauer konserviert werden. Da jedoch die Anwendung nicht ungefährlich für das Allgemeinbefinden ist, sei man äußerst vorsichtig bei der Anwendung."

meister des Königs von Sachsen (2. Aufl. 1878), und vom Anfang des 19. Jahrhunderts: Christ. Doroth. Gürnths „Feld-, Jagd- und Reiseküche, oder Beschreibung zweier tragbaren Küchen, nebst einer Anweisung, wie man sich auf Märschen, auf der Jagd etc. seine Speisen selbst bereiten kann“ (1800)[29].

Von Christ. Doroth. Gürnth (+ 19. 1. 1813), die wie Henriette Davidis und Berta Dißmann in die Reihe der besonders beliebten und produktiven Autorinnen auf dem Gebiete der Hauswirtschaft gehört, sei hier noch ein weiteres Buch genannt, weil es uns zu einer recht umfangreichen Gruppe von Spezialkochbüchern hinüberleitet, die für unser Symposium von besonderer Bedeutung ist, ihr „Diätetisches Kochbuch. Die Kunst der Hausmutter, das menschliche Leben zu verlängern“ (1805). Der Untertitel ist ein Programm, er stellt das Buch in die Tradition von Christoph Wilhelm Hufelands „Kunst, das menschliche Leben zu verlängern“, deren erste Auflage 1797 herausgekommen war und sich bereits als einer der großen Erfolge auf dem Buchmarkt erwiesen hatte.

Hufeland war kein Freund der modernen Kochkunst. Die „raffinirte Kochkunst“ verleite den Menschen,

> ... immer zuviel zu essen ... Eine Hauptmaxime dieser Kunst besteht ... darinne, durch die überhäuftesten und unnatürlichsten Zusammensetzungen ganz neue Schöpfungen und neue Reize hervorzubringen. Und daraus entsteht, daß Dinge, welche, jedes für sich, äußerst unschuldig und unschädlich wären, nun durch die Verbindung ganz neue und nachtheilige Eigenschaften bekommen ... Eyer, Milch, Butter, Mehl, sind jedes für sich genossen, sehr verdauliche Substanzen; aber man setze sie zusammen und mache einen recht fetten und festen Pfannkuchen daraus, und man wird ein sehr schwer verdauliches Produkt erhalten. Man kann es als Grundsatz annehmen: je zusammengesezter eine Speise ist, desto schwerer ist sie zu verdauen, und was noch schlimmer ist, desto schlechter werden die Säfte, die daraus bereitet werden.

Erinnern wir uns, daß von Rumohr aus ganz anderen Motiven die Franzosen beschuldigte, „die Verbreiter aller Gehäcksel und Vermengungen zu sein! Hufeland fährt fort:

> Noch ein Haupttriumpf der neuern Kochkunst ist die Kunst, Nahrungssaft in der concentrirtesten Gestalt in den Körper zu bringen. Da hat man Consommés, Jus, Coulus. Man hats dahin gebracht, durch Auspressen und Einkochen, die Kraft von mehreren Pfunden Rindfleisch, Kapaunen und Marksknochen in den kleinen Raum von einer Gelee oder Suppe zu concentriren. (2. Aufl., II, S. 32f.)

---

[29] Wenn auch das „Praktische Kochbuch“ der Henriette Davidis in seinen höheren Auflagen Anweisungen für ein „Jagdfrühstück“ geben wird, dann wird es sich um eine ganz andere Art von Jagdmahlzeit handeln, um eine gesellschaftliche Veranstaltung, präsentiert unter den „Arrangements zu größeren und kleineren Gesellschaften, zu Frühstücks-, Mittags- und Abendessen, Kaffee's und Thee's“, um ein kaltes Frühstück um die Mittagszeit, vom Gastgeber seinen Jagdgästen gereicht, sofern nicht ein warmes Essen im Hause des Försters oder Pächters geboten wird (22. Aufl., S. 640–42).

In ähnlichem Sinne, aber in einer ungleich deftigeren, aggressiveren Sprache hatte sich wenige Jahre zuvor, 1791, der Mann geäußert, mit dem Hufeland 1810 derselben jungen Berliner Medizinischen Fakultät angehörte, Johann Christian Reil in seinem „Diätetischen Hausarzt“: Eine gesunde Tafel

... soll mit wenigen und einfachen Gerichten und nicht mit den widersinnigen Giftmischereien besezzet seyn, welche die Kochkunst für die gefühllosen Gaumen apicischer Lekkermäuler auf Unkosten der Gesundheit erfand. Wenn ich eine Tafel in aller Pracht aufgesezzet sehe, sagt Addison: so bilde ich mir ein, ich sähe das Podagra, Wassersucht, Fieber, Schlafsucht und hundert andere Krankheiten zwischen den Schüsseln und Tellern verborgen liegen. Saure und süße, salzige und fade, hizzige und külende Speisen, feurige Weine und gefrorne Säfte, Säuren mit Milch, ungegorne Biere und Obst, kalte Getränke auf talgigte Speisen, und dis zu Einer Zeit in Einem Magen zusammen! Wo ist ein Eingeweide, das nicht endlich unter der Rebellion so vieler sich entgegen würkenden Substanzen erliegen müste? ... Wie die Narung, so der Milchsaft; wie der Milchsaft, so das Blut; wie das Blut, so die Säfte; wie die Säfte, so die Gesundheit. Was sind nach diesen Grundsäzzen unsere sybaritische Abendschmäuse anders, als absichtliche Zusammenkünfte unsere Gesundheit zu zerstören und Ärzte und Todtengräber zu bereichern. Krampfhaft und steif schleicht man vom L'hombre-Tisch mit den unverdauten Resten des Mittags an eine Tafel, die unter einer Last von Speisen seufzt, alswenn sie für lauter Vielfrasse gedekt wäre. Man frißt noch einmal so viel, als man nötig hat, ungesunde Speisen, bis spät in die Nacht hinein, vor langer Weile, von den Delikatessen verfürt und durch die Künste der Wirtin betrogen, die den Gästen ihre Gerichte bis zum Plazzen herein zu komplimentiren weiß. Dabey trinket sich die Gesellschaft die Gesundheit tapfer zu, um einen Teufel durch den andern zu bannen ... (II, S. 78f.)

Er prangert den „durch den Erfindungs-Geist schlauer Köche erregten lüsternen Hang nach Delikatessen“ (II, S. 80) an und steigert sich bis zur Kapuzinerpredigt:

Der Zahn des Menschen ist unersättlich und seiner Freßbegierde sind alle organische Wesen vom Mark der Palmen bis zum stinkenden Pilz unterworfen. Der Mensch frißt den Menschen, frißt den Kot der Tiere, Frösche, Viepern, Razzen, Mäuse, Heuschrekken und das eklichste Geschmeiß der Schöpfung. (II, S. 91f.)[30]

---

[30] Wie eine Illustration zu dieser Stelle mutet ein zweibändiges Werk an, das in eben diesen Jahren von zwei Professoren der Universität Halle, Johann Reinhold Forster, dem Naturforscher und Begleiter auf der zweiten Weltumseglung von James Cook, und Reils Fakultätskollegen Kurt Sprengel zur Drucklegung durch die Waisenhausbuchhandlung in Halle aus dem Schwedischen übersetzt und überarbeitet wurde: Bengt Bergius, Über die Leckereyen. Ob freilich das Lesepublikum die Lektüre aller dieser völkerkundlichen und kulturgeschichtlichen Einzelheiten immer, wie Forster in seiner Vorrede zum 2. Teil (Halle 1792) voraussetzt, nicht nur als nützlich, sondern auch als angenehm empfunden hat, mag bezweifelt werden. Reils Äußerung, die den Anlaß gab, auf diese Hallische Veröffentlichung hinzuweisen, spricht jedenfalls dagegen!

Was dann an diätetischen Ratschlägen geboten wird, erhebt sich freilich nur wenig über die primitive Empirie des salernitanischen Gesundheitsregimen:

Kalbfleisch giebt eine weiche, zarte, aber leicht flüchtige Narung, und ist daher für Kinder, Gelehrte, Künstler, Frauenzimmer und Genesende, die wenig Bewegung haben, eine gute Speise. (II, S. 109)

Junge Häne, ehe sie getreten, Hüner, ehe sie gelegt haben, und beyde Geschlechter, wenn sie castriret sind, geben eine gesunde, zarte und leicht verdauliche Speise, die wenig erhizt und für genesende, schwächliche und sizzende Personen eine vortreffliche Narung ist . . . Daß Hünerfleisch Gicht und Podagra hervorbringe, ist eine hirnlose Idee. (II, S. 124)

Die Gänse haben widrigrotes, zähes, hartes, schwerverdauliches und rohsaftiges Fleisch, das, im Überfluß genossen, scharfe Säfte, Verstopfungen der Eingeweide, kalte Fieber, Hautausschläge und cachectische Krankheiten erzeuget. Personen, die Wunden und Hautausschläge, die nicht dabey heilen, die scharfe Säfte, schlechte Verdauung und schadhafte Eingeweide haben, sollen es nicht essen. Nur der arbeitenden Volksclasse giebt es, mäßig genossen, im Winter, wenn die Kälte der Verdauung zu Hülfe kommt, eine dauerhafte und vorstehende Narung. (II, S. 124f.)

Die Kartoffeln geben eine grobe und blähende Narung, und nären weniger als Hülsen-Früchte und Getreide. Doch sind sie leicht verdaulich; und für Millionen Menschen eine gesunde Speise, wenn sie von starken und arbeitsamen Menschen genossen werden . . . Sie sind ein Aliment, das wenig Narung in einem großen Umfang hat, und man muß viel davon essen, wenn man gesättiget seyn will. Darum dehnen sie, wenn man sie täglich speiset, den Magen aus, erweitern die Gedärme und schwellen den Bauch auf. Sie erzeugen Roz, Würmer, und Kruditäten in den ersten Wegen, und einen groben und häuffigen Schleim im Blute. Dieser beschweret vorzüglich die Lungen, macht die Brust dämpfig; und Personen, die viel Kartoffeln essen, sind mehr als andere asthmatischen Zufällen unterworfen. Sie verstopfen die Eingeweide und vorzüglich das Gekröse, und geben zu allerhand cachectischen Kinderkrankheiten, Dürr- und Bleichsuchten Gelegenheit. Die Kinder gemeiner Leute, die viel Kartoffeln essen, verwachsen zu den sonderbarsten Carrikaturen. Sie haben aufgetriebene Bäuche, wie die feisten Domherren, und sind dabey am ganzen übrigen Körper so mager, als ein schwindsüchtiger Magister. (II, S. 156f.)

Wer indessen an der Schwelle des 19. Jahrhunderts ärztlichen Rat wünschte, wie man die Kartoffeln in der Küche bereiten solle, mußte zu Büchern greifen wie dem „Diätetisch und öconomischen Kochbuch" des Wolfenbütteler Arztes Johann Jakob Heinrich Bücking, das ein Jahr vor Reils „Diätetischem Hausarzt", 1790, erschienen war. Bücking – der im Vorwort betont, daß sich sein Buch zum „Medizinischen Tischbuch" (3. Aufl. 1790) und zur „Allgemeinen Abhandlung von den Nahrungsmitteln" (2. Aufl. 1790) seines Berliner Kollegen Johann Friedrich Zückert verhalte wie die Pharmazie zur Materia medica: Brat- und Backkunst hier, Materia alimentaria dort – gibt genaue praktische Anweisung: Kartoffeln „werden am besten abgekocht, und die Schaale während sie noch heiß sind, davon abgezogen, mit warmem Wasser (denn mit kaltem werden sie dicht) abgewaschen, und mit Rindfleischbrühe, Semmelkrumen, gehackter Petersilie und Muscatenblüte zu einer Vorkost zubereitet. Sollen sie sauer sein, so werden sie, wenn sie wie oben, geschälet und gewaschen worden, in eine Brühe getan von Essig, etwas Pfeffer, klein geschärbter Charlotten, Butter oder gelblich gebratenem Specke, und etwas Mehle, und damit eine Viertelstunde gekocht." (S. 17)

Damit sind die literarischen Elemente des späten 18. Jahrhunderts vorgestellt, aus denen sich noch in den 90er Jahren des 18. Jahrhunderts und in der ersten Hälfte des 19. eine Literaturgattung von Kochbüchern für Kranke und Genesende, sowie für Gesunde zur Krankheitsverhütung entwickelt, als deren Autoren ebenso Ärzte wie Nichtärzte, Mitglieder der großen Zunft der Kochbuchautoren und -autorinnen, in Erscheinung treten. Wir können uns hier mit einem kurzen Blick auf dieses Sonderschrifttum – ergänzt durch obligate Rezepte für Kranken- und Genesendenkost in den allgemeinen Kochbüchern – bis zur Jahrhundertmitte begnügen, da es sich zumeist um Publikationen minderer Qualität handelt. Viele von ihnen bemühen sich, schon im Titel den Auftriebswind der Hufelandschen Makrobiotik in ihre Segel zu leiten. Da ist noch vor dem oben zitierten „Diätetischen Kochbuch" der Christ. Doroth. Gürnth von 1805 mit dem Untertitel „Die Kunst der Hausmutter, das menschliche Leben zu verlängern" ein anonym erschienenes „Allgemeines Gesundheits-Kochbuch oder Anweisung, die in den Kochbüchern angegebenen Zubereitungen der Speisen nach diätetischen Regeln zuzurichten und zu Verlängerungsmitteln des Lebens zu machen" (1802), die im übrigen Reils „Diätetischem Hausarzt" nähersteht als Hufelands Makrobiotik. Da sind ein „Neues medizinisches Kochbuch für Kranke, Genesende und selbst Gesunde, welche wünschen, ihr Leben verlängert zu wissen" (1817/1820) des Arztes Joh. Phil. Bodo Menzzer oder „Die Krankenkochkunst, oder Anweisung zur Bereitung der zweckmäßigsten Speisen und Getränke für Kranke und Genesende; als Fortsetzung und Ergänzung von Hufeland's Makrobiotik" seines Kollegen R. H. Rohatzsch von 1838.

Diese Kochbücher für Kranke und Genesende und diätetischen Kochbücher für Gesunde sind zumeist eingeteilt nach der Herkunft der Nahrungsmittel aus den verschiedenen Naturreichen[31], gelegentlich aber auch nach Krankheiten, die man durch diätetische Mittel verhindern oder günstig beeinflussen zu können glaubt, wie das „Diätetisch- medicinische

[31] Herr Professor Eulner machte in der Diskussion darauf aufmerksam, daß der uns zunächst seltsam anmutende Satz „Der Krebs ist ein achtbeiniges Insekt, und das einzige, was wir aus dem ganzen Insektenreiche speisen" (Allg. Gesundheits-Kochbuch ..., Leipzig 1802, S. 471) sinngemäß mit Reils „Diätetischem Hausarzt", Bd. 2, Frankfurt u. Leipzig 1791, übereinstimmt, wo es auf S. 136 heißt: „Von den Amphibien essen wir: Störe, Neunaugen, Rochen, Schildkröten und Frösche; von den Insecten: Krebse , und von den Würmern: Austern, Muscheln und Schnekken." Diese Aussage entspricht der Tiersystematik der Zeit.

Tischbuch“ des Arztes August Schulze, der hier Zückerts alten Titel wieder aufnahm.

Wie grenzenlos das ärztliche Zutrauen in die Möglichkeiten der Diät in der vorbakteriologischen Zeit war, zeigt Rohatzschs Kapitel „Ansteckende Krankheiten durch Diät zu verhüten“:

Unter die am leichtesten ansteckenden Krankheiten gehören die Pest, das bösartige Nervenfieber, die Pocken, Masern und das Fleckfieber. Wer von jeher an eine gewisse, doch auch nicht übertriebene Regelmäßigkeit in der Lebensordnung gewohnt war, hat so leicht von jenen Übeln nichts zu fürchten. Diejenigen aber, welche sich bis dahin Ausschweifungen zu Schulden kommen ließen, sollen sich bemühen, ihren Körper an eine gewisse Ordnung zu gewöhnen, d. h. an Mäßigkeit und Nüchternheit in Speise und Trank. (S. 274)

Von gleichem Optimismus zeugt die „Choleraküche oder zweckmäßige Auswahl von Speisen, Getränken und nöthigsten Hausmitteln, sammt deren Zubereitung, zur Verhütung der Seuche für Gesunde, zur Heilung für Kranke und zur Stärkung für Genesene, unter Anleitung, Prüfung und Übereinstimmung des königl. bayr. Polizeiarztes, Hrn. Dr. Senger, und anderer kompetenter Ärzte, herausgegeben von der Verfasserin des Weilerischen Augsburgischen Kochbuches, ächten II. Thls. 1829 (München 1831)[32], oder ein „Unentbehrlicher Rathgeber für Alle, welche sich durch zweckmäßige Diät in Bezug auf Speisen und Getränke vor der asiatischen Cholera schützen wollen; von einem praktischen Arzte“ (Berlin 1831).

In den 20er und 30er Jahren erschienen einige auf der Homöopathie fußende Diätetiken für Gesunde und Kranke, denen sich in schneller Folge auch homöopathische Kochbücher anschlossen. Die Bibliographien verzeichnen aus jenen Jahren:

Rein homöopathisches Kochbuch, oder Anweisung zur Bereitung von 120 schmackhaften Suppen, Brühen, Gemüsen, 183 Fleisch-, Fisch-, Mehl- und Eierspeisen, 81 Crèmes, Gelées und Backwerken; für Kranke, die sich homöopathisch heilen lassen. Aus dem vollständigen Handbuche ‚Was kochen wir?‘ gezogen und sorgfältig geprüft, mit einer Vorrede von Dr. Carl Fr. Schwarze, Dresden und Leipzig 1830; Homöopathisches Kochbuch, unter Anleitung eines praktischen Arztes nebst einem Vorwort von Ebendemselben. Von der Verfasserin ‚die bairische Köchin‘ [Maria Anna Neudecker geb. Ertl], mit dem Geleitwort von Medizinalrat Stüler, Leipzig 1831, 2. Aufl. Dresden und Leipzig 1833; Friederike Hehn, Homöopathisches Kochbuch, Berlin 1834; Allgemeines homöopathisches Wiener Kochbuch ... Als Vervollständigung zu den bereits bewährten Kochbüchern einer Barbara Hickmann, eines [Frz.] Zelena, [F. G.] Zenker u. a.

[32] Das Titelblatt ist bei Wiswe (s. Anm. 1) auf S. 66 abgebildet.

herausgegeben von einer praktischen Wiener Köchin unter Aufsicht eines homöopathischen Arztes in Wien, sammt einem humoristischen Vorwort von demselben, Leipzig 1836.

Was es mit der homöopathischen Küche auf sich hatte, mag uns ein Blick in die „Diätetik für Kranke, die sich einer homöopathischen Behandlung unterwerfen" (Dresden und Leipzig 1830) von Franz Hartmann, der zwei Jahre später Mitherausgeber der Allgemeinen homöopathischen Zeitung wurde, sagen. Es ist eine naiv-primitive Diätetik, die uns hier entgegentritt, die sich nicht über das Niveau der Hufelandschen und Reilschen erhebt: „Die Linsen geben eine eben so unschuldige als nährende Speise zu Suppe und Zugemüse für solche Kranke, die sich körperliche Bewegung machen können, weil sie sonst den Unterleib zu sehr beschweren." (S. 38) – „Der Käse ist ein sehr zweideutiges Nahrungsmittel für Kranke" (S. 27), ebenso das Bier (S. 49). – Fische sind „als Krankenspeise nicht oft anzuraten" (S. 21), Aal, Lachs, Schlei, Stockfisch, Lampreten, einmarinierte Heringe eignen sich nicht für Kranke (S. 60–62). „Die mit sogenannter polnischer Sauce zubereiteten Fische sind, wegen ihrer gewürzhaften Zusätze, die sie sehr reizend machen und die homöopathischen Arzneien in ihren Wirkungen stören, zu widerrraten." (S. 24) – Gewürze sind dem Kranken nachteilig, „einmal, weil die zu große und oft wiederholte Menge des genossenen Gewürzes, besonders wenn die Wirkungskraft des letzteren in einiger Beziehung zu der Krankheit steht, letztere notwendigerweise verschlimmert oder umändert; dann aber auch zweitens, weil dadurch die gereichte kleine homöopathische Gabe in ihrer Wirkung beschränkt und unterdrückt wird." (S. 77) Auch Würste sind wegen ihrer Gewürze dem Kranken nachteilig; allenfalls Cervelatwurst, aus der die Pfefferkörner entfernt wurden, sei dem Kranken, sofern er ein großes Verlangen nach Wurst äußert, in kleinen Mengen zu gestatten. (S. 58f.) – Der Wein ist ein Kunstprodukt, durch das „die kleinen homöopathischen Arzneigaben mehr oder weniger zerstört werden" (S. 83). Aus dem gleichen Grunde ist den Patienten der Kaffee nach und nach abzugewöhnen[33] (S. 87f.).

Die Fülle solcher diätetischen Kochbücher, der homöopathischen wie der nicht homöopathischen, bezeugt, daß sie begehrt und gekauft wurden. Selbst Emanuel Schreibers „Kochbuch für ältliche, appetitlose und zahnlose Personen oder Zubereitung weicher, delicater und appetitreizender Speisen, nach den Regeln der feineren Kochkunst von einem Freunde der Gastronomie", erschienen 1849 in Weimar, erlebte 1852 noch eine zweite Auflage.

---

[33] Über den 1803 von Hahnemann entwickelten Plan einer Entziehungskur für „Kaffeeschwelger" vgl. Edith Heischkel: Kaffee und Tee im Spiegel der medizinischen Literatur des 17. bis 19. Jahrhunderts, in: Med.hist J. 4 (1969) S. 257.

Die Jahrhundertmitte wurde für das diätetische Kochschrifttum so etwas wie eine Wasserscheide. Alles, was bis dahin erschienen war, weist nach rückwärts und steht noch unverkennbar in der Tradition des späten 18. Jahrhunderts. Was nunmehr kam, weist voraus. Es ist geprägt von der Entwicklung der Ernährungswissenschaft, der Chemie und Physik, Biologie und Medizin ein immer tragfähigeres Fundament bereitstellen. Während die allgemeine Kochbuchliteratur, wie wir sahen, erzkonservativ ihre Vorschriften und Rezepte von Auflage zu Auflage durch die Jahrzehnte weiterträgt, gesellt sich zu der auf Gesundheit und Krankheit bedachten diätetischen Kochkunst jetzt die Wissenschaft von den Nahrungsmitteln, von den chemischen und physikalischen Grundlagen der Kochprozesse, von der Veränderung der Nahrungsmittel unter dem Einfluß dieser Prozesse und von der Einwirkung der Nahrung auf den Körper.

Diese neue Entwicklung manifestiert sich sehr eindrucksvoll in dem „Chemischen Koch- und Wirthschaftsbuch" von Dr. med. Hermann Klencke (Leipzig 1857)[34] mit einem Anhang „Die Krankenküche", einem „Lehrbuch für nachdenkende Hausfrauen". Vergebens werde die Hausfrau, so sagt Klencke im Vorwort, „in diesem Buche nach neuen Recepten zu feinen Modegerichten, Luxusspeisen und Leckereien suchen" (S. IV). „Belehren soll es sie, welche Naturprozesse und Naturgesetze in der Küche mitwirken und den beabsichtigten Zweck: eine kräftige, gesunde und in Nichts verschwenderische Nahrung für die Familie herzustellen, fördern und hindern können, es soll Rechenschaft geben, wie gewisse eingebürgerte Gebräuche in der Küche die Speisestoffe in ihrem Gehalte und Werte schwächen, wie manches Gewohnte völlig nutzlos, manches Wichtige versäumt worden ist, es soll die gebildete, nachdenkende Hausfrau aufklären, worin eigentlich das Wesen des Kochens besteht" (S. Vf.). Klencke erwies sich hierbei als Meister allgemeinverständlicher Darstellung wissenschaftlicher Sachverhalte, eine Fähigkeit, die ihn in späteren Jahren

[34] Vgl. über ihn (Hans Hoffmann:) Philipp Friedrich Hermann Klencke (1813–1881), Hannover 1971 (= Schriftenreihe, hrsg. im Auftr. der Gesellschaft der Freunde der Medizinischen Hochschule, H. 10), wo auch die unrichtigen Angaben, die Klencke selber über sich verbreitet hat, richtiggestellt sind. Verbessern wir unsererseits die Unrichtigkeiten, die sich um Klenckes „Chemisches Koch- und Wirthschaftsbuch" ranken: im Buche selber ist das Vorwort „Hannover, den 16. Januar 1847" statt, wie es richtig heißen muß, 1857 datiert. Und Hoffmann, dessen Name als Verfasser versehentlich auf dem Titelblatt der zitierten Klencke-Biographie vergessen ist, zitiert seinerseits die erste Auflage des „Chemischen Koch- und Wirthschaftsbuches" von 1857 fälschlich unter dem veränderten Obertitel der dritten Auflage von 1876 – „Die Naturwissenschaft im weiblichen Berufe" – und gibt ihr sogar die Seitenzahlen dieser dritten Auflage (auf S. 67 und 101)!

als ständigen Mitarbeiter der Familienzeitschrift „Über Land und Meer"[35] weithin bekannt machte. Bemerkenswert in einem Kochbuch dieser Zeit ist eine mehrseitige „Chemische Nahrungsmittel-Tabelle für Hausfrauen, um danach Wahl und Zusammenstellung der Speisen und Getränke naturgemäß zu bestimmen" in seinem „Chemischen Koch- und Wirthschaftsbuch" (S. 222–224). So konnte auch ein Berliner Verlag um 1880 ein „Neues Bürgerliches Kochbuch, oder gründliche Anweisung, einfache und feine Speisen mit möglichster Sparsamkeit zuzubereiten, unter besonderer Berücksichtigung der Fortschritte, die in der Chemie gemacht worden sind", bereits in der 15. Auflage (mit nicht weniger als 368 Seiten) auf den Markt bringen.

Die Zahl der diätetischen Kochbücher für Kranke und Gesunde scheint in der zweiten Jahrhunderthälfte geringer zu sein als in der ersten. Ein Blick etwa in das „Kochbuch für Kranke" von Dr. med. Otto Dornblüth, Nervenarzt in Rostock, das 1897 in Leipzig erschienen ist, zeigt, was man jetzt in einem solchen Kochbuch an wissenschaftlicher Information erwarten durfte, d. h. welche naturwissenschaftlich-medizinischen Kenntnisse der Autor mitbringen mußte. Noch immer erscheinen als Verfasser neben Ärzten küchenerfahrene Kochbuchautorinnen, aber neben ihnen – oder im Hintergrund – steht der Fachmann. Bezeichnend für die neue Situation ist z. B.: „Die diätetische Küche für Magen- und Darmkranke" von Dr. med. Carl Wegele, „nebst genauen Kochrezepten" von seiner Gattin Josefine Wegele, Jena 1900. Wegele, der ein Sanatorium für Magen- und Darmkranke in Bad Königsborn (Westf.) leitete, hatte 1893 eine Monographie über die „Therapie der Magen- und Darmerkrankungen" veröffentlicht, die auch ins Englische, Italienische und Russische übersetzt worden war. Auch die zunehmende Spezialisierung der diätetischen Kochbücher auf einzelne Krankheiten und Krankheitsgruppen – wie Diabetiker, Lungenkranke, Fieberkranke, Nervenkranke, Steinleidende, Blutarme, Skrofulöse, Rachitiker und insbesondere Magen- und Darmleidende – ist ein Kennzeichen der Entwicklung in der zweiten Jahrhunderthälfte.

Hervorgehoben zu werden verdient jenes „Diätetische Koch-Buch mit besonderer Rücksicht auf den Tisch für Magenkranke von Josef Wiel, Arzt in Constanz", Freiburg 1871, dem wir bereits als einer der Vorlagen für

---

[35] Was das Thema als solches angeht, hatte Klencke Vorläufer, wie Dr. J. L. G. Meinecke, der schon 1815 ein „Taschenbuch für wirthschaftliche Frauen und Mädchen, oder faßlicher Unterricht in den hauswirthschaftlichen Geschäften, wozu chemische Kenntnisse nöthig sind" veröffentlicht hatte. Vgl. dazu den Abschnitt über „Die Aufsätze Hermann Klenckes" in: Gunter Mann: Die Familienzeitschrift ‚Über Land und Meer' und die Medizin des 19. Jahrhunderts, Med. Diss. Frankfurt a. M. 1952 (Masch.), S. 27–31.

das 1879 in Milwaukee erschienene „Koch-Buch für die Deutschen in Amerika" begegnet sind. Wiel[36], geboren 1828 in Bonndorf im Schwarzwald, begann dort seine ärztliche Praxis 1852. Danach war er Gemeindearzt in Möhringen, Spitalarzt in Meersburg, Gerichtsassistenzarzt in Engen und Badearzt in Langenbrücken. „Nach einer mit Staatsunterstützung, 1864, unternommenen wissenschaftlichen Reise verließ er plötzlich seine Stellung, machte eine sehr abenteuerliche Reise nach Amerika, von wo er mittellos zurückkehrte." 1865 bis 1867 war er Distriktsarzt in „dem württembergischen Städtchen Rosenfeld, wo er auch die erste Grundlage zu seinem diätetischen Kochbuch legte, ging dann nach Constanz, 4 Jahre später wieder nach Bonndorf, wo er mit unverwüstlicher Energie die schöne Pension ‚Steinmühle' gründen half und die Gelegenheit hatte, viele Magenkranke zu behandeln, nachdem er die ‚Abhandlung über die Krankheiten des Magens' (Constanz 1868) verfaßt hatte." Die nächste Etappe dieses unruhigen Lebens war Zürich, wo er als Dozent am Polytechnikum wirkte. Er „war noch bei der Gründung und dem Betriebe einer diätetischen Kuranstalt tätig, als er ... 1881 vom Tode ereilt wurde."

Die Vorrede seines Diätetischen Koch-Buches, die hier mit „Voressen" überschrieben ist, beginnt mit einigen Angaben zur Person:

„Der Verfasser dieser Schrift möchte vor Allem beichten und bekennen, daß er – ein Feinschmecker ist. Wie alle anderen ist auch er durch Zufall es geworden und – aufrichtig gestanden – bereits soweit gekommen, daß er die Feinschmeckerei nicht nur für kein Laster, sondern für eine ganz besondere Tugend hält ... Gewöhnlich interessieren sich aber die Feinschmecker nur um die ‚feine Küche', wissen Nichts davon, wie es bei dem Armen und Kranken aussieht. Der Verfasser macht hierin eine Ausnahme; sein Beruf und allerhand Lebensschicksale haben ihn einen tiefen Blick auch in solche Verhältnisse werfen lassen. Ohnedem würde er sich nicht zur Herausgabe dieses Buches verstanden haben." Wiel fährt fort: „Der Verfasser hält es für den größten Fortschritt in der Heilkunde, daß sich in neuester Zeit die Ärzte oft mehr um die deutsche als um die lateinische Küche kümmern, daß sie nicht selten den ganzen Schwerpunkt der Therapie auf die Diät legen." Weiter erfährt der Leser: „Der Verfasser hat das Material auf verschiedenen Wegen zusammengebracht: Das meiste sammelte er am eigenen Herd auf dem Wege des Experiments. Dann las er zur Abwechslung auch einmal Kochbücher. Nur zu bald hat er die Wahrnehmung gemacht, daß es ganz überflüssig ist, mehrere Kochbücher durchzugehen, daß alle neueren eigentlich doch nur Abschriften der älteren sind, ohne alle denkende Einteilung und Ordnung des Materials. Man darf überzeugt sein, daß man jedem recht komplizierten und verzwickten Recept, welches man in einem alten Kochbuche gefunden, in allen neueren wiederum begegnet. Das ist eben der große Fehler fast aller Kochbücher, daß sie die unsinnigen Durcheinander à l'imperatrice, à la Figaro, à la reine etc. etc. mit weit größerer Vorliebe behandeln, als die wichtigsten alltäglichen Speisen."

---

[36] Vgl. seine Biographie in Julius Pagel: Biographisches Lexikon hervorragender Ärzte des 19. Jahrhunderts, Berlin und Wien 1901, Sp. 1849f., aus der im folgenden einige besonders charakteristische Stellen wörtlich zitiert sind.

Das Buch selber zerfällt in einen „Ungenießbaren Teil“ über Küche, Herd und Brennmaterial und Kochgeschirr, einen „Genießbaren Teil“, der, beginnend mit der Milch, dann Suppen, die verschiedenen Fleischarten, Fische usw. behandelt, und einen „Speise-Zettel für Kranke“. Auch hier bleibt der Autor als Person dem Leser nahe, so etwa bei dem Kapitel „Verfahren in meiner Küche“ oder dem „Recept zum Beefsteak à la Wiel“. Der Schluß bringt „Material zu Tischgesprächen“ und beginnt so: „Anstatt bei Tisch Leute zu verhecheln und sich und Andere damit so zu ärgern, daß am Ende die Verdauung gestört wird, sollte ein ganz gemütliches Material zu Tischgesprächen gewählt werden. Nichts eignet sich hierzu besser als Betrachtungen über den Verdauungsprozeß und über die wichtigsten Eß- und Trinkregeln.“

Es liegt in der Natur der Sache, daß diätetische Kochbücher nicht selten aus einem Sanatorium hervorgehen oder in enger Verbindung zu einem solchen stehen. Das gilt vor allem für Kuranstalten, in denen eine besondere Richtung der Medizin vertreten wird. Kurgäste möchten, was ihnen hier an Kostform geboten wurde, auch später zu Hause weiterführen.

Ein Beispiel bietet das „Hygieinische Kochbuch zum Gebrauch für ehemalige Curgäste von Dr. Lahmann's Sanatorium auf Weißer Hirsch zu Dresden“, zusammengestellt von Elise Starker, dessen 1. Auflage 1893 im Verlag des Sanatoriums erschien. Eine Vorbemerkung von Dr. Lahmann[37] selber erläutert das Vorhaben: „Das nachstehende Buch lehnt sich an die von mir vertretene Ernährungslehre an, wie ich ausführlich in meiner ‚Diätetischen Blutentmischung (Dysämie) als Grundursache aller Krankheiten‘, II. Auflage, Leipzig bei Otto Spamer, Preis geb. Mk. 1,80, dargelegt habe. Damit Mißverständnisse vermieden werden und man sich ohne Kenntnis dieser Lehren zu haben, nicht durch falsche Speisenauswahl schadet, wird von vornherein vorausgesetzt, daß die Benutzer dieses Kochbuchs den Inhalt des obigen Buches sich zu eigen gemacht haben.“ Notieren wir einige Besonderheiten aus dem Kochbuch selber: „Fleischspeisen sind in diesem Kochbuche nicht aufgeführt, da wir auf diese überhaupt weniger Wert legen“ (S. 5). „Bei den Gemüsen gilt als erste und unerläßliche Regel, daß nichts abgebrüht, nichts vom Kochwasser weggegossen wird, da gerade darin die besten Nährstoffe enthalten sind . . . Als zweite Regel gewöhne man sich an, die Gemüse langsam auf kleinem Feuer zu dünsten und dabei nur wenig Wasser in dem Topf zu halten.“ (S. 6) „Der Verbrauch von Kochsalz soll möglichst eingeschränkt werden.“

---

[37] Vgl. über Lahmann und sein Sanatorium „Weißer Hirsch“: Heinz-Egon Kleine-Natrop: Das heilkundige Dresden, 2. Aufl. Dresden und Leipzig 1964, S. 239f. und Anm. 334 auf S. 379, sowie Alfred Brauchle: Die Geschichte der Naturheilkunde in Lebensbildern, 2. Aufl. Stuttgart 1951, S. 228–239.

(S. 7) „Ausländische scharfe Gewürze vermeidet man am Besten ganz“ (S. 7). „Das Nährsalz, ein Extract aus geeigneten Gemüsepflanzen, enthält die für den Körper wichtigen Mineralstoffe in allein verdaulicher Form, ist also ... ein Verbesserungsmittel für nährsalzarme Speisen“ (S. 7). „Soja ... ist in der vegetarischen Küche eine nicht zu unterschätzende Würze für Suppen, Beigemüse und dergleichen, deren Geschmack sie wesentlich verfeinert.“ (S. 8) „Citronensaft ist äußerst gesund, sein Genuß daher immer angebracht ... Essig wird in unserer Küche stets durch Citronensaft ersetzt.“ (S. 8) „Die Cocosnußbutter, die bei uns vielfach anstatt der Kochbutter verwendet wird, ist ein sehr reines, appetitliches Pflanzenfett“ (S. 8).

Lahmann vertrat, wie die oben wiedergegebene Äußerung über den Fleischgenuß zeigt, im Rahmen seiner diätetisch-physikalischen Sanatoriumspraxis einen durchaus gemäßigten, nicht intoleranten – weil nicht weltanschaulich verankerten – Standpunkt zur Reformkost.

In eine ganz andere Welt führt uns im gleichen Jahrzehnt ein Kochbuch über „Die Wörishofer Küche. Kochbuch im Sinne Kneipp's, erprobt und verfaßt auf Grund beinahe 10jähriger, diesbezüglich praktischer Erfahrungen, nach den Vorträgen und Vorschriften Sr. Hochwürden Herrn Prälaten Sebastian Kneipp von Frau Agathe Haggenmiller. Verleger: Wilh. Haggenmiller, Herzogl. Mecklenburgischer Hoflieferant, Besitzer des Kur-Salons in Wörishofen, Erstes Kneipp-Spezialitäten-Restaurant. Auslieferung für den Buchhandel: H. Hartmann's Buchhandlung, Wörishofen. Kommissions-Verlag.“ Dieser Titel sagt so viel über die Atmosphäre Wörishofens aus, dass er hier vollständig wiedergegeben ist. Im Vorwort, datiert „Wörishofen, im April 1897“, erklärt die Verfasserin, was sie veranlaßt habe, ihre Erfahrungen mit der „vernünftigen naturgemäßen Ernährung“, welche sie

nach nahezu zehnjähriger Thätigkeit als Besitzerin eines eigenen Restaurants in Wörishofen an der Hand Sr. Hochwürden des Herrn Prälaten Kneipp gesammelt habe, dem Publikum zu widmen. Mein Buch soll in mehreren Abteilungen Anweisungen enthalten über die besten Bezugsquellen der Rohprodukte, dann eine Aufstellung von Speisezetteln in der von Herrn Prälaten besonders hervorgehobenen Abwechslung der Speisen und endlich die Kochrezepte über die Zubereitung derselben, wie selbe zur Erreichung einer naturgemäßen Nahrung empfohlen und notwendig sind. Hierbei werde ich besonders Bedacht nehmen auf alle zu Kochzwecken zu verwendenden Heilkräuter, womit die sonst üblichen und sehr oft schädlichen, scharfen Gewürze vermieden werden. In meiner vorhergegangenen 15jährigen Praxis habe ich nicht geahnt, welch' unbezahlbaren Schatz wir in den Heilkräutern haben, und daß es möglich ist, aus diesen so gute, schmackhafte und dennoch wohlfeile Gerichte herstellen zu können. Gar mancher Leser dieses Buches wird überrascht sein, daß er nicht bloß speziell ‚die Wörishofer Küche‘ allein vertreten findet, sondern auch die französische und Wiener Küche einen bedeutenden Platz einnimmt. Doch soll dieses Werk den Beweis liefern, daß die feine Küche die für die Menschheit so schädlichen, scharfen Gewürze entbehren kann, und ebenso schmackhaft ist, als die mit den verschiedenartigsten Ingredienzien gemischte Küche. Der Zweck zum Wohle der Menschheit möge erreicht werden, ob in der Hütte des Armen, ob in der Bürgerstube oder im Palast. Die Anerkennung von Hoch und Nieder, von hohen und höchsten Herrschaften in meiner Thätigkeit läßt mich hoffen, daß dieser Zweck erfüllt werde.

So reicht das Spektrum des Wörishofer Kochbuches – und naturgemäß auch des Haggenmillerschen Kur-Salons – vom „ganz einfachen Kneipp'schen Mittagstisch", beginnend etwa mit Löwenzahn- oder Spitzwegerichsuppe, bis zum „ganz feinen Mittagstisch", bei dem zum Beispiel (Speisezettel Nr. 70) vorgeschlagen wird:

Frische Austern mit Zitronen, oder Caviar mit geröstetem Brot,
feinste Butter- und Lebernockerl mit Schnee und brauner Bouillon,
Rheinsalm gebraten in Butter und Olivenöl,
Entrecôts mit Pommes frites,
Kalbsrouladen mit Rosen- oder Blumenkohl,
Rehziemer gebraten mit Makaroni on [sic!] gratin,
Fasan gebraten mit Salat und Compot,
Königstorte, Linzertorte,
gemischtes Gefrorenes,
Kleinkonfekt, Obst,
Käse.

Von besonderem Interesse ist das reiche Beiwerk von ganzseitigen und kleinen Anzeigen, die uns ein sehr anschauliches Bild von Wörishofen geben, wie es sich dem damaligen Kurgast darbot.

Hier stand also die volkstümliche Gestalt des Pfarrers Kneipp mit seinem Ruf nach der unverfälschten Naturkost hinter dem Reformprogramm, bei den „Lahmännern", wie der Dresdner Volksmund die Kurgäste auf dem Weißen Hirsch in Dresden nannte, war es die auf eine wissenschaftliche Theorie gegründete Diätetik des Sanatoriumsgründers, eines Arztes, der mit seinen Reformideen nicht weniger, aber doch nach ganz anderen Grundsätzen als der Pfarrer von Wörishofen gegen die Gesundheitsschäden der modernen Zivilisation zu Felde zog. Hier also eine Residenzstadt erfüllt mit Kunstschätzen, in denen ein katholisches Herrscherhaus eine vorwiegend evangelische Bevölkerung regierte, als Schauplatz des Geschehens, dort ein kleiner ländlicher Ort inmitten des katholischen Oberbayerns[38]. Umso bemerkenswerter, daß von so verschiedenen Männern auf so verschiedenen Fundamenten errichtete Kursysteme, in denen neben der physikalischen Therapie der Reformernährung eine gleich große Bedeutung zukam, eine solche Faszination auf die Gemeinde ihrer Anhänger ausgeübt wurde, daß sie über die Generationen hinweg überdauerte.

---

[38] Spezialkochbücher für die katholische Küche in der Fastenzeit, für die israelitische Küche usw. müssen hier beiseite bleiben.

Daneben spielten andere Kuranstalten, die eine streng vegetarische Reformkost in den Mittelpunkt ihrer Heilverfahren stellten, eine sehr viel umgrenztere Rolle, wie z. B. die „Auf der Waid" und die „Untere Waid", beide in der Umgebung von St. Gallen. Die Verfechter einer konsequent vegetarischen Ernährungsweise[39], die zunächst unter dem unmittelbaren Einfluß einer angelsächsischen vegetarischen Literatur standen, versuchten seit den 50er Jahren in bemerkenswerterem Umfange ihre Ideen und Forderungen in programmatischen Schriften zu verbreiten. Diese entwickelten sich in den 70er Jahren zu einer ganzen Literaturgattung auch in Deutschland. Die Autoren dieser frühen deutschen vegetarischen Kochbücher waren zumeist keine Ärzte, aber auch hier erscheinen Ärzte nicht selten als Berater und Mitwirkende. Dünne Traktätchen spielen eine große Rolle[40].

Da ist das „Vegetarianische Kochbuch für Freunde der naturgemäßen Lebensweise", das zunächst 1869 anonym in Nordhausen erschien, dann aber sehr bald den Namen des Autors, Eduard Baltzer, auf dem Titel trug und bis 1937 immer wieder aufgelegt wurde. Baltzer[41] war ein freigemeindlich-protestantischer Theologe, der 1867 den ersten deutschen Vegetarierverein gründete. Baltzer wollte als Anhänger der Lebensreformbewegung die Gesellschaft verändern, wie es programmatisch der Titel seines kleinen Buches über „Die natürliche Lebensweise, der Weg zu Gesundheit und sozialem Heil; zweiter Theil: Die Reform der Volkswirthschaft vom Standpunkte der natürlichen Lebensweise" (Nordhausen 1867) aussagte.

Seinem Kochbuch von 1869 folgte 1870 das „Vegetarianische Kochbuch" von Emil Weilshäuser, ebenfalls eines aktiven Wegbereiters der Lebens-

---

[39] Eine Übersicht über die verschiedenen Motive des Vegetarismus gibt Wolfgang R. Krabbe: Gesellschaftsveränderung durch Lebensreform, Göttingen 1974 (=Studien zum Wandel von Gesellschaft und Bildung im Neunzehnten Jahrhundert 9).

[40] Auf nicht mehr als 32 Seiten konnte Alfred von Seefeld seinem „Einfachsten Kochbuch" noch eine „Einführung in die naturgemäße Lebensweise" (4. Aufl. Hannover, um 1881) auf vegetarischer Basis beigeben; Preis 10 Pfennig.

Gab hier die „naturgemäße Lebensweise" einen indirekten Hinweis auf die vegetarische Grundtendenz des Schriftchens, so fehlt bei anderen jeder solche Fingerzeig auf dem Titelblatt, wie z. B. bei Emilie Jeitner und Heinrich Müller: Kochbuch für den ‚kleinen Mann'; ein Kochbuch für den bescheidenen Haushalt mit vielen Ratschlägen für die Küche, Leipzig (1900). Die Autoren glaubten wohl, mit dem „bescheidenen Haushalt" im Untertitel alles gesagt zu haben, denn, so erklärt ihr „Vorwort resp. Einleitung (unbedingt zu lesen)", man könne nur bei der „Ernährung nach den vegetarischen Grundsätzen . . . mit möglichst wenig Geld seine Familie gesund und kräftig ernähren".

Welche hauswirtschaftlichen Schwierigkeiten die vegetarische Ernährung ihrerseits mit sich brachte, läßt ein „Kleines vegetarisches Kochbuch für Junggesellen und andere einzelstehende Personen" von Carlotto Schulz (2. Aufl. Berlin 1897) ahnen.

[41] Vgl. über ihn NDB I, S. 570, sowie Brauchle, a. a. O., S. 174–184.

reformbewegung. Das Buch, das den Untertitel „Ein Hilfsbuch für Alle, welche sich der blutlosen Diät zugewendet haben oder zu derselben übergehen wollen", erschien zunächst in der von Weilshäuser herausgegebenen Schriftenreihe „Gesundheit, Wohlstand und Glück; eine Familien-Bibliothek für Stadt und Land". Die 1883 herausgekommene zweite Auflage war „durchgesehen und um 205 Rezepte vermehrt von Dr. Carl E. A. Neumann".

1876 trat Theodor Hahn[42] – eigentlich Apotheker, der 1849 zunächst eine naturheilkundliche Praxis in Schwerin eröffnet hatte, ehe er nach einigen weiteren Zwischenetappen 1864 die Kuranstalt „Auf der Waid" bei St. Gallen zum Mittelpunkt seines Wirkens machte – gleich mit zwei vegetarischen Kochbüchern auf den Plan, einem „Kleinen Kochbuch für Freunde der naturgemäßen Diät (Vegetarianer)" und einem gewichtigen Buche: „Makrobiotisches Kochbuch oder: Die Kunst, recht zu kochen, gut zu essen, und fröhlich, gesund und lange zu genießen". Wieder mußte Hufelands Renommee herhalten, den man jetzt auch als Patron des Vegetarismus in Anspruch nahm.

1878 erschien wieder ein über 500 Seiten dicker Band über „Die gute Vegetarianische Küche", mit einer Vorrede von Dr. med. W. Dock, dirigierendem Arzt der Kuranstalt auf der unteren Waid, verfaßt von Ottilie Ebmeyer. Ottilie Ebmeyer war eine routinierte Kochbuchautorin, die keineswegs auf die vegetarische Ernährung festgelegt war; ihrer „Guten vegetarianischen Küche" folgte 1881 ein allgemeines Kochbuch „Die gute Küche" im Verlage Velhagen und Klasing in Bielefeld, dessen Bestseller das Kochbuch der Henriette Davidis war.

1881 schloß sich ein „Kochbuch für naturtreue Lebensweise ... nebst einem Anhange Gesundheits-Regeln für Vegetarier von Dr. med. Richard Nagel (homöopathischem Arzte und Vegetarier)" an, „zu haben im vegetarischen Speisehause Taubenstraße 46" in Berlin. Hier ist der ältere Terminus „Vegetarianismus" durch unseren kürzeren „Vegetarismus" ersetzt. Vorauf ging Nagels Traktätchen „Das Fleischessen vor dem Richterstuhle des Instinkts, des Gewissens und der Vernunft, der Religionsgeschichte und der Naturwissenschaften, oder Der Weg zum Paradiese der Gesundheit", von dem 1882 bereits eine 9. Auflage nötig wurde. Richten wir nicht mit Richard Nagel, lassen wir uns lieber von Theodor Hahn – oder einem anderen Kochbuchautor, der den Freuden des eßbaren Fleisches weniger abhold war – einführen in die „Kunst, recht zu kochen, gut zu essen, und fröhlich, gesund und lange zu genießen".

---

[42] Vgl. über ihn Brauchle, a. a. O., S. 164–174.

Tafelmusik aus medizin- und musikhistorischer Sicht

von Werner Friedrich Kümmel

„Musica jocunditatem convivii augmentat."
Johannes Tinctoris: Complexus viginti effectuum nobilis artis musices (um 1473/74)[1]

Es ist bekannt und durch zahlreiche literarische, archivalische und bildliche Zeugnisse belegt, daß Tafelmusik in früherer Zeit eine repräsentative Funktion im täglichen Leben der Höfe und bei Festlichkeiten des Bürgertums hatte. Weniger geläufig ist, daß dem Musizieren bei Tisch auch medizinische Motive zugrundelagen, die in der Diätetik der alten Humoralmedizin wurzeln. Seit dem ausgehenden 18. Jahrhundert gerät jedoch die Tafelmusik aus musikästhetischen Gründen in Mißkredit, im 19. Jahrhundert verliert sie außerdem ihre ursprüngliche medizinische Begründung. Betroffen war davon allerdings weniger das Musizieren bei Tisch selbst als vielmehr die ästhetische Beurteilung der Tafelmusik, ihre herkömmliche Motivation und Rechtfertigung, vor allem die Einstellung maßgeblicher Musiker zu ihr. Daraus ergibt sich einerseits die Frage nach den Ursachen und Wesenszügen dieses Wandels im Verständnis der Tafelmusik, andererseits die Frage, ob und wie er sich auf ihre praktische Ausübung auswirkte. Die erste Frage ist bisher nur in Ansätzen, die zweite noch gar nicht untersucht worden.[2]

---

[1] Johannes Tinctoris: Complexus viginti effectuum nobilis artis musices, in: Charles Edmond Henri de Coussemaker (Hrsg.), Scriptorum de Musica medii aevi nova series a Gerbertina altera. Bd. 1–4, Paris 1864–76, hier Bd. 4, 1876, S. 199.

[2] Eine zusammenfassende historische Darstellung des Phänomens Tafelmusik ist noch nicht versucht worden. Eine knappe Skizze aus musikwissenschaftlicher Sicht, die jedoch auf das 19. Jahrhundert nicht mehr eingeht, gibt Hans Heinrich Eggebrecht: Art. Tafelmusik, in: Riemann Musik-Lexikon, 12. Aufl., Sachteil, hrsg. von Hans Heinrich Eggebrecht, Mainz 1967, S. 932f. – Zu den medizinhistorischen Grundlagen s. Werner Friedrich Kümmel: Musik und Medizin, 900–1800. Med. Habil.-schr. Frankfurt/M. 1973 (Masch.), S. 170–178. – Nur für das Mittelalter läßt sich bisher ein genaueres Bild entwerfen. Vgl. die musikwissenschaftlichen Beiträge von Edmund A. Bowles: Musical instruments at the medieval banquets, in: Revue Belge de Musicologie 12 (1958) S. 41–51, sowie von Walter Salmen: Der fahrende Musiker im europäischen Mittelalter. Kassel 1960, S. 115–118 (= Die Musik im alten und neuen Europa 4) und die dort genannte ältere Literatur. – Eine wichtige Vorarbeit für die neueren Jahrhunderte leistete der begriffsgeschichtliche Artikel von Erich Reimer: Art. Tafelmusik, in: Handwörterbuch der musikalischen Terminologie, hrsg. von Hans

Die Diätetik der Humoralmedizin beruhte – trotz aller Kompliziertheit im einzelnen – seit der Antike letztlich auf einem beherrschenden Grundgedanken: in allen Dingen das mittlere Maß zwischen den Extremen zu finden und einzuhalten, alles Übermaß dagegen, auch das Übermaß des an sich Guten und Nützlichen, zu meiden.[3] Dieses Prinzip durchdrang die sog. „sechs nicht-natürlichen Dinge", d. h. jene sechs Bereiche, in welche die Diätetik traditionellerweise eingeteilt war.[4] Dazu gehörte auch der Bereich der Affekte, und da der Zusammenhang zwischen Körper und Seele sehr eng und als eine umkehrbare Wechselwirkung gedacht wurde, war für den gesunden Ablauf der körperlichen Funktionen ein ausgewogener Affektzustand von größter Bedeutung. Eine der wichtigsten Körperfunktionen war die Verdauung. Von ihr hing es in erster Linie ab, ob die für die Gesundheit entscheidende Ordnung der Körpersäfte, ihr gegenseitiges Gleichgewicht, erhalten blieb oder gestört wurde. Daher mußte ängstlich alles vermieden werden, was dieser zentralen Körperfunktion abträglich schien. Daß heftige Affekte, vor allem Schrecken, Ärger, Sorgen, Zorn und Traurigkeit der Verdauung schädlich waren, galt als selbstverständlich. Bei eingeschränkter oder gestörter Digestion drohte nach Meinung der Ärzte sogar eine Fülle von Krankheiten und Widrigkeiten.[5] Deshalb mahnte der italienische Arzt Nicolaus Nicolus im 16. Jahrhundert, man solle den Kranken kein Essen reichen, wenn ihr geistig-seelischer Zustand erheblich verändert sei:

> Vielmehr ist für das Essen ein Zeitpunkt zu wählen, wenn die Seele des Kranken sich in einer besseren Verfassung befindet und sie munter und fröhlich ist – es sei denn, die Freude wäre übermäßig und dadurch gefährlich.[6]

Heinrich Eggebrecht, Wiesbaden 1972ff. (Der Artikel wurde 1971 abgeschlossen.) – Zahlreiche vorzüglich reproduzierte bildliche Darstellungen von Tafelmusik vom Mittelalter bis in das 19. Jahrhundert bieten Josef Ulsamer u. Klaus Stahmer: Musikalisches Tafelkonfekt. Würzburg 1973. Der Text befriedigt weniger.

[3] Vgl. dazu Ludwig Edelstein: Antike Diätetik, in: Die Antike 7 (1931) S. 255–270, wieder abgedruckt in: Med. hist. J. 1 (1966) S. 162–174. – Heinrich Schipperges: Lebendige Heilkunde. Von großen Ärzten und Philosophen aus drei Jahrtausenden, Olten u. Freiburg/Br. 1962. – Ders.: Ärztliche Bemühungen um die Gesunderhaltung seit der Antike, in: Heidelberger Jahrbücher 7 (1963) S. 121–136. – Georg Harig u. Jutta Kollesch: Gesellschaftliche Aspekte der antiken Diätetik, in: NTM – Schriftenreihe Gesch. Naturwiss., Technik, Med. 8 (1971) 2, S. 14–23.

[4] Zu diesem Schema vgl. L. J. Rather: The „six Things Non-Natural". A note on the origins and fate of a doctrine and phrase, in: Clio Medica 3 (1968) S. 337–347. – S. Jarcho: Galen's six non-naturals: a bibliographic note and translation, in: Bull. Hist. Med. 44 (1970) S. 372–377. – P. H. Niebyl: The non-naturals, in: Bull. Hist. Med. 45 (1971) S. 486–492.

[5] Vgl. z. B. Gregoire Pictorius: Les sept dialogues . . . traictans la maniere de contregarder la santé par le moyen des six choses . . . non-naturelles, Paris 1557, fol. 81 v.

[6] Nicolaus Nicolus: De medica materia septem sermonum liber . . . Bd. 1–2, Venedig 1533, hier Bd. 1, sermo 2, fol. 11 r.

Mit fast denselben Worten formulierte diese Regel noch drei Jahrhunderte später, 1818, ein Wiener Bezirks-Arzt:

> Die Stunde des Essens muß für jeden Menschen eine wahre Feyerstunde seyn. Alle Sorge, jede Unannehmlichkeit muß von ihr entfernt werden. Eine Mahlzeit in einer frohen heiteren Gesellschaft bekommt doppelt so wohl. Das Lachen ist ein gutes Verdauungsmittel, und Freude und Scherz ziehen aus jeder Nahrung gute Säfte, und geben ein leichtes Blut. [7]

Aus diesem Grundgedanken ergaben sich genaue ärztliche Ratschläge für Kranke und für Gesunde, die auch die Musik einschlossen. In einem ausführlichen Consilium, das im 15. Jahrhundert Hugo von Siena einem an Nierensteinen leidenden Patienten erteilte, warnte er diesen vor Traurigkeit, Furcht, Zorn usw., weil solche Affekte die Verdauung in Unordnung bringen oder sogar ganz verderben könnten. Dagegen solle der Kranke sich mit Dingen beschäftigen, die Freude bereiten: er solle sich ergötzen, „Lieder, Klänge und Gesänge hören und alles, was friedlich und fröhlich stimmt. Denn all dies bewirkt eine gute Digestion“.[8]

Bei John Milton (1608–1674) hatte die Musik im Rahmen eines Erziehungsplanes für Jugendliche von 12 bis 21 Jahren eine doppelte Aufgabe. Die notwendige Erholungspause zwischen morgendlichen körperlichen Übungen und dem Mittagessen sollte man dazu benutzen, Musik zu hören oder selbst zu musizieren und sich dadurch zu erfrischen und zu beruhigen. Musik empfahl Milton ebenso „nach dem Essen, um der Natur bei der ersten Verdauung zu helfen und die Geister (spiritus) in guter und zufriedener Stimmung zum Studium zurückkehren zu lassen“.[9] Ausführlich erläuterte 1770 der Leipziger Medizinprofessor Johann Georg Friedrich Franz (1737–1789), wie die Ärzte auf dem Boden der Humorallehre seit langem die von der Musik geweckten „freudigen Empfindungen in der Seele“ unmittelbar auf den Körper einwirken sahen:

> Das ganze Nervensystem wird auf eine angenehme Art gereizet, die Gliedmaßen werden in Bewegung gesetzt, das Blut in Wallung gebracht, und in allen Gegenden des Körpers umhergetrieben. Hierbey wird zugleich die Absonderung der Säfte befördert, ungemein vermehret, und der Stockung vorgebeuget, indem durch die unmerkliche Ausdünstung das Blut und die Säfte von allen unnützen Theilen befreyet werden. Hiernächst werden die Lebensgeister erweckt, alle feste Theile gestärket und die Verdauung gehet gut von statten. [10]

---

[7] Meinrad Dopfer: Hygea für die Bewohner der Städte oder Verhaltungsregeln zur Gründung, Schützung und Wiedererlangung der Gesundheit zum Nutzen der Gesunden, zum Troste der Kranken, und zur Erleichterung der Ärzte, Wien 1818, S. 162.

[8] Ugo Senensis: Consilia saluberrima ad omnes egritudines noviter correcta ... Venedig 1518, fol. 61 v.

[9] John Milton: Von der Erziehung. Brief an Samuel Hartlib 1644, hrsg. und übersetzt von Käte Meinecke, Hamburg 1946, S. 44f.

[10] [Johann Georg Friedrich Franz:] Abhandlung von dem Einflusse der Musik in die Gesundheit der Menschen, Leipzig 1770, S. 5.

Solche Überlegungen bewogen auch Christoph Wilhelm Hufeland, die Musik als besonders geeignetes Digestivum zu empfehlen. In seinem Werk über „Die Kunst das menschliche Leben zu verlängern", das mit zahlreichen Auflagen und Übersetzungen bis weit in das 19. Jahrhundert wirkte, ist von „angenehmen und mäßig genossenen Sinnes- und Gefühlsreizen" die Rede, die nach Meinung Hufelands auf doppelte Art zur Verlängerung des Lebens beitragen können:

„Einmal, indem sie unmittelbar auf die Lebenskraft influiren, sie erwecken, erhöhen, verstärken, und dann indem sie die Wirksamkeit der ganzen Maschine vermehren, und so die wichtigsten Organe der Restauration, die Verdauungs-, Circulations- und Absonderungswerkzeuge in regere Thätigkeit setzen. Es ist daher eine gewisse Kultur und Verfeinerung unserer Sinnlichkeit heilsam und nöthig, weil sie uns für diese Genüsse empfänglicher macht, nur darf sie nicht zu weit getrieben werden . . ."

Unter den „Freunden der Musik, der Malerey, und andrer bildenden Künste, auch der Dichtkunst und der Phantasie" scheint für Hufeland „in gegenwärtiger Rücksicht die Musik den Vorzug zu verdienen, denn durch keinen Sinneseindruck kann so schnell und unmittelbar auf Stimmung, Ermunterung und Regulirung der Lebensoperationen gewirkt werden, als dadurch . . . Es wäre zu wünschen, daß man einen solchen zweckmäßigen, den Umständen angemessenen Gebrauch der Musik mehr studirte und in Ausübung brächte". [11]

Mehrere Ärzte um 1800 äußerten sich in ähnlicher Weise. Ein junger Mediziner in Erlangen verteidigte 1792 unter seinen Doktorthesen an erster Stelle den Satz, daß Musik die Verdauung befördere. [12] Der Heilbronner Arzt Friedrich August Weber meinte 1802, schon die Theorie könne „darauf fallen, die Musik zur Heilung der Dyspepsie zu gebrauchen", da diese Krankheit „nicht selten eine Folge geschwächter Magennerven" sei, deren Zusammenhang mit den Gehörsnerven anatomisch erwiesen sei. [13] Ein österreichischer Arzt schloß sich 1807 dieser Auffassung ausdrücklich an; er vermutete, daß tatsächlich „unsere Tafelmusik, und Gesellschaftslieder die Verdauung befördern". [14] Ein Arzt aus Montpellier hielt es 1803 gleichfalls für keineswegs erstaunlich, daß Musik durch ihre Wirkung auf die Körpersäfte die Verdauung unterstützen könne. [15] Und noch gegen Ende des 19. Jahrhunderts – allerdings nach

[11] Christoph Wilhelm Hufeland: Die Kunst das menschliche Leben zu verlängern, 2. Aufl., Bd. 1–2, Jena 1798, hier Bd. 2, S. 349–351.

[12] Christian Ludwig Bachmann: De effectibus musicae in hominem, Med. Diss. Erlangen 1792, S. 45.

[13] Friedrich August Weber: Von dem Einflusse der Musik auf den menschlichen Körper und ihrer medicinischen Anwendung, in: Allgemeine Musikalische Zeitung 4 (1801/02) Sp. 589.

[14] Peter Lichtenthal: Der musikalische Arzt, oder: Abhandlung von dem Einflusse der Musik auf den Körper, und von ihrer Anwendung in gewissen Krankheiten, Wien 1807, S. 132.

[15] Etienne Sainte-Marie (Hrsg.): Préface zu Joseph-Louis Roger: Traité des effets de la musique sur le corps humain, Paris u. Lyon 1803, S. XXXIV.

einer langen Pause, in der sich keine Belege mehr zu finden scheinen – glaubte ein angehender französischer Arzt sich nicht zu täuschen, wenn er im Einklang mit zahlreichen Beobachtungen behauptete, daß die Musik im allgemeinen auf die digestiven Funktionen einen günstigen Einfluß habe.[16]

Wie schon in einem der Zitate anklingt, mußte in dieser Diätetik der Gesang als besonders geeignet gelten, weil er nicht allein Freude spendende Musik, sondern auch maßvolle Körperübung war, also zugleich zwei Punkten der „sechs nicht-natürlichen Dinge" zu genügen vermochte. So beginnt der englische Arzt, Dichter und Musiker Thomas Campion (1567–1619) ein Tafellied mit folgenden Zeilen:

Tune thy chearefull voyce to mine;
Musicke helpes digesting ...[17]

J. G. F. Franz erklärte diesen Vorgang im einzelnen:

Wer wollte wohl über dieses zweifeln, daß das Singen die Verwandlung des Milchsaftes in Blut, den Fortgang des Milchsaftes zum Blut, den Umlauf des Blutes durch die Eingeweide und durch die Leber, die Absonderung der Galle, die Verdauung der Speisen, die Oefnung des Unterleibes und unzählige andere Dinge, die insgesammt der Dauerhaftigkeit eines gesunden Lebens hülfreiche Hand leisten, ungemein befördert.[18]

Auch der bereits genannte Heilbronner Arzt Weber pries zu Beginn des 19. Jahrhunderts den Gesang „als ein Beförderungsmittel der Gesundheit":

In so fern die den Werkzeugen des Athemholens benachbarten Verdauungsorgane durch Singen in eine gedeihliche Thätigkeit gesetzt werden, ist Singen bey Gastmalen eine Sitte, die wieder aus dem Alterthum sollte hervorgerufen werden.[19]

Aber merkwürdigerweise hatte Weber wenig Hoffnung, daß sein Wunsch in Erfüllung gehen könnte:

Wer ist nicht inne geworden, daß man bey einer wackern Tafelmusik besser ißt und leichter verdaut, und wenn diese Tafelmusik auch nur in lustigen Liedchen besteht ...? Falscher Wohlstand, der uns um so manches Gute auf dieser Welt bringt, hat uns in den meisten Provinzen Europens auch diese kleine Wohlthat entzogen.[20]

Dieses Urteil war, wie sich zeigen wird, keineswegs richtig. Dennoch traf es in einem bestimmten Punkt zu: Das Wort vom „falschen Wohlstand", der Altbewährtes verdränge, zeigt nämlich, daß für aufmerksame Zeitgenossen

---

16 Hyacinthe Soula: Essai sur l'influence de la musique et son histoire en médecine, Thèse méd., Paris 1883, S. 16.

17 Thomas Campion: A Dialogue sung the first night, the King being at supper, in: Campion's Works, hrsg. von Percival Vivian, Oxford 1909, S. 229.

18 [Johann Georg Friedrich Franz:] (s. Anm. 10), S. 39.

19 Friedrich August Weber: Über den Einfluß des Singens auf die Gesundheit, in: Allgemeine Musikalische Zeitung 6 (1803/04), Sp. 821 und 819.

20 Friedrich August Weber: Von dem Einflusse der Musik auf den menschlichen Körper ... (s. Anm. 13), Sp. 589.

Tafelmusik nicht mehr die selbstverständliche, unangefochtene Einrichtung war wie ehedem, daß sie zumindest im Bewußtsein der Zeit in eine Krise geraten war.

Die Gründe für diese Entwicklung sind vielfältig. Sie liegen vor allem auf musikalischem, später aber auch auf medizinischem Sektor. Entscheidend war zuerst ein tiefgreifender Wandel, der im Verständnis der Musik um 1800 bereits in vollem Gange war. Er drückte sich darin deutlich aus, daß seit dem späten 18. Jahrhundert in der ästhetischen und musikalischen Literatur der Begriff Tafelmusik „nur noch pejorativ als Paradigma für nicht autonome Musik" verwendet wird.[21] Hier zeigt sich der Übergang von der älteren, vorwiegend funktionalen Bestimmung der Musik zu einem neuen autonom-ästhetischen Verständnis. Für Johann Sebastian Bach war es noch ganz selbstverständlich gewesen, mit dem Leipziger Collegium musicum im Winter Freitag abends von 8–10 Uhr im Zimmermannschen Kaffee-Haus (während der Messe sogar zweimal wöchentlich), im Sommer Mittwoch nachmittags von 4–6 Uhr im Zimmermannschen Garten zu musizieren.[22] „Unter den zivilen weltlichen Musiziergelegenheiten war die Tafelmusik seit jeher die wichtigste. Alle Musikerberufe, auch Kantoren und Organisten, hatten an ihr teil".[23] Die Mitglieder der Hofkapellen waren seit dem 16. Jahrhundert vielfach ausdrücklich dazu verpflichtet, bei der Tafel zu spielen.[24] So war es z. B. noch für Karl Ditters von Dittersdorf 1764 selbstverständlich, daß er als „kaiserlicher Hofvirtuose" während der Feierlichkeiten anläßlich der Krönung Josephs II. zusammen mit anderen Mitgliedern der Hofkapelle „in Frankfurt zum erstenmal auf dem Römer, zum zweitenmal aber in des Kaisers Quartier, jedesmal bei öffentlicher Tafel, mit einem Konzert auftreten mußte".[25] Zahlreiche

---

[21] Erich Reimer: (s. Anm. 2), S. 1; vgl. S. 6f.

[22] Fremdschriftliche und gedruckte Dokumente zur Lebensgeschichte Johann Sebastian Bachs. 1685–1750. Kritische Gesamtausgabe. Vorgelegt und erläutert von Werner Neumann und Hans-Joachim Schulze, Kassel–Basel–Paris usw. 1969 (= Bach-Dokumente. Hrsg. vom Bach-Institut Leipzig. Supplement zu Johann Sebastian Bach: Neue Ausgabe sämtlicher Werke, Bd. 2), S. 234, Nr. 326 und S. 278, Nr. 387.

[23] Werner Braun: Entwurf für eine Typologie der „Hautboisten", in: Der Sozialstatus des Berufsmusikers vom 17. bis 19. Jahrhundert, hrsg. von Walter Salmen, Kassel–Basel usw. 1971, S. 43–63, hier S. 60.

[24] Vgl. z. B. Erich Reimer, (s. Anm. 2), S. 1f. – Ernst Fritz Schmid: Musik an den schwäbischen Zollernhöfen der Renaissance. Beiträge zur Kulturgeschichte des deutschen Südwestens, Kassel–Basel usw. 1962, S. 408f., 428f. und 516f. – Martin Ruhnke: Beiträge zu einer Geschichte der deutschen Hofmusikkollegien im 16. Jahrhundert, Berlin 1963, S. 276–278. – Joachim Domp: Studien zur Geschichte der Musik an westfälischen Adelshöfen im XVIII. Jahrhundert. Regensburg 1934 (= Freiburger Studien zur Musikwisschenschaft, 2. Reihe, H. 1), S. 43.

[25] Karl Ditters von Dittersdorf: Lebensbeschreibung. Seinem Sohn in die Feder diktiert, München 1967, S. 129.

Kompositionen des 17. und 18. Jahrhunderts in verschiedenster Besetzung trugen die Bestimmung zur Tafelmusik sogar im Titel.[26] Selbst noch der junge Beethoven schrieb 1792 ein Bläseroktett (op. 103, Es-Dur) für die Tafel des Bonner Kurfürsten.[27]

Als jedoch der Geiger Louis Spohr 1807 am Stuttgarter Hof auftrat, forderte und erreichte er, daß sein fürstliches Publikum wenigstens während seines Vortrags den üblichen Lärm des Servierens und Kartenspielens unterließ.[28] Der Pianist Ignaz Moscheles notierte 1816 in sein Tagebuch, nachdem er „mit entschiedenem Beifall" am Dresdner Hof gespielt hatte:

> Es klingt barbarisch, daß die Herrschaften speisten und der Hofstaat auf den Galerien zuhörte, während ich und das Kapell-Orchester ihnen Musik vormachten, und barbarisch bleibt es auch.[29]

Auf dem Boden romantisch-idealistischer Auffassung von Kunst und Künstler traten maßgebliche Musiker als Virtuosen wie als Komponisten mit einem neuen, gesteigerten künstlerischen Selbstbewußtsein auf, das Musik von Rang als bloße Hintergrundmusik zur Unterhaltung und geselligen Verzierung nicht mehr zuließ. In der immer stärker sich ästhetisch orientierenden bürgerlichen Kultur des 19. Jahrhunderts sah man die Bestimmung der Musik nun im autonom-ästhetischen Kunstwerk, das nicht mehr bloß „begleiten", sondern mit ungeteilter Aufmerksamkeit aufgenommen und gewürdigt werden sollte.

Diese Abwertung der Musik zur Tafel, die mit einer Abwertung aller „funktionalen" Musik zusammenhing, läßt sich seit etwa 1780 immer deutlicher erkennen. Während der Artikel „Tafelmusik" von 1744 im Zedlerschen Lexikon noch keinen abschätzigen Akzent enthalten hatte[30], tritt uns die veränderte Haltung anschaulich entgegen in Friedrich Nicolais Reiseeindrücken aus Wien vom Jahre 1780/81. Nicolai nahm Anstoß daran, daß bei einem „Liebhaberkonzert" in Wien den Statuten gemäß in den Nebenzimmern auch Spieltische zur Verfügung standen und „die Gesellschaft mit allen Arten von Erfrischungen auf Begehren bedienet" werden sollte.

> „Dieß", bemerkt Nicolai dazu, „ist wenigstens nicht nach dem Muster des Liebhaberconcerts zu Berlin eingerichtet. Daselbst ist man mit dem bloßen Vergnügen an der

---

26 Zahlreiche Beispiele sind aufgeführt bei Erich Reimer, (s. Anm. 2), S. 3–6.

27 Ebda., S. 2.

28 Louis Spohr's Selbstbiographie, Bd. 1–2, Kassel u. Göttingen 1860–61, hier Bd. 1, S. 114f.

29 Aus Moscheles' Leben. Nach Briefen und Tagebüchern hrsg. von seiner Frau, Bd. 1–2, Leipzig 1872–73, hier Bd. 1, S. 36f.

30 Großes vollständiges Universal-Lexicon aller Wissenschaften und Künste . . ., Bd. 41. Leipzig u. Halle 1744, bes. Sp. 1433 und 1436f.

Musik zufrieden, ohne das Vergnügen des Kartenspielens und Essens und Trinkens dazu haben zu wollen. Man würde daselbst glauben, sowohl den musikübenden Liebhabern als den Musikern von Profession eine Unhöflichkeit zu bezeigen und die Musik zu entehren, wenn man Spielmarken und Schokoladetassen dazwischen klappern ließe. Es gibt in Wien viele eifrige Liebhaber der Musik, und auch nicht wenige, die Kenner sind, und mehr oder weniger für Virtuosen gelten können. Diese billigen es gewiß nicht, daß man die Unterhaltung mit der Musik, welche den Geist dessen, der Musik zu empfinden fähig ist, so ganz erfüllen kann, durch Kartenspielen und Essen hindert. In Privatconcerten wahrer Liebhaber, denen ich in Wien beygewohnt habe, war es auch nicht so." [31]

Auch sozialkritische Motive, wie sie bei Moscheles anklingen, scheinen bei der Ablehnung der Tafelmusik von Anfang an eine gewisse Rolle gespielt zu haben. So urteilt der Musiktheoretiker Heinrich Christoph Koch 1787, „unter allen Gelegenheiten, bey welchen man gewohnt ist die Tonkunst auszuüben", sei „wohl dieses die unschicklichste, daß man sie bey den Tafeln der Großen ausübt." [32] Meist überwogen jedoch die ästhetischen, die Selbständigkeit der Musik als „Tonkunst" betreffenden Einwände. Immanuel Kant nennt 1790 in seiner „Kritik der Urteilskraft" Tafelmusik „ein wunderliches Ding, welches nur als ein angenehmes Geräusch die Stimmung der Gemüter zur Fröhlichkeit unterhalten soll und, ohne daß jemand auf die Komposition derselben die mindeste Aufmerksamkeit verwendet, die freie Gesprächigkeit eines Nachbarn mit dem anderen begünstigt". [33]

In der zweiten Hälfte des 19. Jahrhunderts waren sich selbst so konträre Geister wie Eduard Hanslick und Richard Wagner in der Abneigung gegen Musik bei Tisch durchaus einig. Für Hanslick lag das entscheidende Moment in der Rezeptionsweise, indem Musik nicht als ästhetischer Gegenstand, sondern als bloß sinnlich zu genießender Reiz verstanden wurde:

In keiner andern Kunst ist dies so hohen Grades möglich, wie in der Musik, deren sinnliche Seite einen geistlosen Genuß wenigstens zuläßt . . . Darum gibt auch der Genuß keiner andern Kunst sich zu solch accessorischem Dienst her. Die besten Kompositionen können als Tafelmusik gespielt werden und die Verdauung der Fasane erleichtern. [34]

Für Wagner hingegen schien die Zweckgebundenheit früherer Musik, ihre dienende Funktion, die er vor allem im Beispiel der Tafelmusik verwirklicht sah, sogar in der Komposition selbst sich auszudrücken. Er meinte

---

[31] Friedrich Nicolai: Beschreibung einer Reise durch Deutschland und die Schweiz im Jahre 1780/81, Teil 1–12, Berlin 1783–97, hier Teil 4, 1784, S. 552f.

[32] Heinrich Christoph Koch: Versuch einer Anleitung zur Composition, Bd. 1–3, Leipzig 1782–93, hier Bd. 2, 1787, S. 45 Anm.

[33] Immanuel Kant: Kritik der Urteilskraft, Berlin u. Libau 1790, S. 176.

[34] Eduard Hanslick: Vom Musikalisch-Schönen. Ein Beitrag zur Revision der Ästhetik der Tonkunst, Leipzig 1854, S. 73.

damit eine heterogene Folge von anziehenden melodischen Hauptmotiven und leerem Geräusch – „bedenkliche Leeren", die nach der Meinung Wagners noch bei den Vorgängern Beethovens „und selbst in symphonischen Sätzen sich ausbreiten".

„... So war Mozart", schreibt Wagner 1860, „oft, ja fast für gewöhnlich, in diejenige banale Phrasenbildung zurückgefallen, die uns seine symphonischen Sätze häufig im Lichte der sogenannten Tafelmusik zeigt, nämlich eine Musik, welche zwischen dem Vortrage anziehender Melodien auch anziehendes Geräusch für die Konversation bietet: mir ist es wenigsten bei den so stabil wiederkehrenden und lärmend sich breitmachenden Halbschlüssen der Mozartschen Symphonie, als hörte ich das Geräusch des Servierens und Deservierens einer fürstlichen Tafel in Musik gesetzt". [35]

Wie Wagner sieht noch ein Kritiker unserer Tage in der Tafelmusik den Inbegriff funktionaler Abhängigkeit der Musik. Aber die Tafelmusik früherer Zeiten gewinnt hier, gerechter beurteilt, nun auch eine positive Bedeutung, indem sie als notwendige historische Vorstufe zum emanzipierten, autonomen musikalischen Kunstwerk verstanden wird:

... Fraglos indessen sind die Kunstwerke nur, indem sie ihren Ursprung negierten, zu Kunstwerken geworden. Nicht ist ihnen die Schmach ihrer alten Abhängigkeit von faulem Zauber, Herrendienst und Divertissement als Erbsünde vorzuhalten ... Weder ist die Tafelmusik der befreiten unentrinnbar, noch war die Tafelmusik ehrwürdiger Dienst am Menschen, dem autonome Kunst frevelnd sich entzöge. [36]

Die Geringschätzung und Ablehnung, der die Tafelmusik seit dem späten 18. Jahrhundert durch Musiker und Philosophen verfiel, bedeutete aber nicht im mindesten, daß Musik bei Tisch nun immer grundsätzlich verworfen wurde. Derselbe Moscheles, der 1816 sein Konzert zur Tafel am Dresdner Hof als „barbarisch" empfand (s. oben S. 392) und der 1824, nach einer erneuten Einladung, am Dresdner Hof zur Tafel zu spielen, in sein Tagebuch das Wort vom „Vandalismus des Tafel-Concerts" eintrug, [37] hatte gar nichts dagegen, 1816 in Classig's Kaffeehaus in Leipzig „Arrangements der besten Symphonieen, Ouverturen und Opern mit einem fast completen Orchester, das vortrefflich spielt", zu hören [38]. Nicht Tafelmusik schlechthin wurde verurteilt – jedenfalls nicht von der Gesamtheit der Musiker –, wohl aber weigerten sich nun anspruchsvolle Musiker, ihre Kunst solcher Dienstbarkeit zu unterwerfen.

Dieser im späten 18. Jahrhundert einsetzende Wandel von der Funktionsbestimmung der Musik zu ihrer ästhetischen Autonomie hatte weitreichende Folgen. Die weltliche Musik, die bis dahin zumeist „funktionale"

---

[35] Richard Wagner: „Zukunftsmusik", in: Gesammelte Schriften und Dichtungen, hrsg. von Wolfgang Golther, Bd. 1–10, Berlin, Leipzig, Wien, Stuttgart o. J., hier Bd. 7, S. 126.

[36] Theodor W. Adorno: Ästhetische Theorie, Frankfurt/M. 1970, S. 12.

[37] Aus Moscheles' Leben (s. Anm. 29), Bd. 1, S. 89.

[38] Ebda., S. 32.

Musik gewesen war, wurde zu einer wachsende Ansprüche erhebenden „Darbietungsmusik" für ein Publikum, das nur zum künstlerischen Genuß dieser Musik im Konzertsaal zusammenkam oder sich ihr – oft mit Hilfe von Bearbeitungen – in häuslichem Musizieren widmete, ohne sich von ihr bloß unterhalten lassen zu wollen. Andererseits blieb natürlich ein Bedürfnis nach umgangsmäßiger, unterhaltsamer Musik bestehen, zumal die immer weiter um sich greifende Musikbegeisterung bürgerlicher Schichten nicht das Niveau der schmalen Schicht früherer „Kenner und Liebhaber" erreichen konnte. So zeichnet sich etwa seit dem zweiten Drittel des 19. Jahrhunderts erstmals das in dieser Form neue Phänomen einer bloßen „Unterhaltungsmusik" ab, eine nicht mehr lediglich handwerklich tradierte, sondern komponierte „niedere" Musik, die sich in ihrer dienenden Rolle, in Anspruch, Qualität und Stil als „leichte" Musik, als eine Art Subkultur von der offiziellen „ernsten" Musik der Konzertsäle abhob[39] – eine Scheidung, die sich bis heute immer mehr vertieft und schließlich zu einer ungeahnten Entfernung und Entfremdung der beiden Musiksphären geführt hat. Es entwickelte sich eine leicht faßliche, gefällige, nur zur Unterhaltung bestimmte oder dafür zurechtgestutzte Musik aus Tänzen und Märschen, Liedern und Salonstücken, Ouvertüren, Paraphrasen und Potpourris, Bearbeitungen und Arrangements aller Art. Mit dieser Musik, auf die sich eine eigene Schicht der Musiker mehr und mehr spezialisierte, wurde auch die im ganzen 19. Jahrhundert durchaus florierende Tafelmusik weitgehend bestritten. Die Quellen geben jedoch nur in seltenen Fällen Auskunft darüber, wie das Repertoire der Tischmusik im einzelnen aussah.

Es tat der Tafelmusik keinen Abbruch, daß in derselben Zeit, in der jene Entwicklung im Bereich der Musik sich vollzog, auch in der Medizin ein Wandel begann, durch den die Tafelmusik eine bis dahin wesentliche Grundlage verlor. Die alte Humorallehre und Diätetik, auf der das Musizieren bei Tisch jahrhundertelang zu einem erheblichen Teil begründet war, begann im zweiten Drittel des 19. Jahrhunderts mit dem Aufschwung der naturwissenschaftlichen Medizin ihre prägende Kraft einzubüßen. Sie lebte nur noch am Rande, außerhalb der Schulmedizin, in populären Gesundheitsschriften und naturheilkundlicher Medizin fort. Da die ihr eigene Denkweise in Vergessenheit geriet, wurden nun Argumente, wie sie früher zur Empfehlung der Tafelmusik gedient hatten, gegen Musik bei Tisch ins Feld geführt. Karl Friedrich Rumohr, selbst kein Mediziner, spricht in seinem 1822 erschienen Buch über den „Geist der Koch-

---

[39] Vgl. dazu den Artikel „Unterhaltungsmusik" und die dort genannte Literatur in: Riemann Musik-Lexikon (s. Anm. 2), S. 1007f. Dazu jüngst Arnold Feil: Volksmusik und Trivialmusik. Bemerkungen eines Historikers zu ihrer Trennung, in: Die Musikforschung 26 (1973) S. 159–166, bes. S. 165f.

kunst"[40] von den „Bewegungen und Zuständen des Gemüts, die man vermeiden soll, in sich selbst oder in anderen während des Essens anzuregen oder zu erhalten". Dazu zählen für Rumohr „Gemütszustände, welche die Organe der Verdauung lähmen". Sie entstehen entweder aus „Schläfrigkeit" oder aus „Betäubung":

Die Betäubung „ist die Folge eines lauten Geräusches oder sinnlosen Durcheinanderredens, heftigen Lachens und ähnlicher Ausschweifungen. Auch die Tafelmusik pflegt zu betäuben und ist daher verwerflich".[41]

Der Verdauung sind nach Rumohr außerdem „Gemütsbewegungen, welche ein übermäßiges Austreten der Galle veranlassen", abträglich. Sie werden z. B. durch heftiges Auffahren wegen absichtlicher oder unabsichtlicher Beleidigungen bei Tisch hervorgerufen, die man daher tunlichst vermeiden sollte.

„Wenn lauter dumme Menschen", meint Rumohr, „miteinander speisen, so ist es noch ein Glück, wenn sie auch recht phlegmatischen Temperamentes sind. Wo das Gegenteil stattfindet, wird es nützlich sein, ihnen eine lärmende Tafelmusik zu machen, die ich in allen übrigen Fällen als schädlich und störend verwerfe".[42]

Bei dem Arzt Gustav B. Blumroeder (1802–1853), der 1838 unter dem Pseudonym Antonius Anthus geistvolle „Vorlesungen über Eßkunst" veröffentlichte und nur wenig Verständnis für den Brauch der Tafelmusik aufbrachte, spielen medizinische Argumente, ob dafür oder dagegen, schon gar keine Rolle mehr. Blumroeder zieht die Tafelmusik dialektisch-ironisch ins Lächerliche; ein seltsamer Widerspruch macht ihm die Sache von vornherein verdächtig:

Obwohl ich mich meines Sommeraufenthaltes in Wien, wo ich kaum ein paarmal ohne Musik dinierte, mit Lust erinnere, darf ich doch die da gemachte Erfahrung nicht verschweigen, daß gerade die, die bei Musik am wenigsten denken und gar nicht wissen, was sie damit wollen, am meisten dafür begeistert sind.[43]

Musik und Essen sind bei Blumroeder grundsätzlich unvereinbar geworden. Beide beanspruchen volle Autonomie und schließen einander aus, wenn nicht eines dem anderen abträglich sein soll:

Wahre Musik, wie gediegenes Essen, nimmt den ganzen Menschen in Anspruch. Je besser das Essen, um so mehr zieht es die Aufmerksamkeit und das Interesse auf sich und von der Musik ab; je vortrefflicher die Musik, um so mehr stört sie das Essen. Eins davon ist immer zuviel. Eine schlechte Musik aber ist nicht nur überhaupt und überall zuviel, sondern erweckt entweder gar kein Interesse, und dann ist sie um so

---

[40] Zu Rumohrs Werk vgl. Walter Rehm: Rumohrs Geist der Kochkunst und der Geist der Goethezeit, in: Walter Rehm: Späte Studien, Bern u. München 1964, S. 97–121.

[41] Karl Friedrich v. Rumohr: Geist der Kochkunst, Frankfurt a. M. 1966, S. 208f.

[42] Ebda., S. 204f.

[43] Des Antonius Anthus Vorlesungen über Eßkunst. Neu hrsg. von Günther E. Scholz, Bern–Stuttgart–Wien 1962, S. 93.

überflüssiger, oder sie ist so schlecht, daß einem vor Schmerz alle Eßlust vergeht, und dann ist sie geradezu zweckwidrig. Will man aber gar ein schlechtes Essen durch eine gute Musik übergolden, so würde kein Esser dadurch bestochen werden können, vielmehr das Unzulässige dieses Verfahrens mit gerechter Entrüstung zurückweisen.[44]

Schon gar nicht käme für Blumroeder die neueste Musik seiner Zeit bei Tisch in Frage. Er schildert sie sarkastisch und kommt zu einem klaren Ergebnis:

Man hofft immer aufs Ende ... Mit dergleichen sollte man zum Tode verurteilte arme Sünder martern und sie, wenn sie die Musik überstanden haben, begnadigen. Jeden unschuldigen Menschen aber, oder wenigstens wer nichts Schweres verbrochen hat, verschonen.[45]

Eine Geistesverwandte Blumroeders, die ihre Verachtung für Tafelmusik entschlossen in die Tat umsetzte, scheint die russische Großfürstin Katharina, die Schwester des Zaren Alexander I., gewesen zu sein. Als sie 1814 zu Besuch in London war und man ihr ein offizielles Diner im Carlton House gab, zerstörte sie gleich zu Beginn „die Stimmung der Festgesellschaft, indem sie darauf bestand, daß das Orchester fortgeschickt würde, denn Musik beim Essen verursache ihr Brechreiz". Wenig später, bei einem glänzenden Bankett in der Guildhall, wiederholte sie diese Forderung „und bat die Künstler aufzuhören; nur mit großer Mühe konnte man ihr das mürrisch gegebene Einverständnis zur Intonierung von ‚God save the King' nach dem Trinkspruch auf den König abringen".[46]

So kompromißlos war aber Blumroeder nun doch nicht. Trotz seiner Abneigung gegen Musik bei Tisch unternahm er sogar den spöttischen Versuch, eine wenigstens erträgliche Tafelmusik zu charakterisieren.

Man wähle, rät er, „um des Himmels willen keine Zahnschmerz erregende Blechmusik im Zimmer, keine ernsten Posaunen, keinen Trommel- und Paukendonner, kein Trompetenschmettern, keinen Janitscharenlärm. Ebensowenig aber Herz- und Schmerzstücke, Sehnsuchtswalzer und Molltonarten, sondern leichte, tändelnde Allegri, kleinere Andante-Symphonien, Rondi, Pastoralen o. ä. Oboen, Klarinetten, Flöten, Hörner, Fagotte, mit Diskretion geblasen, genügen und sind wohl am schicklichsten".[47]

Doch auch dann bleiben für Blumroeder Schwierigkeiten bestehen, und er gesteht der Tafelmusik bestenfalls eine kümmerliche Randexistenz zu:

Langsame Tempi passen nicht. Nun bringt aber muntere, schnell fortschreitende Musik in dem Hörer unwillkürlich entsprechende rasche Bewegungen hervor und könnte also selbst einen sonst taktfesten Esser aus der Ruhe bringen und Anlaß zum zu schnellen

---

[44] Ebda., S. 92.

[45] Ebda., S. 94.

[46] Harold Nicolson: Der Wiener Kongreß. Oder über die Einigkeit unter Verbündeten. 1812–1822, Zürich o. J., S. 134 und 139f.

[47] Des Antonius Anthus Vorlesungen ..., S. 94f.

Essen geben. Es ist also am geratensten, mit Tafelmusik zunächst die Zwischenpausen, in denen nicht gegessen wird, die Zeit, wo ein Gericht abgetragen und das andere noch nicht aufgetragen ist, auszufüllen, auch wohl das Dessert damit zu untermalen. Musik nach dem Essen ist eigentlich keine Tafelmusik mehr. [48]

Es gab allerdings im 19. Jahrhundert neben den Verächtern auch überzeugte Verfechter und eine große Zahl stiller Genießer der Tafelmusik. „Tisch-Musik", sagt Jean Paul, „bringt die Menschen zur Sprache, wie Vögel zum Gesang, teils als Feuer- und Schwungrad der Gefühle, teils als ein Ableiter fremder Spür-Ohren". [49] Erst recht machte sich Heinrich Hoffmann, Frankfurter Arzt und Verfasser des „Struwwelpeter", zum Anwalt der Tafelmusik, als er 1863 zum 100jährigen Gründungsfest der Senckenbergischen Stiftung in launigen Worten eine „Dessertpredigt" über „Die Bedeutung der Zweckessen" hielt. Er verstand darunter Festmähler aus bestimmten Anlässen und meinte, daß Musik dabei nicht fehlen dürfte:

Ein gutes Zweckessen besteht aus einer dünnen Suppe, aus einem zähen Roastbeaf, aus meist kalt gewordenen Schüsseln, aus Musik und Liedern und endlich aus offiziellen und nichtoffiziellen Trinksprüchen mit obligatem Weinverbrauch . . .

Musik, rauschende Musik ist unbedingt notwendig. Brausende Töne helfen dem Weine nach, sie wirbeln die schwankenden Geister vollends in den Taumel der Begeisterung und erhalten doch ein gewisses traumartiges Taktgefühl in all dem Hexensabbath. Musik leitet den unaufhaltsamen Strom überschwemmender Reden ab und ersäuft unbändig langweilige Redner. Tischmusiken sind Tischredner ohne Worte. Eine ähnliche Wirkung haben Lieder als Chorausbrüche des Schrei- und Lautbedürfnisses zweckessender Männer; der Beweis liegt schon darin, daß es auf den Text eigentlich gar nicht ankommt und auf die Melodie am Ende auch nicht viel, und wirklich mahnen sie meist mehr an das Kriegsgeheul der Rothäute als an Kulturhymnen der Frackträger. [50]

Ein solches unmittelbares Vergnügen an Musik bei Tisch, ein unbekümmertes Wohlwollen, das gar nicht lange nach medizinischer Begründung fragte noch sich von ästhetischen Bedenken beirren ließ, war und blieb im 19. Jahrhundert vorherrschend. Es war viel stärker als alle ernsten oder spöttischen Gegenstimmen und die stillschweigende Voraussetzung dafür, daß alle Anfeindungen und Urteilssprüche durch Musiker, Ästhetiker und Gastrosophen der Tafelmusik letztlich nichts anhaben konnten. Mühelos lassen sich zahlreiche Zeugnisse finden, die zeigen, daß im 19. Jahrhundert öffentlich und privat, festlich und schlicht, in kleiner und großer Besetzung, instrumental und vokal, zur Tafel musiziert wurde.

---

[48] Ebda., S. 95.

[49] Jean Paul: Dr. Katzenbergers Badereise. 30. Summula, in: Sämtliche Werke, hrsg. von der Preußischen Akademie der Wissenschaften. 1. Abt., Bd. 13, Weimar 1935, S. 200.

[50] „Struwwelpeter-Hoffmann" erzählt aus seinem Leben. Lebenserinnerungen Dr. Heinrich Hoffmanns, hrsg. von Eduard Hessenberg. Frankfurt a. M. 1926, S. 206f.

Nicht nur an den Höfen hatte die Tafelmusik weiterhin einen Platz.[51] Daß zumindest auch bei Festlichkeiten des niederen Adels, der Bürger und Handwerker Tischmusik erklang, erfahren wir mit aller wünschenswerten Deutlichkeit aus dem jüngst veröffentlichten Einnahmebuch eines Schleswiger Stadtmusikanten aus dem Ende des 18. Jahrhunderts.[52] Weitere Einzelbelege vermitteln einen anschaulichen Eindruck von den vielfältigen Gelegenheiten und Formen von Tafelmusik: Michail Glinka erzählt, daß 1814 in seinem Elternhaus „während des Abendessens ... meistens russische Lieder gespielt (wurden), für zwei Flöten, zwei Klarinetten, zwei Waldhörner und zwei Fagotte arrangiert".[53] Nach einem Aufenthalt in Mainz im Jahre 1822 schildert Wilhelm Hauff die Abendtafel im Gasthof „Zu den drei Reichskronen": „Das Dessert wurde aufgetragen, der Direktor der vorzüglichen Tafelmusik ging umher, seinen wohlverdienten Lohn einzusammeln".[54] Fréderic Chopin schreibt im Dezember 1830 aus Wien an seine Familie:

> Unter den zahlreichen Wiener Belustigungen sind die Abende in den Gasthäusern berühmt, wo zum Nachtmahl Strauß und Lanner ... Walzer aufspielen. Nach jedem Walzer ein ungeheurer Beifall.[55]

Graf Joseph Alexander von Hübner berichtet von einem Diner, das im Jahre 1853 in der österreichischen Botschaft in Paris stattfand:

> Als am Schlusse des Banketts die Musikkapelle, die während des Diners sehr gut konzertiert hatte, das ‚Gott erhalte' anstimmte, war auf allen Physiognomien eine leichte Gemütsbewegung zu bemerken.[56]

Wie verbreitet Tafelmusik im 19. Jahrhundert war, bestätigt auch das allerdings makabre Gegenbild, das Edgar Allan Poe in seiner Erzählung „Das System des Doktor Teer und des Professor Feder" von ihr zeichnet.

---

[51] Vgl. außer den ob. S. 392 angeführten Stellen aus Moscheles' Tagebüchern z. B. Richard Müller-Dombois: Die Fürstlich Lippische Hofkapelle. Kulturhistorische, finanzwirtschaftliche und soziologische Untersuchung eines Orchesters im 19. Jahrhundert, Regensburg 1972 (= Studien zur Musikgeschichte des 19. Jahrhunderts 28), S. 24, 139 und 180. Ferner Louis Spohrs Selbstbiographie (s. Anm. 28), Bd. 1, S. 95 (über den Gothaer Hof).

[52] Heinrich W. Schwab (Hrsg.): Das Einnahmebuch des Schleswiger Stadtmusikanten Friedrich Adolph Berwald, Kassel—Basel usw. 1972, Register s.v. „Tafelmusik" und „Tischmusik" (= Kieler Schriften zur Musikwissenschaft 21).

[53] Michail Glinka: Aufzeichnungen aus meinem Leben, hrsg. von Heinz Alfred Brockhaus, Berlin 1961, S. 34.

[54] Wilhelm Hauff: Mitteilungen aus den Memoiren des Satans, in: Sämtliche Werke, hrsg. von Sibylle v. Steinsdorff, Bd. 1—3, München 1970, hier Bd. 1, S. 354.

[55] Chopin: Gesammelte Briefe. Übersetzt und hrsg. von A. von Guttry, München 1928, S. 142.

[56] Zit. bei Alexander v. Gleichen-Rußwurm: Geselligkeit. Sitten und Gebräuche der europäischen Welt 1789—1900, Stuttgart 1909, S. 316f.

In einer südfranzösischen Privatirrenanstalt werden die Kranken nach einem modifizierten No-restraint-Prinzip behandelt und dürfen fast alles tun, was sie wollen. Dazu gehört ganz selbstverständlich auch, daß während der Hauptmahlzeit sieben oder acht Patienten Musik mit Geigen, Flöten, Posaunen und Trommeln machen.

„Diese Burschen", beschreibt der Erzähler die Szene, „belästigten mich während der Mahlzeit ganz erheblich durch das unglaubliche Getöse, das sie vollführten. Die Anwesenden schienen es allerdings für Musik zu halten und großes Vergnügen darob zu empfinden". [57]

Vor allem an der Table d'hôte in den Badeorten war Tafelmusik weithin üblich und oft sogar in den Badeordnungen festgelegt. Daß „täglich bei der Tafel Musick" sei, steht z. B. in der ersten Badeordnung für Wilhelmsbad bei Hanau vom Jahre 1779, [58] und im „Polizey-Reglement" für Bad Meinberg von 1796 heißt es: „Bey der Table d'hôte im Ballsaal ist täglich Musik". [59] In den 1860er Jahren, als Mitglieder der Fürstlich Lippischen Hofkapelle im Sommer die Kurmusik in Bad Meinberg versahen, schloß das täglich fünfstündige Musizieren ausdrücklich die Musik zur Mittagstafel mit ein. [60] Ebenso gab es um die Mitte des 19. Jahrhunderts in Bad Oeynhausen jeden Tag zur Mittagsmahlzeit im Kurhaus Tischmusik. [61] Von einem Besuch in Wiesbaden erzählt Johanna Schopenhauer folgendes:

Da unser Aufenthalt in Wiesbaden gerade auf einen Sonntag fiel, so beschlossen wir im Kursaal zu Mittag zu essen . . .: aber das ging nicht so leicht als wir dachten. Wer hier an der Sonntagstafel Platz finden will muß ihn mehrere Tage vorher bestellen, sonst kann er der Seligkeit nicht theilhaftig werden, mit einigen hundert Personen unter dem Geräusch einer betäubenden Tafelmusik und dem Geklapper der Aufwärter zwei Stunden lang am Tische zu sitzen. [62]

Als 1904 Kaiser Franz Joseph den in Marienbad zur Kur weilenden König Eduard VII. von England besuchte, spielte die Kurkapelle zum Diner „hauptsächlich Märsche und Walzer österreichischer Komponisten". [63]

Die in Zusammenhang mit der Tischmusik in Badeorten oft erwähnte „Brunnenmusik" ist in weiterem Sinne durchaus auch als Tafelmusik zu verstehen. Denn das seit dem 18. Jahrhundert übliche Musizieren bei den Quellen während der Trinkzeiten war ursprünglich ebenso medizinisch

---

57 Edgar Allan Poe: Erzählungen, Bd. 1–2, München 1965, hier Bd. 2, S. 389.

58 Verordnung und Preise des Wilhelmsbads. I. Ordnung, § 4. Wiedergegeben in: Wilhelmsbad und sein Theater, hrsg. vom Comoedienhaus Wilhelmsbad, Hanau 1969, nach S. 26.

59 Zit. bei Richard Müller-Dombois (s. Anm. 51), S. 101, Anm. 85.

60 Ebda., S. 103.

61 Paul Baehr: Chronik von Bad Oeynhausen, Bad Oeynhausen 1909, S. 125.

62 Zit. bei Heinz Biehn und Johanna Baronin Herzogenberg: Große Welt reist ins Bad, München 1960, S. 196.

63 Zit. ebda., S. 255.

begründet wie die eigentliche Tafelmusik. Ein französischer Bericht über Bad Schwalbach aus dem Jahre 1739 bemerkt hierzu folgendes:

Auf einem Erker bey dem Brunnen hält sich ein Trupp von Juden-Musicanten auf, die ohne Aufhören allerhand Tänze aufspielen . . . Diese musicalische Zusammenstimmung ist sehr lustig und abwechselnd. Man giebt sogar vor, daß sie vieles beytrage, das Wasser mit leichterer Mühe hinunter zu bringen; denn weil die Geister in Bewegung sind, und durch die Music auf eine angenehme Art gerühret werden, so verrichten auch die cörperlichen Gliedmaßen ihre Schuldigkeit mit weniger Mühe.[64]

Wie die Musik bei Tisch, so war auch die Brunnenmusik oft in den Badeordnungen fixiert. Z. B. heißt es in dem bereits zitierten Reglement für Bad Meinberg von 1796:

Es werden den Musikanten für die tägliche Tischmusik und „dafür, daß sie des Morgens während des Brunnentrinkens und des Abends von 6 bis 8 Uhr auf dem Brunnenplatz oder im Ballsaal, wenn es etwa schlechtes Wetter ist, Musik machen, von jedem Kurgast wöchentlich, und zwar am Sonntag bey der Mittagstafel, ein Gulden oder 24 M[arien]gr[oschen] gegeben“.[65]

„Böhmische Musiker“, schreibt der Verfasser eines Bäderhandbuches 1819 über Bad Driburg, „ergötzen früh und nachmittags die lustwandelnden Brunnengäste, auch erheitern sie das Mittagsmahl“. Für das schlesische Flinsberg war als wichtigste Vergnügung die Musik zu nennen, „welche nicht nur den Genuß des Brunnens am Morgen verschönt, sondern auch bei Tische und des Abends oft die Gesellschaft unterhält“.[66] In festlichen Hexametern schildert Theodor Körner in seinem unvollendeten Epos „Die Verlobung“ das bewegte Leben an der Karlsbader Quelle:

. . . und Rudolf führte sein Mädchen,
Und sie schritten hinab, die Johannisbrücke vorüber,
Über den Markt und so durch die Mühlbadgasse zum Neubrunn.
Volles Gewühl war da, es wogte auf Gang und Terrassen;
Harfenmusik erschallte darein und Gesänge der Mädchen,
Und um den dampfenden Quell stand ungeduldig die Menge.[67]

---

[64] [Daniel François Merveilleux:] Amusemens des Eaux de Schwalbach, Oder Zeitvertreibe bey den Wassern zu Schwalbach, Denen Bädern zu Wisbaden, und dem Schlangenbade . . ., Lüttich 1739, S. 23f.

[65] Zit. bei Richard Müller-Dombois (s. Anm. 51), S. 101, Anm. 85.

[66] Vgl. die unpaginierten Artikel in Carl Friedrich Mosch: Die Bäder und Heilbrunnen Deutschlands und der Schweiz. Ein Taschenbuch für Brunnen- und Badereisende, 1. Teil, Leipzig 1819. – Im burgenländischen Tatzmannsdorf spielte während der Saison „die Musikkapelle morgens am Kurplatz und während der Mittagszeit in der Nähe des Speisesaals, wo nur à la carte aufgetragen wurde“. (Reinhold Lorenz: Kulturgeschichte der burgenländischen Heilquellen, Eisenstadt 1956 [= Burgenländische Forschungen, H. 31], S. 37).

[67] Zit. bei Heinz Biehn: (s. Anm. 62), S. 234.

Den durchaus drängenden Alltagsproblemen der Karlsbader Badegäste kam jedoch Ludwig Ganghofer sichtlich näher:

Während der Brunnenpromenade spielte eine fein geschulte Kapelle sehr sinnvoll gewählte Weisen: zu meinem ersten Becher das „Gebet vor der Schlacht", zum zweiten das Lied „In einem kühlen Grunde", zum dritten die Marsch-Variationen „Frisch voran!" und zum vierten eine temperamentvolle Schnellpolka. Nun suchte ich die berühmten Karlsbader Wälder auf. [68]

Nicht immer fand allerdings die Kurmusik die Zufriedenheit der Gäste. Der Graf Anton von Auersperg, 1847 zur Erholung in Franzensbad, erhoffte schließlich nur noch von bekannten Musikern, die sich unter dem Badepublikum befanden, eine Besserung:

„Gestern abend", schreibt er, „ist auch Meyerbeer hier angekommen, ein mir sehr angenehmer Brunnengast. Auch Spontini ist schon längere Zeit hier. Möchte doch die Anwesenheit dieser beiden musikalischen Celebritäten den miserablen Klingklang der hiesigen Bademusik, deren obligate Ständchen fast jede Stunde meine Ohren quälen, etwas verbessern und veredeln". [69]

Sehr beliebt war Musik seit dem 18. Jahrhundert auch in vielen Kaffeehäusern, Kaffeegärten und ähnlichen Lokalen wie den Wiener „Limonadehütten", den Berliner „Zelten" usw. Johann Pezzl gab 1786 eine geradezu schwärmerische Beschreibung der „Limonadehütten" in Wien – Zelte und Buden auf offenen Plätzen, in denen man Limonade, Milch, Gefrorenes usw. zu sich nehmen konnte.

„Seit einigen Jahren", schreibt Pezzl, „erhöhen die Unternehmer der Limonadehütten diese Vergnügungen noch dadurch, daß sie harmonische Musiken dabei geben. Man muß gestehen, eine solche Scene ist eine der entzückendsten aus allen, die unser gesellschaftliches Leben versüßen ... Das laue Säuseln des buhlerischen Sommernachtslüftchens rings umher, von oben das sanfte Licht des Mondes, der durch dünne Silberwolken schimmert, einige hundert Menschen im trauten Geflüster, zwanglos, in nachlässiger Sommerkleidung; dazu die melodischen Töne schmeichelnder Instrumente – – – das müßte ein stumpfer Halbmensch sein, dessen Herz in solchen Augenblicken nicht freudig pochte." [70]

Martin Wiegand, der als der eigentliche Begründer der Wiener Kaffeehauskonzerte gelten kann, hatte 1788 mit seinen „musikalischen Abendergötzungen", die er in seinem Lokal nahe dem Kärntnertor bot, einen solchen Erfolg, daß er für den kommenden Sommer dieselbe Unternehmung ankündigte:

---

[68] Zit. ebda., S. 235f.
[69] Zit. ebda., S. 262.
[70] Zit. bei Friedrich Rauers: Kulturgeschichte der Gaststätte, Teil 1–2, Berlin 1941, S. 1299f.

Jeden Abend also, an welchem die günstige Witterung es erlauben wird, soll von geschickten Tonkünstlern eine stets gut gewählte Musik zur Unterhaltung seiner Gäste daselbst gegeben und dabei jedermann mit verschiedenen Gefrorenen auch anderen Erfrischungen und warmen Getränken auf das beste bedient werden.[71]

Wiegands Nachfolgerin in der Konzession, Cleopha Lechner, ließ in ihrem Lokal im Fischhof am Hohen Markt täglich eine „treffliche Hautboistenbande des löblichen zweiten Artillerieregimentes sehr wohl besetzte Musik von blasenden Instrumenten" spielen.[72] In Ambrosius Augustinis kostbar ausgestattetem Kaffeehaus am Roten Turm in Wien spielte um 1800 dreimal wöchentlich eine Harmoniekapelle,[73] und Johann Jüngling hatte später in seinem luxuriösen Lokal die Attraktion aufzuweisen, daß dort Josef Lanner mit den Brüdern Drahaneck in einem Streichterzett zur Unterhaltung spielte. Zu dieser Kapelle trat dann Johann Strauß Vater, dessen große Laufbahn jedoch im Kaffeehaus an der Schlagbrücke ihren Anfang nahm.[74]

Nicht nur in Wien, auch anderswo erfreute sich die Musik in Kaffeehäusern immer größerer Beliebtheit. Am Ende des 18. Jahrhunderts stellte Christian Gottfried Thomas in Leipziger Gaststätten eine wahre Musikraserei fest,[75] und zweifellos fühlte sich das Publikum angezogen, als der Berliner Hofkonditor Kranzler 1825 bei der Gründung seines Lokals auf dem Werbeplakat auch Musik ankündigte:

Für Divertissement des verehrten Publikums sorgt eine Musikbande aus dem schönen Italien importiret und bittet um geneigten Zuspruch.[76]

Später, gegen Ende des Jahrhunderts, gab es in Pariser Cafés auch schon eine Art von Music-Box. Toulouse-Lautrec besuchte besonders gern solche Lokale, „in denen sich ein Orchestrion befand, an deren automatischen Melodien er einen seltsamen Genuß empfand".[77]

Oft scheint die Musik in den Kaffeehäusern und erst recht in den Kaffeegärten recht laut und derb gewesen zu sein. „Wer Lärm liebte, ging ins Kaffeekonzert, wo ein Orchester die beliebte leichte Musik zum besten gab".[78] Manchmal wird die Musikkapelle auch so schlecht gewesen sein,

---

[71] Wolfgang Jünger: Herr Ober, ein' Kaffee! Illustrierte Kulturgeschichte des Kaffeehauses, München 1955, S. 133f.

[72] Zit. ebda., S. 142. [73] Ebda., S. 131. [74] Ebda., S. 136.

[75] Christian Friedrich Thomas: Unpartheiische Kritik der vorzüglichsten seit drey Jahren allhier zu Leipzig aufgeführten . . . Concerte, Leipzig 1798, S. 105.

[76] Abgebildet bei Wolfgang Jünger, S. 194.

[77] Ebda., S. 111.

[78] Alexander v. Gleichen-Rußwurm: Das Kulturbild des neunzehnten Jahrhunderts, Wien–Hamburg–Zürich o. J. (= Kultur- und Sittengeschichte aller Zeiten und Völker. Ausgewählt und bearbeitet von Alexander v. Gleichen-Rußwurm und Friedrich Wencker, Bd. 23), S. 481.

wie es E. T. A. Hoffmann am Beginn seines „Ritter Gluck“ sarkastisch beschrieben hat. Dagegen war die Tafelmusik in vornehmen Restaurants und Hotels dezenter. Am Ende des 19. Jahrhunderts war im Londoner Carlton Hotel „der preziös elegante Speisesaal von schmeichelnder Musik durchflutet“.[79] Im „Monopol-Hotel“ am Bahnhof Friedrichstraße in Berlin gab es 1894 nicht nur allen modernen Luxus, sondern auch Morgenmusik im Restaurationssaal.[80] Bei der im späten 19. Jahrhundert aufkommenden Sitte, größere Einladungen nicht mehr zu Hause, sondern im Hotel zu veranstalten, spielte auch die Musik eine hilfreiche Rolle:

> Hier ist dafür gesorgt, daß die Tischgesellschaft mühelos in eine angenehme Stimmung hineingleitet. Das peinliche, kaum versteckte Besorgtsein der Hausfrau wegen etwaiger Ungeschicklichkeit der Diener fällt weg, und heitere Musik sorgt dafür, daß kein Stillstand im Gespräch bemerkbar wird.[81]

Es scheint, daß der zurückhaltende Ton solcher Tischmusik später verloren ging, jedenfalls nicht mehr goutiert wurde. „Die Bonvivants der vergangenen Generationen“, bemerkt kurz nach der Jahrhundertwende ein Kenner der Kulturgeschicht, hätte „keine Tafelmusik mit dem Lärm der heutigen Instrumente geduldet, man spielte leise, leicht sentimental oder gar nicht“.[82]

Musik bei Tisch war jedoch im 19. Jahrhundert keineswegs nur Instrumentalmusik. In Paris gab es Kaffeehäuser, die „Café chantant“ hießen — Abbildungen zeigen uns die Szenerie anschaulich.[83] Vor allem in einfacheren Häusern und in privatem, kleinem Kreise sorgte man selbst für die Tafelmusik. Das Singen beim Essen gewann gerade in der ersten Hälfte des 19. Jahrhunderts im bürgerlich-geselligen Leben eine Beliebtheit, die es zuvor nie besessen hatte. „Man sang vor Tisch, bei Tisch und nach Tisch“.[84] Die Schauspielerin Karoline Bauer erinnerte sich später an diese Zeit, in der „man kein Gericht Pellkartoffeln und Hering mit zwei Freunden essen, keine kühle Blonde miteinander trinken konnte, ohne daß ein Lied erklungen, ein Toast gesungen worden wäre“.[85] Man könnte sich gut vorstellen, daß bei solchen Gelegenheiten das bekannte „Kartoffel-Lied“ von Matthias Claudius „Pasteten hin, Pasteten her“ gesungen

---

[79] Alexander v. Gleichen-Rußwurm: Geselligkeit (s. Anm. 56), S. 415.

[80] Aus Carl Hilarius: Fremde in Berlin. Berliner Pflaster. Berlin 1894, zit. bei Friedrich Rauers (s. Anm. 70), S. 452, vgl. S. 590f.

[81] Alexander v. Gleichen-Rußwurm: Geselligkeit (s. Anm. 56), S. 414.

[82] Alexander v. Gleichen-Rußwurm: Das Kulturbild (s. Anm. 78), S. 480.

[83] Vgl. die Abbildung aus dem Jahre 1852 ebda., S. 481, sowie den Kupferstich von A. Portier bei Wolfgang Jünger (s. Anm. 71), S. 105.

[84] Max von Boehn: Biedermeier, Deutschland von 1815—1847, Berlin 1923, S. 537.

[85] Zit. ebda.

wurde.[86] Theodor Fontane schildert in seiner Autobiographie einen Abend, der ihm aus der Jugendzeit besonders im Gedächtnis geblieben war: „Man war schon beim Dessert und sang eben ein Lied, das Konrektor Beda ... nach der Melodie ‚O Schill, dein Säbel tut weh' gedichtet hatte".[87] Die Beschreibung, die Adolf Stahr von jenem „fröhlichen Gesange bekannter Gesellschafts- und Tischlieder, an dem Männer und Frauen, alt und jung teilnahmen", aus der ersten Hälfte des 19. Jahrhunderts gegeben hat, ist so illustrativ, daß sie hier ausführlich wiedergegeben sei:

Solch gemeinsamer Tafelgesang fehlte damals bei keinem Festmahle in der Stadt wie auf dem Lande, und trug mehr als heutzutage Champagner und kostbare Dessertweine dazu bei, die Stimmung der Tischgenossen zu einer festlich erhöhten und im besten Sinne geselligen zu machen ... Eins der beliebtesten Tafellieder bei solchen Gelegenheiten war das akademische:

„Vom hoh'n Olymp herab ward uns die Freude,
Ward uns der Jugendtraum beschert!" usw.

Daneben wurden des Schweizers Martin Usteri

„Freut euch des Lebens",

componirt von Hans Georg Nägeli, Kotzebue's, von Himmel in Musik gesetztes Lied

„Es kann ja nicht immer so bleiben
Hier unter dem wechselnden Mond",

Schiller's Punschlied der „vier innig gesellten Elemente" besonders gern gesungen; auch Lieder aus der Zeit der glorreichen Befreiungskriege fehlten nicht; und wenn der Punsch die würdigen alten Herren erwärmt und die Erinnerungen an ihre akademischen Jugendjahre neu belebt hatte, so ward auch wohl ein herzhaftes Gaudeamus igitur angestimmt ... Selbst Claudius' Rheinweinlied wurde durch den Umstand, daß Rheinwein in unserem und aller unserer Freunde Häusern damals eine durchaus unbekannte Größe war, durchaus nicht ausgeschlossen ...

Die Sitte des fröhlichen Gesanges bei Tische, wie bei Wasserfahrten, Land- und Waldpartien, die sich heutzutage nur noch in den Zusammenkünften der mehr oder minder kunstmäßig geschulten „Liedertafeln" erhalten hat, trug viel dazu bei, das damalige gesellige Zusammensein der Menschen zu erheitern, und der Musik zu jener ethischen Wirkung auf das Gemüth zu verhelfen, die denn doch am Ende die Hauptsache ist und bleibt. Diese Sitte währte in den mittleren Schichten der Gesellschaft in Norddeutschland noch fort bis zum Anfange der dreißiger Jahre, wo sie unter dem zunehmenden Einflusse des musikalischen Virtuosenthums allmälig verschwand und in dem geselligen Leben eine empfindliche Lücke zurückließ.[88]

---

[86] Matthias Claudius: Sämtliche Werke, hrsg. von Wolfgang Pfeiffer-Belli, München 1968, S. 199.

[87] Theodor Fontane: Meine Kinderjahre. Autobiographischer Roman. In: Sämtliche Werke, Bd. 14, hrsg. unter Mitwirkung von Kurt Schreinert von Jutta Neuendorff-Fürstenau, München 1961, S. 96.

[88] Adolf Stahr: Lebenserinnerungen. Aus der Jugendzeit, Bd. 1–2, Schwerin 1870–77, hier Bd. 2, 1877, S. 72–75.

Für den Tafelgesang im privaten Kreis mochte diese Feststellung, wenn auch wohl nur teilweise, zutreffen, nicht aber, wie sich gezeigt hat, für Tafelmusik im allgemeinen. An den Höfen, in den Bädern, im geselligen Leben des Adels und Großbürgertums, bei festlichen Anlässen des mittleren Bürgertums und der Handwerker, in Hotels, Restaurants und Cafés blieb Tischmusik im ganzen 19. Jahrhundert in Übung.

In den 20er Jahren unseres Jahrhunderts verhalf die Gegenströmung gegen die autonom-ästhetische Musikkultur des vergangenen Jahrhunderts der „funktionalen" Musik und damit auch dem Begriff der Tafelmusik zu einer neuen, wieder positiveren Bewertung. „Die Aufwertung des nunmehr unter dem Oberbegriff der ‚Gebrauchsmusik' gefaßten Begriffs spiegelt die Sehnsucht nach den Bindungen funktionaler Musikkultur, deren umgangsmäßiges Musizieren man wiederzubeleben sucht."[89] Ein Beispiel für solche Bestrebungen ist etwa Paul Hindemiths 1932 entstandenes Werk „Plöner Musiktag", eine Sing- und Spielmusik, deren dritter Satz den Titel trägt: „Tafelmusik. Stücke zur Unterhaltung, beim Mittagessen zu spielen". Auch einige andere Komponisten haben in neuerer Zeit ein „Tafelmusik" benanntes Werk geschrieben.[90] Solche Versuche von Vertretern der offiziellen, „ernsten" Musik blieben allerdings vereinzelt und sind in ihrer Wirkung wohl gering einzuschätzen. Sie änderten nichts an der weiterhin scharfen, ja immer schärferen Trennung in anpruchsvoll-ernste Darbietungsmusik und anspruchslos-leichte Unterhaltungsmusik, aus der Musik bei Tisch fast ausschließlich bestand und besteht.

Wieweit es heute tatsächlich noch Tafelmusik gibt, läßt sich vor allem für den privaten, häuslichen Bereich kaum feststellen. Bei Staatsbanketten und ähnlichen feierlichen Veranstaltungen gehört sie nach wie vor zum traditionell-repräsentativen Rahmen. Die Kurmusik in den Badeorten erfreut sich immer noch großer Beliebtheit, und gelegentlich kann man auch in Restaurants und Cafés Musik als Beigabe haben – allerdings meist nur noch aus dem Lautsprecher, wenn nicht gar aus der Music-Box. Nicht nur hier, sondern auch im privaten Raum gestattet es die Entwicklung der Technik, das Bedürfnis nach unterhaltsamer Gebrauchsmusik erstmals leicht und in reichem Maße zu befriedigen. Durch Rundfunk, Schallplatte und Tonband ist Musik jeder Art für jedermann und zu jeder Zeit in einer früher unvorstellbaren Weise verfügbar geworden. Seitdem ist es so einfach und billig wie nie zuvor, Musik bei Tisch zu haben, und selbst der kleine Mann zu Hause kann durch Knopfdruck wählen, ob und welche Musik seine Mahlzeit begleiten soll. Nicht zuletzt deshalb ist es um die Tafelmusik still geworden, und das Wort hat schon einen historischen Klang angenommen. Zwar gibt es sie weiterhin, aber mit ihrer ständigen,

---

[89] Erich Reimer (s. Anm. 2), S. 7.

[90] Vgl. ebda.

leichten Verfügbarkeit ist sie im Zeitalter musikalischen Massenkonsums und einer fest etablierten „leichten" Musik kein Thema mehr, das die Geister noch pro oder contra zu beschäftigen vermöchte.

Autoren

Artelt, Walter, Prof. Dr. med., Dr. med. dent., Dr. phil., 6 Frankfurt am Main, Adolf-Reichwein-Straße 24.

Burnett, John, Prof., M. A., LL. B., Ph. D., School of Social Sciences, Brunel University, Kingston Lane, Uxbridge, Middx., GB.

Eulner, Hans-Heinz, Prof. Dr. med., Institut für Geschichte der Medizin der Universität, 34 Göttingen, Wöhlerstraße 9.

Goerke, Heinz, Prof. Dr. med., Dr. med. h. c., Institut für Geschichte der Medizin der Universität, 8 München 2, Pettenkoferstraße 35.

Heischkel-Artelt, Edith, Prof. Dr. med., Dr. phil., 6 Frankfurt am Main, Adolf-Reichwein-Straße 24.

Kümmel, Werner Friedrich, Prof. Dr. phil., Senckenbergisches Institut für Geschichte der Medizin der Universität, 6 Frankfurt am Main, Senckenberganlage 31.

Mani, Nikolaus, Prof. Dr. med., Medizinhistorisches Institut der Universität, 53 Bonn-Venusberg, Annaberger Weg.

Schadewaldt, Hans, Prof. Dr. med., Institut für Geschichte der Medizin der Universität, 4 Düsseldorf, Moorenstraße 5.

Schmauderer, Eberhard, Privatdoz. Dr. phil. nat., 325 Hameln, Am Ruschenbrink 1.

Seidler, Eduard, Prof. Dr. med., Institut für Geschichte der Medizin der Universität, 78 Freiburg im Breisgau, Stefan-Meier-Straße 26.

Strahlmann, Berend, Dr. phil. nat., International Palsgaard Organisation, DK-7130 Juelsminde.

Teuteberg, Hans J., Prof. Dr. phil., Historisches Seminar der Universität, 44 Münster, Domplatz 20–22.

Treue, Wilhelm, Prof. Dr. phil., 34 Göttingen, Otto-Wallach-Weg 13.

Wiegelmann, Günter, Prof. Dr. phil., Volkskundliches Seminar der Universität, 44 Münster, Domplatz 25.